普通高等医学院校护理学类专业第二轮教材

急危重症护理学

（第2版）

（供护理学类、健康服务与管理等专业用）

主　　审　刘兴德　俞　松
主　　编　周谊霞　蒋谷芬
副主编　余　汇　李　沐
编　　者　（以姓氏笔画为序）
　　　　　王　敏（贵州中医药大学第一附属医院）
　　　　　刘知音（贵州省人民医院）
　　　　　次　拉（西藏自治区第二人民医院）
　　　　　杨　英（贵州医科大学）
　　　　　李　沐（江西中医药大学）
　　　　　李　霞（贵阳康养职业大学护理系）
　　　　　李吾菲（邵阳学院护理学院）
　　　　　李建芳（四川大学华西医院）
　　　　　余　汇（贵州中医药大学第二附属医院）
　　　　　张　柳（安徽医科大学）
　　　　　罗倩倩（滨州医学院）
　　　　　周谊霞（贵州中医药大学）
　　　　　都　霞（西南医科大学附属中医医院）
　　　　　梁园园（遵义医科大学）
　　　　　蒋谷芬（湖南中医药大学）
编写秘书　王　云（贵州医科大学）

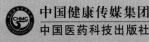

中国健康传媒集团
中国医药科技出版社

内 容 提 要

本教材为"普通高等医学院校护理学类专业第二轮教材"之一,系根据急危重症护理学课程教学大纲的基本要求及课程特点,参考国家护士执业考试大纲编写而成。本教材共十八章,以急救医疗服务体系为主线,以急危重症患者的救治场所和护理人员的工作场所为线索,系统介绍了急危重症护理学的基础理论知识,细致总结了急危重症护理学的实践经验。本教材为书网融合教材,即纸质教材有机融合电子教材、教学配套资源(PPT、微课、视频、图片等)、题库系统、数字化教学服务(在线教学、在线作业、在线考试)。

本教材可供全国普通高等医学院校护理学类、健康服务与管理等专业师生教学使用,也可作为相关从业人员的参考用书。

图书在版编目(CIP)数据

急危重症护理学/周谊霞,蒋谷芬主编. —2 版. —北京:中国医药科技出版社,2022.9

普通高等医学院校护理学类专业第二轮教材

ISBN 978 – 7 – 5214 – 3226 – 8

Ⅰ.①急… Ⅱ.①周… ②蒋… Ⅲ.①急性病 – 护理学 – 医学院校 – 教材 ②险症 – 护理学 – 医学院校 – 教材

Ⅳ.①R472.2

中国版本图书馆 CIP 数据核字(2022)第 081559 号

美术编辑　陈君杞

版式设计　友全图文

出版　**中国健康传媒集团** | 中国医药科技出版社

地址　北京市海淀区文慧园北路甲 22 号

邮编　100082

电话　发行:010 – 62227427　邮购:010 – 62236938

网址　www.cmstp.com

规格　889mm×1194mm $\frac{1}{16}$

印张　19 $\frac{1}{2}$

字数　535 千字

初版　2016 年 8 月第 1 版

版次　2022 年 9 月第 2 版

印次　2022 年 9 月第 1 次印刷

印刷　北京市密东印刷有限公司

经销　全国各地新华书店

书号　ISBN 978 – 7 – 5214 – 3226 – 8

定价　**58.00 元**

获取新书信息、投稿、为图书纠错,请扫码联系我们。

出版说明

为了贯彻《中共中央、国务院中国教育现代化2035》"加强创新型、应用型、技能型人才培养规模"的战略任务要求，落实《国务院办公厅关于加快医学教育创新发展的指导意见》，紧密对接新医科建设对医学教育改革的新要求，满足新时代医疗卫生事业对人才培养的新需求，中国医药科技出版社在教育部、国家药品监督管理局的领导下，通过走访主要院校对2016年出版的全国普通高等医学院校护理学类专业"十三五"规划教材进行了广泛征求意见，有针对性地制定了第2版教材的出版方案，旨在赋予再版教材以下特点。

1. 立德树人，融入课程思政

把立德树人贯穿、落实到教材建设全过程的各方面、各环节。课程思政建设应体现在知识技能传授中厚植爱国主义情怀，加强品德修养、增长知识见识、培养奋斗精神灌输，不断提高学生思想水平、政治觉悟、道德品质、文化素养等。医学教材着重体现加强救死扶伤的道术、心中有爱的仁术、知识扎实的学术、本领过硬的技术、方法科学的艺术的教育，培养医德高尚、医术精湛的人民健康守护者。

2. 精准定位，培养应用人才

体现《国务院办公厅关于加快医学教育创新发展的指导意见》"立足基本国情，以服务需求为导向，以新医科建设为抓手，着力创新体制机制，分类培养研究型、复合型和应用型人才"的医学教育目标，结合医学教育发展"大国计、大民生、大学科、大专业"的新定位，注重人才培养应从疾病诊疗提升拓展为预防、诊疗和康养，以健康促进为中心，服务生命全周期、健康全过程的转变，精准定位教材内容和体系。教材编写应体现以医疗卫生事业需求为导向，以岗位胜任力为核心，以培养医工、医理、医文学科交叉融合的高素质、强能力、精专业、重实践的本科护理人才培养目标。

3. 适应发展，优化教材内容

教材内容必须符合行业发展要求：体现医疗机构对护理人才在临床实践能力、沟通交流能力、服务意识和敬业精神等方面的要求；体现临床程序贯穿于教学的全过程，培养学生的整体临床意识；体现国家相关执业资格考试的有关新精神、新动向和新要求；注重吸收行业发展的新知识、新技术、新方法，体现学科发展前沿，并适当拓展知识面，为学生后续发展奠定必要的基础；满足以学生为中心而开展的各种教学方法的需要，充分发挥学生的主观能动性。

4. 遵循规律，注重"三基""五性"

教材内容应注重"三基"（基本知识、基础理论、基本技能）、"五性"（思想性、科学性、先进性、启发性、适用性）；"内容成熟、术语规范、文字精炼、逻辑清晰、图文并茂、易教易学"；注意"适用性"，即以普通高等学校医学教育实际和学生接受能力为基准编写教材，满足多数院校的教学需要。

5.创新模式，提升学生能力

在不影响教材主体内容的基础上要保留"案例引导""学习目标""知识链接""目标检测"模块，去掉"知识拓展"模块。进一步优化各模块的内容，培养学生理论联系实践的实际操作能力、创新思维能力和综合分析能力；增强教材的可读性和实用性，培养学生学习的自觉性和主动性。

6.丰富资源，优化增值服务内容

搭建与教材配套的中国医药科技出版社在线学习平台"医药大学堂"（数字教材、教学课件、图片、视频、动画及练习题等），实现教学信息发布、师生答疑交流、学生在线测试、教学资源拓展等功能，促进学生自主学习。

本套教材凝聚了省属院校高等教育工作者的集体智慧，体现了凝心聚力、精益求精的工作作风，谨此向有关单位和个人致以衷心的感谢！

尽管所有参与者尽心竭力、字斟句酌，教材仍然有进一步提升的空间，敬请广大师生提出宝贵意见，以便不断修订完善！

李惠萍（安徽医科大学）　　　　　　杨　渊（湖南医药学院）

肖洪玲（天津中医药大学）　　　　　宋维芳（山西医科大学汾阳学院）

张　瑛（长治医学院）　　　　　　　张凤英（承德医学院）

张春玲（贵州中医药大学）　　　　　张银华（湖南中医药大学）

陈　廷（济宁医学院）　　　　　　　武志兵（长治医学院）

罗　玲（重庆医科大学）　　　　　　金荣疆（成都中医药大学）

周谊霞（贵州中医药大学）　　　　　单伟颖（承德护理职业学院）

房民琴（三峡大学第一临床医学院）　孟宪国（山东第一医科大学）

赵　娟（承德医学院）　　　　　　　赵秀芳（四川大学华西第二医院）

赵春玲（西南医科大学）　　　　　　柳韦华（山东第一医科大学）

钟志兵（江西中医药大学）　　　　　钟清玲（南昌大学）

洪静芳（安徽医科大学）　　　　　　徐　刚（江西中医药大学）

徐旭东（济宁医学院）　　　　　　　徐富翠（西南医科大学）

郭先菊（长治医学院）　　　　　　　黄文杰（湖南医药学院）

龚明玉（承德医学院）　　　　　　　章新琼（安徽医科大学）

梁　莉（承德医学院）　　　　　　　彭德忠（成都中医药大学）

董志恒（北华大学基础医学院）　　　蒋谷芬（湖南中医药大学）

雷芬芳（邵阳学院）　　　　　　　　潘晓彦（湖南中医药大学）

魏秀红（潍坊医学院）

数字化教材编委会

主　　编　周谊霞　蒋谷芬

副 主 编　余　汇　李　沐

编　　者　(以姓氏笔画为序)

王　敏 (贵州中医药大学第一附属医院)

刘知音 (贵州省人民医院)

次　拉 (西藏自治区第二人民医院)

杨文晴 (贵州医科大学附属医院)

李　沐 (江西中医药大学)

李　霞 (贵阳康养职业大学护理系)

李吾菲 (邵阳学院护理学院)

李建芳 (四川大学华西医院)

余　汇 (贵州中医药大学第二附属医院)

张　柳 (安徽医科大学)

罗倩倩 (滨州医学院)

周谊霞 (贵州中医药大学)

都　霞 (西南医科大学附属中医医院)

梁园园 (遵义医科大学)

蒋谷芬 (湖南中医药大学)

编写秘书　王　云 (贵州医科大学)

随着医疗卫生事业的迅速发展，为更好地适应医疗环境及医疗科技的改革与进步，促进急危重症护理事业全面协调可持续发展，强化对学生综合能力的培养，本编写组聚集来自多所医学院校的临床骨干教师、临床一线专家，共同完成了《急危重症护理学》（第 2 版）的编写。

本教材依照教育部《国家中长期教育改革和发展规划纲要》等相关文件要求，以国家护士执业考试大纲为蓝本，参考最新权威指南编写而成。全书共 18 章，不仅对常见院前急救技术等内容进行更新、充实，还新增体外膜肺氧合等新技术。此外，本教材紧跟国家教书育人的大政方针，以"育人先育德"的思想为指导，与上一版教材相比，内容新增"人文素养"模块，以实现立德树人的培养目标；"案例引导"模块选取日常生活和临床常见案例，将所学内容与实际相联系；为保证本教材与学术前沿的一致性，在"知识链接"模块添加相关学科的临床新进展，如"5G＋物联网心脏预警救护平台"；"本章小结"模块用二维码以思维导图的形式呈现，更利于促进学生自主学习；"目标检测"模块紧密联系全国护士执业资格考试，更具实用性。最终实现了教学结构模块化、教学内容弹性化、教学要求层次化。值得一提的是，本教材在意外伤害患者的急救、危重症患者常见并发症的监测与预防等多个章节融入中医药特色治疗与护理；且本教材将信息技术与护理学教育高度融合，充分运用数字化平台，构建"数字化云教材体系"，有利于知识的富媒体呈现、多样化应用和高效率传播，以便更好、更快地实现"健康中国"的目标。

本教材为书网融合教材，即纸质教材有机融合电子教材、教学配套资源（PPT、微课、视频、图片等）、题库系统、数字化教学服务（在线教学、在线作业、在线考试）。本教材可供全国高等医学院校护理学类、健康服务与管理等专业的师生使用，也可作为相关医护工作者的参考用书。

本教材有幸得到贵州省科技支撑项目《物联网＋中医药特色智慧康养体系的构建与应用（黔科合支撑〔2022〕一般 263）》、国家重点研发计划主动健康和老龄化科技应对重点专项《医养结合服务模式与规范的应用示范（2020 YFC 2006000）》课题组的指导和支持；同时得到各位同仁的帮助，贵州中医药大学刘兴德教授、遵义医药高等专科学校俞松教授对教材内容进行了审定，在此一并表示衷心的感谢！

受编者能力所限，书中不足之处在所难免，敬请广大同行及读者批评指正，以便修订时完善。

编　者
2022 年 6 月

目 录 CONTENTS

第一章 绪 论

📖 **学习目标**

知识要求：

1. 掌握 急危重症护理学相关基本概念；急危重症护理工作者的要求；学习急危重症护理学的方法。

2. 熟悉 急诊医疗服务体系与急危重症护理学的特点。

3. 了解 急危重症护理学的起源、发展及研究范畴。

素质要求：

拥有稳定的心理素质、良好的身体素质和沟通能力。

第一节 急危重症护理学概述

➡ **案例引导**

案例：患者，男性，23 岁，15 分钟前因打篮球突感胸部不适，晕倒在地，一名在回家途中的医护人员见此状，给予患者心肺复苏后患者恢复自主意识。

讨论：我们应该具备哪些能力和素质才能迅速做出判断并为患者实施抢救？

一、急危重症护理学的发展

急危重症护理学是现代护理学的重要组成部分，是以挽救患者生命、提高抢救成功率、促进患者康复、减少伤残率、提高患者的生命质量为目的，以现代医学科学、护理学类专业理论为基础，研究急危重症患者抢救、护理和科学管理的一门综合性应用学科。随着社会的发展、医疗水平的不断提高以及专科培训工作日益受到重视，尤其是近年来灾害事故的增多及人类疾病谱的改变等，急危重症护理学发挥着越来越重要的作用。

1. 急危重症护理学的发展简史 急救的起源可以追溯到远古时期。人类在自然界生存过程中，总结了自身生存与自然灾害、意外伤害及疾病做斗争的经验，经过不断实践，逐渐发展成为急救医学，也开始了急救护理的实践。在许多古代医学文献中有不少名医治疗、护理的记载，如春秋战国时期《黄帝内经》、汉代《神农本草经》、东汉张仲景《伤寒杂病论》均开创了急诊辨证论治的先河，张仲景还创造性地提出应用人工呼吸的方法抢救自缢的患者；东晋葛洪《肘后备急方》、唐代孙思邈《备急千金要方》、元代危亦林《世医得效方》均记载了多种急症的医方和救治方法，这些丰富的医学遗产体现了中医学在急诊理论和实践方面的独特见解和经验，为急诊医学和急救护理学的发展奠定了基础。

近代急危重症护理的起源可追溯到 19 世纪中叶，国际护理事业的先驱佛罗伦斯·南丁格尔（Florence Nightingale，1820—1910 年）在克里米亚战争期间（1854—1856 年），率领护理人员到前线医院对伤患者进行战地救护，在短短 6 个月的时间内收治了 6 万余名伤患者，并且使伤患者的死亡率由 50% 以上下降到2.2%，这便是尚未成为系统学科的院前急救和急诊科（室）救护的雏形，由此充分说明了急危重症护理学在抢救危重伤患者中的重要作用。1863年，南丁格尔根据自己的工作体会，提出要在手术间附近设一个房间，以便随时观察病情，使手术后的患者在此得以恢复，这间术后恢复观察室便是现代"监护病房"的雏形。20世纪50年代，欧洲暴发流行性脊髓灰质炎时，M. Cara教授组建了一个紧急救护系统，把患者运送到Clande Bermard医院进行集中，辅以"铁肺"（人工呼吸机雏形）治疗，配合相应的"铁肺"特殊护理技术，效果良好，堪称是世界上最早的用于监护呼吸衰竭患者的"监护病房"。从此，人们对加强监护和治疗的重要性有了进一步认识，这一经验在临床上被推广应用。20世纪60年代后期，现代监护仪器设备的集中使用，促进了重症监护病房（intensive care unit，lCU）的建立。此后，急危重症医学和急危重症护理学逐步完善，以美国、德国、法国为代表的一些国家率先建立了急救医疗服务体系（emergency medical service system，EMSS），几十年来逐渐实现国际化和标准化。

2. 急危重症护理学的发展现状　我国现代急危重症护理事业起步于20世纪50年代，经历了从简单到逐步完善形成新学科的过程。20世纪80年代，北京、上海等地正式成立了急救中心，各医院也先后建立了急诊科和ICU，促进了急诊医学与急救护理学的发展，开始了急危重症护理学发展的新阶段。此后，教育部将急危重症护理学确立为护理学科的必修课程。2011年，国家执业护士资格证首次将急危重症护理学相关内容纳入考试大纲。高等医学院校本、专科护理教育也相应地开设了急危重症护理学课程。经过近几十年来的发展，医疗仪器、设备不断更新和完善，使各种急危重症患者的紧急救治水平和诊疗技术显著提高，这对于加快抢救成功率、缩短诊治时间、保障患者生命安全、提高患者生命质量起到至关重要的作用。国家投入巨资建立健全突发公共紧急医疗救治体系，急诊医学与急危重症护理学在应对大型灾害中的地位进一步提升。目前，我国急救医疗服务体系、急救网络逐步形成，全民急救意识和要求普遍提高，社区服务和家庭护理也逐步出现，使急危重症护理学的内容和工作范畴不断扩展，各方面均在努力与国际接轨。

二、急危重症护理学的研究范畴

急危重症护理学是生命科学中护理学科的一个分支学科，在其任务、功能和职责方面涉及护理学基础、外科护理学、内科护理学、妇产科护理学、儿科护理学等护理学各分支学科的内容，具有独立性、综合性与跨学科协同性。随着急危重症护理学的发展、人口老龄化、灾害频发、现代仪器的不断更新与发展，急危重症护理学的研究范畴也进一步扩大，包括院前救护、急诊科（室）救护、危重症监护、灾难救护、战地救护、急救医疗服务体系、急危重症护理学教育、科研和人才培养，患者、家属以及施救者的心理救护等内容。本书将重点阐述院前救护、急诊科（室）救护、危重症监护三大部分。

1. 院前急救（pre – hospital care）　也称院外急救（out – hospital care）是指急、危、重症伤患者进入医院前的医疗救护。包括患者发生伤患现场对医疗救护系统的呼救、救护人员对患者的现场救护、途中监护和运送等环节，是EMSS的第一个重要环节。中国心脏性猝死发生率为每年41.8例/10万人，相当于每年大约有54万人死于心搏骤停，而且其中80%的心搏骤停发生在医院以外。如果患者的家人、朋友从第一目击者变成第一施救者，虽然只是施行简单的人工呼吸、心脏按压、创伤处理等急救方法，但在4分钟内即黄金的时间里可能起到抢救生命的决定性作用。

2020年版《美国心脏协会心肺复苏及心血管急救指南》（以下简称2020年版指南）鼓励非专业施救者对心搏骤停患者实施心肺复苏。所以，及时有效的院前急救，对于维持患者的生命、防止再损伤、减轻患者痛苦，为进一步诊治创造条件，提高抢救成功率，减少致残率，均具有极其重要的意义。

现场救护是院前救护的第一步。据有关资料统计，因多发伤而死亡的患者，50.4%死于创伤现场，29.7%死于创伤早期，19.9%死于创伤后期的并发症。这充分说明现场有效急救和创伤早期妥善处理的重要意义。实际上,现场急救的第一个救护者应是伤患者本人和第一目击者。伤患者在可能的情况下首先要自救,或者第一目击者立即参与救护,或者现场伤患者立即互救,并及时向相关急救单位求救,这样就会为拯救生命,减少伤残赢得最宝贵的时间。

从护理工作的实际出发,院前救护的范围应侧重于对现场危急重症患者评估方法、标准和现场救护技术的研究。院前救护的研究范围十分广泛,从宏观上讲是研究院前救护与社会的关系,以及与通讯、运输、信息、行政管理部门的协调与配合等。它既是一项社会任务,也是一项社会公益事业。所以,要利用各种资源将自动电击除颤器(AED)、简易呼吸器等急救医疗器械配备在商场、学校、机关、火车、轮船、飞机、地铁等公共场所,尽可能实现急救医疗器械配置公共化。如有意外发生时,在第一时间由目击者实施急救措施,就可能挽救患者生命。

2. 急诊科救护 指院内急诊科的医护人员接收各种急诊患者,对其进行抢救治疗和护理,并根据病情的变化,对患者做出出院、留院观察、立即手术、收住专科病房或收住 ICU 的决定。急诊科救护是院前救护的延续,是 EMSS 的第二个重要环节。急诊科的工作特点是急诊患者就诊时间、数量、病种及危重程度的随机性都很大,且疾病谱广泛,大多具有病情复杂、疑难及危重的特点,常需要多个科室和医护人员之间的高度协作,才能救治成功。鉴于急诊工作的特点,院内救护的研究范围主要侧重急诊患者评估方法、标准和检伤分类以及医院急诊科临床救护技术的研究。

院内救护的急诊患者病种不一,其病情又具有不同的临床表现和临床特点,护理人员只有熟练掌握正确的分析、判断、推理、预见和分诊技术及方法,立即评估患者,迅速做出判断、分诊,给予护理处理,对危重患者进行正确的、及时的抢救,才能使急诊工作有条不紊地进行。因此,为患者提供救护成为医护人员和患者共同关心的焦点问题。

我国急救事业发展迅速,许多的条件和设施都有了明显的改善,各种救护仪器、设备都在不断补充和更新,因此应开展对急危重症护理新业务、新技术的研究,进行救护技术和手段的研究,才能大幅度地提高护理工作质量和护理工作效率。此外,还要做好急危重症护理管理,急诊科是危急重症患者集中的场所,是医院临床工作的前哨阵地。除具备急诊独立区域和合格的装备外,急诊科要具有足够、固定的编制及高素质的医护人员,以提高医院急诊科(室)临床救护技术水平及应急应变能力。

3. 危重症监护 是指受过专门培训的医护人员在备有先进监护设备和救治设备的重症监护病房,接收由急诊科和院内有关科室转来的危重症患者,对多种严重疾病或创伤以及继发于各种严重疾病或创伤的复杂并发症患者进行全面监测、治疗和护理。其主要研究范围:①危重患者的监测、治疗和护理;②ICU 人员、设备的配备与管理;③ICU 技术。值得一提的是,随着现代急诊医学科学技术的进步和电子科学的突飞猛进,医疗仪器、设备的不断更新和完善,ICU 已经逐渐前伸至现场,配备现代化监护、检验、治疗仪器的 ICU 可以由飞机、救护车、飞艇运至事故现场急救,缩短了救治时间。

4. 灾难救护 2001 年美国的"9·11"事件,2004 年印度尼西亚 9.0 级地震引发的巨大海啸,2005 年巴基斯坦的 7.8 级地震,2008 年中国汶川的 8.0 级强震,各种灾难给人们的生命带来严重威胁。"生命所系,性命相托",伴随着越来越多的突发事件,灾难护理学作为一门新的学科形成并不断发展。众所周知,重大灾害具有突发性、群体性、复杂性、破坏性等特点,这为后期的救援工作带来极大的难度,也对医护工作者提出了更为严峻的考验。它既是社会的一项任务,也是一项社会公益事业。特别是出现一些大型灾难事故时,常需要消防、交通、卫生等各界力量积极参与救护。其研究范围包括自然灾害中伤病员的救护以及人为灾害的预防与救护。

5. 战地救护 指战时参战人员在战地上负伤后的自我救护或者互相救护,以及战地医护人员对负伤者进行及时的止血、包扎抢救等救护活动,使伤亡人数减少到最低程度。以往战争的经验证明,迅速、准确的战地救护,对及时挽救伤员的生命,恢复战斗力,巩固战斗意志和对伤员的进一步治疗、康复都有十分重要的意义。现代战争武器的杀伤力强，造成的伤员多，危害也大，大力开展战地救护显得更加重要。所以，战地救护需要动员社会各界的力量，有领导、有组织地协调行动，以最小的人力、物力、财力，在最短的时间内争取最大的抢救效果。

6. 急救医疗服务体系（EMSS） 是集院前救护、急诊科（室）救护、危重症监护和各专科的"生命绿色通道"为一体的急救网络，即院前急救负责现场急救和途中救护，急诊科（室）和 ICU 负责院内救护，它既适合于平时的急诊医疗工作，也适合于大型灾害或意外事故的救护。EMSS 的主要任务是对灾害事故现场的急救、转运和院内急诊科、重症监护室中各类危重症患者的抢救与生命支持。

现代急救观念的基石是急救的社会化、网络化，充分利用各类急救资源，建立和完善贯穿整个急救服务全过程，使各个环节有效、规范地"链接"，努力创造社会"大急救、会自救、能互救"观念。一个完整的 EMSS 应包括完善的通讯指挥系统、现场救护、有监测和急救装置的运输工具以及高水平的医院急诊服务和强化治疗。其中，主要参与人员主要有三类：①伤患者本人或者第一目击者，也应参与实施初步急救，并能正确进行呼救的人员。②急救医护人员，一般情况下，救护车上应配备 1 ~ 2 名合格的急救人员，参加随救护车在现场和运送途中的救护工作。院前急救的医护人员要求有丰富的临床经验和较强的应急能力素质，急救操作娴熟，具有独立的操作能力。③医院急诊科的医护人员，伤患者送到医院，由急诊科医护人员进行确定性治疗。该系统的组成部分既有各自的工作职责和任务，又相互密切联系，是一个有严密组织和统一指挥的急救网络。急救通信网络包括急救中心、救护车派遣中心、急救呼叫、救护车与医院急诊科的无线通信，医疗机构专用电话、通信卫星或无线电通信等系统进行通讯联系，以保证 24 小时内在任何地点、任何时间和情况下保证通讯不中断。我国目前院前急救电话为"120"，部分地区还探索"110""120""122""199"联动机制。

急救过程中的物资由卫生行政部门统一要求并且实行统一规范管理。各医疗单位根据规定装备齐全，随时待命，并且放置在统一的地点，指定专门人员定期检查、维修与更换。

转送患者的交通工具应由国家统一规定标准。院前急救运输工具目前仍以救护车为主，救护车的装备水平现在已成为衡量一个国家或地区急救水平的标志，但在沿海地区、林区、牧区及有条件的城市，应因地制宜，根据急求需要发展急救直升机或快艇。各大中城市的救护车内均装备无线对讲机，其覆盖半径与服务区域一致，各城市实行统一受理、就近派车送院的原则。不少城市急救车辆内还配备卫星定位系统（GPS）和电子地图系统（GIS），其车载台可接收信息，有助于急救调度人员及时、动态地掌握值班车辆的运行及患者呼救情况，从而更合理有效地调派急救车辆，提高车辆利用效率，缩短急救反应时间，使急救信息传递和调度指令更便捷、更清晰。各级政府和急救医疗指挥系统，在特殊危急情况下，有权调动本地区各部门、单位、部队及个体运输工具，执行临时性急救运送任务，各级卫生行政部门要制定急救运输工具的使用管理制度，保证其正常运转。

西方一位急救医学专家 Vogt 曾说过：对于一般公民来说，最大的威胁不是家里失火，也不是马路上的罪犯，而是不能在生死攸关的几分钟内得到及时的急救治疗。如何提高全民急救知识和技能的普及率、成功率和患者存活率，改善心搏骤停存活者的生存质量，是目前中国公共卫生面临的主要问题。全民普及急救知识和技能，对于挽救患者的生命、保障人们的身体健康是非常必要的。

西方的急救医疗服务体系已被实践证明是有效的，急救医疗服务结构在抢救伤患者的生命方面发挥着越来越大的作用，它把急救医疗措施迅速地送到危重患者身边、送到发病现场，经过初步诊治处理，维护其基本生命，然后将患者安全转送到医院，为抢救生命和获得较好的预后争取了时间。

1980 年 10 月，卫生部正式提出了建立、健全急救组织，加强急救工作，逐步实现现代化的一系列意见。在此基础上，急救医疗服务体系的概念得以提出和发展。城市急救医疗服务体系是在城市各级卫生行政部门和所在单位直接统一领导下，实施急救的专业组织。急救医疗服务体系主要通过城市医疗救护网络承担现场救护和途中护送以及包括医院急诊科（室）抢救的全过程的工作。它可由急救中心、医院急诊科（室）与街道卫生院等基层卫生组织相结合，组成城市医疗救护网络。急危重症医学和急危重症护理学发展的社会化、抢救技能普及化、现场急救全民化、急救设备配置合理化与公共化必将成为今后现代医学发展的方向。

7. 急危重症护理人才的培训和科研工作 护士在急危重症患者救治过程中承担不可或缺的角色，急诊科能否高效率、高质量地抢救危重症患者是衡量一个医院医疗水平和管理水平的重要标志，提高急诊科护士的急救意识和整体素质是很有必要的，在救治过程中护士不仅需要配合医生出色地完成抢救措施，同时还要随时监测患者的病情变化、关注患者及其家属的心理变化，尽可能地满足患者及家属的需求，必要的时候还需要维持现场秩序避免造成不必要的恐慌。急危重症护理人才不仅要有敏锐的临床思维，还应该具备较强的科研能力。急危重症护理学教育、科研和人才培养（含技术业务培训）工作，是发展我国急危重症护理学事业的一个重要方面。首先要组织现有护理人员学习急危重症医学和急危重症护理学，有条件的城市和地区应有计划地组织急危重症医学与护理学讲座、急救技术培训等急救专业学术活动，提高急危重症护理人员的专业技术水平。同时必须加强急危重症护理科学研究及情报交流工作，使急危重症护理学教学、科研与实践紧密结合，促进人才培养，提高学术与技能水平。

8. 患者、家属以及施救者的心理救护 急危重症患者常常面临严重的生命危险，脱离生命危险后，机体可能会处于一个应激状态。再加上面对特殊的医疗环境会给患者带来心理压力，可能会出现焦虑、紧张等负面情绪会严重影响患者在后续治疗康复。因此，作为一名护士，我们不仅要随时关注患者的病情变化，还要关注患者的心理变化，结合患者的病情状况以及产生负面情绪的原因给予患者心理护理，消除其因疾病担忧、环境恐惧等带来的负面情绪。

由于急危重症患者的病情复杂，变化莫测，患者家属往往是最关心患者病情的，患者家属会高度处于紧张状态。而医护工作人员由于心思在患者身上，可能会忽略家属的需求。家属作为患者后期康复不可或缺的角色，其情绪变化也会影响患者的恢复，因此护理人员应该多和患者家属沟通，了解其紧张和担忧原因，根据患者家属不同情况给予个性化的护理干预。

急诊科和危重症监护室相对于普通科室，工作压力会更大，对护士的理论知识、技术和应变能力要求都较高，医护人员长期处于高度紧张的状态，难免会出现职业倦怠、焦虑等心理问题，因此也应该关注医护工作者的心理状态，开展心理支持并且鼓励医护人员多与患者及家属沟通、合理排班，提升医护人员的心理韧性。

第二节 急危重症护理学的学科特点及护理工作者素质要求

一、急危重症护理学的学科特点

急危重症护理学是生命科学中的一个分支学科，除了包括急危重症医学和急危重症护理学的基础与临床理论外，还包含了护理学各分支学科的部分相关内容，此外还涉及与其相关学科理论的研究，如心理学、伦理学。这些学科交叉渗透、相互联系和相互作用，特别是与人文社会学科的融合必然会赋予其新的内涵和发展，使其既具有学科独立性，又具有跨学科综合性，是可实施当今教育改革所推崇的跨学科协同性教学的最佳科目之一。

二、急危重症护理工作者素质要求

我国的急危重症护理学正处于蓬勃发展阶段，对急危重症护理工作者的素质有很高的需求和期待。合格的急危重症护理人员应具备良好的基本素质。

1. 良好的思想素质　急危重症护理人员应具备高尚的医疗道德。对患者要有深切的同情心、社会责任感和救死扶伤的人道主义精神，树立"时间就是生命"的观念，具有良好的急救意识和及时的应变能力。同时要有团队协作精神，与医生及相关人员密切配合，齐心协力抢救患者，真正做到全心全意为患者服务。

2. 过硬的业务素质　急危重症护理人员应具有扎实的急危重症护理基础理论和专业理论知识，并熟练掌握院前救护，急诊科（室）救护与急危重症监护的临床应用技术；此外还应不断地更新自己的知识库，不断拓宽知识领域，培养敏锐的观察力和准确的判断力，具有较强的分析能力、解决问题的能力和应变能力。

3. 身心健康　急危重症护理人员注意锻炼身体，保持良好的身体状态；同时应保持良好的精神、心理状态和稳定的情绪，熟练掌握人际交流、沟通的技巧，与医生和患者及家属建立和谐的医护患关系。只有做到身心健康，才能胜任急诊急救工作的需要。

⊕ 知识链接

美国急救护士的资质

在美国，成为一名急救护士应具有以下资质：①具有护理学士学位；②取得注册护士资格；③有急诊护理工作经历；④参加全美急诊护士学会的急救护理核心课程培训并取得急诊护士资格。

第三节　如何学习急危重症护理学

1. 急危重症护理学的目标与任务　以本课程学习大纲和考试大纲为指导，掌握本课程的考试内容、考试要求、考试题型和考试方法。护生应重点把握课程的全部考试内容；明确大纲对考试内容的程度要求，按照掌握、熟悉、了解三个能力层次去掌握各个考核知识点；根据考试命题中对不同能力层次的分数比例，分析考试内容的分布情况，领悟学习的重点和难点，做到高效的学习。同时为了今后更好地服务于危重症护理工作，护生还应该建立"时间就是生命"的急救理念，以高度的责任心和紧迫感学习该门课程。由于危重患者病情多变，抢救现场环境复杂，因此有效的管理和沟通是急救顺利进行的保证，因此护生应该培养良好的沟通能力。

2. 急危重症护理学的原则与思维方法　攻读教材是学习的重要环节。护生应把主要时间和精力花在学习教材上，紧扣学习大纲与考试大纲，以各章节的学习目标为指导，以各个节前案例为兴趣切入点，通过正文中知识链接和目标检测强化相关考试要点，最终解决案例问题。"以问题为中心"方式去攻读教材。从了解、熟悉和掌握三个层次全面理解和系统学习本课程的内容，掌握学习要点和技能要点。学习课程思政相关内容达到立德树人的目标。本课程知识范围广泛，护生应首先系统地学习各章节，掌握相关的定义、方法、特点等；深入理解基础理论、基本方法等内涵，熟悉它们之间的区别与联系；同时应有目的地深入学习重点章节。

3. 学习急危重症护理学的方法　本教材以急危重症护理学的基本理论、技术应用能力的培养为主线，坚持"实际、实用、实践"的基本原则。学习者在认真攻读教材的基础上，应结合案例分析，多做练习，以强化对教材的理解和熟悉程度，牢记各考核知识点的要领，提高解题技能和临场应变能力。

目标检测

答案解析

一、单选题

1. 急危重症护理学是一门研究危急重症患者抢救、护理和科学管理的综合性应用学科，目的是（　　）

　　A. 挽救患者生命　　　　　B. 提高抢救成功率　　　　　C. 减少伤残率

　　D. 提高生命质量　　　　　E. 以上都是

2. 关于急危重症护理工作者素质要求，以下不正确的是（　　）

　　A. 长相甜美　　　　　　　B. 身体健康　　　　　　　　C. 心理健康

　　D. 良好的思想素质　　　　E. 过硬的业务素质

3. EMSS 不包含（　　）

　　A. 院前救护　　　　　　　B. 急诊科（室）救护　　　　C. 危重症监护

　　D. 手术患者康复锻炼　　　E. 各专科的"生命绿色通道"

4. 现代急救护理学最早可追溯到（　　）

　　A. 第二次世界大战期间　　　　　　　B. 第一次世界大战期间

　　C. 北欧脊髓灰质炎大流行期　　　　　D. 克里米亚战争期间

　　E. 西班牙流感流行期间

5. 急诊分诊护士接待了一位心前区剧烈疼痛的患者，血压 90/50mmHg，心率 100 次/分，体温正常，对该患者的紧急处理，恰当的是（　　）

　　A. 立即启动"胸痛中心"绿色通道

　　B. 为患者挂号

　　C. 将患者分诊到留观室

　　D. 让患者在急诊室等待心内科医生会诊

　　E. 协助患者步行前往超声心动图检查室

6. 院前急救的第一要素是（　　）

　　A. 运输　　　　　　　　　B. 通讯　　　　　　　　　　C. 急救技术

　　D. 到达现场速度　　　　　E. 救护车的装备水平

7. EMSS 的主要作用不包括（　　）

　　A. 医护人员及时有效的院前救治

　　B. 科学地管理急诊科工作，组织急救技术培训

　　C. 对突发重大事故组织及时抢救

　　D. 战地救护

　　E. 社区慢性病管理

二、简答题

1. 急危重症护理学的研究范畴包括哪些？

2. 你认为作为一名急危重症护理工作者应该具备什么素质？

3. 作为一名护生应该如何学习好这一门课程？

（周谊霞）

书网融合……

本章小结　　　　微课　　　　题库

第二章　院前急救

PPT

📖 学习目标

知识要求：

1. **掌握**　院前急救的概念、特点和原则；院前急救护理的现场评估及护理要点。

2. **熟悉**　院前急救的任务、现场检伤和分类。

3. **了解**　院前急救的重要性及组织形式；院前急救服务体系的设置原则与管理；急救区域的划分及现场分类。

技能要求：

在院前急救时，能够对伤病员进行及时有效的现场评估和现场救护。

素质要求：

1. 能够树立"时间就是生命"的急救理念和团队合作精神。

2. 能够拥有"第一目击者，现场急救"的社会责任意识。

第一节　概　述　📱微课

⇒ **案例引导**

案例：2018 年 6 月 28 日凌晨 2 时许，某县境内发生一起两货车追尾相撞事故，车祸造成其中一辆油罐车汽油泄露起火，引燃车辆及路边民房，造成 8 人死亡，4 人不同程度受伤。

讨论：医护人员跟随救护车赶赴现场，如何对患者进行现场评估及院前急救护理？

一、院前急救的概念

急救医疗服务体系（emergency medical service system，EMSS）是集院前急救、院内急诊科及重症监护病房（ICU）救治、各专科"生命绿色通道"为一体的急救网络。该体系各要素既分工明确，又联系紧密；既适合平时的急诊工作，同时又适用于大型灾害、意外事故的急救；为急危重症患者提供了及时、连续的医疗服务保障。该服务体系包含发达的通信指挥系统、现场急救组织、含急救和监测装置的运输工具、完善的院内急诊服务机构、重症监护病房等。EMSS 流程为"120"呼救—出动救护车—现场急救—监护并转运至医院—生命绿色通道—专科诊疗。

院前急救亦称院外急救，是急救医疗服务体系的首要环节，也是整个城市和地区应急防御体系的重要组成部分，快速、有效的院前急救体系可以最大限度地缩短治疗期，有效降低死亡率。

院前急救是急危重症患者进入医院前的医疗救护，包含现场救护、转运和途中监护。院前急救的概念包括广义和狭义的概念，两者最主要的区别在于公众是否参与。狭义的院前急救是指由专业急救机构在院前实施的现场救护、转运和途中监护的医疗行为。广义的院前急救是指由医护人员或社会公众人员参与的院前急救医疗行为，施救者不仅可以是医疗单位，也可以包括警察、消防员、司机等社会其他人员。院前急救在满足公众日常医疗急救需求，应对传染病疫情、灾害事故、突发公共卫生事件及重大活动医疗保障等多方面，发挥着不可替代的作用。

二、院前急救的重要性及特点

（一）院前急救的重要性

我国院前急救是社会保障体系的重要组成部分，经政府主办的、非营利的公益事业，为基本医疗服务的提供者。院前急救是急诊医学最初的重要环节，是后续一切救治的前提。其目的在于让患者在急危重症发病初期得到及时有效的现场救护、维持生命、阻止或减轻病情的进一步恶化，并快速安全转运到医院给予高级生命支持、为院内救护赢得时间，从而提高患者的抢救成功率、降低其病死率和致残率。

（二）院前急救的特点

1. 社会性强、随机性强　院前急救活动涉及社会的各个领域，使院前急救跨出了纯粹的医学领域，呈现出较强的社会性。另外，患者何时呼救，重大事故或灾害何时发生都是未知数，具有随机性。一旦突发事件发生，成批伤员出现时，这可能会让医务工作者措手不及。

2. 时间紧急　对于急危重症患者，应树立"时间就是生命"的急救理念，必须紧急处理，刻不容缓，一到现场立即抢救，抢救后视病情立即安全转运或就地治疗监护。另一方面，不少患者及其家属心理上表现出焦急情绪，迅速将患者送至医院的心情较为迫切。

3. 流动性大　急危重症患者的呼救地点可分散在院前急救医疗服务区域内的任何居民区、街道、学校等；患者的流向一般不固定，区域内每一个综合性医院都可接收患者，有固定医院接收院前急救患者的地区除外。其次，当重大突发性灾害事故发生时，所在区域医疗资源有限时，跨区域增援具有一定的必要性。

4. 急救环境条件差　院前急救环境较差，对险情未除的现场可能存在造成人员再伤亡的潜在危险，急救人员必须评估现场环境是否安全；急救现场空间狭窄、光线昏暗、围观群众拥挤嘈杂等恶劣的急救环境导致院前急救难以正常实施。运送途中车辆颠簸、震动及马达声为病情评估带来困难。部分患者还可能病史不详、缺失客观资料等。

5. 病种多样、病情复杂　院前急救患者病种多样、病情复杂，往往涉及临床各科；且未经筛选的急危重症病伤患者，需救护人员在短时间内进行初步诊断，采取紧急救护措施。

6. 以对症治疗为主　院前急救常因时间紧迫、医疗环境差、缺医少药、无齐全的抢救器械及药品的情况，延误鉴别诊断，医护人员对病情的确诊非常困难。因此，院前急救多以对症治疗为主，为患者赢得抢救时机。

7. 体力劳动强度大　院前急救对救护人员体能要求较高。救护人员经过随车颠簸到达现场，随身携带急救箱施救；如遇急救现场环境差，急救车无法开进现场（大型车祸现场、街道小巷等），必须弃车步行；如遇高楼且无电梯时，必须步行上楼等。院前急救因时间紧迫，到达现场必须立即开展救护，病（伤）情许可需要搬运患者，且转运途中必须密切观察病情。

三、院前急救的任务及原则

（一）院前急救的任务

院前急救主要任务在于提供有组织、快速、高效的医疗救护，抢救生命，减轻伤病员痛苦，降低病情加重和并发症发生的可能性，迅速将伤病员转运至医院。

1. 对常规情况下呼救患者的院前急救　院前呼救的患者一般分为两类：一类是短时间内有生命危险的危重患者，如心肌梗死、窒息、休克、猝死、大出血等。现场救护的目的在于挽救患者生命或维持其生命体征。另一类是病情紧急但短时间内尚无生命危险的急诊患者，如重症哮喘、急腹症、高热、骨折等。现场救护的目的在于稳定病情、减少痛苦、安全转运、预防并发症的发生。

2. 对突发公共卫生事件或灾害性事故伤病员的紧急救援　在指挥部门的统一指挥下，与其他救灾专业队伍如消防、公安、交通等部门密切配合，对遇难者进行救护，迅速检伤、分类，优先抢救有生命危险的伤病员，合理分流运送。同时，在不明的危险环境中，应做好自我安全防护。

3. 特殊情况下的救护值班　特殊任务一般为当地的大型集会、重大会议、国际赛事、外国元首来访等救护值班。执行该项任务时，要加强责任心，严禁擅离职守。

4. 通讯网络中心的枢纽任务　通讯网络包括三个方面：①市民与急救中心的联络；②急救中心与所属分中心、救护车、急救医院即 EMSS 内部的联络；③急救中心与上级领导、卫生行政部门及其他救灾系统的联络。急救中心在通讯网络中，承担着承上启下、沟通信息的枢纽任务。

5. 普及急救知识　公众的急救意识、自救和互救能力可提高急救的成功率。国家卫生健康委员会于 2021 年印发《公共场所自动体外除颤器配置指南（试行）》，优先在城市轨道交通、长途车、旅游景点、学校、幼儿园等人员密集场所和警车、消防车等应急载具内配置自动体外除颤器，并组织有关专家为其提供技术支持，推动自动体外除颤器使用等急救知识和技能的培训工作，促进自动体外除颤器配置与院前医疗急救服务相衔接。平时也可通过微信小程序、电视、报刊等对公众开展现场急救及心肺复苏的教育，进而普及急救知识，提高公众的急救能力。例如，中国红十字基金会于 2021 年在南京大学试点建设校园应急响应志愿者数字化网络，提高校园师生自救互救能力。

（二）院前急救的原则

1. 先排险后施救　现场救护实施前应首先评估环境安全，必要时，排除险情后再施救。如触电现场应首先切断电源；有毒气体中毒现场应先脱离危险区再施救。

2. 急救与呼救并重　对存在大批伤员，多名救护人员在场时，分工协作，同时进行急救和呼救，争取外援力量。现场只有一名救护人员时，应先施救，后电话呼救。

3. 先复苏后固定　施救现场遇到呼吸、心搏骤停同时合并骨折的伤员，必须首要进行心肺脑复苏，伤员复苏有效后，再进行骨折的处理。

4. 先重伤后轻伤　对存在大批伤员的急救现场，优先抢救危重伤，后抢救病情较轻的伤员；在人力、物力、时间等资源有限的状况下，优先抢救可能存活的危重伤员。

5. 先止血后包扎　对大出血合并伤口的伤员时，根据伤情，止血后再进行伤口的包扎。

6. 先施救后转运　急救现场具备医疗条件的情况下，对病伤员紧急初步处理后，实施安全转运。转运途中，密切监测患者生命体征等病情变化。

四、院前急救的运转模式

目前，国际上主要存在英－美模式和法－德模式两种院前急救的转运模式。英－美模式的显著特征是将患者送至医院治疗；而法－德模式的显著特征是将"医院"带给患者。我国院前急救模式整体上介于两者中间，院前急救人员一般是具有执业资格的医师、护士和医疗救护员（emergency medical technician，EMT），现场初步紧急救治后转运至医院，现场施救深度不及法－德模式。我国因各地区经济水平、人口密度、急救条件等多因素差异，在原有医疗体系基础上，形成特色的院前急救模式，包括独立型、指挥型、院前型、依托型、附属消防型等模式。

1. 独立型　组织形式上设有院前急救部、门急诊、病房，包括院前和院内急救；以承担全市"120"调度、常规医疗急救服务和突发事件的紧急医疗救助、建设及管理急救网络、普及培训急救知识等任务为主。沈阳、北京（2004 年前）等中心大城市实行该模式。

2. 指挥型 急救指挥中心仅负责全市急救工作的总调度，不配备车辆和人员；而是以若干医院急诊科为区域，按照医院性质分专科负责急救的模式。广州、深圳、珠海、汕头等南方城市实行该模式。

3. 院前型 具有独立型专职从事院前急救服务的运行模式，具有独立院前急救医疗机构、急救人员、装备及指挥调度系统。其特征是全市设有一个急救中心（站），各区、县包含分站，分站一般设在区、县中心医院等协作医院内或其附近；中心调度在接收到呼救后，就近分站出车出人至现场救护，继而转运至协作医院治疗。上海、杭州、北京（2004年后）采取该模式，也是我国目前大多数中大城市所采用的模式。

4. 依托型 急救中心依托一所综合医院，从本质上而言，院外救护机构实质上是医院的一个部门。其特征是急救中心附属于某家综合医院，伤病员经院外急救后收入自家医院或附近医院。该模式以中小城市和县级城市为主，海南、重庆等采用该模式。

5. 附属消防型 该模式是指院前急救机构由政府消防机构管辖，主要是香港采取该模式，共同使用一个报警电话"999"。在总部下设的多个救护站形成急救网络。该模式的特征是反应迅速，设备先进，急救水平高。

五、院前急救服务体系的设置原则与管理

（一）院前急救服务体系的设置原则

1. 院前急救中心（站）设置原则

（1）数量 构建以省级急救中心为核心，市级急救中心为主体，县（区）急救中心为基础的覆盖城乡的省、市、县三级院前急救体系。含有30万以上人口的区域应设置一个院前急救中心站。可依托某医院，有独立的"120"急救专用电话、其他基础设施。

（2）地点 ①区域中心地带，辐射四周；②交通便利，便于车辆迅速通行；③设在医院内，或在医院外优选靠近大医院，利于形成EMSS，提高抢救成功率。

（3）基本硬件设施 建筑面积大小结合区域具体情况，每辆救护车常规占地面积100~200m²。原则上每5万人口配置1辆救护车，也可根据经济能力、灾害发生情况增加车辆比例，且每辆救护车配置抢救设备、药品。且至少有一辆急救指挥车，以应对重大急救需求。基本建筑包含行政业务、教学科研、后勤保障建筑。

2. 院前急救分中心（站）设置原则

（1）数量 院前急救分中心（站）按照城市的具体情况设定，原则上每10万~15万人口设置一个分站。

（2）地点 ①人口较集中区域；②交通便利；③在医院内或靠近医院，按照城市医院分布规划相对均匀。

（3）基本硬件设施 建筑面积视区域实际情况而定，一般每辆救护车占地50~100m²。基本建筑设施包含值班室、生活室、车库等。

（4）通讯 开通急救专线电话。

3. 救护车与医护人员、驾驶员配置比例 每辆救护车至少有1名医生、1名护士、1名担架员、1名驾驶员，有条件的地区可配置2名担架员。急救中心（站）人员编制根据应配救护车数量设定，原则上1辆救护车配备5人。

4. 急救半径、反应时间要求 反映院前急救质量最为重要的指标就是急救半径和平均反应时间。急救半径是急救单元执行院前急救服务区域的半径，其服务范围的最长直线辐射距离。我国规定城市急救半径不超过5km，农村急救半径不超过15km。反应时间是急救中心/分中心接到"120"电话至救护

车到达现场的时间。平均反应时间是指该区域内每次救护反应时间的均值。我国要求规定市区在 15 分钟内，郊区不超过 30 分钟。

（二）院前急救服务体系的管理

目前全国城市院前急救组织形式虽然不同，但院前急救组织必须具备的 4 个标准，以较为客观地反映其院前急救能力：①最短的反应时间到达救护现场，并依据实际病情转运到适宜医院；②为患者提供最大程度的院前急救，使伤亡减少到最低程度；③能够满足平时该地区院前急救需求的同时，也能在发生灾难时具备较强的应急能力；④合理配备及有效使用急救资源以获取最佳的社会效益和经济效益。

各模式院前急救组织体系各有不同，但质量管理具有以下共性特点：通讯网络、运输、急救技术、急救器材设备、急救网络、调度管理等；其中，通讯网络、运输及急救技术被认为是院前急救三要素。

1. 通讯网络 通讯是院前急救的首要环节，通讯管理的目标在于建立健全现代化急救通讯网络。截至 2019 年，华中科技大学同济医院、北京大学第三医院等 15 家医院建立卒中中心协同信息平台，实现生命体征数据获取，数据信息互传共享；北京大学第一医院、山东大学齐鲁医院等 5 家医院实现院前急救车载监护系统与信息平台共享，从而提高应急救治服务成效。急救中心（站）通讯系统一般应具备系统集成、救护车定位追踪、呼叫号码及位置显示、计算机辅助指挥、移动数据传输、无线集群语音通讯等功能。具体要求如下。

（1）"120" 急救电话通讯畅通，电话进线数量满足需求，且 24 小时专职指挥调度人员值守。

（2）呼救时间自动记录，同步录音，提高急救效率的同时，可有效避免医疗纠纷。

（3）呼救方位自动显示，动态显示救护车位置变化，自动系统推荐就近急救分站值班车辆，大屏幕能够显示救护现场地图。

（4）计算机存储统计急救资料，便于查阅。

（5）可提供危重患者病史资料存储与医疗咨询，当遇及持卡者发病抢救，可通过计算机查询既往病史，从而提高抢救效率。

2. 运送工具 救护车辆、飞机、轮船等不仅是运送患者的交通工具，更是抢救患者的"流动急诊室"；一旦患者在转运途中发生病情恶化，医护人员应即时给予现场抢救，如气管插管、心肺复苏、电除颤等；其抢救在一定程度上取决于救护车的抢救设备配置。目前，救护车是我国院前急救最常用的转运工具。救护车分为普通型和危重病监护型，普通型救护车设备相对简单，只有供氧装置、担架、一个急救箱。而监护型救护车除以上设备外，还包含心电监护、除颤器、气管插管、多种急救药物等。

救护车管理包括：建立车辆维修保养制度，保持车辆性能完好备用状态；建立 24 小时值班制度，接收调度电话后在规定时间内发车；坚持随车记录制度，准确及时地记录患者病情、院前救护情况及处理结果；建立配备仪器设备、急救物品定期检查、维护制度，确保完好可用。

3. 专业救护人员 建立现代化院前急救管理制度及院前急救专业人员的准入制度、培训和考核制度等，有利于提高急救人员的急救专业水平。从事院前救护的专业人员包含医师、护士和医疗救护员。医师和护士必须持有执业资格证书；医疗救护员应按照国家有关规定经培训考试合格取得国家职业资格证书，且在上岗前应具备市级急救中心培训考核合格。

救护人员应具有高度的责任心和同情心、渊博的知识储备、精湛的救护技能、良好的身体和心理素质。救护人员能够独立处理各种急病症（休克、晕厥、脑血管意外等），掌握心肺脑复苏术及现场急救技术，熟练使用急救仪器设备，掌握急危重症患者心理护理要点及沟通技巧，掌握突发事件的急救和应急预案。

🌐 **知识链接**

院前医疗急救标识及有关说明

1. 标识图案　院前医疗急救标识以"蛇杖、六柱、长城、橄榄枝"为特征，是我国院前医疗急救系统的唯一视觉识别标识，见图2-1。

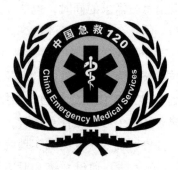

2. 具体要求　院前医疗急救标识的标准色彩：蓝色 C100 M95 Y15 K0，黄色 C0 M20 Y85 K0。标准字体：中文为思源黑体，英文为 Arial。在应用中，应确保各部分尺寸的比例关系。

3. 标识释义　院前医疗急救标识中间的生命之星是 Emergency Medical Service 的国际通用标志，其中蛇杖寓意医疗；六柱代表院前医疗急救的六个关键环节，即发现、报告、响应、现场处理、途中监护和运送至院内救治；底部长城为中国象征性元素，寓意院前医疗急救体系守护生命的意志和能力；外围为橄榄枝，代表万物复苏；标识以蓝色、黄色为主色。

图2-1　院前医疗急救标识

第二节　院前急救护理

　　院前急救护理是院前急救的重要组成部分，急救中任何医疗活动都离不开护理的参与，医生需要护士的配合共同完成急救任务。随着急救医学的发展及医疗设备的不断更新，院前急救护理的内容更加丰富，范畴也进一步扩大。护理工作的主要任务是现场病情的评估、对批量患者的检伤分类、现场救护、安全转运和途中监护等，以达到抢救患者生命、提高急救成功率的目的。

一、现场评估

（一）快速评估现场状况、保障安全

　　救护人员赶赴现场后，首先评估可能对伤病员、救护人员或围观群众造成伤害的危险因素及进入现场的安全性，必要时迅速撤离，避免进一步的损伤。如对触电者救护，应先断电源；有害气体中毒，应做好个人防护的同时，将患者迅速撤离危险环境。其次，判断引起损伤、疾病的原因，确定受伤者人数，必要时，寻求增援。最后，判断现场急救可用的资源、可采取的救护活动。

（二）救护人员个人防护

　　救护人员在现场救护，除了确保救护环境安全外，应注意使用个人防护用品，戴好口罩、医用手套等，防止交叉感染的发生；在有条件的情况下，使用简易呼吸气囊、呼吸面罩等实施心肺复苏。

（三）评估病情

　　急救护理评估包括初级评估和次级评估。初级评估在于发现致命性问题并及时处理，以稳定维持患者生命体征为目的进行的紧急救护；之后进行详细的次级评估用以进一步确定救护方案。

　　1. 初级评估　快速评估可能危及患者生命的病情，主要判断患者的气道及颈椎、呼吸、循环、失能和暴露与环境控制。

　　（1）气道及颈椎　评估患者能否说话、发音是否正常；如遇伤病员有反应但不能说话，出现呛咳、

憋气、喉鸣、呼吸困难等，可能有气道梗阻，必须立即分析原因并予清除。检查患者头颈部是否有外伤，判断有无颈椎骨折，保护颈椎。

（2）呼吸　判断伤病员是否有自主呼吸，观察患者胸腹部起伏，侧耳听有无呼气声，面颊感受有无气流呼出。对自主呼吸者，进一步评估呼吸频率、深浅度及节律，观察伤病员是否有呼吸困难。如呼吸停止者，必须立即人工呼吸。

（3）循环　成人常规触摸桡动脉，如未触及，再触摸颈动脉或股动脉。婴儿应触摸肱动脉。亦可触摸肢体皮肤，了解皮肤温度、有无湿冷等，观察皮肤颜色来判断末梢循环状况。

（4）失能　先判断伤病员的神志是否清醒。轻拍伤病员双肩，双耳边高声呼唤，观察伤病员是否有睁眼、肢体运动等反应；对婴儿拍打足底或捏掐其上臂，观察其是否哭泣；如伤病员对上述均无反应，可判断意识丧失。同时可观察伤病员双侧瞳孔大小、瞳孔对光发射、压眶反射等是否存在。

（5）暴露与环境控制　为方便评估及识别潜在疾病或损伤症状，评估时可移除患者衣物；同时，应注意保暖，做好隐私保护。

2. 次级评估　在快速评估危重病情后，对患者进行全面或重点检查具体伤情。检伤过程中，非必要不移动患者。听清患者及目击者主诉包括发病、创伤有关的细节。重点评估患者的生命体征、受伤或病变的主要部位。

（1）头面部　头皮及头部：观察有无出血、血肿、撕裂伤、骨折等。眼睛：观察瞳孔大小、对光反射，有无结膜及眼底出血、穿刺伤，视物是否清晰等。鼻、耳、口腔：观察有无出血、脑脊液鼻漏、耳漏，有无眼眶淤血等颅底骨折征象，口腔有无外伤、发绀，口腔内有无呕吐物、血液或牙齿有无脱落，有无呼吸困难，呼出气体是否有异味等。

（2）颈部　经视诊、听诊、触诊判断是否有颈椎骨折、喉管骨折、皮下气肿、气管移位等。

（3）胸部　观察胸骨有无变形、异常隆起，有无压痛，以判断是否骨折。评估胸部有无创伤、听诊有无血气胸、吸气时两侧胸廓是否对称、胸廓不对称可提示胸壁受损，必须警惕连枷胸。评估呼吸频率及深度有无异常，若肋骨骨折，胸式呼吸减弱。

（4）腹部　观察腹壁是否出血、创伤，肠鸣音是否正常。叩诊肝浊音是否消失，有无胆囊区叩击痛，腹部有无肌紧张、压痛、反跳痛等腹膜刺激征。判断是否存在胃肠道穿孔、机械性肠梗阻、胆囊炎、阑尾病变等，从而确定可能损伤的脏器和范围。

（5）骨盆　判断骨盆分离试验与挤压试验是否呈阳性，观察肢体长度有无不对称、会阴部有无瘀斑，检查有无疼痛或骨折的存在。观察外生殖器是否存在损伤。

（6）脊柱、关节、四肢　检查有无形态异常、肿胀、压痛，判断有无外伤、骨折。意识清楚者，可嘱患者活动四肢，检查推力、皮肤感觉，有无神经受损或缺血，观察肢端、甲床等末梢循环状况，检查有无肢端动脉搏动。

（7）神经系统　评估患者运动及感觉功能。评估患者格拉斯哥昏迷指数，检查早期神经状况的改变。

二、现场检伤分类

对存在成批患者，护士在评估病情的同时，需要协助医生对患者进行现场分类检伤，确定救护顺序，将时间、人力、物力最大化发挥，提高患者的存活率，降低患者死亡率。

（一）分类总体要求

1. 边抢救边分类　分类工作在特殊紧急状况下进行，不能耽误抢救患者。

2. 专人承担分类　由经过专业培训训练、经验丰富、有组织能力的资质技术人员承担分类工作。

3. 先后有序分类 分类时应按照"先危后重再轻"的原则进行，做到快速、准确、无误。

（二）检伤分类

按照国际统一标准对患者进行现场检伤分类，采用红、黄、绿、黑4种颜色标识，通常以卡片或胶带表示患者的分类。国际检伤法4类标准见表2-1。

表2-1 国际检伤法4类标准

伤卡颜色	代表意义	处理	举例
红色	危重伤 第一优先	存在危及生命的伤情，需立即给予基本生命支持，并在1小时内转运至医疗单位救治	窒息、昏迷、休克、严重烧烫伤等
黄色	中重伤 第二优先	生命体征稳定的严重损伤，存在潜在危险；急救后优先送，4~6小时内获得有效治疗	两处以上肢体骨折，脑外伤，严重挤压伤，肢体离断等
绿色	轻伤 第三优先	患者神志清楚，伤病情较轻，能行走或仅有较小损伤，可容推后处理，等待转运	仅一处骨折或软组织挫伤，扭伤，关节脱臼等
黑色	致命伤	已死亡、无生还可能的患者，无须再做抢救	意识丧失，大动脉搏动消失，心跳、呼吸停止，瞳孔散大

三、院前急救护理要点

经现场初步检伤后，护士需协助医生对患者进行急救处理，如给予安全舒适体位、建立静脉通路、为患者松解衣服、维持呼吸及循环功能、安全转运及做好途中监护等。

（一）体位安置

1. 复苏体位 对无意识、呼吸、心搏骤停者，将其仰卧于坚硬的地板或地面上，解开衣领裤带，立即进行心肺复苏。

2. 恢复体位 对意识不清，有呼吸循环障碍者，应将其置于侧卧位，若两侧有伤，将患者置于仰卧位头偏向一侧，防止呕吐物、分泌物吸入气道引起窒息，以及舌后坠堵塞呼吸道。

3. 合理体位 对意识、心跳、呼吸存在者，依据受伤部位、性质采取合理体位。如将腹痛患者采取屈膝半卧位，放松腹肌缓解疼痛；将肢端外伤致肿胀且未出现骨折者，抬高患肢，利于血液回流，减轻肿胀。

（二）建立有效静脉通道

对需要抢救的急危重症患者及时有效地建立静脉通道，以免延误抢救时机，有条件的可选用静脉留置针，不易滑出或刺破血管，保障快速、通畅的补液治疗。

（三）暴露

对创伤、烧伤、猝死、骨折等患者的急救，为便于抢救，需要松解或去除患者衣物。

（四）现场救护要点

1. 维持呼吸系统功能 及时清除口咽气道内痰液及异物。对呼吸停止患者迅速建立人工气道，如环甲膜穿刺、气管插管等，并迅速应用简易呼吸器辅助呼吸。昏迷者应避免舌后坠，采用口咽通气道或用舌钳将舌头拉出固定。呼吸困难患者给予吸入氧气。

2. 维持循环系统功能 对呼吸、心搏骤停患者，必须立即行心肺复苏，建立人工循环。对高血压危象、急性心肌梗死、急性肺水肿、各种休克等危重患者进行心电监护，监测生命体征，必要时配合医生进行电除颤、胸外心脏按压。抢救出血、休克等患者时，优先选用静脉留置针建立静脉通道，维持循环血容量。

3. 维持中枢神经系统功能　对脑血管疾病、急性肺水肿等患者，注意保护脑，依据条件可选用冷敷、冰帽、乙醇擦浴、冰袋等降温措施，同时采用脱水药物及降低颅内压。

4. 对症救护处理　协助医生对患者进行对症救护，如止血、包扎、固定等，应用药物等进行止痛、止痉、止喘、止吐等对症救护处理。

5. 心理护理　对清醒的患者做好心理护理，给予安慰性语言减轻患者心理压力，尽量让患者安静休息。

（五）转运、途中监护

患者经现场救护后，需尽快转运至院内进一步抢救治疗，尽早得到专科的医疗。转运途中应遵循安全、迅速两个原则。

1. 转运指征与暂缓转运指征

（1）转运指征　①伤情需要，救护现场不能提供确定的医疗或处理后出现并发症的患者；②患者或其家属要求，确认患者不会因搬动、转送而致伤病情恶化甚至有生命危险者。

（2）暂缓转运指征　下列情况之一者应暂缓转运：①未纠正的休克，血流动力学不稳定患者；②脑外伤可能存在颅内高压、脑疝患者；③颈椎损伤有呼吸障碍患者；④胸、腹部损伤后伤情不稳定，潜在生命危险患者；⑤被转运的患者或其家属依从性差者。

2. 转运注意事项

（1）初步处理　搬运前先对患者进行初步救护处理，如对骨折、出血患者，先行固定、止血后再搬运。

（2）知情同意　向患者及其家属交代清楚，告知转运的必要性以及可能存在的转运风险，征求同意签字后进行转运。

（3）转运安全性评估　①依据受伤情况及条件选择合适的运送工具、方法和体位；②搬运及转送过程中，动作应轻巧、步伐一致，避免震荡，尽量减少患者痛苦；③转运前全面评估并记录生命体征及神经系统检查结果，确保转送安全；④保持通讯通畅，转运方与接受方及时沟通转送及接受要求、注意事项，确保高效安全转运。

（4）转送顺序　优先转运需立即治疗的危重症患者；其次转运需急诊救治可能存在生命危险患者；再次转运需医学观察的非急性患者，最后转运无须医疗救护或现场已死亡者。

3. 常用的转运工具及特点

（1）担架转运　担架结构简单、轻便耐用，不受地形等影响，是灾难转运患者最常用的工具。有铲式担架、板式担架、四轮担架、帆布担架等各种类型，也可用树枝、硬板等制作；其缺点是速度慢、人力消耗大，易受恶劣天气影响。

（2）汽车转运　转运速度快，受天气影响小，是远程转运患者最为常用的工具。但易颠簸，可能引起患者呕吐等不适，甚至加重病情，影响途中救护工作。

（3）轮船、汽艇转运　一般用于水域抢救；轮船平稳转运，但速度慢、易颠簸，患者易晕船；汽艇一般作为洪涝灾害时的转运工具。

（4）飞机转运　转运速度快，不受地形、道路影响。但也存在一定的弊端，如飞机高速的上升，氧含量减少对肺部疾病等患者不利；飞机升降致气压变化，开放性气胸患者发生纵隔移位，加重病情；腹部术后患者可致或加重腹部胀气、疼痛、缝合伤口裂开；高空湿度及气压低，加重气管切开患者病情；飞机产生的噪声、颠簸等可导致患者晕机、恶心、呕吐、烦躁等。

4. 转运途中监测及护理要点　①做好途中监护，监测、观察患者病情变化，必要时监测生命体征、血氧饱和度等；②保持各种管道通畅，保持输液管、导尿管等各种引流管的管道通畅，避免管路滑脱；③积极配合医生实施各种救护措施，依据患者病情，及时给予心肺复苏、电除颤、气管插管等紧急救护。

转运途中使用不同工具的护理要点详见第十八章。

四、急救区域的划分及现场分流

（一）急救区域的划分

当现场有批量患者时，最快速有效的方法是将急救区域划分为以下4个区域，提高急救效率。

1. 收容区域　患者集中区域。在该区域内给患者挂上分类识别卡，若有生命危险的患者，将对其提供必要的紧急复苏等抢救措施。

2. 急救区域　该区域收集红色、黄色标识的危重患者，并提供进一步的救护。如：给予休克患者建立静脉通路，补充循环血容量；对呼吸、心搏骤停患者行心肺脑复苏等。

3. 后送区域　该区域收集绿色标识的病情较轻或能行走的患者。

4. 太平区域　该区域停放黑色标识的已死亡患者。

（二）现场分流

依据现场检伤分类结果，将重度患者经现场抢救处理、生命体征基本平稳后分流至附近综合医院或专科医院；中度患者经对症处理后分流至附近的医院；轻度患者经一般处理后分流至其住处、暂住点或者社区卫生服务中心；对已死亡者做好遗体护理及善后工作。

⊕ 知识链接

云急救

"云急救"是山东省一种"互联网＋急救服务"模式。与传统急救相比，云急救有4个特点：①自动实时提供准确的空间位置；②通过手机录入自动生成电子档案，患者关键信息可在急救网络内各机构之间共享；③通过图像、视频功能将患者现场病情和抢救措施实时共享，急救车上可远程会诊，便于网络医院及时做好抢救准备，指导途中救治；④当患者报警时，1km范围内的云急救志愿者可自动获取患者位置信息，迅速救援。

"云急救"在山东省求救居民、"120"急救中心、志愿者、救护车、急救网络医院之间建立了"五屏联动"新型急救服务模式，形成了院前急救与院中救治的信息闭环，实时共享患者急救档案与病情，各环节最大可能地节约时间，提高了抢救成功率。

目标检测

答案解析

一、单选题

1. 下列不属于院前急救原则的是（　　）

　　A. 先排险后施救　　　　　　B. 先疏导后抢救　　　　　　C. 先重伤后轻伤

　　D. 先止血后包扎　　　　　　E. 急救与呼救并重

2. 急救中心（站）提供的服务制度是（　　）

    A. 24 小时医疗急救服务制度

    B. 18 小时医疗急救服务制度

    C. 12 小时医疗急救服务制度

    D. 8 小时医疗急救服务制度

    E. 6 小时医疗急救服务制度

3. 下列不属于急救中心任务的是（　　）

    A. 对心肌梗死呼救患者的院前急救

    B. 对大型车祸现场的紧急救援

    C. 承担冬季奥林匹克运动会的现场急救保障

    D. 承担冬季奥林匹克运动会的现场治安保障

    E. 向小区居民普及心肺复苏急救知识

4. 一般城市每（　　）万人口应配备 1 辆救护车

    A. 2　　　　　　　　　　B. 3　　　　　　　　　　C. 4

    D. 5　　　　　　　　　　E. 6

5. 关于救护车转运患者途中护理要点的描述，错误的是（　　）

    A. 对颅脑损伤的患者应适当垫高头部，降低颅内压

    B. 对于飞机转运的患者，应将患者纵向放在机舱中

    C. 对于担架转送的患者，应将患者头部在后，便于观察病情

    D. 对于飞机转运的腹部外伤患者应进行胃肠减压后再空运

    E. 对于飞机转运的气管切开患者应湿化气道

6. 院前急救组织形式上设有院前急救部、门急诊、病房，包括院前和院内急救；以承担全市"120"调度、常规医疗急救服务和突发事件的紧急医疗救助、建设及管理急救网络、普及培训急救知识等任务为主。该种院前急救类型是（　　）

    A. 独立型　　　　　　　B. 指挥型　　　　　　　C. 院前型

    D. 依托型　　　　　　　E. 附属消防型

7. 我国规定城市急救半径不超过（　　）km，农村急救半径不超过（　　）km

    A. 5，10　　　　　　　　B. 10，15　　　　　　　C. 5，15

    D. 10，20　　　　　　　E. 15，20

8. 关于对院前急救特点的描述，正确的是（　　）

    A. 社会性强　　　　　　B. 随机性强　　　　　　C. 时间紧急

    D. 流动性大　　　　　　E. 以上都对

二、多选题

1. 初级评估在于发现致命性问题并及时处理，以稳定维持患者生命体征为目的进行的紧急救护；以下描述中属于初级评估的是（　　）

    A. 观察伤病员是否有呼吸困难

    B. 观察皮肤颜色来判断末梢循环状况

    C. 评估口腔有无外伤

    D. 判断伤病员的神志是否清醒

    E. 评估腹部有无腹膜刺激征

2. 院前急救三要素是指 （　　）

    A. 急救器材设备　　　　　　B. 通讯网络　　　　　　　　C. 急救网络

    D. 运输　　　　　　　　　　E. 急救技术

（张　柳）

书网融合……

本章小结　　　　　　　　微课　　　　　　　　题库

第三章　常见院前急救技术

📖 **学习目标**

知识要求：

1. 掌握　成人和小儿心肺脑复苏；止血的方法；转运中监护。

2. 熟悉　出血种类；包扎和固定的材料；搬运前救护准备。

3. 了解　特殊情况下的心肺脑复苏。

技能要求：

1. 熟练掌握止血、包扎、固定技能。

2. 学会应用心肺脑复苏技能，能够在现场进行有效的心肺脑复苏。

素质要求：

1. 培养学生"时间就是生命"的意识，加强对生命的敬畏。

2. 培养学生强烈的急救意识及救死扶伤的责任感。

第一节　外伤止血、包扎、固定、搬运术

⇨ **案例引导**

案例：患者，女性，21岁，因建筑工伤致右小腿开放性骨折伴活动性出血，颈部脱白，患者伤后神志清楚，但精神较差，面色苍白，四肢冰凉，脉搏过快。

讨论：1. 该患者需要首先处理的伤情是什么？

2. 该患者外露的骨端能立即复位吗？

3. 该患者搬运时需几人？

各种外伤均可引起不同程度出血，有些出血可自行止血，而有些出血必须采取适当的方法处理。对于成年人来说，身体总的含血量为4000ml左右，而当因为外伤等导致短时间内失血量超过总血量20%时，患者将发生休克；当心、脑、肾等身体重要器官处于缺血状态时，患者将面临生命危险，容易引发死亡。及时给患者进行止血是至关重要的。但是对于外伤出血的患者，若止血后不及时进行包扎，可能会继续出血，也会增加创伤感染的风险，影响后期的转运。因此，止血后及时进行包扎是必要的。

发生外伤后若患者感到肢体活动障碍且剧烈疼痛或畸形则可能骨折，为了防止骨折造成的二次损害，现场急救时将对患者进行骨折固定。对于外伤而言，规范科学的搬运是急救医疗重要的组成部分，正确、准确、平稳地将患者转运到安全的地带或者医院，对于患者的急救、预后都是至关重要的。

一、止血

（一）出血分类

出血可分为动脉出血、静脉出血和毛细血管出血3种，见表3-1。

表 3 - 1　出血的分类

类型	颜色	速度	形状	量
动脉出血	鲜红	快	喷射状	多
静脉出血	暗红	稍缓慢	涌泉状	较多
毛细血管出血	鲜红	慢	水珠状或片状渗出	少

（二）止血方法

1. 指压止血法　是动脉出血时一种最迅速的临时止血法，将手指或手掌在患者受伤部位上端用力，将其动脉压于骨骼上，阻断血液通过，以便立即达到止血的目的。指压止血法只适用于头面部、颈部及四肢的动脉出血急救。指压止血的同时，应准备材料换用其他止血方法。

（1）颞动脉指压法　用拇指在耳屏前方，颧弓根部的搏动点上压向颧弓，用于眼睛以上部位，头顶部和额部出血（图 3 - 1）。

（2）面动脉指压法　手指压迫咬肌前缘下端，或下颌角前约 1.0cm 处搏动点上（有时需两侧同时压迫才能止血），用于眼睛以下、下颌骨以上部位出血（图 3 - 2）。

（3）颈总动脉指压法　用中间的三个手指放在气管外侧与胸锁乳突肌中点之间的搏动点上，拇指放在颈后，将动脉压向第 6 颈椎横突上。用于头面部、颈部出血。但需注意不能两边同时压迫止血，压迫过程中应密切观察，注意有无晕厥表现，疑有脊髓损伤时，要保持颈部制动（图 3 - 3）。

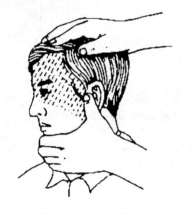　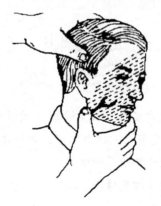　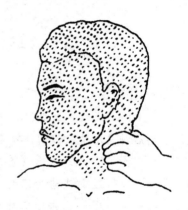

图 3 - 1　颞动脉指压法　　　　图 3 - 2　面动脉指压法　　　　图 3 - 3　颈总动脉指压法

（4）锁骨下动脉指压法　用示指、中指在锁骨上窝中部搏动点向下压至第一肋骨上，操作时必须保持上肢与身体平行，用于肩部、腋部、上臂出血。

（5）肱动脉指压法　将伤者上肢外展与身体成 90°角，手掌向上，用一手支撑患者的上臂，另一手的拇指放上臂中段肱二头肌内侧沟处搏动点上，其余四指放在肱骨的后边，捏紧肱骨压迫肱动脉，用于前臂出血（图 3 - 4）。

（6）桡、尺动脉指压法　两手拇指同时按压手腕横纹稍上处的内、外侧搏动点上，用于手部出血（图 3 - 5）。

（7）股动脉指压法　双手拇指或手掌重叠在腹股沟中点稍下方的搏动点上，用力压向骨盆缘，用于下肢出血（图 3 - 6）。

（8）胫后动脉指压法　用拇指压迫内踝与跟腱之间的搏动处，用于足底出血（图 3 - 7）。

（9）足背动脉指压法　用拇指压迫足背的内外踝连线的中点搏动处，用于足部出血（图 3 - 7）。

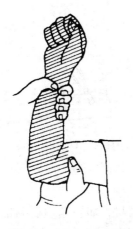

图 3-4　肱动脉指压法

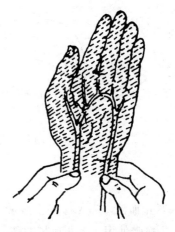

图 3-5　桡、尺动脉指压法

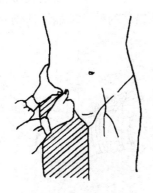

图 3-6　股动脉指压法

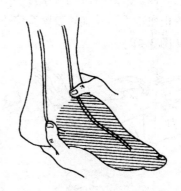

图 3-7　足背动脉、胫后动脉指压法

2. 加压包扎止血法　是一种既可以达到止血的目的，也可以达到包扎伤口的目的，且最常用的一种止血方法。将患者伤口覆盖无菌敷料后，用纱布、衣服、棉花、毛巾等材料折叠成与敷料大小相当的衬垫，置于无菌敷料上面，然后再用绷带、三角巾等紧紧包扎，松紧度以停止出血为准。该种方法适用于静脉、小动脉或毛细血管的出血。若患者伤口内有碎骨片时，禁用此法进行止血，其目的是避免加重损伤。

3. 填塞止血法　使用无菌棉垫、纱布等填塞在伤口内，再用绷带或三角巾等进行加压包扎，松紧以达到止血目的为宜。本法用于中等动脉出血，大、中静脉损伤出血，或伤口较深、出血严重时，还可直接用于不能采用指压止血法或止血带止血法的出血部位。

4. 止血带止血法　一般只适用于四肢大动脉出血，或采用加压包扎后不能有效控制的大出血。若使用不当会造成严重的出血或肢体缺血坏死。常用的有充气止血带和橡皮止血带，在紧急情况下也可用绷带、皮带、三角巾等代替。

（1）充气止血带　其优点是容易控制压力和放松。如血压计袖带，其压迫面积大，对受压迫的组织损伤较小。

（2）橡皮止血带　可选用橡皮管，它的弹性好，易使血管闭塞，但管径过细易造成局部组织损伤。操作时，首先在结扎之前需要在结扎止血带的部位加好衬垫，以左手拇指和示、中指拿好止血带的一端，另一手拉紧止血带围绕肢体缠绕一周，压住止血带的一端，然后再缠绕第二周，并将止血带末端用左手示、中指夹紧，向下拉出固定即可。还可将止血带的末端插入结中，拉紧止血带的另一端，使之更加牢固（图 3-8）。

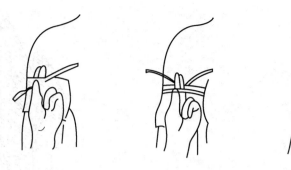

图 3-8　橡皮止血带止血法

（3）绞紧止血法　当无橡皮止血带，可根据所处环境，就便取材，如三角巾、绷带、领带、布条等均可当作止血带使用。上止血带的部位加好衬垫后，在靠近伤口的近心端将所止血带替代材料折叠成条带状绕缠肢体，并且将两端拉紧打一活结，之后用小棍、筷子、铅笔等坚硬长度适宜材料的一端插入活结一侧的止血带下，并旋转绞紧至停止出血，再将小棍、筷子或铅笔的另一端插入活结套内，将活结拉紧即可（图 3-9）。

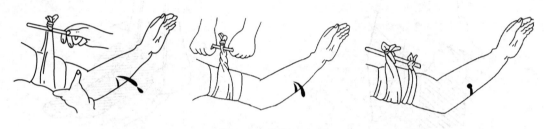

图 3-9　绞紧止血法

止血带是止血的应急措施，若使用不当可导致神经、软组织损伤等严重的并发症，甚至危及生命。因此，使用止血带时注意以下几点。

1）为了防止止血时损伤患者皮肤，应该避免止血带结扎在皮肤上，需将三角巾、毛巾等柔软材料做成平整衬垫缠绕在要结扎止血带的部位，然后再上止血带。

2）止血带应该结扎在靠近伤口的近心端（上方）。为了防止损伤患者桡神经，上肢大动脉出血时止血带结扎的部位位于上臂的上 1/3 处，避免上臂中 1/3 处以下的部位结扎。下肢大动脉出血应结扎在大腿中部。在医护人员实际抢救伤病员的工作中，为了利于最大限度地保护伤员肢体施救者往往把止血带结扎在靠近伤口处的健康部位。

3）结扎止血带要松紧适度适宜，以停止出血或无法扣及远端动脉搏动为度。若结扎过紧，皮肤局部受压受损会导致不可逆的后果。结扎过松，止血无效，达不到止血目的。

4）为防止远端肢体长期得不到血液供给而导致缺血缺氧引起肌肉坏死、厌氧菌感染等并发症，原则上扎止血带时间不宜过久，一般不宜超过 2~3 小时，每隔半小时至 1 小时放松一次，每次 2~3 分钟，以暂时恢复远端肢体血液供应。松解止血带的同时，仍应用指压止血法进行止血，防止再度出血。

5）为了后续医务人员的处理，应该在止血带明显的位置做好标记，注明结扎止血带的时间（使用 24 小时制），并尽快运往医院。

6）为了防止转运途中患者发生病情变化。转运途中应该严密观察止血带患者伤情及患肢情况，注意止血带有无脱落或绑扎过紧等现象，并予以及时调整。

7）使用止血带的患者要注意肢体保暖。

8）禁忌证：若伤肢远端明显缺血或有严重挤压伤时禁用此种方法止血。

二、包扎

包扎的目的是保护伤口、减少污染、防止并发症，同时固定敷料、药物、骨折位置，压迫止血，减轻疼痛，利于转运等。

（一）包扎材料

包扎所需器材简便，常用物品有卷轴绷带、三角巾、无菌纱布等特制材料。在院外等紧急情况下若没有绷带和纱布，可用洁净的毛巾、衣服、丝巾等就便材料替代。

（二）包扎种类

1. 卷轴绷带基本包扎法　主要包括环形包扎法、蛇形包扎法、螺旋包扎法、螺旋反折包扎法、"8"字形包扎法、回返包扎法。卷轴绷带包扎法是用途最广、最方便的包扎方法。

（1）环行包扎法　适用于绷带包扎的开始与结束；固定带端；包扎颈、腕、胸、腹等粗细相等部位的小伤口。是日常生活中绷带包扎最常用的一种包扎方法。其具体操作步骤如下。

1）重叠缠绕　将绷带做环行的重叠缠绕，其缠绕不少于2周。

2）遮盖　将下周绷带完全遮盖上周绷带。

3）固定　用胶布或安全别针固定末端毛边反折的绷带，或将绷带带尾中间剪开分成两头，避开伤区打结固定（以下包扎固定均按此法）（图3-10）。

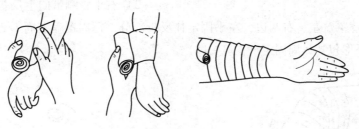

图3-10　环行包扎法

（2）蛇形包扎法（斜绷法）　适用于从一处迅速延伸到另一处做敷料简单固定，也可用于夹板的固定。其操作步骤如下。

1）将绷带以环形法缠绕数圈。

2）以绷带宽度为间隔，斜行上绕每圈互不遮盖。

3）其固定方法同上环行包扎法（图3-11）。

（3）螺旋包扎法　用于包扎直径基本相同的部位，如上臂、手指、躯干、大腿等。其操作步骤如下。

1）将绷带环行缠绕多周。

2）斜行向上缠绕即稍微倾斜（<30°），螺旋向上缠绕。

3）每圈覆盖上周绷带的1/3～1/2。

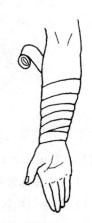

图3-11　蛇形包扎法

4）固定方法同环形包扎（图3-12）。

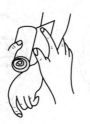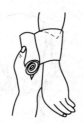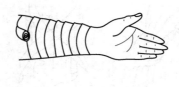

图3-12　螺旋包扎法

（4）螺旋反折包扎法（折转法）　用于直径大小不等的部位，如前臂、小腿等。其操作步骤如下。

1）将绷带以环行法缠绕 2 周。

2）稍微倾斜（＜30°），螺旋向上缠绕。

3）每圈均把绷带向下反折，遮盖其上周的 1/3～1/2，反折部位应相同，使之成一直线。

4）将绷带再次环行缠绕 2 周，进行固定。注意禁止在伤口上或骨隆突处反折（图 3－13）。

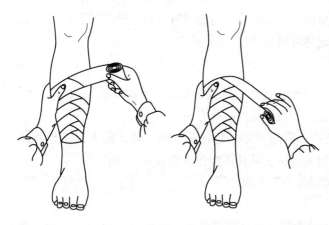

图 3－13　螺旋反折包扎法

（5）"8"字形包扎法　用于肘、肩、髋、膝直径不一的部位或屈曲的关节。其操作步骤如下。

1）屈曲关节后在关节远心端环形包扎 2 周。

2）在伤口处上下，将绷带由下而上越过关节进行缠绕，绕过后面，再从上向下越过关节进行绷扎，互相交叉包扎使呈"8"字形旋转缠绕，每周需覆盖上周 1/3～1/2。

3）环形包扎 2 周后进行固定（图 3－14）。

（6）回返包扎法　对于没有顶端的部位，如指端、头部、截肢残端。其操作步骤如下。

1）环形法包扎 2 周。

2）右手将绷带向上反折与环形包扎垂直，先覆盖残端中央，再交替覆盖左、右两边，左手固定住反折部分，每周覆盖上周 1/3～1/2。

3）将绷带反折环形包扎 2 周固定（图 3－15）。

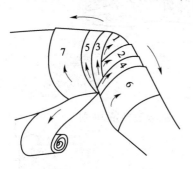
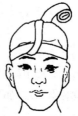
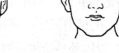

图 3－14　"8"字形包扎法

图 3－15　回返包扎法

2. 三角巾包扎法　三角巾是创伤时候常用的包扎材料，应用灵活方便，可用于身体各部位大伤口的包扎，根据患者伤口，需要三角巾可以被折成不同的形状。

（1）头面部包扎法

1）顶部包扎法　步骤：①将三角巾底边向上反折约 3cm；②将其折缘放于伤员的前额与眉平齐，顶角越过头后；③三角巾的两底角经两耳上方，拉到枕后交叉，再绕到前额，打结固定；④将顶端上翻塞入头后部交叉处（图 3－16）。

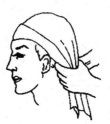
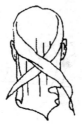
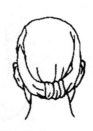
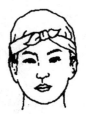

图 3－16　头顶部包扎法

2）风帽式包扎法 步骤：①将三角巾顶角和底边中央各打一结，即成风帽状；②将顶角结放于额前，底边结放于后脑勺下方；③包住头部，两角往面部拉紧；④两角边向外反折包绕下颌；⑤拉到枕后，打结固定（图3-17）。

3）面部面具式包扎法 步骤：①将三角巾顶角打一结，放于下颌；②将三角巾罩于面部（可在鼻孔、眼睛、口腔处各剪一小口）；③将左、右两角拉到枕后交叉；④绕到前额打结。（图3-18）。

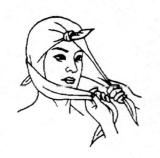
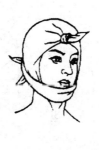
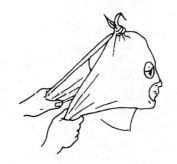
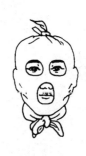

图3-17 风帽式包扎法　　　　　　　　　图3-18 面部面具式包扎法

（2）肩、胸、背部包扎法

1）燕尾巾单肩包扎法 步骤：①将三角巾折叠成燕尾状，大角在上，小角在下；②把燕尾巾夹角向颈，横放在伤侧肩上，大角在后，小角在前；③燕尾底边包绕上臂部打结；④大角经背部小角经胸部拉到对侧腋下打结（图3-19）。

2）燕尾巾双肩包扎法 步骤：①将三角巾折叠成燕尾状，两燕尾角等大；②夹角朝上对准项部，燕尾披在双肩上；③两燕尾角分别经过左、右肩，拉到腋下与燕尾底角打结。

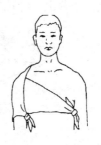
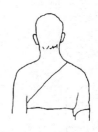

图3-19 燕尾巾单肩包扎法

3）三角巾包扎胸部包扎法 步骤：①将三角巾底边横放在胸部，高度约在肘窝上3cm；②顶角越过伤侧肩，垂向背部；③三角巾的中部盖在胸部的伤处，两端拉向背部打结；④顶角也和该角一起打结（图3-20）。

4）燕尾巾胸部包扎法 步骤：①将三角巾折成燕尾状，两尾角相等，夹角100°，置于胸前；②在底部反折一道边；③两角向上，分放于两肩上并拉到颈后打结；④将底部顶角带子绕到对侧腋下与另一底角打结（图3-21）。

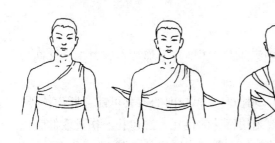
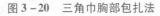
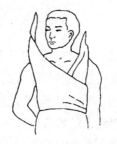
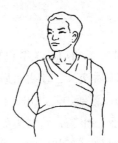

图3-20 三角巾胸部包扎法　　　　　　　图3-21 燕尾巾胸部包扎法

（3）腹、臀部包扎法

1）燕尾巾腹部包扎法 步骤：①将三角巾折叠成燕尾状，大角在上，小角在下；②将燕尾巾底边放于腰部，夹角对准大腿外侧中线，大角在前，小角在后；③燕尾巾底边系带围腰打结；④前角经会阴向后拉与后角打结。

2）三角巾腹部包扎法 步骤：①三角巾顶角朝下，底边横放于脐部；②拉紧底角至腰部打结；

③顶角经会阴拉至臀上方，同底角余头打结。

3）三角巾、燕尾巾臀部包扎法　与腹部相同，只是位置相反。

（4）四肢包扎法

1）三角巾上肢包扎法　步骤：①将三角巾一底角打结后套在伤侧手上，结之余头留长些备用，另一底角沿手臂后侧拉到对侧肩上；②顶角包裹伤肢；③前臂屈至胸前，拉紧两底角打结（图3-22）。

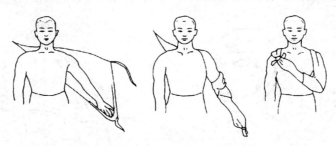

图3-22　三角巾上肢包扎法

2）三角巾手部包扎法　步骤：①手指对着三角巾的顶角，将手平放于三角巾中央，底边位于腕部；②将顶角提起放于手背上；③拉两底角在手背部交叉，再绕回腕部；④与掌侧或背侧打结（图3-23）。

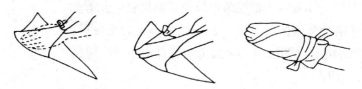

图3-23　三角巾手部包扎法

3）三角巾小腿和足部包扎法　步骤：①将脚放在三角巾近一底边的一侧；②提起较长一侧的巾腰包裹小腿打结；③在用另一边底角包足，绕脚腕打结与踝关节处（图3-24）。

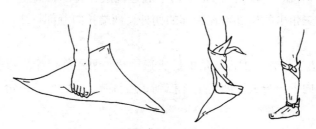

图3-24　三角巾小腿和足部包扎法

4）三角巾膝关节包扎法　步骤：①将三角巾折成适当宽度的带；②将其中部放在膝盖上；③两端拉至膝后交叉；④再由后向前绕至膝外侧打结。

3. 腹部内脏脱出的包扎方法　当腹部受到撞击如车祸伤、刺伤时，腹腔内的器官可能会脱出体外，如结肠、小肠，这时避免将脱出的器官回塞入腹腔内，而需要采用特殊的包扎方法包扎。伤员取仰卧位或半卧位，下肢屈曲，尽量不要咳嗽，严禁饮水进食。用大块的纱布覆盖在脱出的内脏上，再用纱布卷成保护圈，放在脱出的内脏周围，再用三角巾进行包扎。

4. 异物刺入体内的包扎方法　异物包括刀子、匕首、钢筋、铁棍以及其他因意外刺入体内的物体。若异物刺入胸背部，易导致心脏、肺、大血管受损；刺入腹部，会伤及肝、脾等器官；刺入头部，易伤及脑组织。异物刺入体内后，切忌拔出异物再包扎。因为这些异物可能刺中重要器官或血管，如果把异物拔出，会造成出血不止。正确的包扎方法是先将两块棉垫或替代品（如衣服）安放在异物显露部分的周围，尽可能使其不摇动，然后用棉垫包扎固定，使刺入体内的异物不会脱落。还可制作环行垫，用于包扎有异物的伤口，避免压住伤口中的异物。搬运中绝对不许挤撞伤处。

（三）包扎要求及注意事项

（1）包扎伤口时按清创、盖消毒纱布、绷带包扎等步骤进行。为防止加重伤口疼痛或导致出血及污染，进行包扎操作时要小心谨慎，不要触及伤口。包扎后的肢体不要下垂，尽量抬高。

（2）为了防止局部血液循环障碍包扎时松紧度要适宜，过紧会影响血液循环，过松易致敷料脱落或移动将达不到止血的目的，因此应该密切观察患者创伤肢体末梢循环情况，若患者感到麻木、肿胀厉害，应该及时松开检查。使用腹带、胸带进行伤口包扎时，要注意评估患者呼吸动度、呼吸音、触觉语颤等，鼓励患者深呼吸和咳嗽。保持敷料清洁干燥，及时更换。

（3）包扎时患者体位应该以舒适且不影响操作为主。包扎时在患者皮肤皱褶处如腋下、乳下、腹股沟等，应用棉垫或纱布衬隔，骨隆突处也应用棉垫保护。需要抬高肢体时，应给予适当的扶托物。包扎的肢体必须保持功能位置。

（4）根据包扎部位，选用宽度适宜的绷带和大小合适的三角巾等。

（5）包扎方向自下而上、由左向右，从远心端向近心端包扎，以助于静脉血液的回流。绷带固定时结应放在肢体的外侧面，忌在伤口上、骨隆突处或易于受压的部位打结。

（6）解除绷带时，先解开固定结或取下胶布，然后以两手互相传递松解。紧急时或绷带已被伤口分泌物浸透干涸时，可用剪刀剪开。

（7）包扎动作要求快、准、轻、牢。快：包扎动作迅速敏捷；准：包扎的部位要准确；轻：包扎动作轻柔，不可触及伤口，以免增加伤口疼痛与出血；牢：包扎需要牢靠，松紧要适度。

三、固定

目的在于限制活动、减轻疼痛、减少骨折断端移位，避免骨折断端进一步损伤血管及神经，防止休克，便于搬运。

（一）固定材料

夹板（可因地制宜、就地取材，选用树枝、竹板、镐把、枪托等代替，亦可借助患者健侧肢体或躯干进行临时固定）、纱布或毛巾、衣物、三角巾等。

（二）固定方法

1. 锁骨骨折

（1）毛巾或敷料垫于两腋前上方。

（2）将三角巾折叠成带状，两端分别绕两肩呈"8"字形。

（3）拉紧三角巾的两头在背后打结，尽量使两肩后张（图3-25）。

注：可于背后放T字形夹板，然后在两肩及腰部各用绷带包扎固定。如仅一侧锁骨骨折，用三角巾把患侧手臂悬兜在胸前，限制上肢活动即可。

2. 肱骨骨折

（1）用长、短两块夹板，长夹板放于上臂的后外侧，短夹板置于前内侧。

（2）骨折部位上下两端固定。

（3）将肘关节屈曲90°，使前臂呈中立位。

（4）再用三角巾将上肢悬吊，固定于胸前（图3-26）。

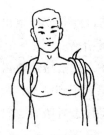
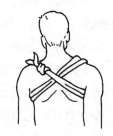
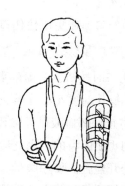

图 3 – 25 锁骨骨折固定法 　　　　　　　　　　　图 3 – 26 肱骨骨折固定法

3. 前臂骨折

（1）协助患者屈肘 90°，拇指向上。

（2）取两块合适的夹板，其长度超过肘关节至腕关节的长度。

（3）将夹板分别置于前臂的内、外侧。

（4）用绷带将两端固定牢。

（5）再用三角巾将前臂悬吊于胸前，呈功能位。

4. 大腿骨折

（1）取一长夹板放在伤侧的外侧，长度自足跟至腰部或腋下。

（2）另一夹板置于伤腿内侧，长度自足跟至大腿根部。

（3）用绷带或三角巾分段将夹板固定（图 3 – 27）。

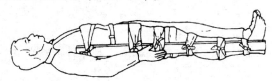

图 3 – 27 大腿骨折固定法

5. 小腿骨折

（1）取长短相等的夹板（从足跟至大腿）两块。

（2）分别放在伤腿的内、外侧。

（3）绷带分段扎牢（图 3 – 28）。

注：紧急情况下无夹板时，可借助伤员健肢，将其与伤肢分段绷扎固定，注意在关节和两小腿之间的空隙处垫以纱布或其他软织物，以防包扎后骨折部位弯曲。

6. 脊柱骨折 　疑有脊柱损伤者，均不可任意搬动，应立即予以制止（图 3 – 29）。

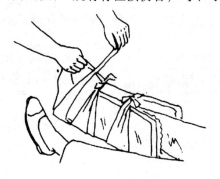
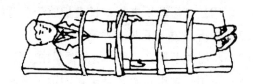

图 3 – 28 小腿骨折固定法 　　　　　　　　　　　图 3 – 29 胸椎、腰椎骨折固定法

（三）固定注意事项

（1）有出血时应先止血和消毒包扎伤口，然后固定骨折。若有休克，同时进行抢救。

（2）对于大腿、小腿和脊椎骨折，一般应就地固定，不可随便移动患者。

（3）固定力求稳妥牢固，要固定骨折的两端和上、下两个关节，固定松紧合宜，以免影响血液循环或失去固定的作用。

（4）上肢固定时，肢体要弯着绑，屈肘状。下肢固定时，肢体要伸直绑。

（5）固定时候需要露出指（趾）端，以便观察末端血流循环情况。

四、搬运术

搬运术的目的是将伤员搬至安全地带，防止再次负伤。

（一）一般患者搬运方法

1. 担架搬运法 因担架结构简单、轻便耐用，而成为最常用的搬运工具，适用于病情重和运送远途的伤病员。

（1）担架的种类 现在常用的有四轮担架、帆布担架、铲式担架、板式担架，也可用替代品（绳索、被服）制成结实的担架。

（2）担架搬运时的具体方法 由3~4人合成一组，将患者移上担架，患者头部在后，脚在前，抬担架的人脚步、行动要一致。向低处抬时（下楼），前面的人要抬高，后面的人要放低，使患者保持在水平状态，上台阶时则相反，走在担架后面的人要注意观察患者情况。

2. 徒手搬运法 病情轻、路途近又找不到担架时用。可用扶持、抱持、背负等方法搬运。

（1）单人搬运法

1）扶持法 适用于伤势较轻的患者。救护者站在患者一侧，使患者靠近他的一臂，揽着自己的头颈，然后救护者用外侧的手牵着他的手腕，另一手伸过患者背部扶持他的腰，使其身体略靠着救护者，扶着行走。

2）抱持法 患者如能站立，救护者站于患者一侧，一手托其背部，一手托其大腿，将其抱起，患者若有知觉，可让其一手抱住救护者的颈部。

3）背负法 救护者站在患者前面，呈同一方向，微弯背部，将病员背起，胸部创伤患者不宜采用。如患者卧于地上，不能站立时，则救护人员可躺在患者一侧，一手紧握伤员肩，另一手抱其腿，用力翻身，使其负于救护者背上，而后慢慢站起（图3-30）。

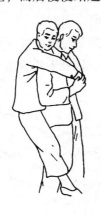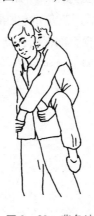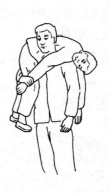

图3-30 背负法

（2）双人搬运法

1）椅托法　甲、乙两个救护者在患者两侧对立。甲以右膝，乙以左膝跪地，各以一手伸入患者大腿下方相互十字交叉紧握，另一手彼此交替支持患者背部。由于这种握手方法类似于椅状而命名（图3-31）。此法可适用于神志不清，无法合作者。

2）扛轿法　是指救护者右手紧握自己的左手手腕，左手紧握另一救护者的右手手腕，以形成"口"字形。使患者坐上，并伸开双臂搂住搬运者的颈部，即可行走。此法用于神志清醒者。

3）拉车式　甲救护者站在患者头端，两手从患者腋下抬起，将其头背抱在自己怀内，乙救护者蹲在患者两腿中间，同时用两手夹住患者的两腿，面向前，然后步调一致慢慢将患者抬起（图3-32）。

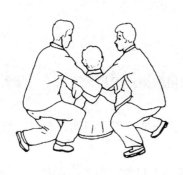

图3-31　椅托法

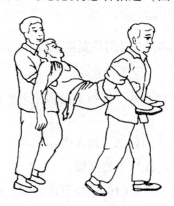

图3-32　拉车式

（3）多人搬运法

1）三人搬运　甲救护者托住患者肩胛部，乙救护者托住患者臀部和腰部，丙救护者托住患者两下肢，三人同时把患者轻轻抬放到硬板担架上。此法常用于疑有胸、腰椎骨折的患者。

2）六人搬运　可每组3人，两组人员面对面站立。2人专管头部的牵引固定，使头部始终保持与躯干成直线的位置。另2人托住患者臂背，还有2人托住患者双下肢，然后齐步一致地朝患者头侧方向前进。该法常用于有脊椎受伤而救护者众多的患者。

（二）特殊患者搬运方法

1. 腹部内脏脱出的伤员

（1）伤员双腿屈曲，腹肌放松，防止内脏继续脱出。

（2）脱出的内脏严禁送回腹腔，防止加重感染。可用大小适当的碗扣住内脏或取伤员的腰带做成略大于脱出内脏的环，围住脱出的脏器，然后用三角巾包扎固定。

（3）包扎后取仰卧位，屈曲下肢，并注意腹部保暖，防止肠管过度胀气（图3-33）。

2. 昏迷的伤员　使患者侧卧或俯卧于担架上，头偏向一侧，以利于呼吸道分泌物引流（图3-34）。

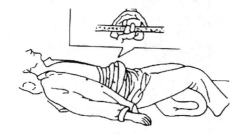

图3-33　腹部内脏脱出伤员的搬运

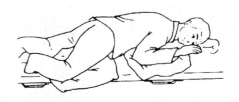

图3-34　昏迷伤员的搬运

3. 骨盆损伤的伤员

（1）将骨盆用三角巾或大块包伤材料作环行包扎。

（2）运送时让伤员仰卧于门板或硬质担架上，膝微曲，下部加垫（图3-35）。

4. 脊柱损伤的伤员　搬运时，应严防颈部和躯干前屈或扭转，使脊柱保持伸直（图3-36）。

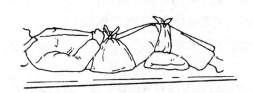
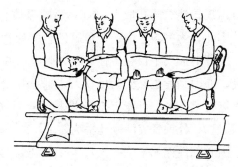

图3-35　骨盆损伤伤员的搬运　　　　　图3-36　脊柱损伤伤员的搬运

（三）患者交接

（1）移动伤者首先应检查头、颈、胸、腹和四肢是否有损伤，如果有损伤，应先做急救处理。

（2）做好途中护理，若搬运途中有输液，需要保证管路的通畅。注意神志、呼吸、脉搏以及病（伤）势的变化。

（3）记录上止血带和放松止血带的时间。

（4）担架搬运，一般头略高于脚，行进时伤者脚在前，头在后，以便观察伤者病情变化。

（5）用汽车、大车运送时，床位要固定，防止起动、刹车时晃动使伤者再度受伤。

（6）搬运过程中动作轻柔、敏捷、步调一致，尽量不要震动，以免对疼痛患者造成第二次的损伤。

（7）搬运时候应该注意根据环境采取不同的搬运方式。

（8）搬运途中注意保暖。

🌐 知识链接

负压隔离担架搬运

　　若搬运的患者患有传染病且是通过气溶胶/空气进行传播，则需要选择负压隔离担架搬运法。负压隔离担架内的空气对外形成微负压状态，担架被大气紧紧包裹，传染源不会外溢到环境中。进入隔离担架内的新风来自环境的空气，通过初效过滤后进入担架内；而担架内的空气只能通过高效过滤器有效过滤后排出。该搬运方法在根源上阻断了传染源的传播途径，很大程度上降低了医护人员及周围密切接触人群受到传染的概率。

第二节　院外心肺复苏 📱微课1

　　心肺脑复苏（cardiopulmonary - cerebral resuscitation，CPCR）是使呼吸、心搏骤停患者迅速恢复循环、呼吸和脑功能所采取的紧急抢救措施。随着心肺复苏技术的普及与救治效率的提升，成人院内心搏骤停（in - hospital cardiac arrest，IHCA）患者的自主循环恢复（return of spontaneous circulation，ROSC）率逐步提高，但院外心搏骤停（out - of - hospital cardiac arrest，OHCA）患者预后却未见明显改善。因此，持续改进心搏骤停患者的救治措施，以提高心搏骤停患者的生存率和生存质量，仍然是全世界急危重症学者共同关注的话题。本节主要讲解院外心肺复苏及特殊情况下的心肺复苏。

人体大脑是高度分化和耗氧最多的组织，对缺氧尤为敏感。脑组织的重量虽然只占身体重量的2%，其血流量却占心排血量的15%，而耗氧量则占全身耗氧量的20%，儿童和婴儿的脑耗氧量占50%。在正常温度时，当心搏骤停3秒，人就会感到头晕；10～20秒时即可发生晕厥或抽搐；30～45秒时可出现昏迷、瞳孔散大；60秒后呼吸停止、大小便失禁；4～6分钟后脑细胞开始发生不可逆转的损害。因此，为挽救生命，避免脑细胞的死亡，要求在心搏骤停的4～6分钟内立即进行现场心肺脑复苏术。复苏的成功不仅在于使心跳、呼吸恢复，更重要的是恢复大脑的正常功能。否则，即使心跳、呼吸恢复，亦因脑死亡，变为植物人。越早开始心肺脑复苏术，复苏的成功率会越高。大量实践证明，4分钟内进行复苏者，可能有50%被救活；4～6分钟内进行复苏，10%被救活；超过6分钟者成活率仅4%；超过10分钟者成活率几乎为零。

中国心脏性猝死发生率为每年41.8例／10万人，相当于每年大约有54万人死于心搏骤停，其中80%的心搏骤停发生在医院以外。因此院外心肺复苏显得尤为重要。2020年版指南鼓励非专业施救者的心搏骤停患者实施心肺复苏，不应为了触诊脉搏或评估自主循环是否恢复而中断胸外按压，同时指出未处于心搏骤停状态时接受胸外按压的患者受到伤害的风险较低，而不对无脉搏患者实施心肺复苏的风险超过不必要胸外按压所造成的伤害。

一、成人心肺复苏

（一）病因

心搏骤停（sudden cardiac arrest，SCA）是指在正常或无重大病变的情况下，受到严重打击引起而导致心脏有效泵血功能的突然停止。

根据心搏骤停是否由心脏病变引起，将其分为两大类。

1. 心源性心搏骤停　是指因心脏本身病变引发的循环、呼吸停止。常见病因有冠心病、心肌梗死、心肌炎等。

2. 非心源性心搏骤停　是指由心脏以外疾病所引发的循环、呼吸停止。常见病因有意外事故，麻醉和手术意外，水、电解质、酸碱平衡严重紊乱等。

（二）发病机制

根据心脏生物电活动情况及心电图表现，心搏骤停可分为3种类型。

1. 心室颤动　又称室颤，指心室肌发生极不规则的快速而又不协调的颤动，心电图呈现高大或细微的室颤波。

2. 心室静止　指心房、心室肌完全失去电活动能力，心房心室均无收缩活动，心电图表现为一直线，或偶见P波。

3. 心电－机械分离（EMD）　又称无脉搏心电活动，指心肌存在生物电活动但无有效的机械收缩。心电图表现为缓慢而弱的波形。

3种类型的共同点是心脏不能有效地泵出血液而致循环停止。

（三）救治方法

心肺脑复苏包括基础生命支持（basic life support，BLS）和高级生命支持（advanced life support，ALS）两个阶段。本章主要讲解基础生命支持，高级生命支持具体见第六章。

基础生命支持（BLS）又称现场急救，是指专业或者非专业人员在发病或者治伤现场对患者的病情进行评估和采取徒手抢救，目的是使患者恢复自主循环和呼吸。主要由人工循环（circulation）、开放气道（airway）、人工呼吸（breathing）3 步骤组成，简称"CAB"。

　　首先要快速识别心搏骤停。目击者在判断所处现场环境安全后，轻拍患者肩膀，大声在患者左右耳呼叫："喂，你怎么了！你怎么了！"若患者无呼吸或不能正常呼吸、无自主意识，需要立即拨打急救电话"120"并且将患者置于硬地板保持平卧位。若目击者是专业人员，需要立即检查脉搏有无搏动，时间不超过 10 秒并且同时判断患者的呼吸。若没有感受到动脉搏动，需要立即给予胸外按压。若目击者是非专业人员，根据 2020 年版指南可以不触摸颈动脉搏动直接进行胸外按压。

　　1. 人工循环（circulation，C）　即心脏按压，是指用人工的方法推动血液在血管内流动，使携有新鲜氧气的血液从肺部血管流向心脏，再从心脏流经动脉到全身组织，以维持重要器官组织功能。建立人工循环的方法有两种：胸外心脏按压术和胸内心脏按压术。在现场急救中，主要用胸外心脏按压术。

　　（1）胸外心脏按压术　将患者平卧于地板上或背部垫按压板。救护者应靠患者胸部一侧，根据患者所处位置的高低采用跪式或加用脚凳等不同方式。按压部位在胸骨下半部交界处。

　　1）定位方法　专业救护者用示指和中指，沿患者肋弓下缘，向上滑行到两侧肋弓的汇合点，将中指放于胸骨下切迹处，示指与中指并拢，另一手的掌根置于示指旁，再将定位手的掌根放在另一手的手背上。若施救人员是非专业人员则可采用两乳头连线中点进行定位（图 3-37）。

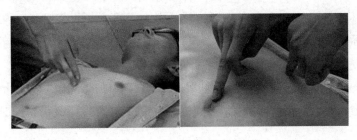

图 3-37　定位方法

　　2）按压手势　两手掌根重叠，十指相扣，手指翘起离开胸壁，保持下压力量集中于胸骨上。按压时救护者的双肩位于双手的正上方，肘关节伸直，上半身前倾，依靠上半身的重量，通过双臂和双手掌垂直向胸骨加压，随后放松，使胸廓自行复位，同时尽可能减少胸部按压中断的次数和持续时间。如此反复操作，按压时心脏排血，松开时心脏再充盈，形成人工循环（图 3-38）。

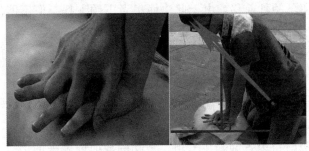

图 3-38　按压手势

　　3）按压深度　2020 年版指南指出，当按压深度至少 5cm 时候，与小于 4cm 相比，其出院生存率以及除颤成功率都会更高。

　　4）按压频率　规定为 100~120 次/分。2020 年版指南规定，在心肺脑复苏过程中，施救者应该以适当的速率（100~120 次/分）和深度进行有效按压。

　　5）按压通气比　无论是单人操作还是双人操作，必须同时配合人工呼吸。成人不论单人或双人操作，均胸外心脏按压 30 次，口对口人工呼吸 2 次，即按压与通气比为 30：2（按压暂停少于 5 秒）。儿童和婴儿单人操作按压呼吸比为30:2，两人操作15:2。

儿童（包括婴儿至青春期开始的儿童），按压深度胸部前后径的1/3，大约相当于婴儿4cm，儿童5cm。对于青少年应采用成人的按压深度，即5～6cm。按压时用单手掌根按压胸骨中段，按压频率至少100～120次/分。

2020年版指南指出，CPR 90～120秒后胸部按压深度开始减少，尽管按压频率在该时间窗内没有显著降低。因此每2分钟轮换一次指定的胸外按压是明智的，因为这种方法可以保持胸外按压质量，并利用CPR暂停时间进行心律分析。连续操作5个周期或进行2分钟后，再检查脉搏、呼吸的恢复情况和瞳孔的变化。如无搏动则继续做心脏按压和人工呼吸，以后每隔4～5分钟检查一次，检查时间不要超过5秒，最好由协助抢救者来进行。

胸外心脏按压并发症有肋骨骨折、胸骨骨折、软组织挫伤、气胸等，是影响非专业施救者对OHCA患者实施心肺复苏意愿的重要因素。但鉴于并发症发生的风险较低，而非专业施救者早期心肺复苏可使OHCA患者获益的程度超过损害风险，因此，2020年版指南推荐非专业施救者早期实施心肺复苏。对于非专业人员而言，可以单纯地进行胸外按压，能够提高OHCA患者的存活率。施救者每次按压中断时间少于10秒。

（2）开胸心脏挤压术　具体方法是开胸后，救护者右手进胸，将心脏托于掌心，用拇指以外的四指握住心脏对准大鱼际肌群，以80次/分的频率，有节律地按压心脏，也可将两手分别置于左、右心室同时挤压心脏。但此方法在条件和技术上的要求都很高，需由专业医生进行操作。

2. 开放气道（airway，A）　首先将患者仰卧在平坦、坚硬的地面或硬板上，检查有无活动性义齿，有无口鼻腔分泌物。若有，则清除患者口腔、鼻腔内的异物，取下义齿，同时畅通气道，常用方法有3种。

（1）仰头提颏法　施救者一手放在患者前额，手掌用力向后压使其头后仰，另一手的示、中两指抬起下颏，使下颏尖、耳垂的连线与地面垂直。但要注意操作时不要深压颏下软组织，以免压迫气道。

（2）托颈压额法　操作者一手抬起患者颈部，另一手小鱼际下压患者前额，使其头后仰，颈部抬起。有颈部损伤的患者禁用托颈压额法，可使用双手推举下颌法。

（3）双手推举下颌法　施救者把双手放置在患者头部两侧，肘部支撑在患者躺的平面上，握住下颌角，用力向上托下颌，使下颌骨前移。由于此法使患者下颌上提，但不能使患者头部后仰和左右转动，因此，对怀疑有头、颈部损伤者，使用此法更安全。

3. 人工呼吸（breathing，B）　人工呼吸是用人工的方法，在外力帮助下推动肺、膈肌或胸廓的活动，使气体被动或排出内脏，以保证供给机体所需的氧和排出二氧化碳。人工呼吸的方法可分为两类：①徒手人工呼吸，其中以口对口人工呼吸最简便和有效；②利用器械或呼吸器以取得最佳的人工呼吸。

（1）口对口　人工呼吸时将患者仰卧在平坦、坚硬的地面或硬平面上，上肢放于身体两侧。抢救者位于被抢救者的头胸之间，用拇指、示指捏紧患者的鼻孔（防止吹气时气体从鼻孔逸出），正常吸一口气后，双唇紧密包绕患者口部，深而快地向患者口内吹气，2020年版指南指出，500～600ml潮气量足以引起胸部上升，保证足够的通气。过度通气会增加胃过度膨胀、反流、误吸的风险。每次应持续1秒，然后抢救者侧转，头稍抬起换气，同时放开捏鼻孔的手，使患者的胸肺弹性回缩，被动地完成呼气。口对口人工呼吸时每分钟均匀吹气10～12次，每次吹气应持续1秒以上，看见患者胸廓抬起方为有效。

（2）口对鼻及口对口鼻人工呼吸法　当患者牙关紧闭不能张口或者口腔有严重损伤时，不能采用口对口人工呼吸，需采用口对鼻人工呼吸。

（3）经口咽通气管、面罩和呼吸球囊人工呼吸　当患者在院内发生呼吸、心搏骤停，应用口咽通气管、面罩和呼吸球囊可给予手控的正压通气，患者吸入的氧浓度更高，可以提高 CPR 成功率。具体相关内容见第六章。

人工呼吸注意事项：口对口、口对鼻人工呼吸只是临时性抢救措施，因为吸入氧的百分比仅 15% ~ 18%，对于需要长时间心肺复苏者，远远达不到足够动脉血氧合的标准。因此在徒手心肺复苏的同时，应积极准备气管插管以获得足够氧气供应。

1）吹气速度和压力均不宜过大，以防咽部气体压力超过球囊压力。给予人工呼吸时，一定要检测压力阀正常工作，按压球囊适度，防止过度通气。

2）通气良好的标志是有胸部扩张和听到呼气声。若有高级人工气道，如气管内插管，且两人做 CPR，应该每 6 秒给予一次人工呼吸，儿童应每 2 ~ 3 秒（20 ~ 30 次/分）给予一次人工呼吸。在给予人工呼吸过程中，不中断胸外按压。

4. 复苏成功的标志　大动脉恢复搏动，面色由发绀转为红润，意识恢复，出现自主呼吸，瞳孔由大变小，并有对光反射。

5. 终止心肺复苏的指标　患者已恢复心跳与呼吸；心肺复苏持续 30 分钟以上患者依然无自主呼吸、大动脉无搏动、血压不能测出，3 个以上的导联心电图显示一直线。

6. 心理护理

（1）患者心理护理　发生心搏骤停患者常常面临严重的生命危险，脱离生命危险后，机体可能会处于一个应激状态。再加上面对特殊的医疗环境会给患者带来心理压力，可能会出现焦虑、紧张等负面情绪，会严重影响患者在后续治疗及恢复。因此作为一名护士，不仅要随时关注患者的病情变化还要关注患者的心理变化，结合患者的病情状况以及产生负面情绪的原因给予患者心理护理消除其因疾病担忧、环境恐惧等带来的负面情绪。

（2）家属心理护理　由于患者的病情复杂，变化莫测，患者家属往往是最关心患者病情的，会高度处于紧张状态。而医护人员由于心思在患者身上，可能会忽略家属的需求。家属作为患者后期康复不可或缺的角色，其情绪变化也会影响患者的恢复，因此护理人员我们应该多和患者家属沟通，了解其紧张和担忧原因，根据患者家属不同情况给予个性化的护理干预。

（3）施救者心理护理　2020 年版指南强调施救者可能会因为提供或不提供 BLS 而产生焦虑、抑郁、失落、创伤后应激反应等表现，甚至可能影响工作和生活。医护人员实施抢救的过程中也有可能会出现情感或心理影响。症状自评量表、艾森克人格问卷以及焦虑抑郁自评量表等可以帮助评估施救者心理状况。组织非专业施救者、急救医疗系统实施人员和医护人员对心肺复苏过程进行回顾总结，可以提高心肺复苏的团队表现，缓解施救行为带来的情感或心理影响。因此，我们不仅要关注患者及家属的心理，还应该关注施救者的心理变化及时做出护理干预。

二、小儿心肺复苏

（一）病因

在美国和加拿大，每年新生儿中每 10 个就有 1 个需要帮助从羊水包裹的子宫环境过渡到空气环境，且需要在专业护理人员的帮助下才能顺利进行。2020 年版指南指出，大多数新生儿不需要立即进行脐带结扎或复苏，可以在出生后与母亲皮肤接触期间再予以评估和检测。

引起小儿呼吸、心搏骤停的原因甚多，如新生儿窒息、婴儿猝死综合征、喉痉挛、喉梗阻、气管异物、胃食管反流、严重肺炎及呼吸衰竭、药物、严重心律失常、中毒、代谢性疾病、心肌炎、心肌病、心力衰竭、心血管介入治疗操作过程、各种意外损伤等。

1. 高危因素　呼吸、心搏骤停难以预料，但触发的高危因素应引起足够的重视，其中最危险因素包括如下。

（1）心血管系统的状态不稳定　如大量失血、难治性心力衰竭、低血压和反复发作的心律失常。

（2）急速进展的肺部疾病　如严重的哮喘、喉炎、重症肺炎、肺透明膜病等。

（3）外科手术后的早期，如应用全身麻醉及大量镇静剂　足以使患儿对各种刺激的反射能力改变。

（4）患儿安有人工气道　气管插管发生堵塞或脱开。

（5）患儿神经系统疾病有急剧恶化　如昏迷患者常无足够的呼吸驱动以保证正常的通气。

2. 临床操作　临床的一些操作对于有高危因素的患儿能加重或触发呼吸、心搏骤停。

（1）气道的吸引　能引起低氧、肺泡萎陷及反射性心动过缓。

（2）不适当的胸部物理治疗　如拍背、翻身、吸痰等，可使更多的分泌物溢出，阻塞气道，也可使患儿产生疲劳。

（3）任何形式的呼吸支持（如人工呼吸机）的撤离　使患者必须从以前的人工呼吸转变为自主呼吸做功，如降低吸入氧浓度、机械通气、拔除气管插管等。

（4）镇静剂的应用　如麻醉剂、镇静药和止咳药的应用所致的呼吸抑制。

（5）各种操作　如腰穿时屏住呼吸，可使心搏骤停。

（6）迷走神经的兴奋性增加　一些临床操作可引起迷走神经的兴奋性增加，如鼻胃管的放置、气管插管操作等。

（7）高危婴儿喂养　由于吞咽—呼吸的不协调也可引起呼吸、心搏骤停。应特别注意循环的失代偿表现，包括外周循环不良、心动过缓、呼吸形式的改变或呼吸暂停、发绀、对刺激的反应性下降等。有上述表现时应尽可能停止相关的操作，并给以生命支持。

（二）临床表现

临床表现为突然昏迷，部分有一过性抽搐，呼吸停止，面色灰暗或发绀，瞳孔散大和对光反射消失。大动脉（颈、股动脉）搏动消失，听诊心音消失。如做心电图检查可见等电位线、电机械分离或心室颤动等。呼吸、心搏骤停的诊断并不困难。一般在患儿突然昏迷及大血管搏动消失时即可诊断，而不必反复触摸脉搏或听心音，以免延误抢救时机。

（三）病情判断

（1）年长儿心率 <30 次/分，新生儿心率 <60 次/分为胸外心脏按压的指征。

（2）新生儿无自主呼吸或为无效喘息，有自主呼吸但心率 <100 次/分及用 80% 浓度的氧仍有中心性发绀时即可进行正压通气复苏。

（3）对于呼吸、心搏骤停，现场抢救十分必要，应争分夺秒地进行，以保持呼吸道通畅、建立呼吸及人工循环的顺序进行，以保证心、脑等重要脏器的血液灌流及氧供应。

（四）急救原则

儿童 CPR 标准的操作流程和成人大致相同，主要区别是按压的深度，儿童应控制在 5cm 左右。

1. 循环支持（circulation，C）　对新生儿或小婴儿按压时，可用一手托住患儿背部，将另一手两手指置于乳头线下一指处进行按压，或两手掌及四手指托住两侧背部，双手大拇指按压。对于 1~8 岁的儿童，可用一只手固定患儿头部，以便通气；另一手的手掌根部置于胸骨下半段（避开剑突），手掌根的长轴与胸骨的长轴一致。对于年长儿（>8 岁），胸部按压方法与成人相同，应将患儿置于硬板上，将一手掌根部交叉放在另一手背上，垂直按压胸骨下半部。每次按压与放松比例为1∶1，按压深度为胸部厚度的1/3，新生儿频率为100次、年长儿按压频率同成人。胸外心脏按压与呼吸的配合在新生儿为3∶1，年长儿为5∶1。按压后1分钟判断有无改善，观察颈动脉（对于1~8岁儿童）、股动脉搏动，瞳孔大小及皮肤颜色等。在临床上当触及大动脉搏动提示按压有效；如有经皮血氧饱和度监测，其值上升也提示有效。

2. 保持呼吸道通畅（airway，A）　　小儿低氧血症和呼吸停止可能引起或造成急剧恶化和呼吸、心搏骤停。因此建立和维持气道的开放和保持足够的通气是基本生命支持最重要的内容。首先应去除气道内的分泌物、异物或呕吐物，有条件时予以口、鼻等上气道吸引。将患儿头向后仰，抬高下颌，一只手置于患儿的前额，将头向背部倾斜处于正中位，颈部稍微伸展。用另一只手的几个手指放在下颌骨的颏下，提起下颌骨向外上方，注意不要让嘴闭上或推颌下的软组织，以免阻塞气道。当颈椎完全不能运动时，通过推下颌来开通气道。也可放置口咽导管，使口咽部处于开放状态，通过推下颌来开通气道。

3. 建立呼吸（breathing，B）　　2020年版指南指出，对于有脉搏但呼吸动力不足或缺乏的婴儿和儿童，每2~3秒通气一次（通气20~30次/分）是合理的做法。

当呼吸道通畅后仍无自主呼吸时应采用人工辅助通气，维持气体交换。常用的方法如下。

（1）口对口人工呼吸　　此法适合于现场急救。操作者先深吸一口气，若患者是1岁以下婴儿，将嘴覆盖婴儿的鼻和嘴；如果是较大的婴儿或儿童，用口对口封住，拇指和示指紧捏住患儿的鼻子，保持其头后倾；将气吹入，同时可见患儿的胸廓抬起。停止吹气后，放开鼻孔，使患儿自然呼气，排出肺内气体。重复上述操作，儿童18~20次/分，婴儿可稍加快。口对口呼吸即使操作正确，吸入氧浓度也较低（<18%），操作时间过长，术者极易疲劳，故应尽快获取其他辅助呼吸的方法替代。

（2）简易呼吸器的应用　　在多数儿科急诊中，婴幼儿可用球囊面罩进行有效的通气。常用的气囊通气装置为自膨胀气囊，递送的氧浓度为30%~40%。气囊尾部可配贮氧装置，保证输送高浓度的氧气。带有贮氧装置的气囊可以提供60%~95%浓度氧气。气囊常配有压力限制活瓣装置，压力水平在35~40cmH$_2$O。将连接于复苏皮囊的面罩覆盖于患儿的口鼻。正确的面罩大小应该能保证将空气密闭在面部，从鼻梁到下颏间隙盖住口鼻，但露出眼睛。用一只手将面罩固定在脸上，并将头或下颌向上翘起。对婴幼儿，术者第4、5指钩住下颌角向上抬，第3指根部抵住下颌，保证面罩与面部紧密接触。在面罩吸氧时，一定程度的头部伸展能保证气道通畅。婴儿和幼儿要最好保持在中间的吸气位置，而不要过度伸展头部，以免气道被压迫导致梗阻。

（3）气管内插管人工呼吸法　　当需要持久通气，或面罩吸氧不能提供足够通气时，就需要用气管内插管代替面罩吸氧。

⊕ 知识链接

CPR中使用高级气道时通气频率

2020年版指南指出，如果婴儿或儿童已插管，应以每6秒通气1次（10次/分）的呼吸频率通气，同时不中断胸外按压。患儿呼吸频率超出建议范围可能会造成血流动力学损害。数据表明，较高通气频率恢复自主循环（ROSC）和生存率提高相关。在未置入高级气道的情况下执行CPR期间，或者对于置入或未置入高级气道的呼吸骤停儿童，尽管并无理想通气频率的相关数据，但为了简化培训，针对这两种情况对呼吸骤停建议进行了标准化。

⊕ **知识链接**

新生儿需氧浓度

新生儿心搏骤停通常与呼吸触发有关，因此早期通气至关重要。虽然缺氧对新生儿有害，但高氧也可能是危险的。因此，不应使用 100% 氧气来启动复苏术。2020 年版指南建议 35 周及以上的新生儿氧气浓度为 21%，需要初始呼吸支持的早产儿氧气浓度为 21%~30%。任何随后的氧浓度滴定都应以脉搏血氧饱和度为指导，尤其是在 35 周以下的新生儿。

4. 进一步处理 大多数患儿，尤其是新生儿在呼吸道通畅，呼吸建立后心跳可恢复。如胸外心脏按压仍无效，可试用药物。在心搏骤停时，首选脐静脉给药，但由于很难建立静脉通路，有些药物可在气管内给药，如阿托品、肾上腺素、利多卡因等。儿童气管内用药最佳剂量尚不肯定，应比静脉内用量大，才能达到同样的疗效。药物从骨髓腔注入能很好地被吸收，骨髓腔内注射与静脉内注射效果相同。常用药物如下。

（1）肾上腺素 儿科患者最常见的心律失常是心跳停止和心动过缓，肾上腺素有增加肌力和正性频率作用。剂量：0.01mg/kg，（1∶10000 溶液 0.1ml/kg），静脉或骨髓腔内给药，或气管内给药 0.1mg/kg。间隔 5 分钟可重复 1 次。

（2）碳酸氢钠 儿科患者中，心搏骤停的主要病因是呼吸衰竭，快速有效的通气对于控制呼吸、心搏骤停引起的酸中毒和低氧血症很必要。碳酸氢钠应用可促进 CO_2 生成，而 CO_2 比 HCO_3^- 更易通过细胞膜，可以引起短暂的细胞内酸中毒，从而导致心肌功能不全。鉴于这些潜在毒性，轻、中度酸中毒、特别是有通气不足存在时，不宜使用碳酸氢钠。改善通气和扩容一般可以解决酸中毒。碳酸氢钠剂量为 1ml/kg，可经静脉或骨髓腔给予。

（3）阿托品 用于低灌注和低血压性心动过缓，预防气管插管引起的迷走神经性心动过缓、房室传导阻滞所引起的少见的症状性心动过缓。剂量：0.02mg/kg，静脉、气管内或骨髓腔给药，间隔 5 分钟可重复使用。最大剂量儿童不能超过 1mg，青少年不超过 2mg。

（4）葡萄糖 在婴幼儿心脏复苏时，应快速进行床边的血糖检测，有低血糖时应立即给葡萄糖。剂量：0.5~1.0mg/kg，以 25% 葡萄糖液静脉注射。

（5）钙剂 仅在疑有低钙血症时才可给钙剂，在治疗高钾血症、高镁血症、钙通道阻滞剂过量时，也可考虑使用。剂量：葡萄糖酸钙 100~200mg/kg（10% 葡萄糖酸钙 1~2ml/kg）；氯化钙 20~50mg/kg（10% 氯化钙 0.2~0.5ml/kg）。

（6）利多卡因 当存在心室颤动时可用利多卡因。剂量：负荷量为 1mg/kg，负荷量给以后即给静脉维持，剂量为 20~50μg/（mg·kg）。

5. 其他治疗 对复苏后患儿出现的低血压、心律失常、颅内高压等应分别给以预防及处理。

6. 新生儿终止心肺复苏的标志 对于出生后需要支持的新生儿，肺扩张和通气是最首要的任务，而心率上升是有效通气和复苏干预有效果的主要标志。2010 年版指南对于无法检测到心率的新生儿，如果 10 分钟之内还是没有检测到心率则可以考虑终止心肺复苏。2020 年版指南指出，对于接受心肺复苏的新生儿，如果进行了所有的心肺复苏的步骤患儿还是没有心率，应该征求患儿家属及医疗团队的意见是否终止心肺复苏，并且变更治疗方案的时间，最好在婴儿出生 20 分钟内。因为出生 20 分钟之内还是没有恢复心率，那么患儿存活的概率会很小，因此 2020 年版指南给出了终止复苏的时限，并且强调调整救治方向之前需要和家属及医疗救治团队充分沟通。

第三节　特殊情况下的心肺脑复苏

一、淹溺

溺水是因淹没/浸入在液体中造成呼吸受阻的过程；其结果分为死亡、发病和安然无恙。2021 年，世界卫生组织报道溺水是世界各地非故意伤害死亡的第三大原因，占所有与伤害有关死亡的 7%。世界各地每年溺水死亡数估计为 23.6 万例。全球估计数可能大大低估了与溺水相关的实际公共卫生问题。儿童、男性以及接触水机会增多的人，溺水的危险最大。溺水事件发生后，其救治的措施主要包括一般施救、水上施救、心肺复苏、反流与控水、呼吸循环支持等。一般施救、水上施救具体介绍见第四章。本章主要介绍溺水后的心肺复苏、反流与控水。

常规"CAB"心肺脑复苏方法适用于溺水患者，标准基础生命支持顺序不更改，重点在于改善通气，但溺水患者心肺脑复苏时有一些问题需要注意和强调。

（1）对于溺水的所有患者都应视为可能存在脊髓损伤。

（2）呼吸救治溺闭患者，对于专业施救人员首要措施是立即口对口人工呼吸，不必清除气道内误吸水分，一些患者因喉痉挛或屏气未误吸任何水，大多数溺死患者仅误吸少量水，且水被快速吸收入循环。随后立即开展 30∶2 的胸外按压与呼吸。而对于非专业的施救者，则按照先胸外按压再人工呼吸的方式开展急救。

（3）通过吸引器以外任何方法从气道清除水是不必要且危险的。溺水患者复苏不应常规使用海姆立克法。使用该法延误早期通气，并产生并发症，复苏溺水患者使用海姆立氏法作为第一步是没有依据的；仅在怀疑气道异物梗阻时使用海姆立克法，但假如怀疑气道异物梗阻，应考虑胸外按压而非海姆立克法。最近有证据显示，胸外按压优于海姆立克法，胸外按压可提高胸膜腔内压有助于异物排除。在溺水者复苏救治中，86% 以上心肺复苏措施的溺水者可能出现胃内容物反流的现象，但是人体倒立法控水或腹部挤压法不仅会导致肺通气时机的延迟，还会促使胃内容物反流进入肺内，因此，不建议反流控水作为气道内液体清除的方法，而仅用于固态物质塞住气道的情况。

（4）复苏期间进行胸外按压或呼吸救治时可能发生呕吐，这使维持患者呼吸道通畅更加复杂。如发生呕吐，将患者头转向一侧，用手指、衣物、吸引器清除呕吐物。如可能存在脊髓损伤，沿长轴保持头、颈、躯干整体转动，并清除呕吐物。ACLS 方法适用于溺水后心搏骤停患者，心搏骤停溺水患者要求包括立即插管在内的系列高级生命支持。

二、雷、电击

电击伤造成的主要损害是全身电休克和局部电灼伤。电流通过心脏时，引起心室纤维颤动，严重者心跳完全停止。电流通过中枢神经系统时，引起中枢性呼吸与血管运动抑制。因此，严重电击伤时，立即出现昏迷、面色苍白或发绀、呼吸和心跳停止。抢救电击伤患者时，首先应迅速使患者脱离电源。然而，伤者多为年轻人，多无心肺疾患，如能立即提供心肺功能支持，生存希望很大。如果自发性呼吸、循环消失，可以按照 CAB 术原则急救，包括 EMSS 应用、快速 CPR、使用 AED，对心搏骤停患者可行心电图监测。保证呼吸道通畅，提供通气和足够的氧气。

按照 ACLS 标准治疗心搏骤停和其他严重的心律失常，如果需要可以在现场进行除颤治疗。对于面部、嘴、颈前烧伤患者来讲，保持呼吸道通畅很困难，可能迅速出现的软组织肿胀，更可使气道插管变得困难，因此在气道阻塞症状出现前就应进行插管。

三、低温

严重低体温（<30℃）伴随心排出量和组织灌注下降，机体功能显著降低，表现出临床死亡征象。

低温心搏骤停救护原则是在积极处理低体温同时进行 CPR。低温心搏骤停与常温心搏骤停的高级生命支持措施截然不同。低温心搏骤停或心动过缓意识丧失时首要的治疗方是积极恢复核心体温，低温的心脏可能对心血管活性药物、起搏器刺激、除颤等无反应，并且药物代谢减慢。

低温患者心搏骤停，基础生命支持的一般方法仍然是针对气道、呼吸、循环。但需要进行适当的变更。急救人员应立即开始心肺脑复苏和复温（使用加温加湿氧气和静脉给热盐水），并尽快稳定病情，以便转运。心搏骤停时立即开始人工心肺脑复苏、除颤、气管插管、尽快开通静脉通道等必需的救命性操作。检查并保证呼吸道通畅，如加温加湿氧（42~46℃），建立静脉通路注射43℃生理盐水，中心体温监测。

四、创伤

创伤性心搏骤停（traumatic cardiac arrest，TCA）是继发创伤后的一种特殊的心搏骤停，约占所有心搏骤停患者的10%。TCA 的预后与患者的受伤机制、复苏前状态、复苏后状态、救治情况、救治措施等相关。

1. 与创伤有关心肺损伤的可能原因

（1）继发于呼吸骤停、气道阻塞、严重气胸、支气管损伤或胸腹联合伤的低氧血症。

（2）重要结构损伤，例如心脏、主动脉或肺动脉损伤。

（3）头部损伤所致的心血管衰竭。

（4）潜在的医学问题及其他情况导致的损伤，如运输过程中心搏骤停、心室颤动或者电击休克的受害者。

（5）张力性气胸或者是心包填塞引起的心排血量下降或者是无效的心脏收缩。

2. 创伤性心搏骤停复苏不同于常规心肺复苏的原则和措施

（1）创伤性心搏骤停复苏需优先处理可逆性的病因，如缺氧、张力性气胸、心包填塞、低血容量等。

（2）创伤性心搏骤停复苏时胸外按压的作用有限，尤其是低血容量时胸外按压的效能将下降或消失，反而会不利于复苏结局。

（3）创伤性心搏骤停复苏不优先使用肾上腺素，其可能加重重要器官缺血，甚至会造成神经功能恶化。

3. 利于创伤性心搏骤停复苏的操作　如胸腔减压、腹部提压、控制出血与输血、开胸复苏、超声评估等。

（1）胸腔减压　对怀疑张力性气胸者可快速明确 TCA 的病因及改善复苏效果，包括针刺减压与胸腔切开减压，前者操作简单快捷，但可能出现针管异常与气胸复发等问题，后者更加快速有效，但需要足够的技术条件。

（2）腹部提压　是一种通过腹部提压对心搏骤停患者进行 CPR 的方法。其利用负压装置吸附于腹部并进行有节律的提拉和按压，使膈肌上下移动，充分发挥"心泵"和"胸泵"的作用，又能起到一定的通气作用。在避免造成肋骨骨折等并发症的同时，真正实现了心与肺复苏并举的目的。腹部提压适用于以往胸外按压有部分发生肋骨骨折的；遇有合并胸肋骨骨折、胸廓畸形、血气胸、胸部外伤的心搏骤停患者禁忌胸外按压。

（3）控制出血与输血　是大出血所致 TCA 救治的重要内容，可借助初步评估、超声快速评估、床旁 X 线片等手段快速明确出血部位，尽快使用止血带控制肢体大出血、主动脉钳夹或主动脉球囊阻断控制横膈以下部位的大出血，再利用快速加压输液设备经大静脉或骨髓腔或主动脉球囊导管迅速地补充血容量。

（4）开胸复苏　可由经过培训的急诊医师在院前和急诊室实施，适用于胸外按压不能产生大动脉搏动、不宜进行胸外按压、存在心脏贯通伤与挤压伤、疑有心包填塞或较大肺栓塞、低体温所致等多种情况，还可以进行心脏破口修补，阻断胸主动脉而减少膈下部位出血，控制肺出血、胸内心脏按压，为心脏压塞进行心包切开等。但是开胸心脏按压耗时且专业性强，不宜普及；加之行人工呼吸时需中断胸外按压，且增加了传播疾病的危险；而行腹部按压时膈肌移动幅度有限，亦影响 CPR 效果。因此，临床需要探索一种全新的方法来弥补上述不足。尤其适用于存在胸廓畸形、胸部外伤、血气胸、呼吸肌麻痹等呼吸、心搏骤停的患者，但是此方法禁用于腹外伤、膈肌破裂、腹腔脏器出血、腹主动脉瘤、腹腔巨大肿物等状况。单人即可操作，省去传统 CPR 时一人负责按压，另一人负责人工呼吸的模式。

（5）超声评估　可以协助快速诊断心包填塞与气胸、观察 PEA 心脏活动、评估血容量、指导快速输血等。少数研究报道，体外生命支持、深低温复苏可能利于 TCA 患者的救治。

五、妊娠

在对妊娠期妇女的复苏过程中，医生要同时抢救母亲和胎儿两个患者。母亲安危是胎儿存活最大的依靠。目前还没有关于除颤直流电会对胎儿心脏造成不良作用的证据。患者左侧卧位，吸纯氧，开放静脉通道输液。立即评估是否需药物治疗孕妇心搏骤停，多个枕头或反过来的椅子，或大腿，或商用楔形泡沫垫来限制子宫位置，按压胸骨使胸压增高，来调整腹腔、盆腔内容物向上的移动，关于压力和合适的压迫点，临床还缺乏经验和精确的指导，在调整胸部压迫点时，可以监测脉搏，妊娠期妇女左侧卧位以防止压迫或阻塞静脉腔楔形泡沫垫是最佳选择，因它提供一个宽度、坚固性和角度均合适的平面支持胸部按压，还有两个可供选择的支持是一些椅背或几个抢救者的大腿，被放置于合适的角度。

临床医生必须立即做出决定是否进行紧急剖腹产，母亲和孩子的生存取决于孩子的迅速娩出。这种决定必须在心搏骤停出现的 4~5 分钟内做出，处理这一紧急情况的目的——抢救生命，使母亲和胎儿完好无损。

在妊娠期妇女心搏骤停复苏期间应优先考虑氧合和气道管理，不应进行胎儿监测；心搏骤停复苏后仍然昏迷的妊娠期妇女进行目标体温管理，对胎儿连续监测是否存在并发心动过缓的可能性，并向产科和新生儿科征询意见，2020 年版指南提到，在妊娠期妇女心搏骤停期间对胎儿进行心脏评估并无帮助，还可能会分散对必要复苏操作的注意力。妊娠晚期上气道变窄，胸廓顺应性下降，功能残气量减少，膈肌抬高可能增加通气阻力，过度通气会进一步降低胸廓顺应性并增加胸膜腔内压，非生理性呼吸性碱中毒可引起子宫血管收缩，导致胎儿缺氧和酸中毒。妊娠期妇女氧耗和肺内分流增加，气道、通气和氧合在妊娠背景下尤为重要。院内妊娠期妇女的心肺复苏如图 3-39 所示。

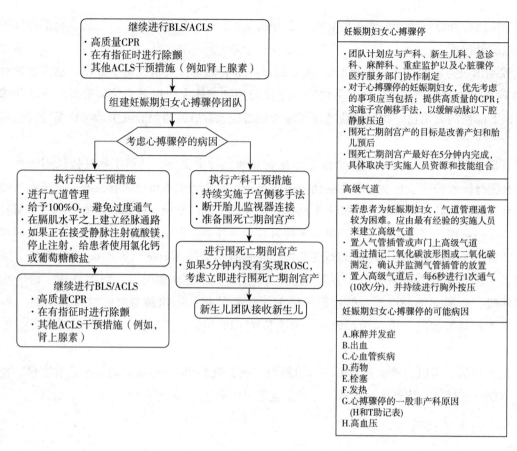

图3-39　妊娠期妇女院内心搏骤停复苏流程

六、中毒

中毒患者较少发生心搏骤停,其原因见于意外中毒、化学药物中毒、药物治疗性中毒等。在给患者进行心肺复苏时候应该注意:①施救者应该保护好自己,需要确保周围环境安全才能进行施救;②慎用口对口人工呼吸;③在常规治疗无效的情况下,建议为中毒所致严重休克或心搏骤停患者提供体外生命支持,研究提示,不仅能改善患者的预后,而且能降低医疗费用。

⊕ **知识链接**

5G+物联数据心脏康复智慧平台

2020年版指南强调了心肺复苏的后康复的重要性。对于有心脏病患者的心脏康复可以显著改善患者的心功能和运动耐量,可降低患者心搏骤停发生率。目前心脏康复有居家康复、社区康复、医院康复三种模式,各有优势及不足。贵州中医药大学第二附属医院心血管内科基于"5G+物联数据心脏康复智慧平台",通过多级联合、共同管理的策略,以分布在贵阳市各个社区医院的"心脏康复小屋"为载体,通过居家运动心率的预警和实时生命体征监测,以患者为中心,实现心肺康复训练及危险因素管理,让患者既可以得到三甲医院专业医护团队精细化的评估和指导,还可解决患者出行不便等问题。即使足不出户,患者也可通过平台进行线上康复训练,实时监测患者血压、血氧及心率等各项生命指标。

第四节　呼吸道异物梗阻的救护 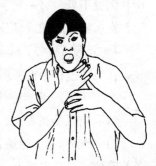 微课2

案例引导

案例：患者，男性，58 岁，因心情郁闷喝酒过多，发生呕吐，突然出现不能说话、不能咳嗽、不能呼吸、手掐喉部、皮肤黏膜青紫、意识丧失，由于未能及时进行抢救，患者最终死亡。

讨论：1. 该患者死亡的原因是什么？

　　　2. 假如你在现场，会采取什么措施？

海姆立克（Heimlich）腹部冲击法也称海氏手法，是亨利·海姆立克教授于 1974 年发明并应用于呼吸道异物梗死的快速急救法，他还做了"关于腹部冲击法解除气管异物"的首次报告。1975 年 10 月，美国医学会以他的名字命名了这个急救方法，并将之推广至全世界广泛应用。在此后的 12 年中，这种急救法在全美国拯救了 1 万多人的生命。海姆立克急救法是利用肺部残留气体，形成气流冲出异物，是全世界抢救气管异物患者的标准方法。但是儿童海姆立克急救法的标准动作和成人的有所区别。

成人、儿童气道异物清除术——海姆立克手法介绍如下。

一、适应证

据统计，我国每年有近 3000 名儿童因呼吸道异物梗死引起窒息而死亡，呼吸道异物多见于儿童，儿童喜将小物置口中戏弄，每遇啼哭、欢笑、惊吓时突然吸气，稍有不慎即可吸入呼吸道；工作时的不良习惯如制鞋工人将针、鞋钉、纽扣等衔于齿间，偶有不慎，或突然说话即将异物吸入；在呕吐、麻醉、中毒或患有神经系统疾病，以致咽喉反射受到抑制时也可造成；上呼吸道手术时器械零件脱落或切除组织滑脱；行上牙根管治疗时亦偶有将器械吸入；生活中的不良习惯，如边进食、边说笑嬉戏，用口接抛出的食物等；老年人及某些疾病患者（如脑血管病等）的生理调节功能减退，在进食及喝水时容易发生呼吸道异物。一旦发生，若没能及时采取有效措施，将危及生命。如果在异物误吸导致梗死后 4 分钟内的急救黄金期没有施以正确的急救措施，往往会导致窒息者死亡。

二、禁忌证

海姆立克急救法的手法虽卓有成效，但也可产生并发症，如肋骨骨折、腹部或胸腔内脏的破裂或撕裂，故除非必要时，一般不随便采用此法。如果患者呼吸道部分梗阻，气体交换良好，就应鼓励患者用力咳嗽，并自主呼吸；如患者呼吸微弱，咳嗽之力或呼吸道完全梗阻，则立刻使用此手法。在使用本法成功抢救患者后应检查患者有无并发症的发生。

三、护理评估

1. 健康史　评估病情，初步确定异物的种类、大小以及发生呼吸道阻塞的时间等。

2. 身体状况　成人与儿童（1～8 岁）会以大拇指和示指（呈"V"字形）抓住自己的颈部，并呈痛苦状（图 3-40）。患者用力咳嗽和喘息或咳嗽微弱无力、呼吸困难、声音嘶哑、吸气时有高调的喘鸣声、皮肤黏膜发绀，往往是呼吸道不完全阻塞；若患者不能说话、不能咳嗽、不能呼吸、皮肤黏膜青

图 3-40　异物梗阻征象

紫、意识丧失、迅速呼吸停止，则是呼吸道完全阻塞。

四、急救护理措施

解除梗阻是唯一的处理方法。因此应及时诊断，尽早处理。

1. 成人、儿童呼吸道异物梗阻急救　海姆立克腹部冲击手法是解除成人和1~8岁儿童呼吸道异物梗阻的主要方法，它的作用机制是利用腹部冲击动作使横膈升高，增加气道内压力，迫使气体从肺部排出，从而使气道异物排出。海姆立克手法主要并发症是腹部和胸部内脏的破裂、挫伤，胃内容物反流致误吸。

（1）意识清楚患者　可分别采用以下几种方法重复操作，直到异物排出或患者意识丧失。

1）自救海姆立克手法　用自己一只手握空心拳，拳头的拇指侧置于腹部正中线脐上两横指和剑突下处，另一只手握住此拳，两手同时快速向内向上冲击。还可将上腹部在椅背、桌边、栏杆等坚硬物上快速向内向上压。

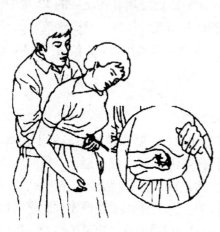

图 3-41　互救立位海姆立克手法

2）互救立位海姆立克手法　救护者站在患者背后，双臂环绕患者腰部，令患者弯腰低头张口，救护者一只手握空拳，拳头的拇指侧置于腹部正中线脐上两横指和剑突下处，另一只手握住此拳，两手同时快速向内向上冲击患者腹部（图3-41）。

3）互救胸部冲击法　适用于妊娠后期或显著肥胖的患者。立位胸部冲击法：救护者站在患者背后，双臂从患者腋下环绕患者胸部，令患者低头张口，救护者一只手握空拳，拳头的拇指侧置于胸骨中部，注意避开剑突和肋骨缘，另一只手握住此拳，两手同时快速向后冲击。如果救护者不能环绕妊娠期妇女或肥胖患者，则采用仰卧位胸部冲击法。让患者仰卧，救护者骑跨在患者两大腿外侧，手的定位与胸外心脏按压相同，手指朝向胸骨上凹，进行胸部按压冲击。

（2）意识不清患者　按以下程序进行抢救。

1）放置患者于仰卧位。

2）检查患者口腔，如有异物采用舌-下颌抬举法和手指掏除法清除异物。方法：用一只手拇指和其他手指抓住患者的舌和下颌骨并上提，另一只手的示指沿患者面颊内侧插入舌根，将异物钩出。意识清楚和抽搐患者禁用。

3）开放气道，人工呼吸，如果患者胸廓不能起伏，甚至重新放置头部人工呼吸，患者胸廓仍不能起伏，采用仰卧位海姆立克手法，救护者骑跨在患者两大腿外侧，一手掌根部置于腹部正中线脐上两横指和剑突下处，另一只手直接放在第一只手上，两手掌根重叠，两手同时快速向内向上冲击患者腹部连续5次。妊娠后期或显著肥胖的患者则使用仰卧位胸部冲击法。

4）重复2）~3）步骤，直到异物排出、胸廓随通气起伏。

在抢救过程中需注意患者的呼吸心跳，一旦发现呼吸心跳停止立即CPR。

2. 婴儿呼吸道异物梗阻急救

（1）有反应的婴儿　推荐使用背部叩击和胸部冲击性挤压法，不推荐使用海姆立克腹部冲击手法。

1）背部叩击　救护者取坐位或蹲位，将婴儿俯卧在救护者的一只前臂上，使头部低于躯干，救护者前臂放在自身大腿上，并用同一只手托住婴儿的下颌角使头部轻度后仰，开放气道，用另一只手的手掌根叩击婴儿背部肩胛区，连续5次，如异物仍未排出，就转为胸部冲击性挤压。

2）胸部冲击性挤压 救护者用叩击婴儿背部的手掌托住婴儿的枕部，两前臂固定婴儿，将婴儿翻转，仰卧于救护者一前臂上，保持头部低于躯干，救护者前臂放在自身大腿上，另一只手的两指在婴儿胸骨上两乳头连线下一横指处快速向下冲击性按压5次。检查婴儿口腔，如异物排出，采用舌－下颌抬举法和手钩异物小心取出。方法：用一只手拇指和示指抓住婴儿的舌和下颌骨使口张开，另一只手的小指将异物钩出，动作应轻柔，避免用手指盲取。

如果异物仍未排出，则重复交替实施背部叩击和胸部冲击性挤压，直到异物排出。如果婴儿出现无反应，应按无反应程序进行抢救。

（2）无反应的婴儿 按以下程序进行抢救。

1）检查婴儿口腔，如有异物采用舌－下颌抬举法开放气道，小指小心钩出异物。

2）开放气道，人工呼吸，如果婴儿胸廓不能起伏，甚至重新放置头部人工呼吸，婴儿胸廓仍不能起伏，采用5次背部叩击和5次胸部冲击性挤压。

3）重复上述两个步骤，直到异物排出、胸廓随通气起伏。一旦发现呼吸心跳停止立即CPR。

五、心理护理

对于给成人呼吸道梗阻急救后，安抚情绪，增强战胜疾病的信心。对于婴儿给予呼吸道梗阻急救后应该做好患者家属的心理护理。医护人员应该了解患儿家长的心理需求，帮助家属正确认识和处理患者的疾病，取得家属对医护工作的配合。

六、健康指导

（1）3岁以下婴幼儿不进食花生、瓜子、豆类等带壳食物。小儿进食时要保持安静，不在进食时嬉戏、喊叫。教育小儿改正口内含食物的不良习惯。

（2）对昏迷、全麻及重症患者，应取下义齿及拔除松动牙齿，随时吸出口腔内分泌物，加强看护。

（3）避免吞咽过量或体积过大食物，进食时避免谈话或大笑。

目标检测

答案解析

单选题

1. 心搏骤停后，必须建立有效人工循环的时限为（ ）

　　A. 3~4分钟　　　　　　　　B. 4~6分钟　　　　　　　　C. 5~6分钟

　　D. 9~10分钟　　　　　　　E. 10分钟

2. 成人胸外心按压的部位是（ ）

　　A. 胸骨上段　　　　　　　　B. 胸骨角　　　　　　　　　C. 胸骨中1/3交界处

　　D. 胸骨左侧　　　　　　　　E. 胸骨右侧

3. 心脏复苏时，首选的复苏用药是（ ）

　　A. 肾上腺素　　　　　　　　B. 阿托品　　　　　　　　　C. 青霉素

　　D. 碳酸氢钠　　　　　　　　E. 胰岛素

4. 心脏停搏最常见的类型是（ ）

　　A. 心室颤动　　　　　　　　B. 心脏完全停搏　　　　　　C. 心电机械分离

D. 心房颤动   E. 心室扑动

5. 儿童双人复苏时，按压吹气比为（ ）
  A. 15∶1   B. 15∶2   C. 30∶1
  D. 30∶2   E. 2∶30

6. 上臂上止血带的标准部位是（ ）
  A. 上臂的上 1/3   B. 上臂的上 1/4   C. 上臂的上 1/2
  D. 上臂的上 1/5   E. 上臂的上 1/6

7. 以下不属于现场急救基本技术的是（ ）
  A. 清创   B. 止血   C. 包扎
  D. 固定   E. 搬运

8. 关于指压止血法，下列说法错误的是（ ）
  A. 是最常用的止血方法
  B. 是最简单的止血方法，根据动脉行走位置，用手指压伤口近心端动脉
  C. 适用于头、面、颈部和四肢动脉出血
  D. 面部出血时按压同侧面部面动脉
  E. 能有效达到快速止血的目的

9. 包扎是外伤急救常用方法，以下不确切的是（ ）
  A. 具有保护伤口作用   B. 具有减少污染作用   C. 具有固定敷料作用
  D. 具有压迫止血作用   E. 具有美化伤处作用

10. 关于骨折患者的固定，下列说法正确的是（ ）
  A. 骨折处有伤口和出血，应先固定骨折部位
  B. 开放性骨折的断端刺出部分应直接还纳伤口内
  C. 夹板固定时长度必须超过骨折上、下两个关节
  D. 夹板应直接与皮肤接触
  E. 固定后应指导伤员时行活动，以明确是否固定好

11. 危重伤员的搬运中不正确的护理是（ ）
  A. 开放性血气胸者，包扎后取坐位或半坐位、坐椅式搬动为宜
  B. 腹部外伤取仰卧位，下肢屈曲，以减轻腹部压力，防止腹腔器官脱出，可用担架或木板搬运
  C. 昏迷伤员搬运时应取仰卧位，头部保持正中
  D. 休克伤员搬运时应取去枕平卧位，抬高双下肢
  E. 骨盆损伤伤员先将骨盆用三角巾或大块材料做环形包扎后，直腿平卧于软担架上才可搬运

12. 徒手抢救头颈部大出血的患者，可采取（ ）
  A. 双手同时按压颞浅动脉
  B. 按压出血部位同侧的颈动脉
  C. 手的拇指与其他四指同时按压双侧颈总动脉
  D. 按压出血部位对侧的颈动脉
  E. 按压同侧锁骨上窝中部的锁骨下动脉

13. 患者头部外伤用绷带进行包扎时，适宜的方法是（ ）
  A. 蛇形包扎法   B. 环形包扎法   C. 螺旋包扎法
  D. 回返包扎法   E. 螺旋反折包扎法

14. 转运怀疑有脊柱损伤患者的正确方法是（　　）

    A. 抱持法   B. 拖行法   C. 拉车法

    D. 6人搬运法   E. 扛轿法

15. 绷带包扎顺序原则上应为（　　）

    A. 从上向下，从左向右，从远心端向近心端

    B. 从下向上，从右向左，从远心端向近心端

    C. 从下向上，从左向右，从远心端向近心端

    D. 从下向上，从左向右，从近心端向远心端

    E. 从上向下，从右向左，从近心端向远心端

16. 使用止血带止血的总时长不宜超过（　　）

    A. 30分钟   B. 2小时   C. 3小时

    D. 1小时   E. 8小时

17. 对于颜面部的出血，初步止血可采用指压（　　）

    A. 颞浅动脉   B. 面动脉   C. 枕动脉

    D. 颈总动脉   E. 锁骨下动脉

18. 患者，男性，工作时不慎从5m高地方摔下，主诉有腰部疼痛，右下肢麻木乏力。如果你是"120"救护员，可采取的转运方法是（　　）

    A. 使用便携式轮椅   B. 双人拉车式搬运法   C. 使用脊柱搬运板固定搬运

    D. 单人搬运法   E. 抱持法

19. 某患者肘关节扭伤，根据医嘱需给予该患者双柏油膏外敷。适当的包扎方法

    A. 环形包扎法   B. 蛇形包扎法   C. 螺旋包扎法

    D. "8"字包扎法   E. 回返包扎法

（周谊霞　杨　英）

书网融合……

本章小结

微课1

微课2

题库

第四章　意外伤害患者的救护

　　意外伤害是指突然发生的各种灾害或事故对人体所造成的损伤，包括各种物理、化学和生物因素。国际疾病已将意外伤害单列为一类，包括交通事故、窒息、溺水、电击伤、自杀、中毒、暴力等。

第一节　中　暑

　　中暑（heat illness）民间称之为"发痧"，是指人体在暑热天气、湿度大和无风的高温环境下，人体体温调节中枢、排汗散热功能障碍、过多丢失水和电解质而引起的以中枢神经系统和（或）心血管系统功能障碍为主要表现的急性疾病，又称急性热损伤性疾患（acute heat illness）。

一、病因

　　1. 高温或强辐射热环境，防护不当　在高温或强热辐射环境下长时间活动，机体产热增加，但因没有足够的防暑降温措施，体内热蓄积，出现中暑。

　　2. 高湿环境，通风不良　在湿度较高和通风不良的环境下从事重体力劳动，机体散热速度减慢，体内热蓄积，出现中暑。

　　3. 机体热适应能力降低　热负荷增加时机体会通过神经内分泌的各种反射调节来适应，以维持正常的生命活动。但当机体这种调节能力降低时，热适应能力就会下降，发生代谢紊乱，出现中暑。

年老、体弱、饥饿、疲劳、甲状腺功能亢进、心血管病、糖尿病、肥胖、饮酒、水土不服等是中暑常见的诱因。

二、发病机制

在下丘脑体温调节中枢的调控下，一般情况下产热与散热是处于动态平衡。机体在环境温度低于35℃时，可以通过辐射、传导与对流进行散热，此途径散发的热量约占人体70%的热量；而当环境温度超过35℃、空气干燥时，蒸发成为人体唯一散热的方式。在高温度（气温＞32℃）和高湿度（相对湿度＞60%）环境中，机体的蒸发散热机制受到影响，导致热能蓄积，可发生中暑。临床上根据患者症状的轻重，分为先兆中暑、轻度中暑和重度中暑。其中重度中暑根据发病机制和临床表现的不同，又分为热痉挛（heat cramp）、热衰竭（heat exhaustion）和热射病（heat stroke），但在临床中上述表现常混合存在，难以严格区分类型。

1. 热痉挛　高温环境机体大量出汗后，水和盐分大量丢失，仅补充水或低张溶液，而补盐不足，体液被稀释，发生低钠、低氯血症及肌肉疼痛性痉挛。

2. 热衰竭　热应激时机体对热的适应能力发生障碍，大量出汗后致水、盐大量丢失，引起脱水、电解质紊乱、外周血管扩张、有效循环血容量不足等。

3. 热射病　在高温、高湿或烈日下长时间暴露，机体散热相对或绝对不足，体内热蓄积，致体温急剧增高，为中暑高热。随着体内热的进一步蓄积，体温调节中枢功能受损、汗腺功能衰竭、中枢神经系统及循环系统功能障碍，导致体温急剧升高达40℃以上，出现严重的生理和生化的异常而出现热射病。

三、护理评估

1. 病史　评估是否存在高温、高湿（湿度＞60%）、散热不良环境下长时间活动，且未及时补液，均可引发中暑。

（1）机体产热增加　如在高温、高辐射、气流小、低气压、低风速环境下进行体力劳动或剧烈运动时产热增加。

（2）散热减少　环境温度超过体温、穿透气不良的衣服、先天汗腺功能缺乏症等。

（3）热适应不良的因素　如年老、体弱、饥饿、疲劳、甲状腺功能亢进、心血管病、糖尿病、肥胖、饮酒、水土不服等。

2. 临床表现

（1）先兆中暑　在高温、高湿，或通风不良环境下工作或运动一段时间后，出现大汗、口渴、头晕、头痛、恶心、眼花、耳鸣、胸闷、心悸、注意力不集中、四肢无力，体温正常或略升高。如此时将患者移到阴凉通风处安静休息，给予清凉含盐饮料，可迅速恢复。

（2）轻度中暑　除先兆中暑症状加重外，体温38℃以上，面色潮红，皮肤灼热、大汗或出现面色苍白、四肢皮肤湿冷、血压下降、脉搏增快等早期循环功能紊乱的表现。如救治及时，数小时内可恢复。

（3）重度中暑　轻度中暑症状继续加重，并出现高热、痉挛、惊厥、休克、昏迷等。

1）热痉挛　常见于健康青壮年人。在高温环境下长时间活动，大量出汗后出现的四肢、腹部、背部肌肉的痉挛性、对称性和阵发性疼痛，持续约3分钟。常见于腓肠肌，也可见于肠道平滑肌。体温多正常。热痉挛可为热射病的早期表现。

2）热衰竭　最常见。多见于老年、儿童和慢性疾病患者。严重热应激时出现的大汗、头晕、头痛、疲乏、无力、恶心、呕吐、眩晕、四肢湿冷、面色苍白、呼吸增快、脉搏细速、心律失常、血压下降、甚至休克等周围循环衰竭的表现。体温基本正常，中枢神经系统无明显损害。热衰竭是热痉挛和热射病的中间过程，不及时治疗可发展为热射病。

3）热射病　又称中暑高热，是热应激失代偿的一种致命性急症。以高热、无汗、意识障碍"三联征"为典型表现。早期表现为全身乏力、头晕、头痛、出汗、恶心，继而体温迅速升高，高达41℃以上，皮肤干热、无汗，意识出现谵妄或昏迷，可有抽搐、脉搏加快、血压下降、呼吸浅快等。重者可出现休克、肺水肿、脑水肿、DIC及肝肾功能损害，甚至死亡。

3. 辅助检查

（1）血常规检查　可有白细胞总数增高［高达（15～20）×10⁹/L］、中性粒细胞增高伴核左移。

（2）血生化检查　肌酸磷酸激酶（CPK）及同工酶（CK－MB）、乳酸脱氢酶（LDH）、丙氨酸转氨酶（ACT）的活性增高，血液浓缩，电解质紊乱，甚至出现呼吸性和代谢性酸中毒等。

（3）尿液检查　可见血红蛋白尿或肌红蛋白尿。

（4）心电图检查　可见房性、室性期前收缩或传导阻滞等各种心律失常。

四、救护原则 📱微课1

迅速脱离高温环境，降温，纠正水、电解质紊乱及酸中毒，保护重要脏器功能。

（一）现场救护

1. 脱离高温环境　将患者迅速撤离高温环境，转移至阴凉通风处平卧休息。

2. 迅速降温　中暑先兆者口服清凉含盐饮料或淡盐水。轻度中暑者除口服清凉含盐饮料或淡盐水外，电风扇、空调协助降温，或反复用冷水擦拭全身，采用体表降温时候应该注意：①准确放置冰袋的位置并避免同一部位长时间接触，防止冻伤。②乙醇擦拭的手法是用拍打式擦背、臀及四肢而不是用按摩式手法防止摩擦产热，乙醇擦拭前头部放置冰袋，以减轻头部充血引起的不适。禁止擦拭胸部、足底及阴囊处。

一般先兆中暑和轻度中暑患者经现场救治后均可恢复正常，疑为重度中暑者，立即转送医院。

（二）医院内救护

1. 降温治疗　降温是治疗的关键，决定中暑患者的预后，应在1小时内将直肠温度降至38℃左右。

2. 维持水、电解质平衡，纠正酸中毒　肌肉痛性痉挛者及时补给钠、氯离子，循环衰竭者及时补给葡萄糖生理盐水，重症中暑发生酸中毒者酌情补给5%碳酸氢钠溶液。

3. 维持呼吸功能　保持呼吸道通畅，根据患者缺氧程度，选择鼻塞、面罩吸氧。昏迷者气管插管行机械辅助通气。

4. 维持循环功能　心力衰竭者给予强心剂纠正。低血压者及时补液，必要时应用升压药。大量补液者应控制输液速度，防止发生急性肺水肿。及时处理各种严重心律失常。

5. 防治脑水肿　脑水肿者可用20%的甘露醇、糖皮质激素、人血白蛋白静脉滴注或呋塞米静脉注射，以迅速降低颅内压。抽搐者可肌内注射氯丙嗪或地西泮。

6. 对症治疗　及时发现和防治器官功能不全，如肝衰竭、肾衰竭及MODS等。

中暑急救处理流程见图4-1。

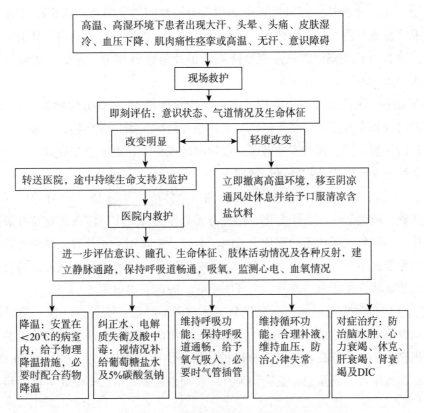

图4-1　中暑急救处理流程图

五、护理

(一) 主要护理问题

1. 体温过高　与中暑高热有关。

2. 昏迷　与中暑致头部温度过高有关。

3. 体液不足　与中暑衰竭致有效循环血容量不足有关。

4. 疼痛　与中暑后补充钠离子、氯离子不足致中暑痉挛有关。

5. 知识缺乏　缺乏预防中暑的相关知识。

(二) 护理措施

1. 紧急处理　将患者立即移至阴凉通风处或空调房间。平卧，头偏向一侧，松解衣领和腰带。降温以不引起寒战，感到凉爽舒适为宜。心力衰竭者应给予半卧位。昏迷者要保持气道通畅，及时清除口、鼻、咽分泌物，充分供氧，必要时机械通气。

2. 降温护理

(1) 降温措施　①将患者安置在20~25℃空气流通良好的病室内；②冷 (冰) 毛巾或乙醇全身擦浴，或冰 (冷) 水浴；③头、颈部两侧及腋窝、腹股沟等大动脉处置冰袋，或用冰枕、冰帽、冰毯等进行降温；④遵医嘱应用4~10℃ 5% 葡萄糖氯化钠注射液1000~2000ml 静脉滴注，或冰盐水直肠灌洗；⑤药物降温：氯丙嗪25~50mg 加入250~500ml 液体内静脉滴注1~2 小时，必要时等剂量重复应用。

(2) 降温注意事项　①病室要定期通风换气；②冰枕、冰帽、冰袋放置部位要准确，并及时更换冰敷位置，防止发生冻伤；③冷 (冰) 水擦拭与动脉走行方向一致，大动脉处可短暂停留，胸部、腹部、阴囊处禁止冷（冰）水擦拭，擦拭过程中必须用力按摩四肢、躯干，防止冷（冰）水刺激外周血管，引起血管收缩、血流瘀滞。年老、体弱、新生儿、休克、昏迷、心力衰竭或伴有心血管疾病者禁止冷（冰）水擦拭；④配合药物降温时注意观察降温效果及药物副作用；⑤低温血液透析者参照血液透析患者的护理要求。

（3）降温效果观察　①降温过程中密切监测肛温变化，每15～30分钟测温一次或持续体温监测，并根据肛温变化及时调整降温措施；②严密观察末梢循环情况，如患者高热、四肢末梢厥冷、发绀，提示病情加重，治疗后体温下降、四肢末梢转暖、发绀减轻或消失，提示治疗有效；③出现呼吸抑制、深昏迷、血压下降等情况立即停用药物降温，通知医生。

3. 病情监测　①严密监测意识状态；②严密监测生命体征，并每15～30分钟监测一次肛温根据肛温变化调节降温措施。监测心率、心律变化，注意有无心律失常发生，注意休克及补液过量引起的肺水肿；③严密监测尿量、尿色、尿比重的变化，及时了解肾功能状态；④及时监测凝血活酶时间、凝血酶原时间、纤维蛋白原及血小板计数，防治DIC；⑤严密监测水、电解质及酸碱失衡情况；⑥严密监测与高热同时伴存的其他症状，如咳嗽、寒战、大汗、呕吐、腹泻、出血等。

4. 对症护理　①保持呼吸道通畅，充分供氧，休克者平卧位，头偏向一次，及时清除口、鼻腔内分泌物；②保持口腔清洁，防止感染与溃疡；③保持皮肤清洁，高热大汗者应及时更换衣裤、被褥，定时翻身防压力性损伤；④高热惊厥者加强安全防护，防止坠床、碰伤和舌咬伤；⑤饮食护理，以清淡、易消化、高热量、高维生素、高蛋白、低脂肪为宜，鼓励患者多饮水、多吃新鲜蔬菜和水果。

⊕ **知识链接**

中暑的中医急救

中医认为，中暑者，形同而病也，延医亦各不同。暑之为气，时应乎夏。在天为热，在地为火，在人为心。暑伤人，先着为心，治以清凉。通过穴位急救可以治疗中暑。

按摩太阳穴，若晕倒，用手指甲刺激人中穴舒缓胸口不适，可加按内关穴。用按摩或刮痧方法刺激中指尖端、百会穴、涌泉穴，可使患者尽快苏醒。可用西瓜皮或者湿毛巾为患者擦拭全身，加速体温下降。

第二节　淹　溺

⇒ **案例引导**

案例：患者，男性，40岁，因工作压力大在河边散步，但心不在焉不慎落水，且无游泳自救能力，被他人发现后救起。当时患者呼吸急促，剧烈咳嗽，咳出粉红色泡沫痰，全身皮肤发绀，腹部膨隆。

讨论：根据上述表现，该患者处于什么状态？该如何处理？

淹溺（drowning）又称溺水，是人淹没于水或其他液体中，由于水、泥沙、杂草等堵塞呼吸道和肺泡，或因咽喉、气管发生反射性痉挛，引起通气障碍而窒息，救治不及时可导致呼吸、心跳停止而死亡。淹溺是意外死亡常见原因之一，因淹溺而死亡者称为溺死（drow），现场救护是淹溺抢救成功与否的关键。发生淹溺的液性介质以淡水（低渗液）和海水（高渗液）最常见。

一、病因

淹溺以儿童、青少年和老年人最多见，常因误落水、意外事故（洪水灾害）等引起，偶有投水自杀者。

二、发病机制

人淹没于液体，因惊慌、恐惧或骤然寒冷刺激，本能地出现反射性屏气、挣扎，以避免液体进入呼吸道。不久因缺氧被迫深呼吸，大量液体随吸气进入呼吸道和肺泡而发生窒息。根据发生机制，淹溺可分为干性淹溺和湿性淹溺。根据淹溺发生的介质，可分为淡水淹溺和海水淹溺。意外跌入污水池、粪池、化学液体贮池时，可叠加腐生物和化学物的刺激及中毒作用，导致肺部感染、皮肤黏膜损伤及全身中毒等。

⊕ 知识链接

淹溺的分类

1. 干性淹溺　约占因溺水死亡的10%，人入水后由于惊慌失措导致骤冷、恐惧，患者肌肉紧张引起喉头痉挛，导致呼吸道梗阻，造成窒息、心肌缺血而导致心搏骤停。

2. 湿性淹溺　约占因溺水死亡患者的90%。人淹没入水后，喉部肌肉松弛，溺水者吸入大量的水分堵塞呼吸道和肺泡导致窒息，患者数秒后会发生神志丧失，随后发生心搏骤停。

3. 淡水淹溺　江、河、湖泊中的水进入呼吸道的低渗液可迅速损坏气管，使肺泡表面活性物质减少，肺顺应性下降，肺泡塌陷萎缩，进一步阻碍气体交换，而使全身严重缺氧。

4. 海水淹溺　高渗液如海水吸入后血管内的液体或血浆大量进入肺泡，致急性肺水肿、低血容量、血液浓缩、低蛋白血症、高钠血症、高镁血症及低氧血症。

三、护理评估

1. 病史　详细评估淹溺发生的时间、地点、水源性质、开始施救时间、现场施救情况；淹溺者的意识状态、呼吸、脉搏、心率、心律、皮肤色泽、缺氧及窒息的严重程度，是否存在心搏骤停，复苏效果及有无头、颈部外伤等。

2. 临床表现　个体差异较大，与淹溺持续时间的长短、吸入液量、吸入液性质及器官损害程度有关，许多症状和体征只发生在淹溺现场。

淹溺者常表现意识不清，皮肤发绀，面部肿胀，眼球结膜充血，四肢冰冷，血压下降或测不到，呼吸表浅、急促，心跳、呼吸微弱或停止。口鼻充满泥沙、泡沫或杂质，腹部隆起伴胃扩张，不同程度的低体温及精神状态改变，甚至伴有头、颈部损伤。复苏后常有呛咳，两肺干湿啰音，各种心律失常，甚至心室颤动、心力衰竭和肺水肿。重者出现脑水肿、肺内感染、ARDS、急性肾功能衰竭、溶血性贫血、DIC 等并发症。海水淹溺者口渴明显。

3. 辅助检查　白细胞总数和中性粒细胞增高，尿蛋白阳性。淡水淹溺可有低氯血症、低钠血症、低蛋白血症及溶血。海水淹溺可有血液浓缩、短暂性高钠血症或高氯血症，可伴有血钙、血镁增高。动脉血气分析多数患者可有明显混合型酸中毒及不同程度的低氧血症。心电图检查可有窦性心动过速、非特异性 ST 段和 T 波改变，重者可有室性心律失常、完全性传导阻滞等。X 线胸片检查可见斑片状浸润，亦可出现典型肺水肿征。

四、救护原则 ⓔ微课2

将淹溺者迅速救出，即刻畅通气道，恢复有效通气，尽快供氧，必要时立即实施心肺复苏术。

（一）现场救护

缺氧时间和缺氧程度是决定淹溺者预后的最重要因素。现场救治的关键是对淹溺者进行通气和供氧，无反应和无呼吸者立即实施有效心肺复苏术。

1. 迅速脱离淹溺环境

（1）自救　不会游泳者一旦误入水中，要保持冷静，争取时间自救。可采取仰面体位，头顶向后，使口鼻露出液面，维持呼吸。等待他人救援中，呼气宜浅、吸气宜深，不可挣扎或手上举。会游泳者如发生腓肠肌痉挛而淹溺，则应息心静气，立即呼唤救援，同时将身体抱成一团，浮上水面，深吸一口气，把脸侵入水中，用手把痉挛的下肢用力向前上方牵拉，使趾翘起，持续用力致剧痛消失，慢慢游向岸边，上岸后再按摩和热敷患处（图4-2）。如手腕肌肉痉挛，应将手指上下屈伸，并采取仰卧位，用两足划水，游至岸边。

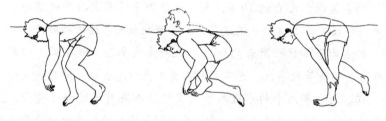

图4-2　自救

（2）他救　施救者要保持镇静，尽可能地脱去衣裤、鞋靴，迅速游到淹溺者附近，如淹溺者神志清醒，应从背后接近，如淹溺者筋疲力尽，则应从头部接近。施救者一只手托着淹溺者的头颈部将其面部托出水面，另一只手抓住淹溺者的手臂游向岸边（图4-3）。施救时应防止施救者被淹溺者紧紧抱住，如被抱住，应放手自沉使淹溺者松手，再进行救护。

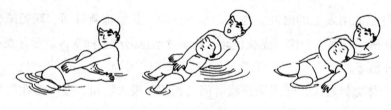

图4-3　他救

2. 清除呼吸道内异物　松解领口和腰带，迅速清除口、鼻腔中的淤泥、杂草及呕吐物，有义齿者取下义齿，并将舌拉出，畅通气道。

3. 心肺脑复苏　呼吸、心搏骤停者应立即实施心肺复苏术。有条件者给予心脏电击除颤，高浓度氧气吸入或气管插管。

4. 及时转运　转送医院途中应严密监测生命体征，持续生命支持。搬运时注意有无头、颈部外伤，疑有颈部外伤时要给予托颈保护。转运方法见图4-4至4-6。

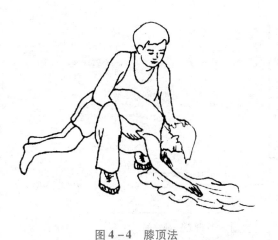

图 4-4 膝顶法

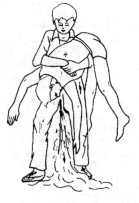

图 4-5 肩抗法

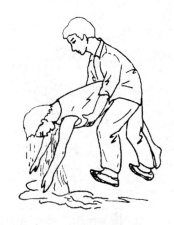

图 4-6 抱腹法

（二）医院内救护

淹溺者经紧急救治虽然意识已经恢复，但还存在缺氧、酸中毒、低温等情况，应继续治疗与观察，以防病情反复和恶化。如呼吸、心跳没有恢复或虽已恢复但仍不稳定，应即刻送 ICU 救治。

1. 维持呼吸功能 维持有效呼吸是救治的前提。自主呼吸恢复者可给予高浓度氧气吸入，自主呼吸未恢复者应行气管插管，给予机械辅助通气，必要时在严密监测动脉血气分析的前提下给予呼吸兴奋剂。早期应用广谱抗菌药物，控制呼吸道感染。

2. 维持循环功能 淹溺者心跳恢复后，常伴有血压不稳或低血压状态，应建立静脉通道，遵医嘱用药，并根据病情调整输液的速度与量。

3. 纠正低血容量维持水、电解质平衡 淡水淹溺者适当限制水的入量，可静脉输注 3% 氯化钠溶液 500ml，或输注全血、白蛋白等减轻肺水肿。海水淹溺者，可给予 5% 葡萄糖溶液或低分子右旋糖酐静脉输注，严格控制氯化钠溶液，注意纠正高钾血症及酸中毒。

4. 防治脑缺氧、控制抽搐 淹溺后有不同程度的缺氧性脑损害，改善通气，使二氧化碳分压维持在正常水平及降低颅内压是非常重要的措施，应及时给予脱水剂、利尿剂，必要时应用激素，有条件可行高压氧治疗。

5. 复温和保温 及时复温对淹溺者的预后非常重要，尤其是冷水淹溺者更要及时复温。注意保持室内温度，必要时可采用体内、外复温措施。

6. 对症治疗 合并头、颈部及四肢外伤者及时对症处理。积极预防 ARDS、急性肾功能衰竭、DIC 等并发症的发生。

淹溺急救处理流程见图 4-7。

五、护理

（一）主要护理问题

1. 急性意识障碍 与淹溺呼吸、心搏骤停，脑组织缺氧有关。

2. 低效性呼吸形态 与淤泥、杂草等阻塞呼吸道及肺组织有关。

3. 体温过低 与淹溺水温低、衣服湿冷有关。

4. 气体交换受损 与淹溺致肺泡上皮细胞和肺毛细血管内皮细胞损伤有关。

5. 知识缺乏 缺乏预防淹溺的相关知识。

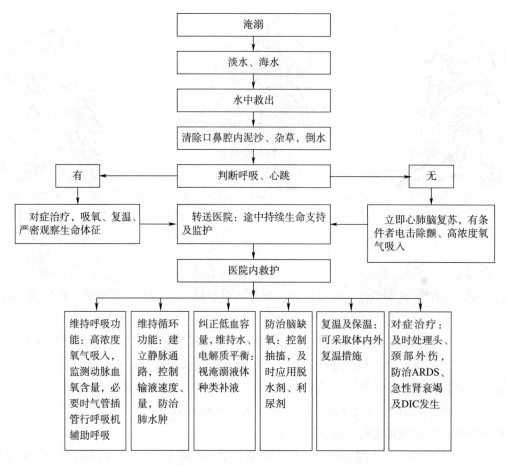

图 4 - 7 淹溺急救处理流程图

（二）护理措施

1. 紧急处理 将患者安置于抢救室内，及时清除呼吸道分泌物，高流量氧气吸入及迅速建立静脉通路。必要时配合气管插管，做好机械通气及用药的准备。

2. 复温护理 低体温是淹溺者死亡的常见原因，必须及时复温。将患者安置于温暖环境，换下湿冷衣裤，加盖毛毯或棉被，必要时可用热水浴、热水袋等方法进行体外复温。亦可采用加温加湿给氧、温热林格液灌肠等体内复温方法。但必须注意复温速度不能过快，要稳定、安全，重度低体温者复温速度可加快。

3. 严密监测病情变化 严密监测体温、脉搏、呼吸、血压、心率、心律及意识状态变化。监测有无咳嗽、咳痰及痰的颜色、性质变化。留置导尿，严密监测尿量，尿色及尿比重变化，注意是否有血红蛋白尿，防止肾衰竭发生。有条件者监测中心静脉压（CVP）指导输液。

4. 静脉输液护理 淡水淹溺者应严格控制输液速度，从低速度、小剂量开始，避免短时间内大量液体进入体内，加重血液稀释和肺水肿。海水淹溺者如出现血液浓缩症状时，应及时按医嘱输入5%葡萄糖和血浆等液体，切忌输入生理盐水。

5. 心理护理 淹溺者常因急性肺水肿所致的极度呼吸困难而烦躁不安，加之刚度过淹溺危险，会产生焦虑与恐惧心理。应向患者解释治疗措施、目的，使其能积极配合。对于自杀者应尊重其隐私，注意引导其正确对待人生、家庭、事业、他人等，同时做好其家属的思想工作，帮助患者消除自杀念头。

第三节 电击伤

⇒ **案例引导**

　　案例：某市郊电线杆上的电线被风刮断，落到路边。张先生在路上行走时，看到路边有一根电线，一头落在地上，一头挂在电线杆上，便好奇地上前用手捡起，当即倒卧在地，意识丧失，呼吸、心跳微弱，手握电线处可见一焦黄、边缘整齐、直径约 1.8cm 大小的伤口。在转送医院途中呼吸、心搏骤停。

　　讨论：根据上述表现，该患者处于什么状态？该如何处理？

　　电击伤（electrical injury）又称触电，指一定强度的电流通过人体引起的全身或局部组织损伤和功能障碍，甚至发生呼吸、心搏骤停。电击伤可分为超高压电击伤或雷击（一瞬间的超高压直流电）、高压电击伤及低压电击伤 3 种类型。

一、病因

　　人体直接接触电源，或在超高压电和高压电场中，电流或静电电荷击穿空气或其他介质进入人体，导致电击伤。电流能量转化为热能还可造成电烧伤。电击伤常见原因：①缺乏安全用电知识，违反用电操作规程，如私拉、私接电线；②高温、高湿环境和皮肤出汗，使皮肤表面电阻降低，引起电击伤；③意外事故，如暴风雨、地震、大风雪等电线折断触到人体；④雷雨天大树下避雨而被闪电击中；⑤医源性内镜检查、心导管监护时仪器漏电，微电流直接流过心脏而引起的电击伤；⑥跨步电压电击伤。

二、发病机制

　　电击通过电化学作用及产热引起人体组织器官生理功能障碍（如抽搐、心室颤动、呼吸中枢麻痹或呼吸停止等）和组织损伤。电击伤程度与电压高低、电流强弱、频率高低、电流类型、通电时间、接触部位、电流路径及所在环境的气候条件等有关。一般情况下，交流电比直流电危险，低频电比高频电危险，电压越高、电流越强、接触时间越长，就越危险。

　　1. 电压高低　电压越高，流经人体的电流量越大，机体受到的损害越重。低电压强电流易引起局部烧伤，高电压电流易引起深部组织灼伤。电压在 220V 可造成心室颤动而致死，在 1000V 以上可造成呼吸中枢麻痹而致死，在 220～1000V 之间的致死原因两者兼有。

　　2. 电流强度　电流强度不同，产生的生理效应不同。一般而论，通过人体的电流越强造成的损害越重，危险性也越大。2mA 以下的电流仅产生麻木、刺痛感，随着接触电流的不断增大，可引起接触部位肌肉持续疼挛（收缩）、呼吸困难，甚至心室颤动和呼吸麻痹而死亡。

　　3. 电流类型　交流电比直流电对人体的危害大，人体对交流电的敏感性为直流电的 3～4 倍，交流电 50V 以上即可产生危险，直流电 250V 以下很少引起死亡。低频电 15～150Hz 危险大，而低频电中又以 50～60Hz 交流电危险性最大，易产生致命性心室颤动。

　　4. 通电时间　电流对人体的损伤程度与通电时间（接触电源时间）的长短有关。接触电流时间越长，损伤越严重。

　　5. 通电途径　电流流经人体的途径不同，对人体造成的损伤也不同。例如电流从一侧上肢到另一侧上肢或下肢，电流通过心脏，其危险性就比电流从一侧下肢到另一侧下肢大。电流通过心脏易致心搏骤停，通过脑干可使中枢神经麻痹、呼吸暂停。

6. 电阻 人体不同部位的皮肤在不同情况下电阻亦不同。在电压相同的情况下，皮肤电阻越低，通过电流越大，造成的损伤就越重，如潮湿皮肤触电就比干燥皮肤触电损伤重。电流在体内一般沿电阻小的组织前行引起损伤，由小到大依次为血管、肌腱、肌肉、神经、脂肪、皮肤和骨。

三、护理评估

1. 病史 评估有无直接或间接接触带电物体，以及触电的时间、地点、电源情况、有无触电受伤等。

2. 临床表现 轻者瞬间感觉异常，重者死亡。

（1）全身表现 轻者头晕、心悸、面色苍白、四肢软弱、口唇发绀、惊恐、表情呆滞、皮肤灼伤处疼痛或肌肉痛性痉挛，呼吸、心跳加速，敏感者可出现晕厥、短暂意识丧失，一般都能恢复。恢复后可有肌肉疼痛、疲乏、头痛、神经兴奋、心律失常等。重者持续抽搐甚至导致肢体骨折、休克或昏迷。高压电击可致呼吸中枢麻痹，出现昏迷，呼吸停止，血压下降，皮肤发绀，若抢救不及时可迅速死亡。低压电击可致心室颤动，开始有呼吸，继而呼吸停止，甚至有些患者可进入心跳、呼吸极其微弱或暂停的"假死"状态，一般经积极治疗可恢复，复苏不及时易死亡。若高电压、强电流电击，由于呼吸中枢、心血管运动中枢同时受损，多数立即死亡。电击伤亦可导致各种内脏损伤。

（2）局部表现 高压电引起的电烧伤常见一处进口多处出口，面积不大，但可深达肌肉、血管、神经和骨骼，即"口小底大，外浅内深"的特征。随着病情进展，一周或数周后可发生坏死、感染、出血等。如电流损伤血管，致血管壁变性、坏死或血栓形成，可继发组织坏死、出血，甚至肢体广泛坏死，致残率高。低压电引起的烧伤常见于电流进入点与流出点，伤口小，呈焦黄或灰白色的椭圆形或圆形，干燥，边缘整齐，与正常皮肤分界清楚，直径在 $0.5 \sim 2cm$，一般不损伤内脏。

（3）并发症 可有短期精神异常、心律失常、肢体瘫痪、继发性出血或血供障碍、局部组织坏死并继发感染、弥散性血管内凝血、高钾血症、酸中毒、急性肾功能障碍、内脏破裂或穿孔、永久性失明或耳聋、关节脱位和骨折等。如妊娠期妇女被电击后可发生死胎和流产。

3. 辅助检查 早期肌酸磷酸激酶（CPK）及其同工酶（CK-MB）、乳酸脱氢酶（LDH）、丙氨酸转氨酶（ACT）的活性增高，血红蛋白尿或肌红蛋白尿。X线检查可见骨折。心电图可见各种心律失常、急性心肌损伤变化及非特异性 ST-T 段改变。动脉血气分析可有酸中毒、低氧血症等。

四、救护原则 微课3

迅速脱离电源，快速、有效地进行心肺复苏，严密心电监护及对症治疗。

（一）现场救护

1. 脱离电源 根据现场情况，采取切断电源、挑开电线、拉开触电者等有效、快速、安全的方法脱离电源。但在施救过程中既要注意避免触电者受到再次伤害，如高空触电者脱离电源时从高处坠下造成的骨折等，还必须保证施救者的自身安全，禁止在未断电或未采取防护措施的情况下施救。

2. 心肺复苏 呼吸停止、心搏骤停者立即行心肺复苏术，注意不要轻易放弃心肺复苏，警惕"假死"现象。

3. 转运 复苏成功后立即转送有条件的医院，做进一步的救治。转运途中要严密监测生命体征变化，必要时继续心肺复苏。

（二）医院内救护

1. 维持有效呼吸 呼吸停止者立即气管插管，给予机械辅助通气。

2. 抗休克 低血容量性休克及组织严重电烧伤者迅速补液，补液量的多少由患者的每小时尿量、周围循环情况及中心静脉压等决定。

3. 抗心律失常　电击伤可致心肌损害和心律失常，一旦发生心室颤动在应用肾上腺素基础上及早电击除颤。

4. 控制感染　伴有局部烧伤者要保护创面，积极清除烧伤创面的坏死组织，防止污染和感染。但深部组织的损伤与坏死，常需开放创口治疗。

5. 对症处理　对因受高压电热灼伤，致局部组织水肿和小血管内微血栓形成的肢体，可行筋膜松解术，必要时可截肢。内出血或伴有骨折者视情况给予手术治疗。纠正水、电解质紊乱和酸碱失衡，防治脑水肿、急性肾衰竭及应激性溃疡等。

6. 轻型电击伤的处理　轻者不需特殊处理，一般就地休息，观察 1~2 小时即可。较重的轻型电击伤卧床休息数日即可恢复，但应严密观察，必要时给予对症支持治疗。电击伤急救处理流程见图 4-8。

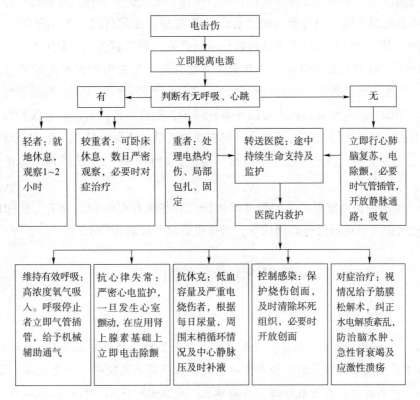

图 4-8　电击伤急救处理流程图

五、护理

（一）主要护理问题

1. 意识障碍　与呼吸、心搏骤停致脑组织缺氧有关。

2. 急性疼痛　与皮肤破损、痛性肌肉收缩、骨折或关节脱位等有关。

3. 皮肤完整性受损　与电热灼伤皮肤有关。

4. 有感染的危险　与皮肤破损及深部组织损伤有关。

5. 知识缺乏　缺乏预防触电的相关知识。

（二）护理措施

1. 紧急处理　平卧，畅通呼吸道，氧气吸入。迅速建立静脉通路，遵医嘱用药。呼吸、心搏骤停者立即实施心肺复苏术。必要时配合医生迅速建立人工气道，并做好相应的抢救准备。

2. 严密观察病情包括 ①定时监测呼吸、脉搏、体温及血压。注意呼吸频率，判断有无呼吸抑制及喉部痉挛导致的窒息发生；②严密心电监护，监测心率、心律的变化，尤其是复苏后的患者更应严密监测心率、心律的变化，以便及时发现各种心律失常，及时救治；③密切监测肾功能，给予留置导尿，监测尿的比重、颜色、性质和量的变化，及时发现急性肾功能衰竭；④注意观察患者神志变化，清醒者给予心理安慰，消除其恐惧心理，发生电击后精神兴奋症状者应劝服患者卧床休息，必要时强制卧床。神志不清者可用约束带或床栏，防止坠床；⑤严格控制输液量，大量补液者要根据血压情况、每小时尿量及中心静脉压监测结果调整输液速度和量，防止发生心力衰竭与急性肺水肿；⑥动态监测心肌损伤生化标志物的变化，及时发现心肌损害。

3. 用药护理 应用抗菌药物预防和控制深部组织损害所造成的厌氧菌感染时要及时准确，并注意观察药物的作用与副作用。应用抗心律失常药物时，应在心电监护下给药，且根据心律失常纠正情况调整给药速度。应用利尿剂和脱水剂时要准确记录24小时尿量，注意观察是否有全身乏力、腹胀、恶心、呕吐等低钾血症的表现。按要求及时正确注射破伤风抗毒素，预防破伤风的发生。

4. 合并伤的护理 注意观察触电者有无其他合并症存在，如触电后弹离电源或自高空跌下时导致的颅脑伤、气胸、血胸、内脏破裂、四肢与骨盆骨折或其他严重创伤，或因电热灼伤导致的烧伤等，应配合医生做好抢救工作。搬运颈部损伤者要给予颈托保护，疑脊柱骨折者应注意保护脊柱给予轴线搬运及使用硬板床。有伤口及烧伤创面者要保持伤口局部敷料清洁、干燥，防止污染和脱落。

5. 一般护理 病室安静、整洁、舒适。根据病情做好口腔护理、皮肤护理，防止口腔炎及压力性损伤的发生。

6. 心理护理 电击伤会导致患者不同程度的损伤，有些患者可能会因为电击伤部位和严重程度产生心理问题，因此医护人员应该做好心理疏导，增强患者战胜疾病的信心。

第四节 毒蛇咬伤

⇒ 案例引导

案例：患者，女性，38岁，农民。于8月5日上午7时，雨后在山间走路，被蛇咬伤左足背部，伤口出血不止，而后局部红肿。中午1时左右，红肿蔓延至股部。患者恐慌，由家属将其送至医院。入院时神志清楚，左下肢红肿，疼痛难忍，皮肤出现瘀斑。伤口出血不止，同时出现吐血、便血、尿血。查体：患者足背部有4个"::"形分布的齿痕，从齿痕口溢血，周围伴有水疱。

讨论：1. 该蛇毒毒素属于什么类型？

2. 该患者的现场急救护理措施有哪些？进行健康教育的重点内容是什么？

蛇咬伤（snake bite）多发生在每年4~10月，热带、亚热带地区一年四季均可能发，以南方为多，多发生于夏、秋两季。蛇分为无毒蛇和毒蛇两类。无毒蛇咬伤后局部皮肤留下浅而细小，间距较密，呈锯齿状或弧形两排排列，轻度刺痛，无中毒症状。毒蛇咬伤后局部常有牙印1~4个，一般2个，牙痕较深而粗大，牙痕间有一定的间距，呈"八"字形或倒"八"字形排列，蛇毒注入体内，引起严重全身中毒症状，甚至危及生命。

一、病因与发病机制

蛇毒由酶、多肽、糖、蛋白和金属离子等组成，其中毒性蛋白质达数十种，蛋白类占蛇毒总量的

90%～95%以上。按蛇毒的性质及其对机体的作用蛇可分为 4 类：神经毒类、血液毒类、细胞毒类和混合毒类蛇。神经毒素可阻滞神经的正常传导而引起神经－肌肉弛缓性麻痹，眼睑下垂、吞咽困难，继而呼吸肌麻痹、呼吸衰竭，甚至呼吸停止，常见于金环蛇、银环蛇、海蛇咬伤；血液毒素对血细胞、血管壁有破坏作用，可引起出血、溶血、休克等，见于竹叶青蛇、原矛头蝮（烙铁头）、蝰蛇咬伤；细胞毒素损害血细胞、血管和组织，除出现局部肿胀、疼痛症状外，还出现全身中毒症状及心肌损害，见于眼镜蛇咬伤；混合毒素兼有神经毒素、血液毒素和（或）细胞毒素特点。

二、诊断与鉴别诊断

毒蛇与无毒蛇咬伤的鉴别见表 4-1。

表 4-1　毒蛇与无毒蛇咬伤鉴别

项目	毒蛇	无毒蛇
压痕	呈或 3～4 个大牙痕，深、紫黑	牙痕小、浅、色淡，呈锯齿状
疼痛	灼烧、疼痛、范围扩展快	痛，不扩展，不加剧
肿胀	红、肿显著、扩展快	红肿不显著、不扩展
出血	常出血、周围瘀斑、水疱	少出血或不出血无斑、水疱
淋巴结	近处淋巴结肿大、触痛	不肿大、无触痛
全身症状	不同种类，症状不同	无

三、护理评估

1. 病史

（1）评估蛇咬伤的时间、毒蛇种类、开始施救的时间。

（2）评估伤口情况、全身中毒表现类型及程度。

（3）评估蛇毒咬伤的严重程度。

（4）评估救治效果，尤其是抗蛇毒血清的解毒效果。

（5）如有心搏骤停，积极评估复苏效果。

2. 临床表现

（1）局部表现

1）无毒蛇咬伤　有两排整齐深浅一致的牙痕。

2）毒蛇咬伤　可见呈"﹒﹒"或"：："形分布的毒牙咬痕，还出现副毒牙痕迹的分布形状；皮肤出现红肿、疼痛、瘀斑、血疱，肿胀蔓延迅速，淋巴结肿大，甚至皮肤、软组织溃烂坏死。

（2）全身表现

1）无毒蛇咬伤　不伴有全身中毒症状，少数出现恶心、头晕、心悸、乏力等症状，往往由紧张、恐惧情绪影响所致。

2）毒蛇咬伤

①神经毒表现：四肢无力、吞咽困难、言语不清、复视、眼睑下垂、呼吸浅慢、窒息感、瞳孔对光反应与调节消失、呼吸麻痹、昏迷，甚至出现自主呼吸停止和心搏骤停。

②血液毒表现：全身各部位如鼻腔、牙龈、巩膜、尿道、消化道，甚至脑部均可出血，出现休克、急性肾功能衰竭。

③细胞毒表现：心肌损害、血红蛋白尿、肿胀可延及整个患肢甚至躯干，可致患肢残废、心功能不全、肾功能不全，病情恶化可出现全身炎症反应综合征，甚至多器官功能障碍综合征。

④混合毒表现：同时出现神经毒素、血液毒素和（或）细胞毒素的临床表现，如眼镜王蛇咬伤以神经毒素表现为主，合并细胞毒素表现；五步蛇咬伤以血液毒素和细胞毒素表现为主。

3. 辅助检查　实验室检查可出现相应的异常改变：白细胞升高、心肌生化标记物升高、血淀粉酶升高，血肌酐、尿素增高，高钾血症、酸中毒和低氧血症等。

蛇毒咬伤的严重程度见表4-2。

表4-2　蛇伤临床严重度简易评估表

严重程度	临床表现
无中毒	仅有牙痕（"干咬"）
轻度	仅有局部表现，如疼痛、淤血、非进行性肿胀
中毒	肿胀进行性发展，有全身症状或体征、实验室结果异常
重度	神经功能异常表现、呼吸窘迫、血流动力学不稳定/休克等

四、救护原则

（一）局部处理

1. 伤口处理　立即绑扎伤口上方，阻断毒素的继续吸收；局部冲洗、抽吸、清创，促进毒素排出。

2. 蛇毒入眼处理　蛇毒喷入眼睛，现场立即大量清水、生理盐水或乳酸林格液冲洗。

（二）全身治疗

1. 解蛇毒中成药　局部可运用具有清热解毒、消肿止痛作用的中草药鲜药或散剂、酊剂等外敷，如半边莲、七叶一枝花、金银花、马齿苋、蒲公英、芙蓉叶、鬼针草、墨旱莲等新鲜中草药，也可以用内服的蛇药片研末水调外敷。

2. 抗蛇毒血清　明确毒蛇种类后24小时以内（尤以6小时以内为佳）使用相应的抗蛇毒血清。抗蛇毒血清的使用主要遵守"早期用药、同种专一、异种联合"的原则。用前需做过敏试验，阳性者采用脱敏注射法。

3. 其他治疗　根据病情，使用糖皮质激素、破伤风抗毒素和抗菌药物防治感染；静脉快速大量输液或用呋塞米、甘露醇等利尿剂，加快蛇毒排出，减轻中毒症状；积极抗休克，改善出血倾向，治疗心、肺、肾等功能障碍。

五、护理

（一）主要护理问题

1. 恐惧　与毒蛇咬伤、生命受到威胁有关。

2. 皮肤完整性受损　与毒蛇咬伤、破坏皮肤组织结构有关。

3. 潜在并发症　感染、多脏器功能障碍。

（二）护理措施

1. 急救护理

（1）脱离　迅速脱离现场，保证周围环境的安全。

（2）制动　蛇咬伤后尽量全身完全制动，尤其受伤肢体制动，可用夹板固定伤肢以保持制动，并低于心脏水平，可减少局部伤口组织的毒素吸收，减轻蛇毒在血液循环系统中的扩散，从而缓解患者的中毒症状。

（3）解压　去除受伤部位的受限物品，如戒指、手镯/脚链、手表、紧衣/裤袖、鞋子等，以免因肢体肿胀加重局部伤害。

（4）伤口处理　迅速用可以找到的鞋带、裤带等绳子绑扎伤口的近心端，其目的是阻断毒液静脉和淋巴回流入心，而不阻碍动脉的供应；现场用大量清水冲洗伤口及其周围皮肤，挤出毒液；当蛇毒遇到高热，可发生凝固而遭到破坏，从而失去毒性作用，在被毒蛇咬伤且急救条件困难的情况下，也可用瞬时火烧伤口的方法进行急救，但要注意用火安全及高温烫伤；若现场环境允许，可用冰块、冷泉水或井水浸泡伤肢进行局部冰敷，从而减慢蛇毒的吸收。入院后用3%过氧化氢溶液对伤口及周围组织进行反复冲洗，然后依次用生理盐水和碘伏分别进行冲洗和消毒。负压器吸引伤口，或者采用胰蛋白酶或1/1000高锰酸钾溶液伤口内注射冲洗，以破坏或排出伤口局部蛇毒；伤口较深者，可切开或以三棱针扎刺伤口周围皮肤（若伤口流血不止，则不宜切开），并将肢体低于心脏水平，以利于伤口渗液引流。

2. 一般护理

（1）休息与活动　早期卧床休息，伤肢制动，使血液循环减慢，以减慢毒素在体内扩散；恢复期指导患者床上进行适度的功能锻炼，以促进伤口的愈合及患肢功能恢复。

（2）营养护理　指导患者清淡、易消化、富营养的饮食，鼓励多饮水，避免辛辣食物和刺激性饮料，保持二便通畅；对于不能进食者可给予肠内外营养支持并做好相应的护理。

（3）心理护理　毒蛇咬伤患者发病突然，病情发展快，多数患者出现恐惧或焦虑等一系列不良心理。帮助患者树立战胜疾病的信心，以减轻恐惧，改善负面情绪，促进康复。

3. 病情观察　密切观察患者的生命体征、神志、瞳孔、面色、尿量、伤肢皮肤温度的变化及皮肤黏膜有无出血点等。

（1）肾功能损害者　观察尿量、血肌酐、红细胞及尿蛋白等。

（2）呼吸衰竭者　根据病情给予吸氧或机械通气、气管插管或气管切开，注意呼吸道的管理，机械通气患者同时注意呼吸机的管理，预防并发症并密切观察患者的生命体征，若患者出现呼吸困难，及时抢救，并做好气道护理。

（3）中毒性休克者　为了减少蛇毒素的吸收和扩散，指导患者保持镇静，伤口近心端处绑扎、患肢制动，及时对伤口进行切开、冲洗、消毒并引流等处理，同时建立静脉通道，按医嘱早期静脉滴注抗蛇毒血清、利尿、补液等。

密切观察患肢的疼痛、远端感觉、动脉波动、肢端循环和皮肤颜色，若有骨筋膜室综合征的表现，及时通知医生并处理。

4. 伤口护理　保持创面清洁和伤口引流通畅，观察伤口渗血、渗液、继发感染或局部皮肤情况。经彻底清创后，按医嘱局部外敷利百素凝胶、硫酸镁、1∶5000高锰酸钾或高渗盐水湿敷，以利于消肿。

5. 用药护理　建立静脉通道，遵医嘱尽早使用抗蛇毒血清、利尿剂，快速大量输液以中和毒素，促进毒素排出。使用抗蛇毒血清时，密切观察生命体征、伤口肿胀范围、出血情况（每15~30分钟）、出入量、过敏或血清病表现（如皮疹、畏寒、发热、肌痛、关节痛等）；监测血常规、血红蛋白、血小板、电解质、肝肾功能、心肌酶或肌酶、凝血功能。补液时注意观察心肺功能，以防快速、大量输液导致肺水肿。

六、健康教育

1. 宣传知识　宣传毒蛇咬伤的有关知识，强化自我防范意识。蛇是变温动物，气温达到18℃以上才出来活动，所以在闷热欲雨或雨后初晴时蛇经常出洞活动。

2. 自我防范　在野外作业时，不要轻易尝试抓蛇或玩蛇，同时做好自我防护，如戴帽子、穿长衣长裤、穿雨靴、戴橡胶手套等，并随身携带蛇药片，以备急用。

3. 露营时　选择空旷干燥地面，晚上在营帐周围点燃火焰。

4. 了解蛇基本特征 尽量记住蛇的基本特征，如蛇形、蛇头、蛇体和颜色，有条件的话最好拍摄致伤蛇的照片。

5. 自救措施 指导现毒蛇咬伤后现场自救的急救措施：被咬伤后不要惊慌、乱跑，伤肢制动，用止血带或其他代用品，在伤口近心端5cm处绑扎，每15～30分钟放松一次，休息3分钟左右，以免发生坏死。

⊕ **知识链接**

抗蛇毒血清

用法：通常采用静脉注射，也可做肌内或皮下注射，一次完成。

用量：一般蝮蛇咬伤注射抗蝮蛇毒血清6000U；五步蛇咬伤注射抗五步蛇毒血清8000U；银环蛇或眼镜蛇咬伤注射抗银环蛇毒血清10000U或抗眼镜蛇毒血清2000IU。以上剂量约可中和一条相应蛇的排毒量。视病情可酌情增减。注射前必须做过敏试验，阴性者才可全量注射。

过敏试验方法：取0.1ml抗血清加1.9ml的0.9%氯化钠溶液。在前臂掌侧皮内注射0.1ml，经20～30分钟，注射皮丘在2cm以内，且皮丘周围无红晕及蜘蛛足者为阴性，可在严密观察下直接注射。若注射部位出现皮丘增大、红肿、浸润，特别是形似伪足或有痒感者，为阳性反应。阳性者应采用脱敏射法。

第五节 高原病 ▣ 微课4

⇒ **案例引导**

案例：患者，男性，21岁，学生，长期生活在四川成都。于2022年1月20日坐飞机到拉萨旅游。于1月21日9：00，出现轻微头痛、咳嗽、咳痰，在宾馆自行吸氧，口服红景天，症状好转；于1月22日20：00，出现头痛、呼吸急促、嘴唇轻度发绀，自行吸氧后未见好转，于1月23日00：50，由同学送至医院急诊科。患者已出现发热、心慌、胸闷、咳少量粉红色泡沫痰和烦躁不安等症状。查体：体温38.1℃，脉搏128次/分，呼吸28次/分，血压120/76mmHg，氧饱和度78%。

讨论：1. 结合病史、症状和体征，考虑什么诊断？

2. 该患者的急救护理措施有哪些？进行健康教育的重点内容是什么？

高原地区大气压和氧分压低，干燥寒冷，紫外线强。在医学上，"高原"是指海拔3000m以上的高原或高山地区。近年来，主流观点认为该海拔标准应降至2500m。我国高原面积广阔，且大部分位于西部等边陲要地，长期有大量的世居者或短期逗留的人。因对高原环境适应能力不足而引起以缺氧为突出表现的一组疾病称为高原病（disease of high altitude）。高原病在临床上可以分为急性高原病和慢性高原病两大类，其产生的原因均与高原地区的低压、低氧环境有明确的相关性。

一、病因

高原地区由于大气压和氧分压降低，进入高原地区后人体发生缺氧。随着海拔升高，吸入氧气分压明显下降，氧供发生严重障碍。低压性低氧血症是高原病的主要原因。

二、发病机制

1. **神经系统** 大脑皮质对缺氧的耐受性最低，是由于大脑代谢旺盛，耗氧量大。急性缺氧时，最初发生脑血管扩张、血流量增加和颅内压升高，大脑皮质兴奋性增强，出现头痛、多言、失眠和步态不稳。随着缺氧加重，脑细胞无氧代谢加强，ATP 生成减少，脑细胞膜钠泵功能障碍，细胞内钠、水潴留，发生高原脑水肿。

2. **呼吸系统** 进入高原后，动脉血氧分压降低，刺激颈动脉窦和主动脉体化学感受器，出现反射性呼吸加深、加快，使肺泡通气量和动脉血氧分压增加。过度换气呼出 CO_2 增多，导致呼吸分压增加和呼吸性碱中毒。适应能力强者，肾脏代偿性排出 HCO_3^- 增多，以纠正呼吸性碱中毒。急性缺氧致持续肺小动脉痉挛，导致平滑肌层增厚，肺循环阻力增高，肺毛细血管压明显升高，血管壁通透性增强，血浆渗出增多，发生高原肺水肿。慢性高原病者，呼吸中枢对 CO_2 敏感性和外周化学感受器对低氧敏感性降低，肺泡通气不足，出现肺弥散功能障碍。长期处于低氧环境可引起肺小动脉平滑肌肥厚及内膜纤维化，导致肺动脉高压，最终发生慢性高原病。

3. **心血管系统** 高原缺氧刺激颈动脉窦和主动脉体化学感受器引起心率增快是机体最早的代偿性反应，心率增快且心排血量增加。急性缺氧时，体内血液重新分布，如皮肤及腹腔器官（特别是肾脏）血管收缩，使血供减少；心及脑血管扩张，血流量增加。长期移居高原者，肺动脉阻力持续增加导致肺动脉高压、右心室肥大，即高原性心脏病，该病属于肺源性心脏病。缺氧引起继发性红细胞增多又可增加血液黏稠度，进一步加重心脏负荷。缺氧刺激血儿茶酚胺、垂体加压素和肾上腺皮质激素分泌增加，肾素－血管紧张素－醛固酮系统活性增强使血压升高，进一步加重高原性心脏病。长期缺氧损伤心肌和肾上腺皮质功能，也可出现收缩压降低和脉压变小。

4. **造血系统** 进入高原后，出现代偿性红细胞增多和血红蛋白增加也是缺氧适应反应。急性缺氧时，主要是刺激外周化学感受器，反射性引起交感神经兴奋性增强，使储血器官释放红细胞，糖无氧氧化增强，血乳酸增多，血 pH 下降，氧解离曲线右移，还原血红蛋白增多，2，3－二磷酸甘油酯（2，3－DPG）合成增加，氧与血红蛋白亲和力降低，使氧易于释放给组织。低氧血症还能刺激红细胞生成素（erythropoietin）生成，促进骨髓红细胞系增生，使红细胞数增多及红细胞内血红蛋白含量增加，增强血液携氧能力。

高原病的基本病理学特征是细胞肿胀，脑、肺及外周血管常发生血小板、纤维蛋白栓子或静脉血栓。

三、临床表现

（一）急性高原病（acute altitude illness，AAI）

高原地区独有的常见病。多见于由低海拔地区快速进入高海拔地区后，肺血管首先发生低氧性收缩，进一步低氧导致肺血管重构，进而引发低氧性肺动脉高压，最终导致严重的右心室肥厚和右心衰竭。

1. **急性高原反应** 很常见。未适应者 1 天内进入高原地区后 6～24 小时发病，出现头痛、心悸、胸闷、气短、厌食、恶心和呕吐等症状，部分患者出现口唇和甲床发绀。通常在高原停留 24～48 小时后症状缓解，数天后症状消失。少数可发展成高原肺水肿和（或）高原脑水肿。

2. **高原肺水肿** 常见且致命。通常快速进入高原地区后 2～4 天内发病，先有急性高原反应的临床表现，继而出现心动过速、呼吸困难、干咳加重、端坐呼吸、咳白色或粉红色泡沫样痰，肺部可闻及干、湿性啰音。

3. 高原脑水肿 罕见且严重。大多数快速进入高原地区 1~3 天后发病，表现为剧烈头痛伴呕吐、精神错乱、共济失调、幻听、幻视、言语和定向力障碍等，随着病情的发展，出现步态不稳、嗜睡、木僵或昏迷，有的发生惊厥。

（二）慢性高原病（chronic mountain illness，CMI）

世居者或移居者长期生活在海拔 2500m 以上，而对高原低氧环境逐渐失去习服而导致以红细胞增多（女性 Hb≥190g/L，男性 Hb≥210g/L）、低氧血症为特征，伴随病情进展可能进一步影响心肺功能，严重者发展为多脏器功能衰竭，而成为严重的系统性疾病。

1. 慢性高原反应 是急性高原反应持续 3 个月以上未恢复者，出现头痛、头晕、失眠、记忆力减退、注意力不集中、心悸、气短、食欲减退、消化不良、手足麻木和颜面水肿等症状，有时发生心律失常或短暂性昏厥。

2. 高原红细胞增多症 是对高原缺氧的一种代偿性生理适应反应。本病多呈慢性，无明确的发病时间，一般发生在移居高原 1 年以上，主要表现为红细胞、血红蛋白增多（女性 Hb≥199g/L，男性 Hb≥210g/L）。患者常出现头痛、头晕、心悸、气短、乏力、发绀、手脚心发热、肌肉关节疼痛、食欲差、注意力不集中、健忘，以及女性月经不调、男性阳痿、性欲减退。当脱离低氧环境后，随着血红蛋白和红细胞压积的逐渐恢复，症状也逐渐消失，但再返高原时又可复发。

3. 高原心脏病 多见于高原出生的婴幼儿，成年人移居高原 6~12 个月后发病。主要表现为心悸、气短、胸闷、咳嗽、发绀、颈静脉怒张、心律失常、肝大、腹水和下肢水肿。部分患者间断出现睡眠呼吸暂停或打鼾。

4. 高原衰退症 长期居住海拔 3000m 以上高原，出现脑力衰退、体力衰退和脱发、牙齿脱落、间歇浮肿等慢性低氧损伤的临床表现，且不伴有红细胞增多和显著肺动脉高压。

5. 高原血压改变 久居或世居高原者通常血压偏低（≤90/60mmHg），常伴有头痛、头晕、疲倦和失眠等神经衰弱症状。血压升高时可诊断高原高血压，与原发性高血压病表现相似，但很少引起心和肾脏损害。

四、实验室检查

1. 血液学检查 急性高原病患者可有轻度白细胞增多；慢性者红细胞计数超过 $7.0×10^{12}$/L，血红蛋白浓度超过 180g/L，血细胞比容超过 60%。

2. 心电图检查 慢性高原心脏病患者表现电轴右偏、肺型 P 波、右心室肥大劳损、T 波倒置和（或）右束支阻滞。

3. 胸部 X 线检查 高原肺水肿患者胸片显示双侧肺野弥散性斑片或云絮状模糊阴影。高原心脏病者表现为肺动脉明显突出，右下肺动脉干横径≥15mm，右心室增大。

4. 肺功能检查 动脉血气分析：高原肺水肿患者表现为低氧血症、低碳酸血症和呼吸性碱中毒；高原心脏病者表现为 $PaCO_2$ 增高和低氧血症。慢性高原病患者肺活量减少，峰值呼气流速降低，每分通气量下降。右心导管检查肺动脉压、右房和右室压升高，肺动脉楔压（PCWP）正常。

五、治疗

（一）急性高原病

1. 急性高原反应

（1）休息 一旦确诊或疑似急性高原反应，症状未改善前，应卧床休息。

（2）氧疗　应用鼻导管或通气面罩持续吸入氧气，并保持患者 $SpO_2 > 90\%$ 或缓解症状，有条件者应用高压氧舱治疗。

（3）下降　患者治疗 1~2 天后症状未能改善或使用乙酰唑胺或地塞米松治疗后症状恶化者，应尽快将患者转送到海拔较低的地区，一般下降 300~1000m 或直到症状消失。

（4）药物治疗　应用地塞米松（4mg/次，每 6 小时 1 次）治疗，头痛或恶心呕吐者按医嘱给予乙酰氨基酚、布洛芬、丙氯拉嗪等药物进行对症治疗。

2. 高原肺水肿

（1）休息　绝对卧床休息，采取半坐位或高枕卧位，注意保暖。

（2）氧疗　应用鼻导管或通气面罩持续吸入氧气，并保持患者 $SpO_2 > 90\%$ 或缓解症状，有条件者应用高压氧舱治疗。必要时，持续气道正压通气或呼气正压通气作为辅助方式治疗。

（3）下降　下降至少 1000m 或直到症状消失，下降时应尽可能减少负重和自身活动，以减轻肺动脉压力增加。

（4）药物治疗　使用硝苯地平缓释剂（30mg/次，每 12 小时 1 次，或 20mg/次，每 8 小时 1 次），硝苯地平有禁忌时，使用他达拉非或西地那非治疗，降低肺动脉压和改善氧合作用。出现心房颤动时，应用洋地黄和抗血小板药物。

3. 高原脑水肿

（1）休息　平卧位休息。

（2）氧疗　应用鼻导管或通气面罩持续吸入氧气，并保持 $SpO_2 > 90\%$ 或缓解症状，有条件者应用高压氧舱治疗，必要时使用持续气道正压通气治疗。

（3）下降　所有确诊或疑似 HACE 的患者均应考虑下降，尽快将患者转送到海拔较低的地区，至少下降 1000m 或直到症状消失，这对任何程度的 HACE 治疗均有效。

（4）药物治疗　中度至重度的 HACE 患者地塞米松治疗，成人首次 8mg，然后每次 4mg，每 6 小时 1 次，直到症状缓解；儿童剂量为每次 0.15mg/kg，最大剂量为 4mg，每 6 小时 1 次。头痛者应用对乙酰氨基酚和布洛芬等；同时给予甘露醇溶液和呋塞米降低颅内高压。

（二）慢性高原病

1. 下降　迄今为止，确诊或疑似慢性高原病的患者转移至平原且不再返回高原地区仍然是最为可靠的防治措施，而不脱离高原环境的前提下难以治愈。

2. 氧疗　治疗慢性高原病的首要措施是增加氧浓度、提高氧分压。在海拔 5000m 以上的高原上居住连续 1 年以上者，每天至少进行 1 小时低浓度吸氧。

3. 血液稀释疗法　可使血液黏稠度明显下降而血液流动性则明显上升，红细胞携氧能力、组织氧供均会获得显著改善。

4. 药物治疗

（1）肺动脉高压的患者　氧疗的同时使用氨茶碱、酚妥拉明和硝苯地平等进行降压治疗。

（2）慢性高原病、高原红细胞增多症的患者　在血液稀释的同时使用乙酰唑胺可以降低血清促红细胞生成素水平和红细胞压积，改善肺通气，提高血氧饱和度；静脉滴注二硝酸异山梨醇酯和丹红注射液等药物改善微循环，降低右心室后负荷、预防肺动脉压和治疗慢性高原病。

高原性高血压

　　人进入高原初期，机体对低氧产生急性应激反应，交感－肾上腺系统活动增强，血中可以促使血压增高的生物活性物质儿茶酚胺类增多，心排血量增加，周围小血管收缩，引起血压升高，其发病率为 16.27%。高原性高血压主要表现为一般心脑血管疾病的症状和体征，如心悸、气短、心脏扩大、心律失常及心功能不全等，同时伴有高压升高，有时发生高血压危象。高原性高血压给予强心、利尿、扩血管药物，控制感染及降压治疗。长期积极治疗效果不明显，或合并严重脏器损害者，及时转送到非高原地区进行治疗。

六、护理

（一）护理评估

　　（1）评估患者的生命体征，包括 SpO_2、呼吸频率、尿量、大便颜色、面色、唇色、进藏时间和发病时间等。

　　（2）评估患者有无头痛、心悸、胸闷、气短、厌食、恶心呕吐或咳白色或粉红色泡沫样痰；有无剧烈头痛伴呕吐、精神错乱、共济失调、幻听、幻视、言语和定向力障碍等症状；既往史及近期治疗情况。

　　（3）评估辅助检查的阳性指标。

（二）护理诊断

1. 疼痛　与缺氧有关。

2. 恐惧　与起病急重，缺乏疾病的认识有关。

3. 气体交换受损　与低氧性肺血管收缩有关。

（三）护理措施

1. 急性高原病患者的护理

（1）急救护理

　　1）休息　急性高原反应者，应卧床休息；高原肺水肿者绝对半卧位休息，两腿下垂；高原脑水肿者取平卧位休息。

　　2）氧疗　氧气持续吸入，湿化瓶内加入 75% 乙醇 10 滴左右，流量 6~8L/min，并保持患者 SpO_2 > 90% 或缓解症状，有条件者按医嘱应用高压氧舱治疗。

　　3）保持气道通畅　解开衣领，及时清除口、鼻、咽部的分泌物，痰多者及时予以吸痰，必要时气管内插管，肺水肿患者使用持续气道正压通气或呼气正压通气治疗，高原脑水肿患者使用持续气道正压通气治疗。该病患者常存在呼吸性碱中毒，故不宜过度通气。

　　4）下降　在情况允许下，将患者迅速转移到海拔较低的地区治疗，下降途中不可中断治疗；脑水肿的患者，至少下降 1000m 以上，直至症状消失。

　　（2）心理护理　大多数患者因起病急、病情重，并缺乏疾病的认识，心理处于高度应急状态，易产生焦虑、恐惧和绝望等一系列心理活动。护理人员在迅速、及时、有效配合抢救的同时，稳定患者的情绪，做好家属及亲友的思想工作，并通过安慰、鼓励、疏导等方法缓解患者的精神压力、消除疑虑，增强战胜疾病，恢复健康的信心。

（3）病情观察　严密观察患者的意识、瞳孔、生命体征、唇色、呕吐物、尿量、大便颜色及指（趾）端的温度与色泽，尤其是氧饱和度和呼吸频率的变化。

（4）用药护理　①遵医嘱给予地塞米松、快速利尿剂时，观察患者的心率、血压、尿量，准确记录出入量，保证水电解质的平衡；②应用强心剂者，观察患者用药后心率、心律、视觉变化和胃肠道反应；③使用血管扩张剂者，需随时测量血压变化并记录，以防血压下降过快；④应用氨茶碱者，用药时滴速不宜过快，严密观察患者有无头晕、心率增快、血压下降和虚脱等现象；⑤应用乙酰氨基酚、布洛芬、丙氯拉嗪和镇静药物，观察药物的疗效，是否缓解头痛、恶心呕吐及烦躁的症状。

（5）饮食指导　饮食结构调整为第一碳水化合物、第二脂肪、第三蛋白质，摄入适量的液体能量，如果汁、牛奶。对不能进食者，给予鼻饲饮食。

（6）皮肤护理　定时翻身，严格交接，避免局部长期受压而发生压力性损伤。

（7）安全转运　病情危重者必须就地抢救，条件允许的情况下，应尽早将患者转至低海拔地区治疗，在转送途中不应中断治疗。

1）转运前评估　评估转运的必要性，包括风险和患者的病情能否耐受转运，气候、路况、转运设备及转运人员的素质与数量，选择何种交通工具，确认转运可行性方法。转运前同接收单位联系，告知患者基本情况以及预计到达时间，同时将患者的病历资料随同患者转运。

2）转运人员素质　转运医护人员熟悉危重患者抢救，以保证途中应对紧急情况。

3）医用设备问题　实际转运途中需要的氧气、液体和药物是否足够；评估患者的呼吸、循环功能，是否需要建立人工气道，以免途中插管困难；如有监护仪等其他充电设备，一定要考虑到电池状态问题。

4）病情观察　转运途中观察患者的呼吸频率、血压、脉氧、心电监测指标，详细记录患者的生命体征、突发事件及不良事件，以便伤员入院后能争分夺秒地完善救治方案。躁动患者，按医嘱给予镇静药或保护性约束治疗，保证各种管路的安全，防止移位或脱出。

5）接收准备　接收单位应提前按转运前计划到达时间做好接收准备工作，调整好房间温湿度，备好床位、吸氧装置、首需输入液体，根据病情准备急救设备、药品和护理用具。

6）交接工作　详细交接患者、病情和病历资料等，并做好相应的护理记录。

2. 慢性高原病患者的护理

（1）长期氧疗　持续氧疗是治疗高原心脏病和高原肺动脉高压的首选疗法。指导患者每天低浓度（2L/min）吸氧1小时，对于慢性低氧血症不仅有延缓和纠正作用，改善血红蛋白浓度以及血液黏稠度，肺动脉压也会因此下降，从而延缓和改善慢性高原病的发展。

（2）用药护理　使用乙酰唑胺前询问患者对磺胺类药物是否过敏，嘱患者按医嘱使用乙酰唑胺，与食物同服可以减少胃肠道的反应。若用药过程中出现腹痛、皮疹、心悸等不良反应时，及时就医。

（3）血液稀释疗法　观察治疗前后生命体征的变化及常规检查的阳性指标，如血、尿及大便常规，肝肾功能、血脂和出凝血时间以及心电图的变化，并按医嘱给予对症治疗，观察其疗效。

3. 出院指导

（1）嘱患者避免重体力劳动，注意保暖，避免引起上呼吸道感染。

（2）多摄入高糖、蔬菜水果和易消化饮食，避免生、冷、油腻的食物，不宜过饱或饥饿。

（3）成人每天保证7~9小时的睡眠，儿童适当延长，睡前2小时不宜喝过多的水、茶和咖啡等。

（4）若出现头痛、头晕、恶心、呕吐、呼吸急促和咳白色泡沫痰等症状，及时到就近医院就诊。

（5）有条件者每天低浓度（2L/min）吸氧1小时。

4. 健康教育

（1）向患者及家属讲解高原病诱发因素及危险因素，如寒冷、疲劳、上呼吸道感染是三大诱发因素，而睡眠不足、饥饿、吸烟、海拔过高和带病进入高原等是高原病的危险因素。

（2）逐渐进入高原，根据每天上升的高度来控制上升速度，是预防急性高原病的有效措施，尤其是让睡眠时的高度缓慢增加。可以通过在中等高度（2200～3000m）睡一晚来降低风险，当超过3000m时，个人睡眠时的高度增加不应超过500m/d，并应每间隔3～4天休息一天。

（3）进入高原后，避免剧烈运动，应减少劳动量及劳动强度，适应后逐渐增加劳动量，同时注意保暖，严禁大量饮水。

（4）进入高原后，若出现头痛、头晕、恶心、呕吐、呼吸急促、咳嗽、咳痰、咳白色泡沫痰等症状时，及时到就近医院就诊。

（5）急性高原病经过及时诊断和积极治疗后，一般预后良好；高原肺水肿和高原脑水肿，延误诊断和治疗常可以致命。高原肺水肿恢复者，再次进入相同高原环境时容易复发。慢性高原病患者转移到平原后，多在1～2个月可恢复，高原心脏病伴有肺动脉高压和右心室肥大者，一般不易恢复。

目标检测

答案解析

一、单选题

1. 下列各项中不属于先兆中暑的是（　　）

  A. 口渴、头晕、眼花   B. 昏迷

  C. 四肢无力   D. 注意力不集中

  E. 胸闷、心悸

2. 对于热痉挛的患者，肌肉痉挛最好发的部位是（　　）

  A. 四肢肌肉 B. 咀嚼肌 C. 腹直肌 D. 腓肠肌 E. 呼吸肌

3. 对于热痉挛的患者，需要补充的物质是（　　）

  A. 水   B. 葡萄糖生理盐水

  C. 钠盐   D. 维生素

  E. 糖

4. 海水淹溺者出现血液浓缩症状时，应切忌输入的液体是（　　）

  A. 5%葡萄糖注射液   B. 10%葡萄糖注射液

  C. 生理盐水   D. 血浆

  E. 706代血浆

5. 下列各项中不属于淡水淹溺病理生理变化的是（　　）

  A. 血容量增加 B. 低钾血症 C. 低钠血症 D. 低氯血症 E. 低蛋白血症

6. 淹溺主要的病理生理变化是（　　）

  A. 喉痉挛 B. 溶血 C. 急性肺水肿 D. 电解质紊乱 E. 缺氧

7. 对于电击伤患者，现场救护的首要措施是（　　）

  A. 保温 B. 脱离电源 C. 包扎伤口 D. 心肺复苏 E. 拨打急救电话

8. 日常生活中最常见的触电方式是（　　）

　　A. 单相触电　　　B. 二相触电　　　C. 三相触电　　　D. 跨步电压触电　E. 多相触电

9. 下列关于重度中暑处理措施的叙述，错误的是（　　）

　　A. 将患者置于室温低于20℃的房间内

　　B. 28℃的葡萄糖氯化钠注射液200ml保留灌肠

　　C. 保持呼吸道通畅，保证供氧

　　D. 维持水电解质平衡

　　E. 注意预防感染和压力性损伤发生

10. 患者，女性，45岁，夏天，天气闷热，在室外连续工作5小时，由于大量出汗导致失水、失钠等引起的循环灌注不足而晕倒，该患者的中暑类型是（　　）

　　A. 热衰竭　　　B. 热痉挛　　　C. 虚脱　　　D. 日射病　　　E. 热射病

11. 高原病的主要病因为（　　）

　　A. 大气压的下降增加了氧分压　　　　　　　B. 大气压的升高增加了氧分压

　　C. 大气压的升高降低了氧分压　　　　　　　D. 大气压的下降减低了氧分压

　　E. 以上都不对

12. 关于高原病的治疗方法，正确的是（　　）

　　A. 氧疗　　　B. 休息　　　C. 药物治疗　　　D. 下降　　　E. 以上都是

13. 急性高原病的实验室检查，不正确的是（　　）

　　A. 低氧血症　　　　　　　　　　　　　　　B. 呼吸性酸中毒

　　C. 血红蛋白浓度增加　　　　　　　　　　　D. 白细胞增多

　　E. 低碳酸血症

14. 最常见且致命的高原病是（　　）

　　A. 高原心脏病　　　　　　　　　　　　　　B. 高原脑水肿

　　C. 急性高原反应　　　　　　　　　　　　　D. 高原肺水肿

　　E. 慢性高原反应

15. 高原病发病的主要原因是（　　）

　　A. 代谢性酸中毒　　　　　　　　　　　　　B. 低碳酸血症

　　C. 缺氧　　　　　　　　　　　　　　　　　D. 呼吸性碱中毒

　　E. 水、电解质紊乱

16. 对缺氧耐受最低的是（　　）

　　A. 肺　　　B. 肾脏　　　C. 心肌　　　D. 大脑皮质　　　E. 肝脏

17. 毒蛇咬伤患者的急救护理，正确的是（　　）

　　A. 患肢抬高　　B. 患肢平置　　C. 患肢低垂　　　D. 患肢多活动　　E. 患肢多按摩

18. 银环蛇咬伤致死的主要原因是（　　）

　　A. 循环衰竭　　B. DIC　　　C. 呼吸衰竭　　　D. 肾衰竭　　　E. 肝功能衰竭

19. 在野外处理毒蛇咬伤时，以下最有效的局部早期处理方法是（　　）

　　A. 奔跑至医院　　　　　　　　　　　　　　B. 拔除毒牙

　　C. 伤口远心端肢体结扎　　　　　　　　　　D. 大量清水冲洗伤口及其周围皮肤

　　E. 局部封闭

20. 若被毒蛇咬破皮肤，包扎伤口应扎在（　　）

　　A. 近心脏一端　B. 远心脏一端　C. 在伤口正中　　D. 以上均可　　E. 以上均不可

二、多选题

1. 主要含有神经毒的毒蛇是（　　）

　　A. 竹叶青蛇　　　　B. 蝮蛇　　　　　　C. 五步蛇　　　　　D. 银环蛇　　　　　E. 赤链蛇

2. 高原病的发病机制是（　　）

　　A. 大脑皮质脑细胞最易受损　　　　　　　　B. 动脉血氧分压降低可发生呼吸性碱中毒

　　C. 可致肺源性心脏病　　　　　　　　　　　D. 可致高血红蛋白血症

　　E. 可致血液黏稠度升高

3. 下列理化因素中引起的损伤需氧疗的为（　　）

　　A. 有机磷杀虫药中毒　　　　　　　　　　　B. CO 中毒

　　C. 高原病　　　　　　　　　　　　　　　　D. 中暑

　　E. 冻僵

（周谊霞　次拉）

书网融合……

本章小结　　　　微课1　　　　　微课2　　　　　微课3　　　　　微课4　　　　　题库

第五章　急诊科的建设与管理

PPT

知识要求：

1. 掌握　急诊科护理人员的配备和管理，护理质量管理的组织实施与目标要求；急诊科仪器设备、药品的管理要求；急诊患者病情严重程度的初级评估和病情分级；急诊护理工作流程与急诊分诊程序。

2. 熟悉　急诊科的布局与设置；急诊分诊的概念、作用和方法；急诊患者病情严重程度分类系统，生命体征异常的参考指标，列入急诊患者病情分级的医疗资源；急救绿色通道的定义、范围和基本要求。

3. 了解　急诊科的定义、任务和运转模式；急诊科护理质量评价指标；ESI 挽救生命干预措施等。

技能要求：

学会根据病情严重程度对急诊患者进行病情分级，正确分流。

素质要求：

具备急诊科护士的思想素质，树立急诊科工作的思维模式。

第一节　概　述

➡ 案例引导

案例：患者，老年男性，由"120"送入急诊大厅，意识不清，呼之不应，"120"工作人员告知其为"三无"人员（无家属、无身份信息、无经济来源），病史不详，立即送入抢救室后。

查体：体温 36.2℃，心率 124 次/分，呼吸 18 次/分，血压 85/45mmHg，血氧饱和度 89%。

讨论：作为急诊预检分诊护士，对于此类患者应该如何进行分诊护理工作？

一、医院急诊科的概念

医院急诊科是急救医疗服务体系（emergency medical service system，EMSS）中重要的中间环节，不仅是院前急救医疗的继续，还是医院内急救的第一线，24 小时不间断地对各类急危重症患者根据病情进行急诊或急救。急诊科的救治能力是医院整体医疗质量、医护人员基本素质和急救技术水平的综合体现，急诊科的建设和管理水平直接影响 EMSS 的最终救治效果。因此急诊科应当具备与医院级别、功能和任务相适应的场所、设施、设备、药品和技术力量。要求具有设置合理的就诊区域，配备完善的急诊硬件，建立科学的管理制度，同时加强专业培训，不断提高急诊医护人员的专业素养，持续促进急诊工作效率和急危重症患者的救治成功率的提升。

二、医院急诊科的任务

急诊科的主要任务是及时、迅速、准确地救治急危重症患者。其工作任务包括以下几个方面。

1. 急救医疗 是为防止处于危急状态下的患者死亡或致残而对患者提供的紧急医疗服务。急救对象包括急救站（中心）、基层医院或自行送达医院时已危及生命的患者。如严重创伤、急性中毒、休克、深度昏迷、多脏器功能衰竭以及呼吸、心搏骤停的患者。对各种急、危、重症患者的接诊、抢救和留院观察是急诊科的日常工作任务，因此急救任务也包括对日常工作中患者突发意外或病情迅速恶化等状况时的急救。

2. 急诊医疗 是指迅速地为急症患者进行检查和诊断所采取的一系列医疗措施。急诊对象是暂不危及生命而病情紧急或遭受痛苦需及时诊治的患者。其具体范围包括：突然发病，病情进展迅速；症状明显，患者感受痛苦；生命体征暂时平稳，但是随时可能变化危及生命的患者；如果不及时诊治，可能会导致不良后果的患者等。随着人们对医疗服务要求的提高和健康观念的转变，急诊的诊疗范围逐步扩大，专业更细化。

3. 教学培训 对急诊医学专业医师和急诊专科护士进行培训，加速急诊人才的成长，是提高医疗服务质量的重要手段，是加强急诊科建设的关键，是急诊科常年的工作任务。急诊医护人员的技能评价与再培训间隔时间原则上不超过 2 年。同时急诊科还承担临床医疗护理教学工作，包括对在校生、实习生的临床教学，对急诊进修人员和培训轮转人员的临床教学等。随着人们对于公共健康知识的关注度的提高，很多医院的急诊科还承担公众健康知识需普及宣讲及面对普通群众的急救技能培训工作，急救技能培训工作也从重点人群的培训，如消防员、教师、公交司机等，扩展到面向越来越多的普通群众进行。

4. 科研任务 急诊医学的发展必须以科研工作为依托，才能加速急诊人才的培养，稳定急诊医学队伍，不断提高急诊急救工作水平。急诊科患者停留时间短、病情变化快、疾病谱广、可提供收集的信息有限、科研素材收集困难。为此，在工作中我们应按要求规范书写、记录患者的基本信息与诊疗经过，注重典型病例的随访追踪，积累资料、寻找科研素材。开展有关急诊病因、病程、机制、诊断与治疗、急危重症护理方面的研究工作，探索内在规律，寻找治疗护理的新方法。研究、分析急诊工作质量的监控，提高急诊医疗与护理质量。研究的重点及主攻方向应以急诊科承担的主要任务为切入点，主要包括对各种急危重症的接诊、急救、诊治与监护、观察与治疗等，以及对各种突发意外灾害、突发公共卫生事件的应对、组织与管理等。

5. 重大事件的救治任务 急诊科在保障日常工作正常进行的前提下，需随时做好人力、物力准备，发生重大事件时，随时接受上级领导指派的临时救治任务。急诊科需建立完善的突发事件应急预案，在面临批量患者时能够及时分流患者，同时具有紧急扩容的临时急救组织，以及与多家医院协同抢救的能力。在突发事件或自然灾害发生时，急诊人员需遵从上级领导部门的安排，前往指定地点，有序进行救治活动；同时参与应急抢救预案制订，指挥、组织、协调伤病员的院内急救工作。

三、急诊科的运转模式

急诊科是医院危急重症诊疗的首诊场所，也是社会医疗服务体系的重要组成部分。急诊科的建制模式直接影响着急诊医疗与护理质量，特别是在国内大型医院分科越来越细的情况下，某些病情复杂难以确诊、多脏器衰竭或损伤难以确定科别的患者更是需要急诊的精准评估和正确诊疗及分流。随着医学模式的改革，新的急诊科运转模式正在探索和实践之中。目前我国急诊科的运转模式受地区差异、医院性质、医院等级等因素影响，存在多种形式，主要有轮转型、半独立型和独立自主型 3 种运转模式。

1. 轮转型 实行业务副院长、科主任领导下的科护士长负责制。它是在医院原有急诊室的基础上发展起来的，此模式下的急诊科护士相对固定，无固定医生。各种急诊患者均由各科派出的在急诊科轮转的医生接诊，再交由各专科病房医生诊治。这种模式已经无法满足现代医疗服务体系的要求，不利于急诊医学的发展，趋于被淘汰，但在我国部分地区仍然存在。

2. 半独立型　实行业务副院长领导下的科主任负责制。急诊科护士相对固定,有部分固定医生,其他医生定期轮换。医疗的大部分工作仍由各科室轮转医生完成。这一模式的急诊专科医生较少,限制了急诊医学的发展以及急诊专科业务的拓展与提高,但是可以让专科医生得到急诊的综合锻炼。

3. 独立自主型　实行业务副院长领导下的科主任负责制。急诊科医护人员相对固定,全部医生为急诊专科医生,负责诊治全部急诊患者,并根据医院特点设置内外科等多种专业。急诊科具有较高的独立性,对急危重症患者实施全面诊疗,成为真正独立的临床科室,有利于急诊急救程序的管理,工作流程的修正,提高了危重病抢救成功率,加快了急诊专科的发展,培养了急诊医学专业队伍。

第二节　急诊科的布局与设置

一、急诊科的布局

急诊科应当具备与医院级别、功能和任务相适应的场所、设施、设备和技术力量。布局应符合急诊快捷流程的特点,满足绿色通道要求。要从应急出发,以方便患者就诊和抢救为原则。合理的布局有利于患者顺利就诊、节省诊前时间、提高救治成功率、促进医疗护理服务质量的提升。

(一)总体布局

1. 急诊科的标志

(1)外部标志　急诊科应独立设置,一般位于医院内靠近入口处,最好有专用的急诊通道,便于患者迅速到达的位置,在明显位置,要求设置白天和夜间都能看得见的醒目标志。各功能部门的标志醒目,最好采用灯箱,从远处就能看见,便于到达。近年来大型医院五大中心的建设兴起,评审指标都要求有专用的急诊绿色通道。

(2)内部标志　急诊大厅应有急诊科各个层面的平面图。在通往抢救室、监护室、清创室、观察室等地方标识清楚。为减少询问,节约时间,可采用地标、墙标、悬挂醒目指示牌等,建立快捷通道。同时一些重要部门,如 CT 室、手术室、导管室、住院部等应设立明显指示标志。

2. 急诊科的平面布局

(1)地理位置　急诊科应当设在医院内便于患者迅速到达的区域,并邻近大型影像检查等急诊医疗依赖较强的部门。同时要求急诊科门前有专用停车位,能够随时停放救护车或急救患者车辆,并有专用通道和出入口。

(2)功能部门的布局　急诊科的各功能部门的布局应以减少交叉穿行、减少院内感染和节省时间为原则。预检分诊台、候诊室、各科诊室、抢救室、EICU、清创手术室、检验室、药房以及挂号收费室等以一楼平面展开为宜;在规模较大的急诊科,可将输液室、观察室、隔离室、急诊病房以及其他功能检查部门设置在最邻近的楼层面。预检分诊台、抢救室同层应设有宽敞的急诊大厅,方便急诊患者就医。

(二)区域布局

1. 医疗区

(1)预检分诊处　应设在急诊科入口处醒目位置,以便于担架车通过的宽敞通道,方便接收或转送患者。分诊人员应安排 5 年以上工作经验,具有丰富临床知识的护理人员担当,并且 24 小时在岗接待来诊患者。具体岗位设置人数需依据所在地区及医院具体情况而定。分诊护士对来诊的患者进行病情评估、病情分级,然后进行分流和分区救治。除分诊护士外,分诊处还应设置护理辅助人员,负责护送患者进入治疗区，陪同患者检查、入院等。保安人员，协助维持急诊科的正常工作秩序，保障医护人员与患者安全。办公职员，负责挂号收费、患者身份情况和保险情况的收集、记录和计算机的录入等。

分诊处须备有血压计、听诊器、体温计、压舌板、手电筒等常规检查用物和各种书写表格；简单的伤口处理用品、防护用品和便民服务用品，如无菌敷料、纱布、止血带、一次性口罩、手套、隔离服、洗手液、快速手消毒剂以及纸杯、呕吐袋等；设有一定数量的候诊椅、诊察床、洗手池以及轮椅、平车等；安装计算机以利于患者一般资料和就诊情况的录入、保存和查询；配备电话、呼叫器、对讲机、闭路电视监控系统等通讯设施，便于与相关部门联系，汇报患者情况、组织抢救等。

（2）急诊抢救室　急诊科抢救室应邻近急诊分诊处，根据需要设置相应数量的抢救床，要求房间宽敞明亮，有足够的空间（每张抢救床净使用面积不少于 $12m^2$），能对多名危重患者同时实施抢救而不会互相影响。有足够的照明设施和足够的电源插座，避免抢救设备的电源插头反复拔插、电线交错及多次连接。配有基本的急救器械与检查器械，如呼吸机、多功能监护仪、心电图机、除颤仪、临时起搏器、简易呼吸球囊、胸穿包、腹穿包、输液泵、注射泵、气管插管和气管切开用物等。墙壁应配有常用抢救流程图，如心搏骤停抢救流程图、脑出血抢救流程图、脑外伤抢救流程图等。急诊抢救室常用的抢救药物，如抗休克药、中枢兴奋药、止血药、利尿药、升压药及常用各种液体等。各种抢救药品和物品规范管理，处于备用状态。根据临床需要和空间大小设置相应数量的抢救床，多功能抢救床旁设中心吸氧装置、负压吸引系统、血压心电监护仪和轨道式输液架。有条件的医院应设立专科抢救室，如心肺复苏室、外科创伤抢救室、洗胃抢救室等，以便于抢救工作的有序进行，防止交叉感染。

（3）急诊诊室　设置应依据医院的特色和条件的不同而不同。一般综合性医院急诊科应设立内科、外科、妇产科、儿科、骨科等专科急诊诊室。外科诊室应设在所有诊察室中最靠近大门处，以减少血迹污染。小儿科应有独立急诊接诊区。传染病和肠道急诊均应有单独的区域进行诊疗，设置相应的隔离留观区。由于各医院规模不同、疾病谱不同，某些急诊病例数比较少但又不能缺少的专科，如妇产科、口腔科、耳鼻喉科、眼科等，有的无固定医生值班，由门诊或病房值班医生兼管；也有的在每日急诊高峰时段安排医生值班，其他时段实行兼管；也有医院实行急诊全科医生制，取代了分科制，全部患者由急诊医生首诊，先给予必要的诊治处理，然后分流，部分疑难、危重症患者由专科会诊解决。诊室内需配有一般检查常规用物，如检查床、诊疗桌、就诊椅、电脑、洗手池、速效手消毒剂等，妇产科、耳鼻喉科、眼科、口腔科等诊室除常规用物外，还应根据各专业特点增加各科需要的特殊设备和物品。诊察室为一般诊疗区域（绿区），如果发现危重患者，应立即转送到抢救室（红区）进行救治。

（4）清创室　应紧靠外科诊室或与外科诊室成里外套间，有利于对外伤患者迅速进行伤口处理，如止血、清创、包扎、固定等。缩短患者的行走路线，既方便患者又减少血液等对环境的污染。清创室内应配备开展外伤清创、伤口缝合及急诊小手术的器械及物品。

（5）急诊手术室　急诊手术室应紧靠外科诊室和抢救室，设置要求：①保证快速处置外伤患者，减少伤残率；②随时有生命危险不宜搬运的患者施行急诊手术。其规模应依据急诊科与医院手术室的距离、手术室人员编制等因素而定。室内应有完善的洗手设置及一定数量的手术床，一般要求 2～3 张；配备相应的手术包、手术器械及必要的麻醉、消毒、抢救设备，能适应急诊急救的各种手术。目前仅有少数大型医院急诊科设置了条件较好的手术室，能够迅速对急危重外伤患者进行手术。大多数医院的急诊科仅设置了清创室，需要紧急手术的患者，立即启动绿色通道，迅速送入医院手术室进行手术。

（6）治疗室和处置室　急诊科应有独立的治疗室和处置室，治疗室应设置在各诊察室中央，便于患者治疗；室内应备有无菌物品柜、配液台、治疗桌、注射盘及消毒用品等，为急诊患者实施各项护理操作。同时室内应配有空气消毒设备、洗手池等设施，并有遮挡设备以保护患者隐私。严格执行消毒隔离制度，实施标准预防及手卫生规范，保证患者安全，防止交叉感染的发生。处置室用于使用后的物品及一次性物品的集中处理，医护工作者应认真执行医疗垃圾处理的管理规定。

（7）急诊观察室　急诊科应当根据急诊患者流量和专业特点设置观察床，收住需要在急诊临时观察的患者。观察床数量根据医院承担的医疗任务和急诊患者量确定。凡是不符合住院条件，但暂时无法确诊，病情危重尚需急诊观察的患者，可进入观察室留观，由专职医护人员负责。急诊患者留观时间原则上不超过 72 小时。急诊观察病房的设施与普通病房类似，观察床单元配备物品需齐全，应具有中心供氧装置、负压吸引装置、轨道式输液架等设施。同时工作制度、人员安排等也与普通病房相似。

（8）急诊重症监护室（emergency intensive care unit，EICU）　室内配备中心监护装置、呼吸机、除颤仪、起搏器、心电图机、供氧装置和负压吸引装置等各种急救设备。可对患者进行呼吸、血压、体温、心申、血氧饱和度、血流动力学等多种功能的监测，随时掌握患者生命体征变化。为严重创伤、中毒、各种休克、心力衰竭、急性呼吸衰竭等各种急危重症患者提供监护和强化治疗。

（9）急诊病房　急诊病房的设施按住院病房标准配备。设立急诊病房可促进急诊患者的分流，使病情暂时无法确诊，不便专科收治的患者得到及时住院治疗，也可缓解专科夜间收治患者的压力。急诊病房住院患者疾病谱广泛，往往涉及多专科，在患者的安排上尽量将不同系统疾病的患者分别安置，防止院内交叉感染。因此对病房管理和护理工作提出了更高要求。

（10）隔离室　诊室内的物品配备，除了一般急诊诊室的基本配置外，应有独立的卫生间、防护用品和消毒物品等。当发现疑似传染病患者时，立即送入隔离室暂时留置，同时及时通知专科医生到隔离室内诊治。患者的排泄物、分泌物和用物等应及时处理，凡确诊为传染病的患者，应立即转送至传染病科或传染病医院诊治。

2. 支持区

（1）急诊医技部门　急诊医技部门应设置检验室、心电图室、药房、B 超室、X 光室、CT 室等，有条件的医院可设置心肺功能检查室、胃镜检查室等部门。

（2）辅助及支持部门　包括挂号收费处、安全保卫、后勤等部门。目前，大部分医院对急诊后勤实行社会化管理，卫生保洁、患者的运送以及物品的传递等杂务，可由经过培训的非医务工作者来完成。

（三）功能布局

急诊科从功能结构上分为三大区域：红区、黄区和绿区，实行"三区四级"。实施轻重缓急优先就诊顺序，保障急诊患者医疗安全。

1. 红区　抢救监护区，适用于Ⅰ级和Ⅱ级患者处置。

2. 黄区　密切观察诊疗区，适用于Ⅲ级患者，原则上按照就诊时间顺序处置患者，当出现病情变化或分诊护士认为有必要时可考虑提前应诊，病情恶化的患者应被立即送入红区。

3. 绿区　Ⅳ级患者诊疗区。

二、急诊科的设置

《急诊科建设与管理指南（试行）》规定，急诊科应当具备与医院级别、功能和任务相适应的场所、设施、设备、药品和技术力量，以保证急诊工作及时有效开展。

（一）急诊科的人员设置

1. 资质要求　急诊科应当配备受过专门训练，掌握急诊医学的基本理论、基础知识和基本操作技能，具备独立工作能力的医护人员。除正在接受住院医师规范化培训的医师外，急诊医师应当具有 3 年以上临床工作经验，具备独立处理常见急诊病症的基本能力，熟练掌握心肺脑复苏、气管插管、呼吸机、心脏电复律、深静脉穿刺、动脉穿刺、血液净化及创伤急救等基本技能。急诊护士应当具有 3 年以上临床护理工作经验，经规范化培训合格，掌握急诊、危重症患者的急救护理技能，常见急救操作技术的配合及急诊护理工作内涵与流程，并定期接受急救技能的再培训，再培训间隔时间原则上不超过2年。急诊科护士除持证上岗外，还应通过资质准入方可独立执业，执业资质准入的内容至少包括准入培训及考核方案（包括理论、技能、专业素质等）、培训落实情况记录、考核成绩及主管部门审核结果等。三级综合医院科护士长要求副主任护师或者资深的主管护师担任，急诊科护士长应当由具备主管护师以上任职资格和2年以上急诊临床护理工作经验的护士担任。二级综合医院的急诊科护士长应当由具备护师以上任职资格和1年以上急诊临床护理工作经验的护士担任。

2. 人员编制　医生、护士的人员编制一般根据医院急诊科规模、就诊量、观察床位数、日平均抢救人数以及急诊科教学功能等，按一定比例配备。三级综合医院急诊科应有固定的急诊医师，且不少于在岗医师的75%，医师梯队结构合理；护士应当有固定、单独编制，且不少于在岗护士的75%，护士结构梯队合理。急诊科可根据实际需要配备行政管理和其他辅助人员。急诊患者较多的医院，还应安排妇产科、儿科、眼科、耳鼻喉科等医师承担本专业的急诊工作。

参照国家卫生健康委员会关于急诊科建设方案的规定，要求设有科护士长1名，护士长1~2名，主任护师、主管护师、护师及护士若干名，形成Ⅰ、Ⅱ、Ⅲ三级人员负责制的梯队，切实做好急诊护理工作。急诊抢救室和监护室护士与病床比为（2.5~3）：1；急诊留观室护士与病床之比为0.6：1；急诊病房护士与病床之比不少于（0.4~0.6）：1。同时配有一定数量的导诊员为患者提供系列的必要的服务，包括接诊，送患者到就诊区，陪护患者做X线、超声及CT等辅助检查，为患者送取化验标本、化验单和药品等。

（二）急诊科的物资配备

1. 急救诊疗用品

（1）仪器设备　包括心脏起搏/除颤仪、心脏复苏机、呼吸机、简易呼吸器、心电图机、心电监护仪、给氧设备（中心供氧的急诊科可配备便携式氧气瓶）、中心负压吸引（或负压吸引器）、洗胃机和快速床旁检验设备。三级综合医院还应配备便携式超声仪、床旁X线机和血液净化设备等。

（2）急救器械　包括一般急救搬动、转运器械，各种手术器械。

2. 急救药品　包括心脏复苏药物，呼吸兴奋剂，血管活性药，利尿及脱水剂，抗心律失常药，镇静剂，止痛、解热药，解毒剂，平喘药，各类静脉补液液体，局部麻醉剂，激素类药物等。

3. 通讯、信息设备　急诊科应当设有急诊通讯装置（电话、传呼、对讲机）。有条件的医院可建立急诊临床信息系统，为医疗、护理、感染控制、医技、保障和保卫等部门及时提供信息，并逐步实现与卫生行政部门和院前急救信息系统的对接。

第三节　急诊科护理管理

一、护理人员管理

急诊科应当建立健全各项规章制度。护理人员必须严格遵守执行各项工作制度、岗位职责和相关诊疗技术规范、操作规程，保证医疗服务质量及医疗安全。三级医院多实行护理部主任—科护士长—护士长三级管理体制。护士长负责急诊科的护理管理工作，是护理质量的第一责任人。急诊科作为医院窗口，其工作流程、工作内容有其特殊性，因此在实施责任制护理的基础上，从岗位设置、岗位培训、岗位绩效考核等方面，对急诊科注册护士进行分层级管理，并根据注册护士的工作经验、技术能力和专业技术职称，在相应技术难度和专业要求的护理岗位工作，体现能级对应。实施护理人员分层级管理，落实岗位责任制，明确临床护理内涵及工作规范。根据自身实际情况，细化护理岗位设置名录，制订岗位职责说明书，落实各级护理人员的岗位职责。急诊科根据医院要求制订出切合实际情况的岗位层级要求、考核标准，在符合专项指标如学历、职称、工作年限、工作经历等基础上，结合自身护理人力配备情况，对应护士分层级标准，确定护士层级，体现层级护士的岗位职责。建立基于护理工作量、质量、患者满意度并结合护理难度、技术要求等要素的绩效考核制度，并将考核结果与护理人员的评优、晋升、薪酬分配相结合，实现优劳优得，多劳多得，调动护理人员积极性。分层级管理作为一项全新的护理模式，具有明显的系统性和整体性，其实质是明确各岗位职责。分层级管理规范了急诊抢救的安全管理流程，有效避免了越权操作，增强了护理工作的透明度和细节，实现了急诊科护理质量的最优化。分层级管理明确了初级急诊护士、高级急诊护士、急诊专科护士的职责，且定期开展各项培训活动，有利于提高护士自身的业务能力，以及临床操作流程的规范。

二、仪器设备管理

急诊科需成立仪器设备管理小组，科主任为组长，护士长为副组长，组员由科室内仪器设备专门管理人员和医院设备处技术人员组成。保证急救设备完好率100%，处于应急备用状态，有应急调配机制。

（1）医院医疗器械处（科）对急诊科医疗设备有仪器总账。急诊科设有分账，账目清楚，账务相符，库存合理。

（2）添仪器进行调试，合格后方可投入使用，应由医院医疗器械处（科）与急诊科共同提出"三定标准"：即定使用寿命、定收费标准、定使用效率。

（3）所有仪器设备有操作流程标牌，有各种抢救设备操作常规（包括说明书等）随设备存放，护理人员熟练掌握应用。使用登记本悬挂在仪器旁，每次使用时记录开机与停机时间和仪器使用情况。

（4）物品及仪器设备用后及时清洁、消毒，物归原处。

（5）急救物品做到"五固定、两及时"，即定数量品种、定位放置、定人保管、定期消毒灭菌、定时检查维护；及时维修，及时请领报废。保证性能良好，处于应急备用状态。

（6）性能良好的仪器设备悬挂"正常"标识，出现故障时悬挂"待修"标识并及时送修。

（7）生命支持类仪器设备，如简易呼吸器、呼吸机、除颤起搏器、气管插管和气管切开用物等。必须每日检测功能状态，有记录、交接并签名。

（8）抢救车（抢救箱）的管理

1）抢救车分区合理，有示意图。物品、药品分类放置，无菌物品、一般物品应分开放置。

2）抢救车内药品、物品取用后及时（2小时内）补充，确保处于备用状态，近效期（6个月）内的药品和无菌物品有标识，应先用，禁止过期。

3）采用封条管理时，应注明封存时间及2名核对者签名，班班交接封条的完好性，每月由2名护士对抢救车全面检查一次并有记录，抢救车内药品或物品使用后，及时整理补充封存。

（9）医用冰箱的管理

1）医用冰箱主要用于放置需低温保存的各类药品、标本、冰袋等。

2）医用冰箱内应分类、分区域存放物品，并有清晰标识。

3）设专人负责医用冰箱管理，定期检查冰箱内物品、药品的质量、数量、批号、有效期等，实行动态管理。冰箱每日记录温度，每周清洁维护，每月定时除霜，有记录及签名。

（10）医疗设备管理人员应定期检修、维护和保养，尤其是贵重、精密仪器。及时调整不常使用或需要更新换代的设备，保证仪器设备的正常使用。

（11）护士长对物品、仪器、设备的管理情况定期检查（至少每月1次）并有签名。

三、药品管理

急诊科内的急救备用药品依据存放地点的不同分为：急救车（箱）内的一般急救药品、低温保存在冰箱内的药品和专柜（如保险柜等）存放的高危药品、麻醉药品、精神药品等。急诊科设有专门负责药品管理的护理人员，负责对药品的使用、存放、取用等进行检查。药学部定期进行指导及监督检查。

1. 备用药品　根据医院要求和急诊科的情况规定备用药品，备用药品保存一定基数，有登记表。

2. 放置药品　根据药品种类、性质分别放置，定数量、定位置，标签清晰。

3. 登记本　建立登记本，班班交接并签名。

4. 定期检查　有专门人员定期检查备用药品的有效期，做好记录，近效期药品有明显标识且先用。

5. 药品使用原则　对药品的取放有明确规定，遵循近效期先用原则。

6. 销毁药品处理　过期及其他需要销毁的药品不得自行销毁，应登记后经过科主任（或护士长）签字，交回药学部集中处理。

7. 五专管理　毒麻药品、精神药品实行五专管理，即专人管理，专柜加锁，专用账册，专用处方，专册登记。

（1）建立药品使用专册登记表，包括：日期、患者姓名、床号、住院号、临床诊断、品名、规格、数量、批号、处方医师、执行护士等，专册登记表至少保存 3 年。

（2）每班严格交接，交接班时核对药品、安瓿、处方、医嘱，并签全名。

（3）药品使用后保留空安瓿或废贴，并做好相关记录；有残余液时，必须有 2 人在场立即销毁处置，并在"毒麻药品、第一类精神药品使用和管理登记表"上双签字。

（4）日常备有毒麻药品、第一类精神药品的病区凭专用处方和空安瓿或废贴领取；无备用药品的病区凭专用处方领药，用后立即交还经登记过的空安瓿或废贴。

8. 高危药品

包括高浓度电解质、肌肉松弛剂及细胞毒性药品等。

（1）高危险药品需专柜放置，不得与其他药品混合存放。

（2）高危险药品存放药架（药柜）应标识醒目，设置全院统一的警示标志。

（3）加强高危险药品的效期管理，严格按照药品说明书进行贮存、保养，做到"先进先出""近效期先用"，确保药品质量。

9. 易混淆药品　包括包装相似，听似、看似药品，一品多规药品、多剂型药品等。

（1）易混淆药品的陈列

1）根据剂型不同，注射剂、内服药及外用药品分区摆放，分柜陈列。

2）药名标签放置必须与陈列药品一一对应，字迹清晰。

3）原则上易混淆药品应分开放置，避免同一排放置。

4）对于听似、看似、多规、多剂型的易混淆药品应放置相应的不同的"警示标识"，且全院统一。

（2）易混淆药品的使用　护士在给患者使用易混淆药品时，应仔细核对药品名称、规格、剂型、产地等信息，确认无误后方可给患者使用。

四、急诊护理质量管理

急诊护理质量管理是急诊科管理的核心，是不断完善和持续改进的过程。建立和完善急诊护理核心制度、急诊护理应急预案、岗位职责，是规范护理行为，提高护理服务水平，保证急诊护理质量的基础加强基础质量、环节质量和终末质量管理，才能为患者提供优质、安全的就医环境。

（一）组织实施

急诊科实行医疗（护理）副院长、护理部主任、急诊科护士长、护士长、护士多级管理，它分为两个管理层面。

1. 院级层面管理　由分管护理工作的副院长、各级护理管理人员和与护理工作密切相关的其他部门，如医务科、门诊部、医院感染科、质量控制科、后勤服务管理科等管理人员组成。主要负责制订急诊护理质量管理与控制标准、考核方法和持续改进方案；监控急诊护理质量过程；定期反馈检查结果，并对检查情况进行分析评价，对存在问题有处理意见及改进措施。院级层面管理人员应至少每月组织检查一次。

2. 科级层面管理　由科护士长、护士长和科室内业务水平、管理能力突出的护理人员组成。重点对科室内的基础护理质量、环节护理质量和终末护理质量进行全面控制。每周检查 1～2 次。每月护士长对科室的护理质量检查情况进行汇总、分析，对存在的问题进行根因分析，查找原因，对科室内的各项管理制度、应急预案、服务流程等进行不断的修订与完善。同时将每月护理质量检查情况的结果分析和整改措施等上交护理部，以达到护理质量持续改进的目的。

急诊科护理质量管理包括人力资源的管理、病区管理、临床护理管理、患者安全管理等。通过院级和科级两个层面的管理，达到如下基本要求。

（1）**落实各项规章制度**　建立健全规章制度是质量管理的核心，特别是保证护理质量、护理安全的核心制度，如分诊制度、首诊负责制度、患者身份识别制度、危重患者抢救制度、口头医嘱执行制度、危急值报告制度、危重患者交接班制度、查对制度以及危重患者转运制度、护患沟通制度等，并根据质量管理要求完善其他相关制度，有效防范、控制医疗护理风险，及时发现安全隐患。

（2）**优化急诊工作流程**　根据急诊工作的特点，优化各种急危重症抢救流程，主要体现在三个方面的优化：①救治流程，分诊台设在醒目位置，当患者进入急诊区域时，分诊护士要快速对患者进行评估，依据病情决定就诊的优先顺序及接诊方式；②抢救流程，抢救室护士接到分诊护士的抢救通知后立即进入抢救状态，分工合作，实施抢救措施；③转归流程，给予患者急救处理，病情缓解后，可转入专科病房、急诊监护室或观察室。转送患者时，护士应准备好相应的急救物品，并电话通知接收科室做好接收患者的准备，对患者的病情进行简单介绍，转送途中密切监测病情变化。

（3）**完善急诊护理应急预案**　急诊护理应急预案是为迅速、有序地对急危重症患者、批量伤（病）员或其他突发意外事件开展及时有效的救治或处置而预先制订的实施方案。①常见急症的应急预案：包括常见急症的病情评估、急救处理措施以及处理流程，如心搏骤停、过敏性休克、急性中毒、严重外伤的应急预案等；②突发事件的应急预案：包括请示报告、患者安全处理措施、评价与反馈等，如停水、停电、火灾、患者跌倒等；③灾难批量伤（病）员的应急预案：包括急救组织体系、人员物资增援方案、检伤分类、及时转运、急救绿色通道实施，以及应急预案的启动、运行、总结、反馈等。

（二）具体目标

1. 稳定的急诊护理专业队伍　强调人文关怀，提升团队协作精神，使急诊护理专业队伍人员相对固定，减少离职率。

2. 分诊准确率不断提高　建立预检分诊制度，有清晰明确的分诊指引，开放急诊绿色通道。

3. 保证患者身份识别的准确性　建立和完善急诊患者身份识别制度。各种处置和治疗前同时使用两种患者身份识别方法，如姓名、年龄、出生年月、病历号、床号等（禁止仅以房间或床号作为识别的唯一依据），实施者应让患者或其亲属讲述患者姓名，不得诱导提问，以确保对正确的患者实施正确的操作。在紧急抢救的特殊情况下，应由医生护士共同核对患者身份，实施双重检查。神志不清且无家属者可以"腕带"作为身份识别。

4. 建立完善的急救备用物资　管理机制急救仪器必须定人管理、定位放置、定期检查维修保养，保证足够电量，用后立即补充用物并进行清洁整理；定期检查仪器设备功能及保养清洁，并记录在册。有清晰明确的操作流程标示牌。急诊医护人员能够熟练掌握，正确使用各种抢救设备，必须严格遵守操作规程。原则上急救仪器不得外借。

5. 提高危重患者抢救成功率　加强急诊护理工作质量全程监控与管理，落实核心制度，尤其是首诊负责制，使急诊服务及时、安全、便捷、有效。建立急诊"绿色通道"，科室间紧密协作，建立与医院功能任务相适应的重点病种（创伤、急性心肌梗死、心力衰竭、脑卒中、中毒等）的急诊服务流程与规范，保障患者获得连续医疗服务。

6. 规范护理文书　急诊抢救护理文书书写规范、及时、完整。因抢救急危患者，未能及时记录的，有关医务人员应当在抢救结束后 6 小时内据实补记，并加以注明。

7. 保证畅通的医患沟通　沟通方式可采用文字、口头等，病情告知内容必须保持医护的一致性。必要时进行录像、录音。

⊕ **知识链接**

急救绿色通道

1. 定义　急救绿色通道是指医院为急危重症患者提供快捷高效的服务系统，包括在分诊、接诊、检查、治疗、手术及住院等环节上，实施快速、有序、安全、有效的急救服务。

2. 范围　急救绿色通道的范围包括各种急危重症需紧急处理的患者，包括但不仅限于以下急诊患者：①各种急危重症患者，休克、昏迷、呼吸及心搏骤停、严重心律失常、急性严重脏器功能衰竭的生命垂危者；②无家属陪同且需急诊处理的患者；③批量患者，如外伤、中毒等。

3. 管理要求　①标志醒目、抢救优先；②合理配置、规范培训；③正确分诊、有效分流；④首诊负责、无缝衔接；⑤分区救治、优化流程；⑥定期评价、持续改进；⑦规范运行、有效救治。

第四节　急诊分诊

一、急诊分诊的概念和作用

（一）急诊分诊的概念

我国急诊医学进入快速发展时期，急诊就诊量逐年增长。急诊预检分诊是急诊就诊的首要环节，急诊分诊是指对病情种类和严重程度进行简单、快速的评估与分类，确定就诊的优先次序，使患者因为恰当的原因在恰当的时间、恰当的治疗区获得恰当的治疗与护理的过程，亦称分流。分诊最早用以快速检出轻伤员。现代急诊分诊主要源于急诊患者量的增加，安全有效的急诊预检分诊可准确识别急危重症患者，确保患者安全，提高急诊运行效率，使患者在合适的诊疗区域获得及时有效的救治。

（二）急诊分诊的作用

1. 安排就诊顺序　在急诊就诊人数不断增加，急诊科有限的空间与资源不能完全满足急诊医疗服务需求的背景下，急诊分诊是保证患者到达急诊科时，医护人员能够立即根据其严重程度，有效地运用现有的急诊空间和医疗资源，安排就诊先后次序的过程。在让每个患者获得最佳治疗的基础上，分诊可帮助护士在日益拥挤的急诊科快速识别需要立即救治的患者。简而言之，急诊分诊迅速分检就诊患者，优先使那些最严重的患者能够获得及时的治疗，保证患者的安全，提高工作效率。当资源严重短缺时，如灾害急救，分诊的作用是让最大数量的患者能够获得力所能及的救治，使更多的人存活。

2. 信息登记　登记的内容包括患者的基本信息和医疗信息两方面。基本信息包括患者的姓名、年龄、住址、联系电话、医疗保险情况等。医疗信息包括患者就诊时生命体征，意识状态等。

3. 治疗作用　这里的"治疗"指两种情况：一是分诊护士对患者评估后，发现患者病情危重，危及生命而采取的必要的初步急救措施，如患者出现呼吸、心搏骤停时，行心肺脑复苏术；患者出现明显的呼吸道梗阻时，立即开放气道等措施。二是患者病情暂无生命危险但对随后的治疗有帮助的简单处置，如外伤出血部位给予无菌纱布覆盖，压迫止血等。如果发现有患者发热症状时，及时给患者戴上口罩，由专人带领患者通过专用通道到发热门诊就诊。

4. 建立公共关系　分诊护士通过快速、有效、准确的分诊，使危重患者的医疗需求立即得到关注，并通过健康教育或适时的安慰，迅速与患者建立和谐的护患关系；同时与急诊科其他人员有效沟通，增加患者对急诊乃至整个医院工作的满意度。

5. 统计资料的收集与分析　应用计算机对患者录入的信息进行整理、统计和分析，掌握急诊科的运转情况，为急诊科管理、科研和教学提供基础数据和决策依据。

二、常用急诊分诊系统

根据病情严重程度，分诊系统（triage severity rating systems）可分为三大类：三级分类、四级分类和五级分类。自2000年以后，大部分国家和地区采用五级分类系统，例如加拿大分诊敏锐级别（CTAS）、美国的紧急严重指数（ESI）、澳大利亚的分诊级别（ATS）、英国曼彻斯特分诊系统（MTS）等。不同病情严重程度分类系统名称虽不同，但其原则性和分诊类别基本相同。

我国2013年起开始正式实施的《医院急诊科规范化流程》根据患者严重程度和占用的医疗资源将患者分为四级，2018年版《急诊预检分诊专家共识》将急诊患者按病情危急程度分为四级，每位患者的分诊级别不是固定不变的，分诊人员需要密切观察患者的病情变化，尽早发现影响临床结局的指标，并有权限及时调整患者的分诊级别和相应的诊疗流程。

1. Ⅰ级——急危　需要立即得到救治。急危患者是指正在或即将发生生命威胁或病情恶化，需要立即进行积极干预。

2. Ⅱ级——急重　往往评估与救治同时进行。急重患者是指病情危重或迅速恶化，如不能进行即刻治疗则危及生命或造成严重的器官功能衰竭，或短时间内进行治疗可对预后产生重大影响。

3. Ⅲ级——急症　需要在短时间内得到救治。急症患者存在潜在的生命威胁，如短时间内不进行干预，病情可能进展至威胁生命或产生十分不利的结局。

4. Ⅳ级——亚急症或非急症　亚急症患者存在潜在的严重性，此级别患者到达急诊一段时间内如未给予治疗，患者情况可能会恶化或出现不利的结局，或症状加重及持续时间延长；非急症患者具有慢性或非常轻微的症状，即便等待较长时间再进行治疗也不会对结局产生大的影响。

三、分诊程序

当患者进入急诊区域，分诊护士就应立即启动分诊程序，一般要求在3~5分钟内完成。分诊程序要求迅速准确，护士在限定时间内快速分析、综合判断、迅速接诊，并正确分流急诊患者，确保急诊就诊流程的顺畅和患者安全。若患者分诊后在等候期间症状加重或发生其他事情，则需及时评估后再次进行分诊。在传染病或特殊疾病流行期间，还应先做必要的相关检查，如患者必须先测体温，再做急诊分诊，疑似或传染病患者及时到感染门诊就诊，不得与普通患者共同候诊。分诊程序包括分诊问诊、分诊评估、分诊分流、分诊护理和分诊记录。

1. **分诊问诊**　简短有效询问患者的主要症状与体征、诱发因素、既往史、过敏史、用药情况、对育龄女士询问月经史、有无疼痛、疼痛部位、持续时间、缓解因素等。

2. **分诊评估**　问诊同时测量患者生命体征，作为就诊的基本资料，包括体温、脉搏、呼吸、血压、血氧饱和度、格拉斯哥昏迷指数评分等。如果发现生命体征不稳定或不正常，应立刻将患者送往抢救室。

3. **分诊分流**　根据患者的主观和客观的数据，进行简单的医疗体检，然后可参照《急诊病人病情分级指导原则》进行分诊分类和分科，按照分诊分类结果，安排患者就诊或候诊。

4. **分诊护理**　大部分患者，经初步评估后，可确定分诊级别。少部分患者因表达不清，或是病情表现不明显，需经重点和进一步评估后才可分级，这对急诊专科分诊护士则有更高的要求。病情复杂难以确定科别者，按首诊负责制处理；危重患者应由分诊护士先送入抢救室进行抢救，之后再办理就诊手续。任何需要紧急处理的危急重症患者，分诊护士都必须及时通知当班医生和护士，必要时配合抢救，如 CPR、心电监护、吸氧、建立静脉通路等。

在分诊过程中，除按常规分诊程序进行分诊之外，还应注意以下问题。

（1）在初次评估中，迅速评估患者的整体情况，如出现气道、呼吸、脉搏不稳定、不清醒，必须立刻送往抢救室抢救，实行先抢救后补办手续的原则。

（2）不是每一名患者都必须经过分诊处，才可进入抢救室。如严重创伤或生命危在旦夕，事前已由相关救援单位（如院前急救"120"）通知急诊科，即可不经过分诊处，直接送入抢救室。

（3）保证分诊准确，定期评价急诊分诊系统，合理利用急诊科资源。分诊级别过高，特别是分诊为Ⅱ、Ⅲ级时，可能增加急诊医生与护士在单位时间内的急诊工作量，而使真正需要快速救治的患者等候过久。分诊级别过低，也将使Ⅱ、Ⅲ级的急诊患者久候，甚至延误救治。因此，定期评价急诊分诊系统和对分诊护士进行考核与培训非常重要。

（4）如有分诊错误，应按首诊负责制处理，即首诊医生先看再转诊或会诊，分诊护士应做好会诊、转科协调工作。

（5）遇成批伤员时，应立即报告上级及有关部门，同时按所在医疗单位规定进行快速检伤、分类、分流处理。

（6）遇患有或疑似传染病患者，应按规定将其安排到隔离室就诊。

（7）遇身份不明的患者，应先予分诊处理，同时按所在医疗单位规定进行登记、报告。神志不清者，应由2名以上工作人员清点其随身所带的钱物，签名后上交负责部门保存，待患者清醒或家属到来后归还。

5. **分诊记录**　不同的医疗单位可能有不同的记录要求和格式，如应用分诊系统录入电子信息或记录纸质病历。分诊记录的基本要求是清晰而简单。记录内容应包括而不限于：患者到达急诊的日期与时间、分诊时间、患者的年龄与性别、生命体征、病情严重程度分级、过敏史、分诊护士签名等。

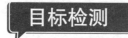

目标检测

答案解析

一、单选题

1. 急诊科的护士应当有固定、单独的编制，且不少于在岗护士的（　　）

A. 55%　　　　B. 65%　　　　C. 75%　　　　D. 85%　　　　E. 95%

2. 急诊抢救室护士与病床比为（　　）

A.（0.5~1）∶1　　　　　　　　　B.（1.5~1）∶1

C.（2.5~2）∶1　　　　　　　　　D.（2.5~3）∶1

E.（1.5~2）∶1

3. 急诊留观室护士与床位比为（　　）

A. 0.5∶1　　　　　　　　　　　B. 0.6∶1

C. 2∶1　　　　　　　　　　　　D.（2.5~3）∶1

E.（1.5~2）∶1

4. 属于生命支持类仪器设备的有（　　）

A. 简易呼吸器　　B. 监护仪　　　C. 心电图机　　　D. 洗胃机　　　E. POCT

5. 急救车内药品在近效期（　　）内，必须有标识

A. 1 个月　　　　B. 2 个月　　　C. 3 个月　　　　D. 5 个月　　　E. 6 个月

6. 急诊科抢救室内抢救床净使用面积不少于（　　）

A. 9m²　　　　　B. 10m²　　　　C. 15m²　　　　 D. 12m²　　　　E. 13m²

7. 急救绿色通道属于医院服务中的一个部分，由（　　）根据患者的病情或符合急救绿色通道范围的患者，决定启动急救绿色通道服务

A. 接诊医生　　　　　　　　　　B. 急诊科主任

C. 医院行政总值班　　　　　　　D. 医院业务总值班

E. 医院院长

8. 下列不属于急诊分诊的作用的是（　　）

A. 安排就诊顺序　　　　　　　　B. 患者登记

C. 治疗作用　　　　　　　　　　D. 建立公共关系

E. 流行病学统计

9. 急诊危重患者死亡后，护理记录应该于（　　）之内记录完善

A. 1 小时　　　　B. 2 小时　　　C. 24 小时　　　 D. 4 小时　　　E. 6 小时

10. 我国目前大多数采用的分诊系统是（　　）

A. 三级分类　　B. 四级分类　　C. 五级分类　　　D. 七级分类　　E. 十级分类

二、简答题

1. 简述医院急诊科的任务。

2. 急诊科布局从功能结构上分为哪几个区域？

（余　汇）

书网融合……

本章小结　　　　　　微课　　　　　　题库

第六章 常见院内急救技术

📖 学习目标

知识要求：

1. 掌握 常见院内急救技术的护理要点和除颤术，人工气道建立技术，机械通气，球囊-面罩通气术，动、静脉穿刺置管术，洗胃术等急救技术的适应证和禁忌证；高级心血管生命支持及心搏骤停后治疗的措施；除颤术，人工气道建立技术，球囊-面罩通气术，动、静脉穿刺置管术，洗胃术等急救技术的操作流程。

2. 熟悉 机械通气模式和工作参数；临时心脏起搏和主动脉球囊反搏、体外膜肺氧合技术操作等急救技术的适应证、禁忌证；急危重症患者家属的心理问题及护理。

3. 了解 临时心脏起搏和主动脉球囊反搏、体外膜肺氧合技术的操作技术。

技能要求：

1. 熟练掌握除颤术，人工气道建立技术，球囊-面罩通气术，动、静脉穿刺置管术，洗胃术等急救技术的操作。

2. 运用本章所学知识能够解决常见危急重症患者的急救和护理的问题。

素质要求：

具有遵守及保障患者权利的素质。

第一节 院内心肺脑复苏

一、高级心血管生命支持

高级心血管生命支持（advanced cardiovascular life support，ACLS）是在基础生命支持的基础上，应用辅助设备、特殊技术和药物等，进一步提供更有效的循环和呼吸支持，是心搏骤停后的第二个处理阶段，多以复苏团队的形式开展。可归纳为高级 A（人工气道）、B（人工通气）、C（循环支持）和 D（寻找心搏骤停的原因）四个步骤。2020 年版指南对有关成人 BLS 和 ACLS 的建议予以合并，修改通用成人心搏骤停流程图，强调早期肾上腺素给药对不可电击心律患者的作用。

（一）人工气道（airway，A）

因存在各种引起气道不畅的因素，如舌后坠、软腭部松弛等，人工气道在心肺复苏过程中仍应尽早建立，同时应尽可能减小对按压效果的影响。一般可在患者对 CPR 和除颤无反应，或自主循环恢复后建立人工气道。常用的人工气道包括口鼻咽通气、喉罩置入术、环甲膜穿刺和气管插管等。

（二）人工通气（breathing，B）

一旦开通了高级气道，就不再进行循环 CPR（因通气而暂停心脏按压）。相反，按压者应该以 100 ~ 120 次/分的速度进行连续的心脏按压，不能因通气而中断。通气的频率为每 6 秒进行一次通气（10 次/分）。尽可能使用机械通气，它是目前临床上使用确切而有效的呼吸支持手段，当复苏患者无自主呼吸时，需要采用容量或压力控制通气，能较快纠正低氧血症，缓解组织缺氧，纠正呼吸性酸中毒，同时避免过度通气，避免影响静脉回流和心排血量，导致脑血流量减少。

（三）循环支持（circulation，C）

1. 循环功能监测　心肺复苏时，应持续监测患者的心电情况，及时发现心律失常并采取有效的急救措施。监测过程中如发现有心电图异常表现，应与患者的临床实际联系起来综合判断；密切关注患者的脉搏情况，一旦消失，应立即行胸部按压。

2. 药物治疗

（1）用药途径

心搏骤停时，在不影响 CPR 和除颤的前提下，应快速建立给药途径。其中常用的途径有静脉给药、骨髓内给药和气管内给药等多种方式。

1）静脉给药（IV）　是各种抢救中最常用的给药途径。首选较大的外周静脉通道给药（上腔静脉系统），常选用肘正中静脉、贵要静脉、颈外静脉，尽量不选手背和下肢静脉。一般药物经外周静脉到达心脏需要 1~2 分钟的时间，因而在药物注射后 10~20 秒内再快速推注 20ml 液体，有助于药物进入中心循环，缩短起效时间。对已经成功建立中心静脉通路者，优选中心静脉通路给药，其给药药物峰值浓度更高、起效时间短。

2）骨髓内给药（IO）　因骨髓腔内有不会塌陷的血管丛，其给药效果与静脉通路相当，当无法建立静脉通道时，可尝试建立骨髓通路给药。

3）气管给药（ET）　当静脉通路和骨内通路尝试不成功或不可行，可考虑气管内给药。药物经气管插管通路注入气管，通过气管、支气管黏膜吸收进入血液循环。剂量应是静脉给药的 2~2.5 倍，并使用 5~10ml 生理盐水或蒸馏水稀释再注入气管。

（2）常用药物

1）肾上腺素　是抢救心搏骤停的首选药物，及早给予肾上腺素可提高自主循环恢复（ROSC）、存活率和促进神经功能的恢复。其作用机制为激动 α-肾上腺素受体，有效维持脏器灌注压。推荐每 3~5 分钟静脉/骨髓腔内注射肾上腺素 1mg 一次，不建议常规使用高剂量肾上腺素。对于不可除颤心律的心搏骤停，应尽早使用肾上腺素。对于可除颤心律的心搏骤停，在尝试除颤失败后，给予肾上腺素。

2）胺碘酮　抗心律失常药物。对 2~3 次 CPR 加电除颤并给予肾上腺素后无反应的心室颤动和无脉性室性心动过速时，给予胺碘酮。首剂量为 300mg 静脉注射，如无效，可再次给予 150mg 静脉注射或维持滴注。

3）利多卡因　抗心律失常药物。可用于治疗对除颤无反应的心室颤动和无脉性室性心动过速。可作为无胺碘酮时的替代药物。具有显效快，时效短，对心肌和血压影响小的特点。初始剂量为 1~1.5mg/kg 静脉注射，如心室颤动和无脉性室性心动过速仍然存在，则 5~10 分钟后，予 0.5~0.75mg/kg 静脉注射，最大剂量不超过 3mg/kg。

4）碳酸氢钠　复苏初期（15~20 分钟内）产生的代谢性酸中毒通过改善通气而改善。不应过分补充碳酸氢钠等碱性药物。如复苏时间过长者或心搏骤停前存在代谢性酸中毒、三环类抗抑郁药过量、高钾血症者可考虑应用。尽可能在血气分析监测的指导下使用，预防代谢性碱中毒。

（四）寻找心搏骤停的原因（differential diagnose，D）

在心搏骤停后的高级生命支持阶段，应尽早明确引起心搏骤停的原因，及时治疗可逆病因。常见的可逆病因可总结为"5H's"和"5T's"。

5H's 即低血容量（hypovolemia）、缺氧（hypoxia）、氢离子（酸中毒）[hydrogen ion（acidosis）]、低钾/高钾血症（hypo-/hyperkalemia）和低体温（hypothermia）。

5T's 即心包填塞［tamponade（cardiac）］、毒素（toxins）、张力性气胸（tension pneumothorax）、冠状动脉血栓形成（coronary thrombosis）和肺动脉血栓形成（pulmonary thrombosis）。

二、心搏骤停后治疗

心搏骤停后治疗（post-cardiac arrest care）是高级生命支持的关键部分，是减少心搏骤停24小时内死亡率的关键，是以神经系统支持（脑复苏）为重点的后期复苏或持续生命支持，防止再次发生心搏骤停和脑损伤，提高入院后患者的存活率。

（一）心搏骤停后治疗目标

1. 初始目标 提高重要脏器灌注和优化心、肺功能；识别并治疗心搏骤停的诱发因素，防止再次心搏骤停。

2. 后续目标 目标体温管理（TTM），促进神经功能的恢复；识别并治疗急性冠状动脉综合征（ACS）；优化机械通气，减少肺损伤；降低多器官损伤风险；客观评估预后恢复情况；协助生存者进行康复。

（二）心搏骤停后治疗措施

1. 维持呼吸功能 患者自主循环恢复后，心搏骤停患者可有不同程度的肺功能障碍。其病因有肺水肿、严重肺不张，心搏骤停或复苏期间所致误吸等。因此应继续加强有效通气和给氧，加强气道管理，维持气道通畅。监测二氧化碳波形和动脉血气分析结果，达到呼气末二氧化碳分压（PetCO$_2$）为35~40mmHg或二氧化碳分压（PaCO$_2$）为40~45mmHg，保持动脉血氧浓度≥94%。注意防治肺部并发症，当SaO$_2$维持在94%以上，可逐步降低氧浓度，避免高氧血症加重再灌注损伤。

2. 维持循环功能 自主循环恢复后，常伴有血压不稳定或低血压、血容量不足或过多、心率过快或过慢等引起的灌注不足、心功能衰竭和急性肺水肿等问题，为维持有效的循环功能，应持续心电监测和描记12导联心电图，及时识别心律失常、急性心肌梗死等。对所有ST段抬高患者，或无ST段抬高，但血流动力学或心电不稳定，疑似心血管病变的患者，建议紧急冠状动脉造影；持续监测有创动脉血压，维持平均动脉压≥65mmHg或收缩压≥90mmHg，若有低血压，可考虑使用血管活性药物如多巴胺、去甲肾上腺素和补液治疗。

（三）脑复苏

心搏骤停后最常发生脑组织缺血损伤，它是引起死亡的最常见原因，在自主循环恢复（return of spontaneous circulation，ROSC）后应积极采取脑复苏措施。脑复苏（cerebral resuscitation）是指以减轻心搏骤停后全脑缺血损伤，保护神经功能为目标的救治措施。脑复苏的原则：尽快恢复脑血流，缩短无灌注或低灌注的时间；维持合适的脑代谢；中断细胞损伤的级联反应，减少神经细胞丧失。主要治疗措施如下。

1. 呼吸管理 缺氧是脑水肿的重要根源，又是阻碍恢复呼吸的重要因素。因此在心搏骤停后应及早使用机械通气加压给氧，纠正低氧血症。

2. 维持血压 脑复苏需要维持足够的脑灌注压，以保证脑的养分。ROSC后脑血流量主要决定于动脉压，因此应积极处理低血压，必要时予补充血容量和血管活性药物治疗，应维持正常或稍高水平的血压（平均动脉压≥65mmHg，90mmHg≤收缩压<120mmHg）。

3. 目标温度管理（target temperature management，TTM） 所有在心搏骤停后恢复自主循环的昏迷成年患者都应采用TTM，目标温度选定在32~36℃，并至少维持24小时。常用冰袋、冰毯、冰帽等物理降温法。

4. 防治脑缺氧和脑水肿 利用钙通道阻滞剂解除脑血管痉挛，抗凝剂疏通微循环，促进早期脑血流灌注；有条件者应早期应用高压氧，快速、大幅度提高组织氧含量和储备，改善脑缺氧；应用渗透性利尿剂减轻脑水肿和降低颅内压。

不同程度的脑缺血、缺氧，经过一系列的脑复苏措施后有 4 种可能的结果：意识和自主功能完全恢复；恢复意识但伴有智力减退、肢体障碍等；去大脑皮质综合征，植物人状态；脑死亡。

（四）终止心肺复苏

CPR 期间对于终止复苏时机的准确判断，筛选具有治疗前景的患者，减少徒劳抢救十分重要。2020年版指南对终止复苏的标准建议：非目击的心搏骤停，无旁观者 CPR，无 ROSC（转运前），未给予过电击除颤。当满足上述所有条件时考虑终止复苏。

（五）康复

2020 年版指南首次将康复加入生存链中，这可能是 2020 年版指南在"成人基础和高级生命支持"这一主题中最彰显的变化之一。心搏骤停患者在初次住院后需经过较长的康复期，以确保最佳生理、认知和情感健康及恢复社会/角色功能。此过程应从初次住院期间开始，并根据需要持续进行。在出院前，对心搏骤停存活者进行生理、神经、心肺和认知障碍方面的多模式康复评估和治疗，同时心搏骤停存活者及其护理人员应接受全面的多学科出院计划，将其纳入医疗和康复治疗建议，以及恢复活动/工作的预期目标，并对心搏骤停存活者及其护理人员进行焦虑、抑郁、创伤后应激反应和疲劳度的结构化评估。

2020 年版指南推荐：心搏骤停发生后，在以情感支持为目的的随访中，对非专业施救者、紧急救援服务实施人员和医护人员进行分析总结，并为其提供随访可能是有益的。心搏骤停施救者同样也可能经历焦虑或创伤后应激。通过团队汇报的形式回顾抢救过程，帮助施救者正确处理情绪反应、正确看待照看濒死患者的压力以及认知自身的表现，从而促进其提高心肺复苏技能并增强再次实施心肺复苏的自信。

（六）心搏骤停的预防和早期预警

"治未病"总是优于"治已病"，降低心搏骤停死亡率的最好方法一定是早期预警和阻止心搏骤停的发生。心搏骤停的预防和早期预警的目标在于尽可能在事件发生前期对各种危险因素或前驱状态进行及时干预，从而尽可能避免心搏骤停的发生，这是直接降低心搏骤停发生率的有效方法。

第二节 除颤术

除颤术是用电能治疗异位性心律失常使之转复为窦性心律的一种方法，又称为心脏电复律。在治疗中，根据发放的脉冲是否与心电图的 R 波同步，分为同步与非同步电复律。启用同步触发装置，用于除心室颤动以外的其他快速性心律失常的转复，称为同步电复律。不用同步触发装置可在任何时间内放电，用于转复心室颤动或心室扑动，称为非同步电复律。根据电极板放置的位置还可分为体内与体外两种方式。

一、目的

利用高能量的脉冲电流，瞬间通过心脏，使全部或者大部分心肌细胞在短时间内同时除极，抑制异位兴奋性，使窦房结发放冲动，恢复窦性心律。

二、适应证

心室颤动、心室扑动、无脉性室性心动过速。

三、操作方法

1. 操作前准备

（1）用物　除颤仪、导电糊或（盐水纱布）、呼吸球囊、抢救药等其他抢救物品。

（2）体位　去枕平卧位。

（3）患者　评估分析患者心律，确认心室颤动或无脉性室性心动过速。去除患者身上的金属及导电物质。

2. 操作流程

（1）开机　连接电源，开机，将旋转至"ON"位置，机器设置默认为"未同步"状态。

（2）能量　选择能量，根据不同除颤仪选择合适的能量。单向波为360J，双向波120～200J，或根据厂家推荐。

（3）准备电极板　电极板涂导电糊或用盐水纱布替代。

（4）正确放置电极板　前－侧位（最常用，适用于紧急情况）：A（Apex）电极板放在左乳头外下方或左腋前线第5肋间（心尖部），S（Sternum）电极板放在胸骨右缘锁骨下或2～3肋间（心底部）。前－后位（适用于贴电极片）：A电极板在左侧心前区标准位置，而S电极板置于左/右背部肩胛下区。

（5）操作　再次评估心电示波，确认可以除颤。操作者按充电按钮，高喊"请所有人离开"，查看病床周围，确认无人直接与患者或病床接触，保证安全。按下放电按钮，并将两电极板充分接触皮肤，稍加压力并停留片刻。

（6）评估　观察心电示波，评估除颤后效果，必要时予再次除颤。

四、护理要点

（1）除颤前要正确选择心电图类型，以选择除颤方式。

（2）电极板放置部位准确，两块电极板之间的距离不小于10cm，操作时紧贴患者皮肤，不能留有空隙。避开起搏器位置。两个电极板之间要保持干燥，以免灼伤皮肤。

（3）放电前确保所有人离开床旁，以免触电。

（4）操作结束后检查设备，及时充电，使其处于备用状态。

⊕ **知识链接**

自动体外除颤器（AED）

自动体外除颤器（automated external defibrillator，AED）是一种便携式、专为现场急救设计的可以诊断特定的心律失常并给予电除颤的急救设备。具有自动识别、鉴别和分析心电节律，自动充电、放电和自检功能，分为主机、连接线、电极贴三个部分。操作时，打开AED，根据语音提示进行操作。将电极片按指示一个贴在右锁骨正下方，一个贴于左乳头外侧。当AED分析心率时，应避免接触患者，干扰分析。放电前同样应确认无人接触患者，保证安全。除颤后系统进入节律再分析阶段，以决定是否再次除颤。

第三节　人工气道建立技术

⇒ 案例引导

　　案例：患者，男性，23岁，在湖里划船时不幸溺水。被救出后意识丧失，无颈动脉搏动和自主呼吸，经现场心肺复苏后，被120送往医院急诊科行气管插管、呼吸机辅助呼吸等治疗。

　　讨论：1. 在多种建立人工气道技术中选择气管插管的原因是什么？

　　　　　2. 气管插管患者在护理上要注意什么？

一、口咽通气管置入术

　　口咽通气管置入术是指将口咽通气管插入口咽部，维持气道通畅的技术。口咽通气管（oral - pharyngeal airway, OPA）是一种由塑料或弹性橡胶制成的弯曲"J"形、中空的人工气道，仿制舌及软腭的弯曲度和软硬度。口咽通气管主要由翼缘、牙垫、咽弯曲三部分组成，不同的型号长度和形状不同，以适应不同年龄和不同体型的患者使用，见图6–1。

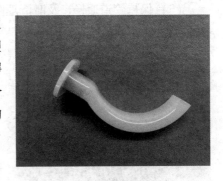

图6–1　口咽通气管

（一）目的

　　口咽通气管是一种无创性的通气管道，防止舌后坠，保持气道通畅。

（二）适应证

（1）上呼吸道完全或部分梗阻的有自主呼吸的昏迷患者。

（2）气道分泌物多需吸引的患者。

（3）抽搐时防止舌咬伤、有气管插管时，需要牙垫的患者。

（三）禁忌证

（1）口腔及上、下颌骨创伤。

（2）咽部气道占位性病变、喉头水肿、哮喘、咽反射亢进、气道内异物患者。

（3）门齿有折断或脱落危险的患者。

（四）操作方法

1. 操作前准备

（1）用物　选择合适的口咽通气管，长度为口角至耳垂或下颌角的距离。选择的原则是宁长勿短、宁大勿小，因为口咽通气管太短不能经过舌根而达不到开放气道的目的。

（2）体位　患者取平卧位，头后仰，使口、咽、喉三轴线尽量重叠。

（3）患者　清除口腔及咽部分泌物，保持呼吸道通畅。

2. 操作流程

（1）置管　方法分为两种：直接置入法和反向置入法。①直接置入法：将口咽通气管咽弯曲凹面部分朝向一侧的脸颊内部插入，然后在插入过程中朝着咽后壁将口咽通气管向下旋转90°，弯曲部分凹面向下压住舌根进入。②反向置入法：把口咽通气管的咽弯曲部分向腭部插入口腔，当其内口接近口咽后壁时，即将其旋转180°，顺势向下推送，弯曲部分下面压住舌根，上面抵住口咽后壁。合适的口咽通气管位置应使其末端位于患者的上咽部，将舌根与口咽后壁分开，使下咽部至声门的气道通畅。

（2）检测　检测人工气道是否通畅：以手掌放于口咽通气管外口，感觉有无气流，或以少许棉絮放于外口，观察有无随患者呼吸的运动。还应观察胸壁运动幅度和听诊双肺呼吸音。检查口腔，唇或舌未夹置于牙和口咽通气管之间。

（3）固定　置管成果后，妥善固定。

（五）护理要点

（1）监测患者生命体征，严密观察病情变化，随时记录，并备好各种抢救器械和物品，必要时配合医生行气管内插管术。

（2）加强呼吸道湿化，口咽通气管外口覆盖一层生理盐水纱布，湿化气道，也可防止异物和灰尘的吸入。

（3）保持管道通畅，及时清理呼吸道分泌物，防止误吸。注意密切观察有无导管脱出而致阻塞气道的现象。

（4）做好口腔护理，口咽通气管和口唇间涂润滑保湿油，预防机械性压力性损伤的发生。

二、鼻咽通气管置入术

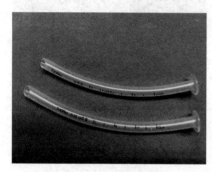

图6-2　鼻咽通气管

鼻咽通气管置入术是指将鼻咽通气管插入鼻咽部，维持气道通畅的技术。鼻咽通气管（nasopharyngealairway，NPA）是由塑料或硅胶制成的一个类似于气管插管的软管道，由于其对咽喉部的刺激性较口咽通气管小，清醒或浅麻醉患者更易耐受。适用于舌后坠所致的上呼吸道梗阻的患者。鼻咽通气管根据鼻孔的内腔大小等提供不同的型号，见图6-2。

（一）目的

鼻咽通气管，是一种无创性的通气管道，解除舌后坠，保持气道通畅。

（二）适应证

（1）各种原因导致的呼吸道梗阻，不能使用或耐受口咽通气管或使用口咽通气管效果不佳者。

（2）牙关紧闭，不能经口吸痰，同时防止反复经鼻腔吸痰引起鼻腔黏膜损伤者。

（三）禁忌证

（1）鼻腔各种疾患，如鼻息肉、鼻中隔偏曲、鼻腔炎症、鼻外伤等。

（2）颅底骨折、脑脊液鼻漏者。

（3）鼻腔出血或有出血倾向、凝血功能障碍者。

（四）操作方法

1. 操作前准备

（1）用物　选择合适的鼻咽通气管，长度为鼻尖到耳垂的距离，一般是13~15cm。比较通气管的外径和患者鼻孔的内腔，使用尽可能大又易于通过鼻腔的导管。

（2）体位　患者取平卧位，头后仰。

（3）患者　选择通畅的一侧鼻内滴入适量血管收缩药物，如麻黄碱等，以减少鼻腔出血的风险。

2. 操作流程

（1）置管　置入前可在鼻腔通气管表面涂含局部麻醉药的医用润滑剂。将鼻咽通气管弯度向下、弧度朝上、内缘口向下，沿垂直鼻面部方向缓缓插入鼻腔，直至通气管的尾部抵住鼻腔外口，插入合适的深度。插入动作应轻柔、缓慢，遇有阻力不应强行插入，可回撤1cm左右，稍稍旋转导管直至无阻力感再继续插入。

（2）评估　通过评估是否解除舌后坠、鼾声消失、呼吸通畅来检测气道的通畅。

（3）固定　置管成功后，妥善固定，以免脱出。

（五）护理要点

（1）监测患者生命体征，严密观察病情变化，随时记录，并备好各种抢救器械和物品，必要时配合医生行气管内插管术。

（2）保持管道通畅，及时清除鼻腔分泌物。

（3）做好鼻腔护理，鼻孔与鼻咽通气管间涂油，预防机械性压力性损伤的发生。每1～2天更换鼻咽通气管并于另一侧鼻孔插入，防止鼻黏膜损伤。

（4）做好气道湿化防止鼻黏膜干燥出血。

三、喉罩置入术

喉罩置入术是指将喉罩（laryngeal mask airway，LMA）经口插入，使其勺状套囊口覆盖于喉的入口，可以行短时机械通气的技术。喉罩是介于面罩和气管插管之间的一种维持呼吸道通畅的新型装置，多由塑料或硅胶制成，根据患者年龄、体型有不同的型号。

（一）目的

喉罩置入术作为人工气道的一种，可维持有效的通气，保持气道通畅。

（二）适应证

（1）短时的外科手术。

（2）各种原因导致的不宜使用喉镜和气管内插管患者。

（3）紧急情况下人工气道的建立和维持。

（三）禁忌证

（1）小口、大舌或扁桃体异常肿大的患者。

（2）咽部有血管瘤、组织损伤等病变。

（3）喉部或喉以下气道梗阻者。

（4）肺顺应性下降或气道阻力增高者。

（5）未禁食、饱胃、腹内压过高，有反流误吸高风险者。

（四）操作方法

1. 操作前准备

（1）用物　大小合适的喉罩、注射器、固定用胶布、吸引装置等。

（2）体位　取平卧或侧卧位。

（3）患者　操作前患者禁食。清除口腔、气道分泌物，保持气道通畅。

2. 操作流程

（1）检查　喉罩做漏气检查，将勺状套囊的背面适度润滑。

（2）置入　左手推患者下颌或下唇使其张口，右手持喉罩，罩口朝向患者下颌方向，将喉罩顶向患者硬腭方向置入口腔。用示指保持对喉罩头侧的压力，送入喉罩至下咽基底部直至感到有明显阻力。后用另一手固定导管外端，退出示指，充气使喉罩自行密闭，可见导管自行向外退出约 1.5cm。

（3）评估　喉罩的最佳位置为会厌位于喉罩的勺状凹陷内，罩内的通气口正对声门。通过连接简易呼吸器行正压通气进行初步判断，如胸廓起伏良好，听诊咽喉部无明显的漏气，多提示喉罩位置良好。

（五）护理要点

（1）监测患者生命体征，严密观察病情变化，随时记录，并备好各种抢救器械和物品，必要时配合医生行气管内插管术。

（2）及时清除气道内分泌物，注意观察患者呼吸改善情况，听诊双肺呼吸音。

四、环甲膜穿刺术

环甲膜穿刺术（cricothyroid membrane puncture）是在确切的气道建立前，快速提供通气支持的一项急救技术。环甲膜穿刺作为呼吸复苏的一种急救措施，不能作为确定性处理，并且穿刺留置时间不宜超过 24 小时，初期复苏成功后应改做正规气管切开或立即做消除病因（如异物的摘除等）的处理。

（一）目的

环甲膜穿刺术是通过穿刺针等锐器，从弹性圆锥（环甲膜）穿刺，建立新的呼吸道，提供有效的气体交换，快速解除气道阻塞和窒息。

（二）适应证

（1）上呼吸道完全或部分阻塞。

（2）牙关紧闭并经鼻插管失败。

（3）头面部严重外伤。

（三）禁忌证

（1）小儿（3 岁以下）不宜做弹性圆锥切开。

（2）出血倾向，有凝血功能障碍者。

（四）操作方法

1. 操作前准备

（1）用物　环甲膜穿刺针、T 形管、给氧装置。

（2）体位　取平卧或斜坡卧位，头部保持正中，颈部后仰。

2. 操作流程

（1）定位　弹性圆锥位于甲状软骨与环状软骨之间，中间凹陷处。

（2）穿刺　常规消毒穿刺部位。左手示指和拇指固定穿刺处皮肤，右手持针在弹性圆锥上垂直下刺，通过皮肤、筋膜及环甲膜，有落空感时挤压双侧胸部，有气体自针头逸出或抽吸时易抽出气体，即以 T 形管的双臂一端与针头连接，通过 T 形管的下臂连接氧源。或者可以左手固定穿刺针头，以右手示指间歇地堵塞 T 形管上臂的另一端开口处而行人工呼吸。

（五）护理要点

（1）穿刺时进针不宜过深，避免损伤气管后壁黏膜。

（2）环甲膜穿刺针头与 T 形管接口连接时，连接需紧密不漏气。

（3）若穿刺部位出血较多，应及时止血，以免血液反流到气管内导致窒息。

（4）拔针后应以消毒干棉球压迫穿刺点片刻。针头拔出以前应防止喉部上下运动，否则容易损伤喉部的黏膜。

（5）如有治疗需要，必须回抽有空气，确定针尖在喉腔内才能注射药物。注射药物时速度要快，嘱患者勿吞咽及咳嗽。

五、气管插管术

气管插管术（tracheal intubation）是指将一特制的导管（图6-3）经口或鼻通过声门直接插入气管内的技术。根据插管时是否用喉镜显露声门，分为明视插管和盲探插管。临床急救中最常用的是经口明视插管术。

（一）目的

通过气管插管术可及时清除呼吸道分泌物，解除上呼吸道阻塞，增加肺泡有效通气量，减少气道阻力及无效腔，保障有效的气体交换，同时也为气道雾化或湿化、气道内给药提供途径。

（二）适应证

（1）呼吸、心搏骤停行心肺脑复苏者。

（2）呼吸功能衰竭需有创机械通气者。

（3）呼吸道分泌物不能自行咳出需行气管内吸引者。

（4）误吸患者需放置导管行肺泡冲洗术者。

（5）全麻手术患者。

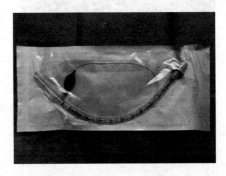

图6-3　气管插管导管

（三）禁忌证

（1）喉头水肿、黏膜下血肿、急性喉炎、插管创伤引起的严重出血。

（2）咽喉部烧伤、肿瘤或有异物残留。

（3）颈椎骨折或脱位、面部骨折。

（4）会厌炎。

（四）操作方法

1. 操作前准备

（1）用物　喉镜、气管导管及管芯、牙垫、注射器、吸引器、吸痰管、简易呼吸器等。其中气管导管应根据患者的性别、体重、身高等因素选择大小合适的导管，紧急情况下无论男女都可选用7.5mm。

（2）体位　取仰卧位，头后仰，可在肩背部垫一小枕，使口、咽、气管基本重叠于一条轴线。

2. 操作流程

（1）检查　检查导管气囊的完好性，并将管芯置入导管内，确保管芯位于离气管导管前端开口1cm处。

（2）给氧　使用简易呼吸器给予患者100%氧气进行充分通气，以免因插管操作而加重缺氧。若30秒内插管未成功应重复给予100%氧气吸入后再尝试。

（3）插管　操作者右手提颏张口并拨开上下唇，左手持喉镜，从患者右侧口角置入。镜片抵咽喉部后转至正中位，将舌体推向左侧，此时可见到悬雍垂（此为声门暴露的第一个标志），然后顺舌背将喉镜片稍做深入至舌根，稍稍上提喉镜，即可看到会厌的边缘（此为声门暴露的第二个标志）。如用弯形喉镜片，可继续稍做深入，使喉镜片前端置于会厌与舌根交界处，然后上提喉镜即可看到声门（注意以左手腕为支撑点，而不能以上门齿作为支撑点）。另一人充分吸引视野处分泌物。随后操作者右手以持笔式持气管导管，沿患者的右口角置入，在明视声门的情况下将导管插入，拔除管芯。

（4）确认位置　安置牙垫，拔出喉镜。确认导管是否在气管内：肉眼观察胸廓起伏、上腹部听诊（不该听到呼吸音）及双侧肺部听诊（双肺呼吸音一致），此外，还可使用设备确认插管位置。

（5）固定　球囊注入气体 5~10ml，保持气囊压力 25~30cmH$_2$O。妥善固定导管和牙垫，连接机械通气装置。

（五）护理要点

（1）严密观察患者的神志及病情变化，监测生命体征，观察有无窒息、肺部感染等并发症。

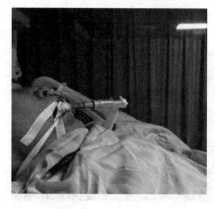

图 6 - 4　气管插管

（2）妥善固定导管，防止移位和脱出（图 6 - 4）。每班应监测气囊压力，记录插管长度并做好交接班。插管的深度，自门齿起计算，男性 22~24cm，女性 20~22cm，小儿可参照公式：插管深度（cm）＝年龄÷2＋12。插入太浅易脱出，太深易插入右总支气管，造成单侧肺通气，影响通气效果。

（3）定时翻身拍背，做好气道湿化，按需吸痰，保持气道通畅。吸痰前后应给予充分吸氧，吸痰时间不可过长。

（4）加强口腔护理，每日 2~3 次，保持口腔清洁，预防感染。

（5）加强患者的心理护理，通过有效方式与患者交流，了解患者的需要，缓解焦虑、悲观的情绪，增加战胜疾病的信心。

六、气管切开术

气管切开术（tracheostomy）是指切开颈段气管前壁，插入气管套管，建立新的通道进行呼吸的一种技术。与气管插管相比，气管切开术的患者舒适度相对改善，镇静镇痛需求相对减少，但因操作相对复杂，不作为首选的紧急气道开放措施。

（一）目的

通过气管切开术，可预防或解除上呼吸道梗阻，保持呼吸道通畅；清除呼吸道分泌物，改善呼吸困难；为机械辅助呼吸、加压给氧及气管内给药提供条件。

（二）适应证

（1）各种原因造成的上呼吸道梗阻和（或）下呼吸道阻塞导致呼吸困难。

（2）需长时间进行机械通气治疗。

（3）预防性气管切开，如额面部等大手术、破伤风易发生喉痉挛等。

（三）禁忌证

（1）颈部恶性肿瘤。

（2）下呼吸道占位而导致的呼吸道梗阻。

（3）严重出血性疾病。

（四）操作方法

1. 操作前准备

（1）用物　气管切开包、吸引器、吸痰管、大小合适的气管套管、呼吸机、给氧设备、无菌手套、局麻药、急救药品等。

（2）体位　患者取仰卧位，肩下垫小枕，保持头部正中位并后仰，使气管向前突出，暴露手术位置。

2. 操作流程

（1）检查　检查导管气囊的完好性。

（2）消毒和局麻　消毒患者颈部正中及其周围皮肤，铺洞巾。局部浸润麻醉上自甲状软骨，下至胸骨上窝（成人）。

（3）置管　操作者左手固定喉部，右手执刀沿颈部正中于甲状软管下缘至胸骨上窝，沿颈前正中线做一3～5cm长的纵形切口，逐层暴露气管环，切开第3～4或4～5气管软骨环，撑开气管切口，另一人快速吸出气道分泌物及血液，操作者插入气管套管，取出管芯。

（4）固定　将气囊充气，缝合皮肤，将系带固定于颈部，松紧以一手指为宜。

（五）护理要点

（1）密切观察病情变化，监测患者神志、生命体征等情况，观察患者呼吸、心音、心律是否正常，有无皮下气肿、气胸及纵隔气肿、出血等症状，出现上述症状应及时通知医生处理。

（2）妥善固定气管套管，系带松紧适宜。加强气管套管的气囊管理，以防止发生漏气或误吸。

（3）做好气道湿化，开放气道不具有正常湿化气道功能，气道易干燥，造成分泌物浓缩而阻塞呼吸道，应及时清除气道分泌物，防止痰痂堵塞气道，保持气道通畅。

（4）保持气管切口处皮肤清洁，每日定时更换皮肤与套管之间的无菌纱布，保持局部皮肤干燥，并观察有无红肿、异味分泌物。

（5）加强口腔护理，每日2～3次，保持口腔清洁，防止细菌定植，预防感染。

（6）加强患者的心理护理，通过有效方式与患者交流，了解患者的需要，缓解焦虑、悲观的情绪，增加战胜疾病的信心。

（7）患者病情好转，拔管前必须进行半堵到完全堵管的渐进练习，堵管期间严密观察患者呼吸和血氧饱和度等情况。如果患者脱机后呼吸功能已经恢复，有足够的咳嗽力量，也可采用不堵管直接拔管的方法。拔管后用蝶形胶布固定切口。床旁仍备气管切开包，以便病情变化时急救。

第四节　机械通气的运用与护理

机械通气（mechanical ventilation，MV）是通过呼吸机建立气道口与肺泡间的压力差，将气体送入患者肺内，完全或部分替代患者的呼吸动作。机械通气作为目前急危重症患者常见的器官功能支持的重要救治措施，已普遍应用于麻醉、各种原因所致的呼吸衰竭及大手术后的呼吸支持与治疗。

一、目的

1. 恢复通气功能　通过呼吸机正压通气，产生呼吸动作，恢复患者的通气功能。

2. 改善气体交换　机械通气使用呼吸末正压（PEEP）、维持气道正压（CPAP）等方法防止肺泡塌陷，使肺内气体分布均匀，改善通气/血流比，纠正缺氧和二氧化碳潴留。

3. 减少呼吸做功　机械通气能够有效减少患者呼吸肌做功，降低呼吸机耗氧量，缓解呼吸肌疲劳。

二、适应证

（1）各种原因所导致的呼吸、心搏骤停。

（2）严重呼吸困难伴低氧血症或存在极度呼吸窘迫，如呼吸频率>28～35次/分，大汗淋漓，抬肩、叹息或张口呼吸，肺部外伤导致的反常呼吸等。

（3）颅内高压者行治疗型过度换气（$PaCO_2$在 25～35mmHg）。

（4）进行呼吸道药物和气溶胶治疗。

（5）中枢神经系统疾病。

（6）预防性机械通气。

三、禁忌证

机械通气无绝对禁忌证，出现致命性通气和氧合障碍时，应在积极处理原发病的同时应用机械通气辅助治疗。

（1）巨大肺大疱或肺囊肿。

（2）张力性气胸伴或不伴有纵隔气肿，没有进行适当引流者。

（3）低血压性休克未纠正者。

（4）大咯血发生误吸窒息者。

（5）支气管异物未取出者。

（6）活动性肺结核。

四、机械通气的模式与工作参数

根据呼吸机与患者连接方式，机械通气可分为两种。①有创机械通气：呼吸机通过喉罩、口/鼻气管插管、气管切开插管等人工气道与患者连接。②无创机械通气：呼吸机通过口鼻罩、鼻罩等方式与患者连接，无须建立人工气道。

（一）机械通气的模式

1. 容量目标通气　通过设定流速和吸气时间，保证固定的通气容量，气道压力可以变化（表6-1）。

表6-1　容量目标通气模式

模式	通气特点	适用患者	优缺点
容量控制通气（VCV）	呼吸机按照预设通气参数，固定给予患者通气，提供全部的呼吸功	严重呼吸抑制或呼吸停止的患者，如呼吸、心搏骤停，严重脑外伤等	优点：保证足够的潮气量，减少呼吸功。缺点：易造成人机对抗，或导致呼吸机依赖
容量辅助通气（VAV）	依靠患者自主呼吸而产生吸气负压，触发呼吸机按照预设的潮气量给予通气。与VCV相似，需设定触发敏感度，呼吸频率（RR）随患者自主呼吸频率而变化，易与自主呼吸保持协调，患者感觉舒适	呼吸中枢驱动功能正常的患者，如重症哮喘、COPD急性发作	优点：减少或避免应用镇静剂，保留自主呼吸以减轻呼吸肌萎缩，改善机械通气对血流动力学的影响。缺点：预设触发敏感度不当或自主呼吸停止时，呼吸机将停止送气而危及患者生命
控制/辅助通气（A/CV）	是VAV和VCV结合的模式。当患者自主呼吸频率足够时，即按患者自主呼吸频率送气（AV）；当患者无自主呼吸、自主呼吸太弱不能触发及自主呼吸频率低于备用频率时，则按备用频率通气（CV）	有一定自主呼吸能力的患者	优点：既可保证机械通气与自主呼吸基本同步，又能保证每分通气量，保障通气安全性。缺点：当患者呼吸频率过快时，仍需使用镇静药使人机同步；吸气流速或触发灵敏度预设不当，可增加呼吸做功
同步间歇指令通气（SIMV）	整个呼吸周期由同步窗和自主呼吸窗交替组成。在同步窗内如患者有吸气动作，呼吸机给予正压支持的辅助通气，紧接着的自主呼吸窗内患者可自主呼吸。在同步窗内如患者无吸气动作，紧接着自主呼吸窗，呼吸机给予控制通气	自主呼吸好，但潮气量不够的患者。长期带机患者的撤机	优点：能与患者的自主呼吸同步，减少人机对抗，减低正压通气的血流动力学影响。缺点：自主呼吸时需要克服管道及气管导管阻力，增加呼吸做功；参数调节不当时易致通气不足

2. 压力目标通气　通过压力预设保持固定的压力（表6-2）。

表 6 – 2　压力目标通气模式

模式	通气特点	适用患者	优缺点
压力控制通气（PCV）	呼吸机按照预设通气参数，固定给予患者通气。其主要优点是可以保证肺容量及肺泡内压，气流模式更符合生理需求	严重呼吸抑制或呼吸停止的患者	优点：可以限定气道峰值压力，并在患者吸气早期流速较高，有利于塌陷肺泡的复张，适当延长吸气时间，可进一步改善氧合。缺点：由于受多种因素影响，潮气量不稳定，应持续监测；需要用镇静药物使人机协调同步，尤其在延长吸气时间时；参数设置不当可导致呼吸性碱中毒
压力支持通气（PSV）	患者在自主呼吸的前提下，吸气时触发呼吸机预设的压力/流速释放出气流，并在整个吸气过程中保持一定水平的压力，克服气道阻力，减少呼吸做功	有一定自主呼吸能力而稳定，呼吸容量不足的患者	优点：患者可按自己的节律进行呼吸。根据患者呼吸肌做功的能力及时调整压力支持水平，有利于减少患者呼吸做功或进行呼吸肌锻炼，有利于逐步撤机。缺点：潮气量易在其他因素干扰下供给不足，在吸气呼气的切换为流速切换，如出现漏气可能出现吸气时间过长
持续气道正压（CPAP）	在自主呼吸条件下，整个呼吸周期内气道均保持正压	通气功能正常的低氧患者	优点：防止气道和肺泡的塌陷，有利于肺泡复张。缺点：CPAP 压力过高导致低血压、气压伤等表现

3. 容量控制与压力控制比较　见表 6 – 3。

表 6 – 3　容量控制通气与压力控制通气比较

	容量控制通气	压力控制通气
预设	潮气量、呼吸频率、呼气末正压、触发（流量触发）	压力、吸/呼比、呼吸频率、呼吸末正压、触发（压力触发）
潮气量	保证	可变（通气不足）
人机同步性	差（设定流速）	好（自主流速）
气压伤风险	存在（气道压可变）	避免（控制气道压）
通气/血流比（V/Q）	欠佳（气体分布不平衡）	良好（分布平衡）

（二）机械通气的工作参数

机械通气工作参数见表 6 – 4。

表 6 – 4　机械通气工作参数

参数	设置范围	说明
吸入氧浓度（FiO_2）	21% ~ 100%，一般小于 60%	维持患者血氧饱和度 >90%
潮气量（VT）	(8 ~ 12) ml/kg	根据患者年龄、体重、血气分析进行设定和调整
吸气压力（PI）	(15 ~ 20) cmH_2O	原则上以最低的吸气压力获得合适的潮气量，避免出现气压伤和影响循环功能
呼吸频率（RR）	(12 ~ 20) 次/分	根据患者每分通气量、$PaCO_2$ 设定和调整
吸/呼比（I：E）	1：1.5 ~ 1：3	根据患者自主呼吸水平、氧合状态调整
呼吸末正压（PEEP）	5 ~ 15cmH_2O	PEEP 的作用是使萎陷的肺泡复张，增加功能残气量，提高肺顺应性，改善通气和换气功能
触发灵敏度（Trigger）	压力触发常为 −1 ~ −0.5cmH_2O，流速触发常为 (1 ~ 3) L/min	灵敏度过高会引起误触发，灵敏度过低会增加患者的吸气负荷，消耗额外呼吸功

五、操作方法

（一）操作前准备

1. 用物　合适的呼吸机、呼吸回路、过滤器、湿化装置以及其他相关用物。

2. 体位　选择舒适体位，若无禁忌，建议抬高床头 30° ~ 45°。

（二）操作流程

1. 检测　连接呼吸机回路、过滤器及湿化装置等设备，连接气源、电源，使用模拟肺检测呼吸机是否正常运行。

2. 模式和参数设置　根据患者具体情况选择合适的模式，设置机械通气参数和报警参数。设置湿化器温度，保持气道口温度在 36~37℃ 之间。

3. 连接　将呼吸回路与人工气道或通过呼吸面罩与患者连接。

六、监护要点

（一）护理要点

（1）严密观察患者的意识、呼吸频率、血压、血氧饱和度、皮肤黏膜等情况，监测动脉血气状况，及时调整呼吸机参数。

（2）加强基础护理，做好口腔护理，保持口腔清洁，预防真菌感染。加强翻身拍背，促进肺部分泌物排出，同时预防压力性损伤。

（3）妥善固定呼吸回路，翻身等活动时应避免管路牵拉，防脱出。必要时可保护性约束。及时清理呼吸回路内的冷凝水，避免重力牵拉呼吸回路或引起误触发。积水杯应处于回路最低点，方向朝下，便于收集冷凝水。呼吸回路破损或污染时及时更换。

（4）及时清除气道分泌物并观察气道分泌物色、质、量，评估肺部感染变化情况。

（5）做好气道湿化，维持纤毛正常运动，促进气道分泌物的排出，降低呼吸道感染。气道理想的湿化状态是吸入气体温度达 36~37℃，相对湿度达 100%。机械通气时可调节湿化器温度挡 4~6 挡，对吸入气体进行温化和湿化。可使用吸气回路带加热导丝的加热湿化器，保证温湿化效果。

（二）常见报警和处理

常见报警原因及其处理见表 6-5。

表 6-5　常见的报警原因和处理

报警	原因	处理
气道高压报警	咳嗽、分泌物堵塞、管道扭曲、人机对抗	检查呼吸回路连接情况；检查呼吸回路有无扭曲受压、堵塞等现象；及时清除呼吸回路冷凝水；及时清除呼吸道分泌物；调整参数，处理原发疾病，必要时镇痛、镇静
气道低压报警	管道脱落漏气	检查呼吸回路有无松动、破裂、漏气、脱落等；检查气囊充气情况
通气过度报警	实际潮气量高于所设置水平	同高压报警
通气不足报警	气管导管与呼吸机脱开或管路漏气	同低压报警
氧浓度报警	氧气压力不足；氧电池消耗、空氧混合器发生故障	检查氧源有无漏气；更换氧电池；检查空氧混合器
窒息报警	患者呼吸减慢或停止	根据患者病情调整呼吸模式和参数
电源报警	电源插头脱落或停电	断开呼吸回路，行简易呼吸器通气；尽早连接电源

（三）常见并发症

1. 呼吸机相关性肺损伤（ventilator – induced lung injury，VILI）　指机械通气对正常肺组织造成的损伤或使受损肺组织进一步加重，包括气压伤、容积伤、萎陷伤和生物伤。机械通气应避免高潮气量和高平台压，同时设定合适的 PEEP。

2. 呼吸机相关性肺炎　详见第十三章第一节。

（四）撤机护理

呼吸机撤机应选择充分休息后的上午进行，此时患者状态较好，医护人员多，撤机后应严密观察患者的神志、生命体征、末梢循环的变化，监测动脉血气。

第五节　球囊－面罩通气术

球囊－面罩（bag－mask）又称简易呼吸器，是进行人工通气的简易工具。球囊－面罩通气术具有无创、供氧浓度高、操作简便等特点。与气管插管相比在改善组织缺氧方面同等有效。2020 年指南指出，对于呼吸骤停的患者，应维持人工呼吸或球囊面罩通气，直到自主呼吸恢复。

一、目的

患者得到充分的氧气供应，改善组织缺氧状态。

二、适应证

各种原因导致患者呼吸抑制或呼吸暂停的辅助通气。

三、禁忌证

颌面部严重外伤或骨折；大量胸腔积液；中等以上的活动性咯血。

四、操作方法

（一）操作前准备

1. 用物　简易呼吸器（球体、大小合适的面罩、氧气连接管、储氧袋）。

2. 储氧　连接氧气，调节氧流量（8～10L/min）至储氧袋充满氧气。

3. 体位　患者去枕平卧，头后仰体位。

4. 患者　清除口腔义齿和咽喉部可见异物，松解患者衣领，保持呼吸道通畅。

（二）操作流程

主要分为单人操作法和双人操作法，双人操作法通气效果优于单人法。

1. 单人操作法（EC 手法）　操作者位于患者头部后方。将患者头部向后仰，并托下颌使其朝上，保持气道通畅。将面罩扣在患者口鼻处，用一手拇指和示指呈"C"形按压面罩，中指和无名指放在下颌下缘。小指放在下颌角后面，呈"E"形，保持面罩密封无漏气。用另外一只手均匀地挤压球囊，送气时间为 1 秒，将气体送入肺中。待球囊重新膨胀后再开始下一次挤压，保持适宜的吸气/呼气时间。

2. 双人操作法（双 EC 手法）　一人开放气道和固定面罩，一人挤压球囊。操作者位于患者头部后方，使用 EC 手法分别用双手的拇指和示指放在面罩的主体，中指和无名指放在下颌下缘，小指放在下颌角后面，将患者下颌向上向前拉，伸展头部，保持气道通畅和面罩密封无漏气，另一操作者挤压球囊，挤压手法同单人操作法。

五、护理要点

（1）挤压球囊时选择适宜的通气量，以见到胸廓起伏即可，一般潮气量为 8～12ml/kg。

（2）选择适当的呼吸频率，如果成人有脉搏，每 5～6 秒给予 1 次呼吸（10～12 次/分）；无脉搏时，使用30∶2的比例进行按压-通气；如果患者有微弱呼吸，应注意球囊的挤压频率与患者呼吸的频率一致，患者吸气时挤压球囊，呼气时放松。

（3）操作过程中要严密观察患者的胸廓有无起伏、口唇与面部颜色变化以及血氧饱和度等。

（4）保持气道通畅，如有痰液，应先吸净后再应用通气术，必要时可使用口咽通气管。

（5）选择大小合适的面罩，以充分罩住患者口鼻为宜。

第六节　临时心脏起搏和主动脉球囊反搏

一、临时心脏起搏

临时心脏起搏（temporary cardiac pacing）是将起搏电极经胸腔、外周静脉或皮肤等途径送至右心室心内膜，置于体外的起搏器发放脉冲电流，经起搏电极刺激心脏，辅助心脏完成泵血功能。

（一）目的

经胸腔、静脉或皮肤等途径置入起搏电极，通过起搏器发放电脉冲，电流经电极刺激心肌产生兴奋，引起心脏收缩。

（二）适应证

（1）心肌梗死、颅内压升高、心内膜炎、药物中毒或电解质紊乱、心脏射频消融术后导致患者严重窦性心动过缓或高度房室传导阻滞，出现血流动力学紊乱，患者呈现意识模糊、低血压和胸痛等症状。

（2）反复发作的阿-斯综合征、房室分离伴心排血量降低。

（3）反复发作的房性心动过速、室上性或室性心动过速等。

（4）快速心房起搏诊断缺血性心脏病、窦房结功能测定等。

（5）置入永久性心脏起搏器前的过渡性治疗。

（三）禁忌证

临时心脏起搏无绝对禁忌证。

（1）心肌大面积创伤、开放性胸部损伤。

（2）长时间心脏搏动停止、电机械分离。

（3）出血性疾病、凝血功能障碍。

（四）操作方法

以经颈内静脉置入心室电极管为例。

1. 操作前准备

（1）用物　心电图机、深静脉穿刺包、起搏器、气囊起搏电极管、除颤器、局麻药、生理盐水。

（2）体位　协助患者仰卧，摆好穿刺体位，使颈内静脉充盈。

（3）连接　直接进行肢体导联和胸前导联的心电监护，或患者直接与心电图机的肢体导联连接（球囊起搏电极管的阴极与V1导联连接）。

2. 操作流程

（1）局麻　定位后建立无菌区，穿刺部位常规消毒，铺洞巾，局部麻醉。

（2）检查　用生理盐水预冲穿刺针、扩张管和静脉鞘管，并检查穿刺针是否通畅；用注射器抽取生理盐水向起搏电极的气囊注射，检查气囊完整无破裂后抽出生理盐水。

（3）**置管** 用5ml注射器抽取生理盐水后连接穿刺针；穿刺针与中线平行并指向患者足端，在患者锁骨上缘3~5cm处穿刺，进针1.5~2cm出现落空感后，回抽注射器，吸出血液同时注入通畅表明穿刺针已进入颈内静脉；将注射器与穿刺针分离，一手压住针柄防止空气进入，另一只手将导丝自穿刺针尾孔插入12~20cm，然后退出穿刺针，用扩张器扩张皮肤及皮下切口；通过钢丝送入静脉鞘管。

（4）**安装起搏器** 将钢丝退出，起搏电极管从静脉鞘管内插入颈内静脉；根据心电图特征推送电极管至右心房时，气囊充气1~1.5ml，使电极管顺着血流进入右心室。当V1导联的P波直立，QRS波幅增加表明电极进入右心室，抽出气囊内气体，推送电极管进入右心室尖部（ST段抬高）。

（5）**连接** 将导线与体外脉冲发生器的心室输出端连接，根据起搏电流和心电图调整电极在心尖部的位置，直至起搏阈值<1.0mA且稳定引起心室收缩，然后调节起搏方式、频率、电流和感知度等参数。

（6）**固定** 抽出起搏电极的气囊内气体，退出静脉鞘管，导线缝合固定于皮肤，无菌敷料覆盖。

（7）**记录** 拍摄胸部X线，记录12导联心电图。

（五）护理要点

（1）密切监测患者的心电情况，观察有无心率、起搏功能异常。若出现起搏后无钉状波、起搏频率减慢、心率和脉率不一致、起搏周期不固定和心律失常等现象，护士应及时检查导线是否连接正常、绝缘层是否完整、周围有无电磁干扰和电极位置的正确与否。

（2）密切观察患者的血流动力学，起搏频率以维持患者的血压为原则，心室起搏频率为70~80次/分或低于患者自身频率10~20次/分。

（3）妥善固定导线，穿刺侧的肢体应避免屈曲，变换体位时，患者应避免牵拉导线，防止导线脱落或折断。

（4）密切观察患者局部肌肉有无刺激性痉挛，一旦发现应及时更换导线。出现顽固性呃逆、腹部痉挛等起搏电压过高表现，应及时通知医生调节电极位置、起搏电压或重新置入电极。

（5）严密观察穿刺侧肢体皮肤温度、颜色、足背动脉搏动情况。穿刺侧肢体每2小时给予被动按摩一次，预防下肢静脉血栓。

（6）临时起搏器放置时间一般为1~2周，不宜超过4周。需每日检查起搏器电池电量是否充足。

二、主动脉球囊反搏

主动脉球囊反搏（intra-aortic balloon pumping，IABP）是将带气囊的导管置入动脉系统内，气囊放充气与心动周期保持同步，从而改善心脏功能，起到辅助循环的作用。

（一）目的

IABP是将带气囊的导管放置在胸主动脉部位，在心脏舒张期，气囊充气，主动脉阻抗增加，提高冠状动脉压，使供血量增加；心脏收缩期，气囊放气，主动脉内压力下降，心脏射血阻力降低，排血量增加，提高主动脉内舒张压，增加冠状动脉供血和改善心脏功能。

因而IABP有助于减少心肌耗氧量，提高心肌供氧，维持血流动力学稳定。

（二）适应证

急性心肌梗死合并心源性休克、顽固性心律失常、顽固性心绞痛、心脏术前后血流动力学不稳定者。

（三）禁忌证

（1）主动脉瓣关闭不全。

（2）胸、腹主动脉瘤，主动脉夹层瘤，髂动脉梗阻性疾病。

（3）出血性疾病、凝血功能障碍。

（4）不可逆的脑损害。

（四）操作方法（以经皮股动脉穿刺置入法为例）

1. 操作前准备

（1）用物　主动脉球囊反搏导管包和反搏机、带压力泵的加压袋套、中心静脉穿刺包、注射器、肝素、生理盐水、局麻药。

（2）体位　患者平卧，膝关节微屈，臀部垫软枕，髋关节外展外旋45°。

（3）连接　连接压力监测、冲洗装置。将肝素生理盐水500ml（含肝素12500U）内，然后将输液袋套入装有压力泵的加压袋套内，加压到150~300mmHg。将输液器上端与输液袋连接，下端接一次性压力传感器进液端，然后调节三通使出液端与压力延长管相通。排尽动脉测压管道内的空气，固定压力传感器于固定架上，并与右心房水平相当，压力连接线与反搏机的压力监测孔连接。

2. 操作流程

（1）局麻　定位后建立无菌区，穿刺部位常规消毒，铺洞巾，局部麻醉。

（2）检查　检查导管气囊膜是否完全缠绕、漏气，抽尽气囊内气体，并用生理盐水浸润；测量股动脉至胸骨柄的距离，标记导管插入深度；用生理盐水预冲穿刺针、扩张管和静脉鞘管，并检查穿刺针是否通畅。

（3）置管　抽取生理盐水后连接穿刺针；左手示指和中指固定股动脉，右手持穿刺针与患者皮肤成30°~45°角并指向近心端，在左手两指间动脉搏动最明显处进针；出现落空感，血液进入注射器表明穿刺针已进入股动脉；将注射器与穿刺针分离，一手压住针柄防止血液流出，另一只手将动脉导管的导丝自穿刺针尾孔插入15~25cm，然后退出穿刺针，用小刀划开穿刺点皮肤后用扩张器扩张皮肤及皮下切口，通过钢丝送入静脉鞘管，退出钢丝；将指引钢丝插入主动脉内球囊导管中央管腔后，把球囊管通过静脉鞘管送入患者降主动脉内直至标记处；逆时针旋转缠绕柄使气囊放松，撤出指引钢丝；中央腔抽回血后再用肝素生理盐水冲洗，与压力延长管相连。

（4）连接　将球囊导管气道腔与反搏主机的气道系统连接，根据动脉波型调节各反搏参数（全自动型除外）。

（5）确认　行床旁X线检查，明确气囊导管位置正确（在降主动脉内）。

（6）固定　退出鞘管，在穿刺口部位将气囊导管与皮肤缝合，覆盖无菌敷料。

（五）护理要点

（1）穿刺过程中密切观察患者有无心动过速、胸痛、背痛、尿少、两侧下肢脉搏和血压不对称等异常情况，一旦发生立即报告医生配合处理。

（2）IABP期间，护士每次用25U/ml肝素生理盐水（配制方法：500ml生理盐水加入1支肝素钠，12500U）2~3ml，每隔1~2小时冲管一次，保持其通畅。

（3）经股动脉球囊反搏期间，患者应绝对卧床，穿刺侧肢体保持伸直外展，下肢不能弯曲超过30°，同时床头抬高不能超过30°，妥善固定球囊导管，防止气囊导管打折或移位。

（4）密切观察穿刺部位有无感染、出血和血肿，观察双下肢皮肤颜色、温度、脉搏搏动、感觉和运动功能。进行肢体保暖和每2小时肢体被动按摩。若患者出现下肢疼痛、变白、发凉和足背动脉搏动消失等症状，应及时通知医生进行处理。

（5）密切观察患者尿量、血流动力学、心电等指标，以及反搏效果。定期监测APTI/ACT、血小板计数，了解患者凝血功能和有无血小板减少。

（6）如IABP机器出现报警，护士应及时查找原因并正确处理。以心电触发的IABP，密切监测心电图变化，避免电极片脱落。

（7）撤离IABP前4小时应停用肝素，撤离后严密观察血流动力学指标和穿刺肢体血液循环情况，同时局部压迫穿刺点30分钟后，沙袋压迫6小时，肢体制动12小时，卧床24小时。

第七节　动、静脉穿刺置管术

一、动脉穿刺置管术 📱微课

动脉穿刺置管术（arterial puncture tube insertion）是经皮穿刺动脉（如桡动脉、股动脉、肱动脉），并将导管留置入内的血管置管技术。

（一）目的

通过桡动脉、股动脉、肱动脉等留置动脉导管，监测动脉压或进行药物治疗等。

（二）适应证

（1）危重症患者的有创血流动力学、血气监测等。

（2）监测和判断血管活性药物的治疗效果。

（3）进行选择性动脉造影、心血管疾病的介入或经动脉行区域性化疗等检查或治疗。

（三）禁忌证

（1）出血性疾病、凝血功能障碍。

（2）穿刺部位感染、脉管炎、血管闭塞，或有严重病变者。

（四）操作方法

1. 操作前准备

用物包括动脉穿刺包、动脉导管、注射器、生理盐水、肝素、带压力泵的加压袋等。

2. 操作流程

（1）动脉选择　触摸动脉搏动最明显处，以桡动脉首选（桡动脉穿刺点位于肱桡肌腱和桡侧腕屈肌腱之间，从腕部到远端桡骨头2cm处）。

（2）消毒　穿无菌手术衣，遵守建立最大无菌屏障的原则，铺洞巾，戴无菌手套，皮肤消毒，以穿刺点为中心≥20cm。

（3）检查　用肝素生理盐水检查动脉导管是否完好，排气备用。

（4）置管　手持动脉穿刺针，在动脉搏动最明显处，与皮肤呈15°~30°角向心穿刺，见鲜红血液喷出后将穿刺针尾压低，并向前推进1~2mm，使穿刺针尖完全进入动脉管腔，将套管深入动脉，撤出针芯。

（5）连接　连接测压管，无菌敷料固定并做好记录和标识。

（五）护理要点

（1）严格无菌操作，预防感染，穿刺部位敷料每日更换，如有污染及时更换，保持敷料清洁干燥。

（2）穿刺后妥善压迫，预防局部血肿或血栓形成。妥善固定穿刺套管，适当制动穿刺侧肢体，防止脱出。

（3）严密观察穿刺部位及术侧肢体皮肤颜色、温度、感觉和运动功能等情况。

（4）每日评估留置导管的必要性，预防导管相关性感染。

（5）留置期间保持测压管道系统各个接头连接紧密，测压及抽取血标本后应立即用肝素生理盐水冲洗。

二、中心静脉置管术

中心静脉置管术（central venous catheter，CVC）是一种通过穿刺深静脉（如颈内静脉、锁骨下静脉或股静脉），并将中心静脉导管置入其中的血管置管技术。

（一）目的

进行中心静脉压监测或输注药物治疗等。

（二）适应证

（1）需进行中心静脉压、连续心排血量监测的危重症患者。

（2）需接受大量、快速输血输液，输入血管活性药物、刺激性药物或静脉高营养液治疗以及行其他特殊检查和治疗者。

（3）外周静脉穿刺困难者。

（三）禁忌证

（1）出血性疾病、凝血功能障碍。

（2）穿刺部位感染、损伤、血肿或肿瘤。

（3）穿刺血管狭窄或血栓形成。

（四）操作方法

1. 操作前准备

（1）用物　中心静脉导管（单腔、两腔或三腔）、深静脉穿刺包、注射器、局麻药、生理盐水、肝素帽或无针正压接头等。

（2）体位　锁骨下静脉穿刺取头低15°的仰卧位，头面部转向对侧；颈内静脉穿刺取头低15°～30°的仰卧位，头面部转向穿刺对侧。股静脉穿刺取仰卧位，穿刺侧大腿稍外展。

2. 操作流程

（1）静脉选择　首选右锁骨下静脉，取锁骨内侧1/3交界处下方1cm处。

（2）消毒　穿无菌手术衣，遵守建立最大无菌屏障，铺洞巾，戴无菌手套，皮肤消毒，以穿刺点为中心≥20cm。

（3）检查　用肝素生理盐水预冲中心静脉导管、穿刺针和扩张管，并检查中心静脉导管和穿刺针是否通畅。

（4）局麻　用注射器抽吸利多卡因行穿刺部位浸润麻醉。

（5）置管　注射器抽取生理盐水，然后连接中心静脉穿刺针，在穿刺点进针，边进针边抽吸，出现落空感并有暗红色血液，提示已进入静脉。穿刺针尾端置入导丝，退出穿刺针，沿导丝置入扩张器和导管，拔出导丝。

（6）固定　抽回血，确认导管位于静脉内后缝合固定导管，无菌敷料覆盖并做好记录和标识。

（五）护理要点

（1）严格无菌操作，治疗期间应进行导管维护，无菌透明敷料每7天更换一次，无菌纱布敷料每2天更换一次，敷料污染潮湿时应及时更换，保持清洁干燥。

（2）严密观察穿刺部位有无血肿、脓性分泌物等异常，有无胸闷、气短、呼吸困难等气胸症状，穿刺侧的肢体有无肿胀、疼痛和青紫等静脉栓塞症状。

（3）妥善固定导管，适当制动穿刺侧肢体，防止导管脱出。如发现导管向外脱出，不可回送，应立即通知医生，行床旁 X 线或超声检查明确导管位置。

（4）留置期间保持中心静脉管路密闭，防止空气进入。保持导管通畅，输液后应及时用肝素生理盐水进行脉冲式冲管。

（5）每日评估留置导管的必要性，患者有发热时，应多方评估是否发生导管相关性感染，必要时拔除导管。

第八节　体外膜肺氧合技术

体外膜肺氧合技术（extracorporeal membrane oxygenation，ECMO）是近年来对呼吸、循环衰竭的重症患者进行救治的技术。ECMO 不能直接治疗疾病，只是一种短期的生命支持方法，它的实施不仅要求医生、护士、灌注师和麻醉师的密切配合，同时还需要运用多种监护手段对患者体温、呼吸、凝血功能和血流动力学等进行监测。

一、目的

ECMO 是通过将血液经胸腔血管引到体外，通过膜式氧合器排出二氧化碳并氧合后，再通过血泵将血液重新回输入体内，替代或部分替代心肺功能，进行有效的气体交换，为组织细胞进行有效的氧代谢提供必备条件，为呼吸和循环衰竭的急危重症患者赢得救治时间。

二、适应证

1. 呼吸支持　急性严重呼吸功能衰竭、急性呼吸窘迫综合征、急性肺栓塞和气道梗阻等。

2. 循环支持　急性严重心功能衰竭，各种原因引起的心搏骤停，心脏术后暂时性心脏功能障碍，安装人工心脏、心脏移植术前过渡等。

三、禁忌证

（1）孕龄≤34 周新生儿。

（2）长时间机械通气，成人 >7 天，新生儿 >10 天。

（3）不可逆的脑损害、多脏器损害。

（4）严重的脓毒血症。

（5）恶性肿瘤。

（6）出血性疾病、凝血功能障碍。

四、操作方法

1. 操作前准备

用物包括动静脉穿刺包、ECMO 机及耗材（主要包括离心泵头、膜肺和管道等）、监护设备（ACT 测定仪、血气监测仪）、气源、预充液、肝素等。

2. 操作流程

（1）置管　根据需要选择模式，遵守无菌操作原则，执行动静脉插管，X 线确定后，缝合固定。

（2）管路连接　将静脉回流管与离心泵入口相连，静脉管道与血气监测仪的接头相连，连接膜肺进出口样本采集管，连接内循环管道，分别与 O_2 和 CO_2 管道连接。

（3）预充　排气打开 CO_2 预充管道排气后，关闭动静脉管道、预充管和桥连管。预充管与预充液相连，先晶体后胶体。预充完毕，将离心泵的泵头安放在离心机上，固定膜肺，连接氧气管道。

（4）自检调试　打开流量开关，流量计数调零，设定报警参数。负压管调零后，打开离心泵进出口和动静脉管道，观察机器运转是否正常。调试完毕关闭动静脉管道。

（5）ECMO 运行　打开静脉管道钳，调节旋转流量，然后打开动脉管道钳，打开气体流量计，调节气体流量和血流量，ECMO 系统运行。

（6）撤离 ECMO　ECMO 撤离后将体外循环的血液回输患者体内，可给予鱼精蛋白中和患者体内肝素，使 ACT 恢复治疗前的水平。拔管后按压穿刺部位至少半小时，再用沙袋压迫 4~6 小时，以防血肿形成。

五、护理要点

（1）严密观察患者生命体征变化，每小时检查一次穿刺侧肢端皮肤温度、颜色、动脉搏动等血运情况，进行必要的实验室检查。

（2）严格无菌操作，预防感染。定时更换插管部位敷料，避免在所有接口处进行操作。如出现感染征象，应积极寻找感染源。

（3）妥善固定管道，避免牵拉、移位、打折、脱落等情况。保证管路的密闭性，避免进气。必要时使用镇静药物。加强患者的基础护理，提高舒适度。

（4）密切监测患者的血流动力学，凝血功能，肝、肾、脑、心脏和肺等重要脏器功能的改变，还应对患者进行温度、心电图、血氧饱和度、血细胞比容、血浆游离血红蛋白和血浆胶体渗透压等方面的监测。维持患者体温 35~37℃，当体温 <35℃ 时，及时复温。当患者游离血红蛋白 >50mg/L、尿管出现血红蛋白尿时，立即通知医生，警惕溶血、血栓等并发症的发生。

（5）根据病情需要调节 ECMO 参数，初期为快速减轻心肺负担，尽快改善微循环，可设定血流量为心排血量的 80%~100%；氧气浓度为 70%~80%；气流量和血流量比 0.5~0.8:1。当患者 MAP 维持在 70~90mmHg，CVP 维持在 5~12cmH$_2$O，LAP 维持在 5~15mmHg，静脉血氧饱和度 >75% 时，可逐渐降低血流量至心排血量的 50%，氧气浓度为 40%~50%。当患者血流量降为心排血量的 10%~25%，可考虑停止 ECMO 支持。

（6）ECMO 治疗期间如需机械辅助通气，原则上机械通气的氧浓度、气道峰压和呼气末正压等参数应降低，使肺得到充分休息，同时保持一定的肺泡张力以免出现肺不张。

（7）ECMO 治疗期间如出现特殊情况需要紧急停止循环时，应首先夹闭动、静脉管路，开放管路桥。排除故障时，及时调整呼吸机辅助呼吸参数和正性肌力药物剂量，增加呼吸循环支持。若管道中出现气栓，应首先排除是否存在管道扭转或受压，并检查是否存在引流不畅等静脉管道抖动情况。若氧合器出口发生渗漏，应立即告知医生氧合器可能出现故障，需要更换氧合器。若驱动泵失灵，应立即摇摆转动泵头维持循环，再查找具体原因。

第九节　洗胃术

洗胃术（gastric lavage）是向患者胃内反复注入一定量的液体并反复抽吸，以冲洗并排出胃内容物，直至抽出液体变清亮的技术。

根据注入液体的途径和方法，可将其分为口服催吐洗胃法和插管洗胃法。口服催吐洗胃法适用于神志清醒能配合的患者；插管洗胃法适用于口服催吐失败或者意识障碍或不合作的患者。

一、目的

清除或中和急性中毒患者胃内毒物或其他刺激有害物质，避免毒物进一步被吸收；抽吸胃内潴留物，减轻胃黏膜水肿。

二、适应证

（1）口服非腐蚀性毒物中毒，如有机磷农药、安眠药、重金属类、生物碱及食物中毒等。

（2）幽门梗阻，可减轻胃黏膜炎症或水肿。

三、禁忌证

（1）口服强酸、强碱等腐蚀性毒物导致食管、胃黏膜损伤。

（2）肝硬化伴食管胃底静脉曲张、食管阻塞、胃穿孔或胃癌、消化道溃疡或上消化道出血。

（3）胸主动脉瘤、重度心肺功能不全，惊厥或抽搐未控制。

四、操作方法

（一）口服催吐洗胃法

1. 操作前准备

（1）用物　水桶两个（分别装洗胃液、污水）、压舌板、量杯、水温计等。

（2）体位　患者取坐位，头低身体略前倾，围好围裙，如有义齿取下义齿，将污物桶置于患者座位前或床旁。

2. 操作流程

（1）灌洗　指导患者快速口服洗胃液 200～500ml 直至出现饱胀感。

（2）催吐　指导患者自呕或用压舌板刺激舌根催吐，可反复进行，直至吐出的胃内容物澄清无味。

（3）记录　记录洗出液色、质、量等。

（二）插管洗胃法（以电动洗胃机洗胃为例）

1. 操作前准备

（1）用物　一次性胃管、水桶两个（分别装洗胃液、污水）、压舌板、量杯、水温计、全自动洗胃机以及其他插胃管所需用物。

（2）体位　意识清晰患者取坐位或半坐位；昏迷患者取平卧位，头部稍低。

2. 操作流程

（1）检查　接通电源，连接管路，检查电动洗胃机是否可以正常运行。

（2）留置胃管　留置三腔洗胃管确认胃管在患者胃内后，胶布固定，并分别与洗胃机各管道紧密连接，将管道一端放入洗胃液桶，一端放入污水桶。

（3）洗胃　首先按"手吸"键，抽吸胃内容物并留取标本送检。再按"自动"键开始进行自动冲洗，直至吸出的胃内容物澄清无味。

（4）记录　记录洗出液色、质、量等。

五、护理要点

（1）插管洗胃前应确定洗胃管在患者胃内，再灌入洗胃液。

（2）洗胃过程中应严密观察患者意识及生命体征和吸出液色、质、量、气味等，保持呼吸道通畅。若患者出现腹痛、休克或引流出血性液体时，则停止洗胃。

（3）洗胃时把握"先吸后灌、快出快入、出入量基本相等"原则。洗胃液总量应为 15000 ~ 40000ml，以便彻底清除胃内毒物。每次灌洗量为 300 ~ 500ml，防止每次灌洗量过多或过少。灌洗量过多可导致急性胃扩张，还会出现促进胃内容物排空进入肠道，加快毒物吸收，甚至刺激迷走神经，引发心搏骤停；而灌洗量如果过少，洗胃液无法和胃内容物充分混合，不利于彻底洗胃。洗胃液温度为 25 ~ 38℃。

（4）当中毒物质不明时，洗胃溶液可选用温水或生理盐水。待毒物性质明确后，再选取针对性洗胃液。常用洗胃溶液以及适应证和禁忌证详见第九章。

（5）做好患者心理护理，积极沟通，取得理解和配合。对自杀服毒患者，应注意保护患者隐私，并加强观察患者的心理状态和行为。

第十节　急危重症患者家属的护理

一、急诊患者家属的护理

急诊科是抢救急危重症患者的场所，患者发病急、病情重、病情变化快，患者和家属对突如其来的改变缺乏心理准备，易发生心理障碍。在治疗抢救过程中，家属常被隔离在急救室外，医护人员与家属的交流往往较少，忽视了患者家属的心理及其与患者健康恢复的关系，造成了护士、患者、家属三者协调不佳，影响急诊患者的救治及康复。因此，急诊护士在救治急诊患者的过程中，应重视对其家属的照护，了解家属的需求，预防和缓解家属不良心理状态，从而使患者能积极主动地配合护理人员工作，也有利于患者的早日康复。

（一）急诊患者家属的需求

急诊患者家属具有特定的需求，及时了解和准确把握其需求，将有助于帮助患者家属为患者提供更好的社会支持，使患者在最佳的生理、心理状态下接受救治和护理，促进其康复。急诊患者需求主要包括及时救治、病情保障、外在需求等三个方面的需求。

1. 及时救治　急诊患者家属由于其自身对疾病的不了解，常认为自己亲人的病情是最严重的，需要得到重视，优先救治。

2. 病情保障　患者家属对患者能否得到救治以及救治是否产生了积极的效果，保障患者生命安全是家属最重要的需求。

3. 外在需求　患者家属对就医环境是否舒适，医护人员的态度是否诚恳、尊重、热情，治疗价格是否合理等方面都有着基本的需求。

（二）急诊患者家属常见的心理问题

当患者突然患病且病情危急，或病情突然加重，当医护人员告知病情后，家属往往在短时间内不能接受现实，家属对患者的病情发展、预后、生命等的担心，以及对疾病等医疗信息的缺乏，情感遭受打击，往往可能表现为焦虑、恐惧、烦躁、多疑等心理问题。

（三）护理措施

1. 及时沟通，稳定患者家属情绪　急诊科的预检分诊中，医护人员根据就诊者的病情严重程度，安排就诊的先后次序，应及时与患者沟通解释，配合就诊安排，避免不必要的矛盾。同时急诊所收患者多数病情凶险，常需要就地、立即抢救，这给患者家属带来的冲击是一定的，加重了患者的心理负担。护士一方面要在抢救工作中，表现出沉着冷静、操作娴熟；另一方面积极与患者沟通，大方得体、语言亲切，对患者的护理治疗做出相应的解释，减少家属不必要的疑虑和担心。并且及时、耐心地解答家属所担心的问题，倾听患者的意见和想法，理解、同情其感受。

2. 营造良好的外在环境 应在醒目处悬挂大的布局平面图，让家属对急诊科环境一目了然，必要时及时向家属介绍急诊科的环境，减少患者不必要的时间与体力消耗，同时帮助其尽快熟悉周围环境，减少陌生感，稳定情绪，并且注意保持就医环境安静、整洁。在条件允许的情况下，让家属有休息的场所并提供必备设施，减轻其疲劳不安，给予更多的人文关怀。

二、危重症患者家属的护理

2010 年，在全球危重症会议上美国危重症学会（SCCM）首次提出了家属 ICU 后综合征（post – intensive care syndrome family）的概念，即因患者入住 ICU 接受治疗及后期的照护而给患者家属带来各种压力，导致患者家属在心理、生理方面出现的一系列心理障碍。如得不到及时而专业的治疗，导致持续的生理、心理功能障碍严重影响家属的生活质量；家属的不良结局又会影响家庭照护的可持续性，从而影响患者的康复。因而护理人员需重视家属的心理健康问题，满足其合理需求，同时充分发挥家属对患者的支持作用，也将有利于危重症患者康复。

（一）危重症患者家属的需求

危重症患者家属的需求是指在患者患危重症疾病期间，家属对患者健康及自身心理支持等相关方面的总体需求。主要包括病情保障、获取信息、接近患者、获得支持和自身舒适等五个方面的需求。

（二）危重症患者家属常见的心理问题

1. 焦虑和抑郁 是 ICU 患者家属主要的心理障碍，主要由患者家属对疾病等医疗信息的不了解导致，并随患者病情的变化而不断加重。主要表现为经常感觉疲劳和睡眠差，如难以入睡、多噩梦、夜惊等。

2. 急性应激障碍和创伤后应激障碍 急性应激障碍又称急性应激反应，是以急剧、严重的精神打击作为直接原因的精神障碍。一般在受刺激后几分钟至几小时发病。症状主要表现为强烈的恐惧、警觉性增高、回避、易激惹等。若患者家属在经历家人死亡后，可有延迟出现和长期持续存在的精神障碍，称为创伤后应激障碍，主要表现为反复重现创伤事件，回避使人联想到创伤的活动和情境等。

3. 复杂性悲伤和习得性无助感 复杂性悲伤指 ICU 患者死亡后，丧亲者的分离焦虑未得到适当的调节时所致的个体哀痛，常在重要的亲人失去时发生，症状持续至少 6 个月。而当家属发现自己无力改善患者的病情状况时，出现的失落、无助的情绪和退缩行为称为习得性无助，这类人群常是独立决策者，没有共同决策伙伴，同样容易发生焦虑、抑郁以及创伤后应激障碍。

（三）护理措施

1. 加强沟通，重视患者家属的心理护理 护士在与危重症患者家属接触时，应保持良好的态度，使用通俗易懂的语言，尽量及时详细地向其介绍诊治相关情况，确保家属获取信息的渠道畅通，帮助家属正确认识患者疾病的严重性及诊治效果，经常沟通，关注家属的心理变化。

2. 开展多种形式的疾病宣教，满足患者家属的需求 ICU 患者家属的心理压力主要来源于对患者疾病知识的不了解，因而护士可应采取多种形式如讲座、座谈会、健康教育、建立微信平台、随访工作等，向 ICU 患者家属解释说明患者所患疾病的相关信息，从而让患者及其家属更好地配合治疗和护理，促进患者的康复。

3. 鼓励家属参与到患者疾病的治疗与康复中　应创造条件鼓励家属共同参与患者的治疗和康复过程，强调 ICU 患者家属在患者患病期间既是患者的照顾者之一，又是参与患者治疗护理相关决策的成员之一的重要身份，提升家属自身的价值感，减少不良情绪的产生。鼓励家属一起参与患者翻身、叩背等基础护理工作，让其了解并逐渐适应患者出院后照顾者的角色。

4. 积极采取有效措施进行干预　当发现患者有心理障碍时，应积极采取有效措施进行干预，帮助患者家属走出心理困境。比如叙事护理，主要是通过访谈、记日记等方式让 ICU 患者家属将自己的创伤经历进行自我暴露，从而减少家属负面情绪的方法。也可通过正念疗法、认知行为疗法和音乐疗法等进行干预，有效降低 ICU 患者家属的压力、焦虑以及抑郁水平，提高生活质量。

目标检测

答案解析

单选题

1. 心肺复苏时静脉首选药物是 （　　）

    A. 肾上腺素　　　　　　　　B. 阿托品　　　　　　　　C. 利多卡因

    D. 胺碘酮　　　　　　　　　E. 碳酸氢钠

2. 引起心搏骤停的 5H's 病因中不包括 （　　）

    A. 低血容量　　　　　　　　B. 低氧血症　　　　　　　C. 酸中毒

    D. 低钠血症　　　　　　　　E. 低体温

3. 下列不属于环甲膜穿刺术适应证的是 （　　）

    A. 异物所致上呼吸道阻塞　　B. 经鼻气管插管失败　　　C. 喉头水肿

    D. 气管内给药　　　　　　　E. 3 岁以下小儿

4. 气管插管或气管切开导管的气囊的安全压力应维持在 （　　）

    A. 15～25mmHg　　　　　　B. 25～30mmHg　　　　　C. 25～35mmHg

    D. 20～30mmHg　　　　　　E. 30～40mmHg

5. 成人男性和女性气管插管的长度距门齿的距离分别为 （　　）

    A. 20～22cm，18～20cm　　B. 22～24cm，20～22cm　C. 20～24cm，18～22cm

    D. 24～26cm，22～24cm　　E. 以上都不对

6. 正常成人潮气量的设置为 （　　）

    A. 5～8ml/kg　　　　　　　B. 5～12ml/kg　　　　　　C. 8～12ml/kg

    D. 10～15ml/kg　　　　　　E. 10～18ml/kg

7. 以下不属于机械通气目的的是 （　　）

    A. 支持或维护肺部的气体交换　B. 增加呼吸功　　　　　　C. 纠正低氧血症

    D. 缓解呼吸肌疲劳　　　　　E. 预防肺泡塌陷

8. 患者，男性，45 岁，因急性胸痛由 "120" 送入医院急诊科，到达急诊科后突发呼吸、心搏骤停，医生立即给予气管插管，呼吸机辅助呼吸。此时，最佳的呼吸机模式应选择 （　　）

    A. 控制通气模式　　　　　　B. SIMV　　　　　　　　　C. PSV

    D. CPAP　　　　　　　　　　E. 以上都可以

9. 非同步电复律适用于心律失常的类型是 （　　）

A. 心房颤动   B. 心房扑动   C. 心室颤动

D. 阵发性室上性心动过速   E. 单行线室性心动过速

10. 患者血氧低,因治疗需要转往 ICU 治疗,转运过程中可进行( )维持呼吸

A. 常规气管切开术   B. 环甲膜穿刺术   C. 经皮气管切开术

D. 呼吸 – 球囊面罩通气   E. 鼻咽通气道

(蒋谷芬)

书网融合……

本章小结   微课   题库

第七章 常见急症患者的救护

学习目标

知识要求：

1. 掌握 各类常见急症的救护原则与护理措施。

2. 熟悉 各类常见急症的病情评估。

3. 了解 各类常见急症的病因、分类、发病机制。

技能要求：

1. 熟练掌握各类常见急症救治所需的护理技能。

2. 能够运用所学知识正确处理常见急症的护理问题。

素质要求：

1. 树立学生的急救意识，强化社会责任感与使命感。

2. 培养学生"时间就是生命"的急救意识及"快速评估"的应变能力，具备慎独、敬业的职业精神和救死扶伤的人道主义精神。

案例引导

案例：某医院急诊室外面一片嘈杂声，几乎同时进来三名急症患者。第一名患者，男性，50岁，因间断咯血3个月，加重3天急诊入院，患者就诊时再次咯血，量约400ml，继而出现烦躁不安、大汗、颜面青紫。第二名患者，女性，66岁。在家吃饭时突然头痛、呕吐、左侧肢体不能活动，10分钟后患者意识模糊，家属立即呼叫"120"急救车送至急诊。查体：意识模糊，血压200/120mmHg，心率60次/分，呼吸15次/分，瞳孔对光反应正常，左侧肢体肌力Ⅱ级。第三名患者，男性，43岁，2小时前在工地上干活搬重物时突然感到胸骨后压榨性疼痛，伴大汗、恶心、呕吐，工友立即开车将其送往医院。

讨论：1. 如果你作为接诊护士，如何快速评估三名患者的病情严重程度？

2. 你会配合医生给予患者什么紧急护理措施？

第一节 呼吸困难

呼吸困难（dyspnea）是指患者主观上感觉"吸气不足"或"呼吸费力"，客观上表现为呼吸型态改变，出现呼吸频率、节律和深度的变化，严重时出现鼻翼扇动、张口呼吸、端坐呼吸，临床表现为口唇及皮肤黏膜发绀。

一、病因与发病机制

呼吸困难是急诊科的常见急症之一，多见于呼吸系统和循环系统疾病，如肺栓塞、哮喘、气胸、慢性阻塞性肺疾病、心力衰竭、缩窄型心包炎等，其他系统疾病亦可累及呼吸功能而引起呼吸困难。不同病因引起呼吸困难的发病机制有差异，但均可导致肺的通气和（或）换气功能障碍。

1. 急性肺栓塞　各种栓子阻塞肺动脉系统引起的一组疾病或临床综合征，以肺循环和呼吸功能障碍为主要表现，包括肺血栓栓塞、羊水栓塞、空气栓塞、脂肪栓塞等。其发病机制是由于血栓机械性堵塞肺动脉，从而引起通气/血流比例失调、肺不张和肺梗死，导致呼吸困难。

2. 支气管哮喘　简称哮喘，其发病机制复杂，与发病密切相关的因素主要指气道炎症、气道高反应性和神经调节等，以及其因素间的相互作用。其中，气道炎症被认为是本质，气道高反应是其重要特征，接触变应原、刺激物或呼吸道感染成为诱发因素。哮喘发作导致气道出现痉挛，造成气道管腔狭窄，加上气道内分泌物增加，导致吸入的氧气无法进入肺部，出现呼吸困难。

3. 急性呼吸窘迫综合征（acute respiratory distress syndrome，ARDS）　由各种肺内外因素导致的急性弥漫性肺损伤引起的急性呼吸衰竭。发病机制是肺毛细血管内皮细胞和肺泡上皮细胞损伤，造成肺毛细血管通透性增高、肺水肿及透明膜形成，引起肺容积减少、肺顺应性降低，出现通气/血流比例失调，造成呼吸困难。

4. 慢性阻塞性肺疾病（chronic obstructive pulmonary disease，COPD）　是一组以气流受限呈进行性发展为特征的肺部疾病。发病机制主要为支气管壁出现炎性细胞浸润，基底部肉芽组织和机化纤维组织引起支气管管腔狭窄，呼吸时气流受阻，吸入和呼出气体都会减少，从而引起呼吸困难。

5. 心力衰竭　患者发生心力衰竭时，血液不能及时、有效地泵到动脉及其各分支去，就会形成淤积，动脉血就会淤积在肺中造成肺淤血。肺淤血通俗地讲相当于把肺浸泡在水中，患者会发生严重的呼吸困难甚至窒息。

二、病情评估

（一）病情判断

1. 既往健康史　询问患者出现咳、痰、喘症状是否与季节有关，考虑肺源性呼吸困难。患者呼吸困难是否与活动有关，是否既往有心脏病史，考虑心源性呼吸困难。

2. 起病缓急情况　突然发作的呼吸困难多考虑自发性气胸、支气管哮喘、急性心肌梗死或肺栓塞等。急性左心心功能不全常出现夜间阵发性呼吸困难。早期在劳作时出现呼吸困难，后症状逐渐加重，以致在休息时也感到气短，多见于慢性阻塞性肺疾病患者。急性呼吸窘迫综合征者多在原发病发病后出现呼吸加快，呼吸困难呈进行性加重。

3. 诱发因素

（1）哮喘或 COPD 急性发作常有变应原（如鱼、虾、花粉、乳胶、霉菌、动物皮屑等）、运动、冷刺激、吸烟、上呼吸道感染等诱因。

（2）ARDS 常见于严重感染、创伤、休克或误吸等因素诱发肺损伤后 12～48 小时内出现呼吸困难。

（3）自发性气胸可见于过度用力或屏气用力史诱发的呼吸困难。

（二）临床表现

呼吸困难的严重程度可通过评估患者的意识、讲话方式、体位、皮肤颜色、心率、血压、氧合情况及呼吸型态等初步判断。

1. 呼吸型态

（1）呼吸频率　频率增快主要见于贫血、发热、呼吸系统疾病及心血管疾病等；频率减慢常见于镇静催眠药中毒、一氧化碳中毒等。

（2）呼吸深度　糖尿病及尿毒症酸中毒患者常见呼吸加深，表现为呼吸深而快。肺气肿、呼吸肌麻痹及镇静剂过量常见表现是呼吸变浅。呼吸浅快，常见于癔症发作。

（3）呼吸节律　常见的异常呼吸节律有 Cheyne – Soks 呼吸（潮式呼吸）或 Biot 呼吸（间停呼吸）。Cheyne – Soks 呼吸见于中枢神经系统疾病和脑部血液循环障碍患者，如脑动脉硬化、颅内压增高及糖尿病昏迷或尿毒症等。Biot 呼吸常见于脑膜炎、中暑、颅脑外伤等。Cheyne – Soks 呼吸或 Biot 呼吸是呼吸中枢兴奋性降低的表现，提示患者病情严重。

2. 主要症状　常见呼吸困难分类及主要症状见表 7 – 1。

表 7 – 1　常见呼吸困难分类及主要症状

呼吸困难分类	常见疾病	主要症状
吸气性呼吸困难（肺源性）	喉部、气管、大支气管的狭窄与阻塞	吸气费力，明显"三凹征"，听诊高调吸气性哮鸣音
呼气性呼吸困难（肺源性）	慢性支气管炎（喘息性）、支气管哮喘、COPD、弥漫性细支气管炎	呼气延长，伴有哮鸣音
混合性呼吸困难（肺源性）	重症肺炎、肺水肿、气胸、肺间质纤维化、胸腔积液、ARDS	吸气与呼气均费力，呼吸频率增快、深度变浅、听诊呼吸音异常
心源性呼吸困难	急性左心功能不全、急性冠脉综合征、严重心律失常	平卧或劳动加重，休息或坐位时减轻
中毒性呼吸困难	CO 中毒、有机磷中毒、药物中毒、毒蛇咬伤	深而大或浅而慢的呼吸困难
血液及内分泌性呼吸困难	重度贫血、甲亢危象、糖尿病酮症酸中毒、尿毒症	心率快，相关疾病史
肌病性或精神性呼吸困难	严重颅脑病变、重症肌无力危象、癔症	呼吸节律改变，有时有手足抽搐

3. 体征　观察患者的胸廓外形及呼吸肌运动情况、是否出现"三凹征"和颈静脉充盈，听诊呼吸音，叩诊胸部等。如肺栓塞患者常见颈静脉充盈，肺部闻及局部湿啰音及哮鸣音，肺动脉瓣区第二心音亢进或分裂，严重时血压下降甚至休克。COPD 患者可见呼吸浅快、桶状胸、叩诊呈过清音、辅助呼吸肌参与呼吸运动，甚至出现胸腹矛盾运动。

三、救治与护理

（一）救护原则

首先保持呼吸道通畅，以抢救生命为首要原则。积极纠正缺氧和（或）二氧化碳潴留，纠正酸碱平衡失调，对症治疗的同时从基础疾病及诱发因素进行病因治疗。

（二）紧急护理措施

1. 保持呼吸道通畅　无论何种原因引起的呼吸困难，最基本的方法都是保持呼吸道通畅。如上呼吸道异物阻塞，立即采用海姆立克急救法协助排出异物，若仍不能排出异物，紧急行气管切开；自发性气胸，在患侧锁骨中线第 2 肋间紧急插入大号的注射器针头，若是外伤所致的开放性气胸，紧急行外科缝合处理。

2. 氧疗　根据呼吸困难的程度选择鼻导管、面罩或鼻罩给氧。COPD 伴有二氧化碳潴留应先低流量持续给氧。ARDS 患者一般高浓度给氧，尽快提高氧分压。

3. 快速建立静脉通路　尽快建立两条大血管的静脉通路，保证及时给药。

4. 心电监护　连接心电监护，监测心率、心律、血压、呼吸和血氧饱和度变化情况。

5. 准确留取血标本　采血查动脉血气、D – 二聚体、血常规等。

6. 体位　嘱患者安静，取半坐卧位或端坐卧位，昏迷或休克患者取平卧位，头偏向一侧，注意患者安全护理，防止跌倒、坠床等不良事件。

7. 备好急救物品　如呼吸困难严重，做好随时气管插管或气管切开的准备与配合工作，备好呼吸机、吸引器、抢救车等于床旁。

8. 隔离措施　对可疑呼吸道传染性疾病，应注意做好隔离措施，医务人员穿戴好防护用品。

（三）病情观察

1. 严密监测　监测患者生命体征，观察呼吸频率、深度和节律改变，注意监测心率、心律、血压、血氧饱和度和动脉血气情况，是否出现血流动力学障碍。

2. 观察氧疗效果　观察呼吸困难能否缓解、发绀是否减轻、心率变化，如意识障碍加深或呼吸表浅、缓慢，提示二氧化碳潴留加重，遵医嘱监测动脉血气变化和患者的临床表现，及时调整氧流量或呼吸机参数设置，保证氧疗效果。

（四）用药护理

遵医嘱及时、准确给予药物并观察用药效果。

1. 控制感染　呼吸困难合并呼吸道或肺部感染时，遵医嘱合理使用抗生素，注意观察抗生素使用效果。

2. 解痉、平喘

（1）β_2受体激动药　是控制哮喘急性发作的首选药物，如沙丁胺醇、特布他林等，其具有舒张支气管平滑肌作用。若急性发作时因气道阻塞无法口服吸入法治疗时，可经皮下或静脉途径紧急给药。应用时注意观察患者有无头痛、头晕、心悸、手指颤抖等不良反应。

（2）茶碱类药物　能够舒张支气管平滑肌、强心、利尿、扩张冠状动脉、兴奋呼吸中枢。遵医嘱静脉滴注时浓度不宜过高，以免引起心动过速、心律失常、血压下降等中毒反应，甚至造成死亡。

（3）糖皮质激素　是控制哮喘发作最有效的药物，可分为吸入、口服和静脉用药，重度或严重哮喘发作时应及早遵医嘱应用激素。

（4）维持呼吸　二氧化碳潴留伴有呼吸中枢抑制时，适当提高吸氧浓度，应用呼吸兴奋剂刺激呼吸中枢，静脉滴注时速度不宜过快，注意观察神志、呼吸频率、节律、动脉血气变化情况，并做好机械通气的准备。

（5）维持血压　肺栓塞、气胸患者出现心率加快、血压下降甚至休克等血流动力学改变时，遵医嘱及时给予多巴胺或多巴酚丁胺等血管活性药物，维持体循环和肺循环稳定。

（6）止痛　剧烈胸痛影响呼吸功能时，遵医嘱可用止痛药缓解疼痛。

（7）纠正酸中毒　严重缺氧可引起代谢性酸中毒，遵医嘱静脉滴注5%碳酸氢钠。

（五）环境护理

提供舒适、整洁、温湿度适宜的环境。

（六）心理护理

呼吸困难患者存有恐惧心理，应密切关注患者的神情变化，给予恰当的病情告知、安慰与心理支持，或让家属陪伴其左右，尽量减轻其恐惧，保持情绪平稳，能够最大限度地配合医疗救治与护理。

第二节　窒　息

窒息（asphyxia）是由于某种原因导致呼吸通道受阻或呼吸异常，全身各器官组织缺氧、二氧化碳潴留而引起的组织细胞代谢障碍、功能紊乱和形态结构损伤的病理状态。一旦发生窒息，可危及患者生命，器官和组织会因为缺氧而广泛受损、坏死，尤其是大脑，因此必须立即采取相应措施，查明原因，积极抢救。本部分主要讨论气道阻塞引起的窒息。

一、病因与发病机制

引起窒息的原因有多种，但其发病机制都是因机体的通气受限或吸入气体缺氧导致肺的通气与换气功能障碍，最终导致全身组织细胞代谢障碍、酸碱失衡、功能紊乱，甚至衰竭死亡。根据病因可分为以下几类。

1. 气道阻塞性窒息 因异物或分泌物部分或完全堵塞呼吸道，导致通气障碍所引起的窒息。如急性喉头水肿、痰液堵塞呼吸道或食物吸入气管等。

2. 中毒性窒息 如一氧化碳中毒，吸入大量一氧化碳后，一氧化碳与血红蛋白结合成碳氧血红蛋白，阻碍了氧与血红蛋白的结合与解离，导致组织缺氧造成的窒息。

3. 病理性窒息 如肺炎或淹溺等所导致的呼吸面积的丧失；中枢神经系统障碍引起的呼吸停止。

二、病情评估

（一）病因判断

询问患者健康史，监测血气分析，查看胸片、纤维支气管镜检查，评估引起窒息的原因。

（二）临床表现

气道阻塞引起的吸气性呼吸困难，患者表现出胸骨上窝、锁骨上窝、肋间隙及剑突下软组织呈凹陷，称为"四凹征"。根据气道是否被完全阻塞可分为两类。

1. 不完全性气道阻塞 表现为咳嗽，喘气，咳嗽无力，呼吸困难，皮肤、甲床和口腔黏膜呈青紫，面色青紫，烦躁不安。

2. 完全性气道阻塞 患者不能说话及呼吸，面色呈青紫，很快意识丧失，呼吸停止。如不紧急解除窒息原因，患者将迅速死亡。

（三）气道阻塞引起窒息的严重程度

1. Ⅰ度 轻度呼吸困难，安静时无症状，活动时出现轻度，伴有轻度的吸气性喉喘鸣，胸廓周围软组织轻度凹陷。

2. Ⅱ度 安静时即出现轻度呼吸困难、吸气性喉喘鸣及胸廓周围软组织凹陷，活动时症状加重，尚不影响睡眠和进食，神志清楚无烦躁，脉搏正常。

3. Ⅲ度 重度呼吸困难，喉喘鸣声较响亮，吸气时胸廓周围软组织呈明显凹陷，患者有烦躁不安、脉搏加快等缺氧症状。

4. Ⅳ度 极度呼吸困难，表现为昏迷、面色苍白或发绀、烦躁不安、出冷汗、心律不齐、脉搏细速、大小便失禁等。

三、救治与护理

（一）救护原则

气道阻塞引起的窒息，其救治关键首要是保持呼吸道通畅，其次是病因治疗。针对不完全性气道阻塞的患者，采取病因治疗和对症治疗同时进行，迅速查明原因，尽早解除气道阻塞。针对完全性气道阻塞的患者，应立即解除阻塞原因，必要时进行气管插管术、气管切开术或环甲膜穿刺术。

（二）紧急护理措施

1. 迅速解除阻塞原因，保持呼吸道通畅 如窒息因大咯血所致，应立即将患者取头低足高45°的俯卧位，头偏向一侧，轻拍背部以利于血液或分泌物引流，用吸引器及时清理口腔内血块，畅通呼吸道。

2. 给予高流量吸氧　必要时建立或重建人工气道，给予机械通气。

3. 建立静脉通路　遵医嘱给予药物治疗，观察药物疗效，迅速采动脉血做血气分析。

4. 病情观察　给予心电监护监测生命体征，严密观察患者呼吸、咳嗽及全身情况，如患者呼吸急促、口唇发绀、烦躁不安等症状不能改善或逐渐加重，应尽快进行抢救。

5. 备好急救物品　如气管插管、喉镜、吸痰器、呼吸机等急救设备。必要时，协助医生完成经纤维支气管镜或喉镜异物取出术。

（三）病情观察

根据窒息的严重程度，采取相应的救治与护理

1. Ⅰ度　迅速查明病因，针对病因治疗，如炎症引起的窒息，遵医嘱应用抗生素或糖皮质激素控制炎症。由分泌物或异物阻塞气道引起的窒息，尽快清除分泌物或异物。

2. Ⅱ度　针对病因治疗，解除气道阻塞。

3. Ⅲ度　严密观察呼吸型态，对症治疗及病因治疗同时进行。若患者全身情况较差、对症治疗无效果或不明显、窒息时间较长时，应立即建立人工气道。

4. Ⅳ度　需立即行环甲膜穿刺术或建立人工气道，做好吸氧、呼吸机、吸痰等准备与配合工作。

（四）心理护理

安抚患者，嘱患者安静休息，避免剧烈活动，对精神紧张的患者，做好解释和安慰工作。

第三节　急性胸痛

急性胸痛（acute chest pain）是指突发性胸痛，包括胸部闷痛、刺痛、烧灼痛、压榨痛等，部分胸痛可放射至面颊、咽部、下颌部、肩部、后背部、上肢、上腹部等，是一些致命性疾病的主要临床表现。如急性冠脉综合征（acute coronary syndromes，ACS）、主动脉夹层、急性肺栓塞、张力性气胸等，是急诊科常见的处理难点和重点症状之一。

ACS 是以冠状动脉粥样硬化斑块破溃为病理基础，继发完全闭塞性或不完全闭塞性血栓的一组临床综合征，根据冠状动脉血栓堵塞程度的不同，临床分为 ST 段抬高型心肌梗死（ST elevation myocardial infarction，STEMI）、非 ST 段抬高型心肌梗死（non - ST elevation myocardial infarction，NSTEMI）、不稳定型心绞痛（unstable angina，UA），后两者又称非 ST 段抬高型急性冠脉综合征（non - ST elevation a-cute coronary syndrome，NSTE - ACS）。

⊕ **知识链接**

胸痛中心模式

胸痛中心是一种新型的医疗模式，通过 EMSS 信息共享和流程优化，为急性胸痛患者构建从发病到救治的全程绿色通道，使其在 120 分钟黄金时间内得到快速诊断和有效救治。

2010 年，著名心脏病学专家胡大一教授正式发表《胸痛中心建设中国专家共识》，标志着我国胸痛中心建设正式起步。2011 年 3 月，广州军区总医院宣布中国首个军民协同远程胸痛急救网正式投入运营。2012 年 8 月，上海胸科医院和广州军区总医院首批通过美国胸痛中心协会国际认证。2013 年 9 月，《中国胸痛中心认证标准》发布，我国成为继美国、德国之后第三个有胸痛中心建设标准的国家。截至 2021 年 11 月，已建成 5000 多家胸痛中心，覆盖全国 77% 的区、县，其中 2000 多家已通过国家级胸痛中心认证。

一、病因及其分类

胸痛的病因复杂多变,根据其疼痛程度及是否需要紧急处理,可将胸痛分为致命性胸痛和非致命性胸痛。其中致命性胸痛包括心源性胸痛和非心源性胸痛。心源性胸痛常见于急性冠脉综合征、主动脉夹层、心脏压塞等疾病。非心源性胸痛主要见于急性肺栓塞、张力性气胸、食管破裂等疾病。胸痛的其他常见病因见表7-2。

表7-2 胸痛的常见病因分类

器官/系统	致命性胸痛	非致命性胸痛
心血管系统	急性冠脉综合征 主动脉夹层 心脏压塞 心脏挤压伤	稳定性心绞痛、急性心包炎 心肌炎、心脏瓣膜病 肥厚型心肌病
呼吸系统、胸肺疾病	急性肺栓塞 张力性气胸	自发性气胸、肺炎 急性气管-支气管炎 胸膜炎、肺动脉高压 胸膜肿瘤、肺癌
消化系统	食管破裂	食管反流、食管损伤 消化性溃疡、胆囊炎
骨骼、肌肉、关节病变		肋骨骨折、肋软骨炎 肌肉劳损
神经系统		带状疱疹、肋间神经炎 脊神经根受压
心理精神因素		过度通气综合征

二、病情评估

(一)病情判断

接诊急性胸痛患者时,首要任务是迅速评估患者生命体征,快速收集病史资料,判断胸痛性质是否为致命性胸痛,是否需要立即实施抢救,然后再详细询问胸痛的部位、性质、持续时间、影响因素、伴发症状等。结合体格检查和辅助检查结果进行综合评估。最重要的是,急诊护士在为每一例胸痛患者预检分诊时,均需优先排查是否为致命性胸痛。

(二)临床表现

1. 疼痛部位 心绞痛或心肌梗死的疼痛常发生在胸骨后或心前区,向左肩及左臂内侧放射,有时向左颈或面颊部放射,极易被误诊为牙痛。主动脉夹层是突然起病,发病时疼痛最严重,随夹层血肿的扩展,升主动脉夹层疼痛可向前胸、颈部、咽喉放射,降主动脉夹层疼痛可向背部、肩胛间、腰腹部或下肢放射。

2. 疼痛性质 胸痛可呈轻微、隐痛或剧痛。典型的心绞痛和心肌梗死,其疼痛呈压榨样并伴有压迫窒息感。非典型疼痛主要表现为"胀痛"或"消化不良"等非特异性不适。主动脉夹层胸痛为突发的前后移行性撕裂样剧痛。

3. 疼痛持续时间 ACS 胸痛多在10分钟内发展到高峰。心绞痛一般持续2~10分钟,休息或含服硝酸甘油后3~5分钟内缓解。心肌梗死的胸痛持续时间多大于30分钟,硝酸甘油无法缓解。

4. 伴随症状 若胸痛伴有颈静脉怒张、大汗、血压下降或休克等血流动力学异常时,多考虑致命性胸痛。胸痛伴有严重呼吸困难、发绀等多见于呼吸系统疾病。胸痛伴有恶心、呕吐常见于心源性或消化系统疾病患者。

（三）体格检查

ACS 患者可见面色苍白、发绀、皮肤湿冷、低血压、颈静脉怒张、心脏杂音、肺部啰音等，但部分患者亦无特异性临床表现。主动脉夹层患者当夹层累及主动脉根部时，听诊可闻及主动脉瓣杂音；夹层破入心包时出现贝克三体征，即颈静脉怒张、脉压差减小、心音低钝遥远；夹层压迫锁骨下动脉时可造成脉搏短绌、双侧收缩压和（或）脉搏不对称。急性肺栓塞患者临床常见症状是呼吸增快，伴有口唇发绀。

（四）实验室及辅助检查

1. 心电图 是心肌缺血损伤及心律失常的重要辅助诊断工具，有助于识别心肌缺血部位、范围和程度。急性心肌梗死的心电图最早变化为 R 波和 T 波振幅增加，所谓超急期 ECG 表现为 T 波高尖，之后 ST 段迅速抬高，多数患者在最初 12 小时内 ST 段逐渐恢复。R 波降低和异常 Q 波在 STEMI 最初 2 小时内可见，通常 9 小时（4~14 小时）内完成衍变。ST 段抬高导联常出现 T 波倒置，下壁 STEMI 的 ECG 衍变比前壁 STEMI 更快，梗死后持续数周或数月仍有 ST 段抬高，表明可能室壁瘤形成，STEMI 急性期再度出现 ST 段抬高，表明可能发生梗死扩大。

2. 实验室检查 磷酸肌酸同工酶（CK – MB）升高提示有心肌梗死，如 CK – MB 较正常升高 2 倍可证实心肌发生坏死。CK – MB 一般在症状出现后 6 小时开始升高，18~24 小时达峰值。心肌肌钙蛋白 I/T（cTnI/T）是诊断心肌梗死的特异性高、敏感性好的生物性标志物，在心肌损害后 2~4 小时即在外周血中显示升高，并可维持较高水平 2~3 周（表 7-3）。cTnI/T 升高提示心肌损伤坏死，对 ACS 患者的危险分层及预后判断具有指导意义。

表 7-3 心肌损伤标志物的时间变化特点

心肌损伤标志物	开始升高时间	达到峰值时间	持续时间
CK – MB	6 小时	18~24 小时	3~4 天
cTnT	2~4 小时	10~24 小时	10~21 天
cTnI	2~4 小时	10~24 小时	7~14 天

三、救治与护理

（一）救护原则

急性胸痛的处理原则是首先迅速识别胸痛性质是否为致命性胸痛，给予及时急救处理，然后再针对病因治疗。

（二）紧急护理措施

接诊到急性胸痛患者，在没有明确病因前应给予以下措施。

1. 休息 嘱患者立即卧床休息。

2. 严密监测 连接心电监护，监测呼吸、血压及血氧饱和度变化，注意贴电极片时尽量避开除颤时电极板区域。

3. 给氧 给予患者鼻导管或面罩吸氧，维持血氧饱和度≥94%。

4. 心电图 立即安排 12 或 18 导联心电图，观察心电图变化。

5. 建立静脉通路 遵医嘱正确给药。

6. 留取标本 遵医嘱正确留取动静脉血标本，监测血常规、血气分析、心肌损伤标志物、电解质、凝血试验、肝肾功能、D-二聚体等。

7. 密切观察　胸痛的部位、性质、持续时间、有无放射及伴随症状，关注胸痛缓解和加重的因素等。

8. 止痛　遵医嘱使用镇痛药，及时评估药物止痛效果及副作用。

9. 并发症　若发生急性致命的并发症，如心室颤动、无脉性室性心动过速等，立即推急救车及急救设备开展抢救。

（三）ACS 的护理措施

1. 遵医嘱用药　明确药物的剂量、用法、适应证、禁忌证等。如对于疑似 STEMI 患者，若无阿司匹林过敏史及胃肠道出血史，遵医嘱应立即让患者嚼服阿司匹林 150～300mg，动态观察药物吸收效果。对于阿司匹林无法缓解的胸痛患者，若血流动力学稳定，嘱其每 3～5 分钟舌下含服 1 片硝酸甘油，含服时确保舌下黏膜湿润，尽可能取坐位，以免加重低血压反应。若胸痛仍未缓解，及时报告医生，遵医嘱给予静脉滴注硝酸甘油。

2. 再灌注心肌的护理　对于心肌梗死的患者，在起病 3～6 小时最多 12 小时内，需要完成闭塞冠状动脉的再通手术，恢复心肌的再灌注，减少心肌坏死面积。术前，医生向患者及家属介绍手术的目的、方法、注意事项等，护士正确留取血标本行血常规、凝血功能、心肌损伤标志物、肝肾功能等检查，做好术区备皮，携带必要的抢救药品与设备，尽快护送患者到介入导管室。

3. 并发症的监测与处理　严密监护患者的呼吸、血压、心率、皮肤颜色、温度及湿度等。发现患者心率增快，血压有下降趋势，皮肤颜色苍白或发绀、四肢湿冷、表情淡漠等表现，应高度警惕发生心源性休克，立即通知医生查看。动态观察心电图变化，及时识别各种心律失常，配合医生迅速给予处理。如患者出现不能平卧、呼吸困难、发绀、烦躁等心力衰竭症状时，立即按照急性左心衰竭的急救措施进行处理。

4. 心理护理　ACS 患者突然发病、症状重，患者出现紧张、恐惧、烦躁甚至绝望等负性情绪。医务人员要适时鼓励患者，尽量减轻患者的恐惧感，重视患者的情绪变化，关心体贴患者。

5. 健康宣教　指导患者改变生活方式，合理膳食、适当运动、控制体重、戒烟限酒，调整日常生活作息，教会患者正确服用药物，学会自我监测，如心绞痛发作比以往频繁、程度加重，疼痛时间延长，应警惕发生心肌梗死，尽快到就近医院。

第四节　严重心律失常

心律失常（cardiac arrhythmia）是心脏冲动的形成或传导发生异常，包括冲动的起源部位、传导频率、节律、速率与激动次序等异常。85%～90% 严重心律失常好发于器质性心脏病患者。严重心律失常起病急骤，导致心排血量骤减，患者可发生心源性休克、晕厥，甚至心源性猝死，需立即采取有效的紧急救治措施，如电复律、抗心律失常药物等，以挽救患者生命。

一、病因与发病机制

严重心律失常有许多潜在的病因，且可能有症状或无症状。如器质性心脏病变：心肌病、先天性心脏病、急性冠脉综合征、病态窦房结综合征等；药物中毒：洋地黄、奎尼丁等；电解质紊乱：低/高钾血症、低镁血症等；长 QT 综合征等。

心律失常按发生原理，分为冲动形成异常和冲动传导异常；按照发生时的心率快慢，分为快速性心律失常与缓慢性心律失常。快速性心律失常是指心率 >100 次/分，缓慢性心律失常是指心率 <60 次/分，心室率过快或过慢，均可导致心脏有效射血功能不全，发生血流动力学变化或危及生命。

心律失常的发生机制分为冲动形成异常和（或）冲动传导异常。当自主神经兴奋性改变或病变时，窦房结、冠状窦口附近、结间束、房室结远端及房室束－浦肯野系统等处具有自律性的心肌细胞可发放异常冲动。病理状态下，原来无自律性的心房、心室肌细胞亦可能发生异常冲动。冲动传导异常产生的折返是快速性心律失常的最常见发病机制。

二、病情评估

（一）病情判断

严重心律失常的评估，关键是确定是否存在脉搏。如果不能触及脉搏，应立即心肺复苏。如果脉搏能扪及，评估患者血流动力学是否稳定，不稳定者需要立即处理。

（二）临床表现

患者表现为乏力、心悸、头晕、胸闷等症状时，一般不会立即有生命危险。若患者出现晕厥、持续胸痛、低血压或其他休克征象，提示为血流动力学不稳定状态，有发生心搏骤停的风险。

临床症状取决于心律失常的类型、心率、持续时间、有无血流动力学变化及潜在心脏疾病的严重程度。如发生阵发性室上性心动过速的临床症状主要由心率快速程度与持续时间决定。心房颤动的症状由心室率快慢决定，如心室率超过 120 次/分，患者出现心悸、胸闷等；心室率超过 150 次/分，患者表现出心绞痛与充血性心力衰竭；心室率超过 180 次/分，可能引起心室颤动。发作时间小于 30 秒的非持续性室性心动过速的临床症状较轻微。发作时间超过 30 秒的持续性室性心动过速常伴有心肌缺血及明显血流动力学障碍，需使用药物或电复律终止。尖端扭转型室性心动过速时，患者可发生心室颤动和猝死。发生心室颤动时，患者表现为意识丧失、呼吸停止、抽搐甚至死亡，是心脏停止跳动前的心电征象。三度房室传导阻滞的临床症状取决于心率的快慢与伴随的基础病变，心室率过低（<40 次/分）时，患者有发生晕厥的风险。

（三）心电图表现

心律失常的临床诊断主要依靠心电图，心律失常类型的识别是治疗的关键。如规则的窄 QRS 波（<0.12 秒）心动过速常为阵发性室上性心动过速。规则的宽 QRS 波（>0.12 秒）心动过速可能为室性心动过速。快速心房颤动可表现为不规则的窄 QRS 心动过速。伴随差异性传导的心房颤动、预激综合征伴心房颤动、尖端扭转型室性心动过速等亦可表现为不规则的宽 QRS 心动过速。几类常见心律失常的心电图特点如下。

1. 阵发性室上性心动过速　心率 150～250 次/分，节律规则；QRS 波群形态和时限正常，若发生室内差异性传导或原有束支传导阻滞时，QRS 波群可宽大畸形；P 波呈逆行性（Ⅱ、Ⅲ、aVF 导联倒置，aVR 导联直立）或房性 P 波，常埋藏于 QRS 波群内或位于其终末部分，P 波与 QRS 波群有恒定关系（图 7-1）。

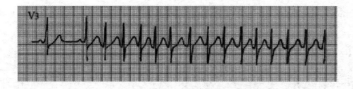

图 7-1　阵发性室上性心动过速

2. 心房颤动　正常 P 波消失，代之出现的是形状各异、振幅不等、间隔不同的 f 波，频率 350～600 次/分；RR 间期绝对不等，心室率 100～160 次/分；QRS 波群形态一般正常，当心室率过快时，QRS 波群增宽变形（图 7-2）。

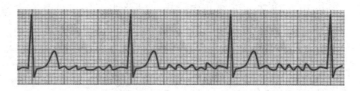

图 7-2　心房颤动

3. 室性心动过速　3 个及以上的室性期前收缩连续出现；宽大畸形 QRS 波群，时限超过 0.12 秒；ST-T 波方向与 QRS 主波方向相反；心室率 100～250 次/分；偶发心房激动夺获心室或发生室性融合波；心律规则或略不规则，常见房室分离（图 7-3）。

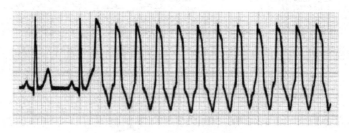

图 7-3　室性心动过速

4. 尖端扭转型室性心动过速　QRS 波群的振幅与波峰围绕等电位进行线上线下扭转，呈周期性改变，频率 200～250 次/分，QT 间期通常超过 0.5 秒，U 波显著（图 7-4）。

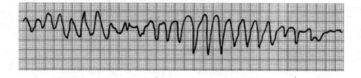

图 7-4　尖端扭转型室性心动过速

5. 心室颤动　心电图显示 P 波、QRS-T 波群均消失，出现形态各异、振幅不同的极不规则心电波形，频率 250～500 次/分（图 7-5）。

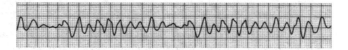

图 7-5　心室颤动

6. 二度房室传导阻滞　包括Ⅰ型和Ⅱ型，Ⅰ型房室传导阻滞表现为 PR 间期逐渐延长，直至 QRS 波脱落。Ⅱ型房室传导阻滞表现为 PR 间期恒定，间期性 QRS 波群脱落（图 7-6）。

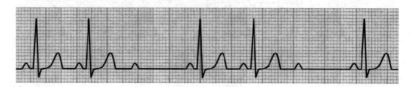

图 7-6　二度Ⅱ型房室传导阻滞

7. 三度房室传导阻滞　PP 间期和 RR 间期有各自的规律性，P 波与 QRS 波群无传导关系，且 P 波频率快于 QRS 波频率（图 7 - 7）。

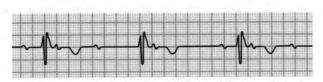

图 7 - 7　三度房室传导阻滞

8. 动态心电图　连续记录 24 小时患者心电图情况，用于了解发生心悸、晕厥等是否与心律失常有关；评价抗心律失常药物效果；了解心律失常发生与日常活动的关系及昼夜发作情况。

三、救治与护理

（一）救护原则

及时终止心律失常，纠正血流动力学状态，积极治疗原发病。

（二）快速性心律失常的处理

1. 血流动力学不稳定的快速性心律失常　立即让患者卧床休息，取舒适体位，保持呼吸道通畅，给予吸氧，及时给予 12 导联心电图，连接心电监护，注意电极片位置避开电复律的电极板放置区域，并将除颤器置于床旁，保证完好备用状态。如伴有昏厥、持续的胸部不适或疼痛、低血压或其他休克征象，应立即准备进行同步电复律。对清醒的患者，如果可能遵医嘱给予镇静剂，但不能延误电复律。

2. 血流动力学稳定的快速性心律失常　立即评估 12 导联心电图，确定 QRS 波群时限是否规则，判断 QRS 波是窄还是宽。

（1）规则的窄 QRS 波心动过速　多为室上性心动过速，在血流动力学稳定状态下，可先尝试刺激患者迷走神经的方法。如按摩颈动脉窦、指导患者 Valsalva 动作、诱导恶心等方法。如无效，遵医嘱给予腺苷。腺苷可终止约 90% 的折返性心律失常。

（2）不规则的窄 QRS 波心动过速　很可能为心房颤动。主要处理是终止心律失常及预防血栓栓塞。阵发性心房颤动伴快速心室率，最初治疗的目标是减慢心室率。将心房颤动转复为窦性心律的主要方法有药物转复、电转复及导管消融治疗。

（3）规则的宽 QRS 心动过速　常被推测为室性心动过速，在做好专科医生会诊准备的同时，可遵医嘱给予静脉注射抗心律失常药物或同步电复律。药物首选胺碘酮，也可以使用利多卡因、普鲁卡因胺。

（4）不规则的宽 QRS 心动过速　做好专科医生会诊的准备。如出现尖端扭转型室性心动过速应立即遵医嘱给予硫酸镁，并随时准备进行心肺复苏。

3. 心室颤动　立即行心肺复苏，尽早实施非同步直流电除颤，首次单向波除颤能量为 360J，双向波除颤能量 150~200J，除颤后立即给予 5 个周期的 CPR，CPR 结束后再次分析心律，必要时再次除颤。遵医嘱静脉给予肾上腺素和抗心律失常药。

（三）缓慢性心律失常的处理

对于血流动力学不稳定的心动过缓患者，遵医嘱给予静脉注射阿托品 0.5mg，必要时重复使用，最大剂量不超过 3mg。做好专科会诊和起搏治疗的准备，等待起搏治疗期间，可遵医嘱静脉输注肾上腺素、多巴胺或异丙肾上腺素等药物。

（四）病情观察

严密监护心电情况、血压、心率和心律的变化。如出现以下情况，应及时告知医生，做好急救准备。

1. 心律 频发室性期前收缩或室性期前收缩呈二联律；室性期前收缩出现在前一心动周期的 T 波之上（R on T 现象）；心室颤动；严重的房室传导阻滞。

2. 心率 低于 50 次/分或大于 150 次/分。

3. 血压 收缩压低于 80mmHg，脉压小于 20mmHg。

4. 阿-斯综合征 患者突然意识丧失、呼吸停止、脉搏测不到、抽搐、心音消失、瞳孔散大等。

高度重视患者的主诉，如患者主诉头晕、乏力时应注意是否伴有血流动力学不稳定。当患者主诉胸痛、胸闷时，提示冠状动脉灌注减少。当患者主诉呼吸困难时，提示可能发生了心力衰竭。若患者出现语言不清、下肢疼痛及肢体运动障碍时，应高度警惕是否出现血栓栓塞。

（五）用药护理

遵医嘱及时、正确使用抗心律失常药物，用药时注意动态观察患者生命体征及心电监护变化，必要时复查心电图情况，观察药物疗效及不良反应等。

（六）电复律治疗护理

配合医生紧急、熟练地应用直流电复律或除颤。电复律过程中注意保护患者隐私，电复律后严密监测心率、心律的变化，如有异常及时处理或再次复律。

（七）健康宣教

指导患者注意劳逸结合，保证充足的休息和睡眠。避免过多摄入浓咖啡、浓茶、辛辣食物等。遵医嘱服用抗心律失常药物，不能擅自增减药物，如有异常及时就诊。指导患者学会监测脉搏，定期复查心电图，及早发现病情变化。

第五节　急性腹痛

急性腹痛（acute abdominal pain）是由各种原因引起腹腔内外脏器急性病变，发生在 1 周之内，表现为腹部疼痛，是常见的一种临床急症。具有起病急骤、病因复杂、病情严重程度相差大的特点。若处理不及时，极易发生严重后果，甚至危及患者生命。急诊护士在预检分诊每一例腹痛患者时，均需重视并优先排查。

一、病因及其分类

腹痛的病因包括器质性和功能性两类。器质性病变包括梗阻、扩张、急性炎症、出血、扭转、损伤、破裂、坏死等；功能性因素有痉挛、麻痹、功能失调、神经功能紊乱等。

腹痛根据病因可分为真性内脏痛、类似内脏痛和牵涉痛 3 种。

1. 真性内脏痛 是指腹部脏器（如胃、肠、肝等）病变导致的腹痛。病变处内脏的末梢神经感受器受刺激后产生的神经冲动传至大脑皮质，从而产生的腹痛感觉。

2. 类似内脏痛 也称体壁痛，是腹壁、腹膜壁层及肠系膜受到化学性刺激和物理性刺激引起分布于这些组织的感受器发出冲动传至大脑皮层而产生的腹痛感觉，其特点是呈针刺样的尖锐痛，呈持续性，定位准确，常伴有明确恒定的局部压痛和腹肌强直。

3. 牵涉痛 也称放射痛，表现为腹内某脏器遭受刺激后却在体表产生远离病变脏器部位的疼痛。其特点是疼痛的发生部位与病变器官有一定的距离，即腹腔内脏器官病变引起腹部表层或腹部以外区域的痛觉。

二、病情评估

(一) 病情判断

急诊护士接诊后，应快速评估患者总体情况，初步判断病情的轻、重、缓、急，决定是否需急救处理，然后全面评估患者一般情况。

1. 年龄　青壮年腹痛多见于急性胃穿孔、阑尾炎、腹部外伤致脏器破裂出血等，中老年腹痛以胃肠道癌肿、血管疾病等为主。

2. 性别　男性多见溃疡病穿孔、急性阑尾炎、尿路结石等，女性多见胆囊炎、胰腺炎等。

3. 既往史　评估有无引起急性腹痛的病史，如溃疡病、阑尾炎等，有无腹部外伤史、手术史，有无糖尿病、高血压史等。女性腹痛应了解月经史、生产史、闭经时间，如伴有休克者，应高度警惕异位妊娠破裂出血。

4. 诱发因素　进食油腻食物后发作腹痛常见于胆囊炎；有酗酒、高脂饮食、暴饮暴食史常见于急性胰腺炎；溃疡病穿孔多见于饱餐后；肠扭转多见于剧烈活动或突然改变体位后；腹部受暴力作用引起剧痛伴休克者，可能是肝、脾破裂所致。

(二) 临床表现

1. 疼痛部位　最早发生腹痛及压痛最明显的部位，多是病变发生部位，可协助推断腹痛病因。

2. 疼痛性质

(1) **炎症性腹痛**　基本特点：腹痛、发热、压痛或腹肌紧张。一般起病较缓慢，多由轻渐重，呈持续性并进行性加重，炎症波及脏器浆膜和壁腹膜时，呈典型局限性或弥漫性腹膜刺激征。常见于急性阑尾炎、腹膜炎、胆囊炎、胰腺炎、盆腔炎等。

(2) **穿孔性腹痛**　基本特点：突发持续腹痛、腹膜刺激征、气腹。突然起病，呈剧烈刀割样痛、烧灼样痛，后呈持续性，范围迅速扩大。常见于外伤、炎症或癌肿侵蚀导致的空腔脏器破裂，如胃癌穿孔、溃疡穿孔、外伤性肠穿孔、胆囊穿孔等。

(3) **梗阻性腹痛**　基本特点：阵发性腹痛、呕吐、腹胀、排泄障碍。突然发生，呈阵发性剧烈绞痛，后发展成呈持续性腹痛，阵发性加重，伴呕吐、腹胀、停止排气排便。多见于粘连性肠梗阻、肠扭转、肠套叠、嵌顿性疝等。

(4) **出血性腹痛**　基本特点：腹痛、隐性出血或显性出血、失血性休克。起病较急骤，呈持续性，疼痛程度不及炎症性或穿孔性腹痛剧烈，有急性失血症状。常见于消化性溃疡出血、肝脾破裂出血、腹主动脉瘤破裂出血、异位妊娠破裂出血等。

(5) **损伤性腹痛**　基本特点：外伤史、腹痛、腹膜炎或内出血。因暴力着力点不同，可有腹壁伤、空腔脏器伤及实质脏器伤造成的腹痛，原发性休克恢复后，常呈急性持续性剧烈腹痛，伴恶心、呕吐。

(6) **缺血性腹痛**　基本特点：持续腹痛和随缺血坏死而出现的腹膜刺激征。因受阵发牵拉，可有阵发性类似绞痛加剧，常可触及压痛性包块，伴有频繁干呕、消化道排空症状，早期无腹膜刺激征，随着坏死的发生而出现，常见于肠系膜血管缺血性疾病。

(7) **功能紊乱性及其他疾病所致腹痛**　基本特点：腹痛无明确定位、精神因素、全身性疾病史。腹痛虽然严重，但体征轻，腹软，无固定压痛和反跳痛，排除常见原因引起的急性腹痛后，要考虑精神因素或全身性疾病引起的急性腹痛，如肠道易激综合征、胃肠神经症、腹型癫痫、腹性紫癜、慢性铅中毒等。

3. 疼痛程度　个体对疼痛的敏感性和耐受性差异较大，腹痛程度仅间接反映腹内病变的轻重。如刀割样剧痛可能为空腔脏器急性穿孔造成化学刺激引起；剧烈疼痛可由梗阻性疾病如肠扭转、卵巢囊肿蒂扭转、肾绞痛等引起；宫外孕、肝脾破裂等脏器破裂的出血性腹痛程度略轻；阑尾炎、肠系膜淋巴结炎等炎症性疾病引起的腹痛较轻。

4. 腹痛与发作时间、体位的关系　呈周期性、节律性发作的饥饿痛多见于胃窦、十二指肠溃疡；餐后腹痛多考虑胆、胰疾病、消化不良或胃部肿瘤；与月经周期有关的腹痛常见于子宫内膜异位、卵泡破裂等。患者处于前倾位或膝胸位时疼痛减轻可见于胰腺疾病；活动时疼痛加剧，蜷缩侧卧时疼痛减轻见于腹膜炎；上腹部烧灼痛在身体前屈时加重，直立时减轻可见于反流性食管炎。

5. 伴随症状　腹痛伴有呕吐，无排气、排便情况见于肠梗阻；腹痛伴有腹泻，多见于痢疾、急性肠炎、炎症性肠病等；腹痛伴有血便，常见于肠套叠、绞窄性肠梗阻、坏死性肠炎等，其中果酱样便是肠套叠的特征；腹痛伴有排便次数增多、里急后重考虑盆腔炎症或积液、积血；腹痛伴有贫血高度怀疑是腹腔脏器破裂出血；腹痛伴有血尿、排尿困难，多见于泌尿系统感染、结石等。

（三）体格检查

腹部体检时嘱患者取仰卧位，双腿屈曲充分暴露全腹部，然后按照视、触、叩、听四方面检查。视诊：观察全腹是否腹胀、呼吸运动是否减弱或消失，注意有无胃肠蠕动波及胃肠型，腹股沟区有无肿块等。触诊：主要检查腹部刺激征，压痛与反跳痛、肌紧张的部位、范围和程度。叩诊：顺序为先从无痛区开始，叩痛最明显处常是病变部位。听诊：判断胃肠蠕动功能，一般选择脐周听诊，注意肠鸣音情况，是否出现气过水音、肠鸣音消失或减弱、肠鸣音活跃或音调高、上腹部振水音等异常情况。

（四）实验室及辅助检查

1. 实验室检查　遵医嘱留取血、尿、大便标本，行血常规、尿常规、大便常规检查，必要时做血、尿或腹水淀粉酶、人绒毛膜促性腺激素检查。

2. X 线检查　腹部摄片如发现膈下游离气体，提示胃肠穿孔；肠内有气液平面，充气较多时，多见于肠梗阻。

3. 超声检查　超声对腹腔脏器的形态、大小、占位病变及异位妊娠、腹腔积液、血管等病变均有较高的诊断价值，是首选方法。

4. 内镜检查　内镜包括胃镜、十二指肠镜、肠镜等，对急性腹痛的诊断具有重要意义，明确消化道出血病因的同时可内镜下止血或切除病灶。

三、救治与护理

（一）救护原则

救护原则要求及时、准确、有效。无论诊断是否明确，首先关注患者是否属于危重情况，有无急诊手术的适应证。总体原则即挽救生命、减轻痛苦、查找病因、预防并发症。

1. 手术治疗　明确病因后，手术是急性腹痛的重要治疗手段，应及时手术。

2. 非手术治疗　病因未明或腹痛症状不严重时，首先给予抗感染，纠正电解质紊乱，防止休克等对症支持治疗。若病因已明确，且不需手术的剧烈腹痛患者，遵医嘱给予镇痛剂。

3. 不能确诊的急腹症患者　遵循禁食、禁灌肠、禁止痛、禁用泻药的原则。经密切观察和积极治疗后，腹痛不能缓解，全身状况出现加重时，应尽快剖腹探查，明确病因。

（二）紧急护理措施

1. 紧急护理　如腹痛伴有休克应迅速建立静脉通路，及时补液纠正休克。如有呕吐，将患者头偏向一侧，以防误吸。对于病因明确者，遵医嘱尽早做好术前准备，一旦出现手术指征，立刻送入手术室。对于腹痛病因未明者，暂时给予非手术治疗。

2. 控制饮食及胃肠减压　患者病因明确且病情较轻时，可给予少量流质或半流质饮食。病因未明或病情严重者，必须禁食。怀疑有空腔脏器穿孔、破裂及肠梗阻时，或腹胀明显者，需立即给予胃肠减压，保持引流通畅，密切观察引流液的量、颜色和性状。

3. 补液及用药护理　遵医嘱给予静脉输液，补充营养、水、电解质，纠正酸碱失衡，并根据病情变化及时调整补液速度。由腹腔内炎症和脏器穿孔引起的急腹症，遵医嘱选择合适抗生素，一般先采用广谱抗生素，待明确病原菌后，尽早采用敏感性抗生素。腹痛病因明确，可遵医嘱及时给予解痉镇痛药物，严密观察药物作用及腹痛缓解情况，病因未明时禁用镇痛剂。

4. 严密观察　病情变化密切关注腹痛演变情况，重点观察意识，生命体征，腹痛部位、性质、程度、范围，腹膜刺激征的变化，胃肠功能状态，重要脏器功能及有无出现新的症状与体征。

5. 体位护理　尽可能为患者取舒适体位。病情允许时可取半卧位或斜坡卧位。注意勤翻身、勤更换体位，防止压力性损伤。

6. 心理护理　急性腹痛患者常出现极大的恐惧。护士应关注患者及家属的情绪变化，注意做好解释安慰工作，对患者的主诉采取同情性倾听，减轻其焦虑和不适感。

第六节　高血糖症与低血糖症

糖尿病（diabetes mellitus，DM）是以慢性高血糖为特征的、由多种病因引起的一组代谢性疾病，是由于胰岛素分泌（或）作用缺陷所引起。典型的症状是"三多一少"，即多尿、多饮、多食及体重减轻。长期代谢紊乱可引起多系统及器官的功能减退及衰竭，成为致死或致残的主要原因；病情严重或应激状态可发生急性严重代谢紊乱，如糖尿病酮症酸中毒、高渗性高血糖状态、低血糖症等。

一、高血糖症

（一）糖尿病酮症酸中毒

糖尿病酮症酸中毒（diabetic ketoacidosis，DKA）指在各种诱因的作用下，糖尿病患者的胰岛素明显不足，生糖激素显著升高，造成的以高血糖、高血酮、酮尿、严重脱水、电解质紊乱、代谢性酸中毒等为主要表现的临床综合征，是糖尿病的急性并发症之一。

1. 病因与诱发因素　DKA多发生于胰岛素依赖型糖尿病（1型糖尿病），也是1型糖尿病患者死亡的主要原因之一。非胰岛素依赖型糖尿病（2型糖尿病）患者在一定诱因作用下也可发生DKA，最常见的诱因为感染，其他诱发因素见表7-4。

表7-4　DKA的诱发因素

分类	诱因
感染	呼吸系统感染、消化系统感染、泌尿系统感染、脓毒症等
药物使用不当	突然减少或停用胰岛素、降糖药物，大剂量使用糖皮质激素，过量使用利尿剂等
应激状态	情绪激动、创伤、手术、妊娠、分娩、突发心脑血管疾病等
饮食不当	暴饮暴食、进食高糖高脂食物或过度限制碳水化合物食物、酗酒等
内分泌疾病	皮质醇增多症、垂体瘤等
其他	高热、剧烈呕吐、腹泻、脱水、消化道出血等

2. 病情评估

（1）既往史　评估患者有无糖尿病病史或家族史，有无诱发因素。

（2）临床表现　多尿、多饮、多食及体重减轻症状加重，当酸中毒失代偿后，患者表现出乏力、疲倦、恶心、呕吐、食欲缺乏、头痛、嗜睡、烦躁、精神萎靡等症状，呼吸出现加深、加快（Kussmaul呼吸），呼气中有烂苹果味（丙酮味）。随着病情的迅速发展，出现严重失水、眼眶下陷、尿量减少、皮肤干燥且弹性差、心率加快、脉搏细速、血压下降、四肢厥冷。晚期各种反射迟钝甚至消失，出现意识障碍。少数患者临床出现广泛腹痛，易被误诊为急腹症。

（3）辅助检查　①尿：尿糖、尿酮体均呈阳性或强阳性，可有蛋白尿及管型尿。②血：血糖多数为 16.7 ~ 33.3mmol/L，超过 33.3mmol/L 时常伴有高渗状态或肾功能障碍；血酮体定量检查多在 5mmol/L 以上；二氧化碳结合力（CO_2CP）降低；酸中毒失代偿后动脉血 pH 降低、血钾可正常或略高。

（4）病情严重程度　根据糖尿病酸中毒的程度，DKA 分为轻、中、重度。轻度是指仅有酮症而无酸中毒，即糖尿病酮症；中度指有酮症及轻至中度的酸中毒，即 DKA；重度是指酸中毒伴意识障碍，或无意识障碍但 $CO_2CP < 10mmol/L$，即 DKA 昏迷。

3. 救治与护理

（1）救护原则　DKA 一旦明确诊断，应立即急救处理。救护原则：①补充液体，改善循环血容量；②控制血糖和血浆渗透压至正常水平；③纠正水、电解质及酸碱平衡失调；④积极寻找和消除诱因。

（2）紧急护理措施

1）保持呼吸道通畅，如伴有低氧血症，立即给予吸氧 3 ~4L/min，必要时建立人工气道。

2）立即建立 2 条静脉通道进行液，这是抢救 DKA 的首要措施。补液基本原则为"先快后慢，先盐后糖，适时补钾"。如患者无心力衰竭，开始补液时速度要快，在最初 1 ~2 小时内输入生理盐水 1000 ~ 2000ml，以尽快补充血容量。以后根据血压、心率、尿量、周围循环情况、心血管状态等决定调整补液量和速度。第 4 ~6 小时补液量为总量的 1/2。第一个 24 小时输液总量一般为 4000 ~6000ml，严重失水者可达 6000 ~8000ml。如伴有低血压或休克，应遵医嘱输入一定量的胶体溶液。补液途径以静脉为主，胃肠道为辅，清醒患者鼓励其多饮水，昏迷患者可通过胃管补生理盐水。

3）立即监测血糖、留尿标本，采取动脉血标本行血气分析，及时送检血、尿等相关标本。

4）遵医嘱给予胰岛素加入生理盐水静脉滴注治疗。治疗时每小时复查血糖，血糖一般以每小时下降 3.9 ~6.1mmol/L 为宜，若 2 小时后血糖未下降或反而升高，但脱水已基本纠正，提示患者对胰岛素有抵抗，可将胰岛素剂量加倍。当血糖降至 13.9mmol/L 时，遵医嘱输入 5% 葡萄糖溶液 + 短效胰岛素，每 4 ~6 小时复查血糖。待病情稳定后遵医嘱常规行胰岛素皮下注射。

5）积极纠正水、电解质及酸碱平衡失调：轻、中度 DKA 经补液和胰岛素治疗后，酮体出现下降，酸中毒得以纠正，一般不必补碱。血 pH≤7.1 的严重酸中毒应采用小剂量等渗碳酸氢钠溶液静脉输入，速度不宜过多、过快，以防诱发或加重脑水肿、血钾下降和反跳性碱中毒等。补碱的同时应监测动脉血气。DKA 患者补钾的时间、速度和剂量应根据血钾水平和尿量来制定：治疗前血钾低于正常，或血钾正常、尿量 >40ml/h，应立即开始补钾；血钾高于正常或无尿时，暂缓补钾。补钾时应监测心电图、血钾和尿量。

6）严密观察患者生命体征，是否出现心律失常、心力衰竭、脑水肿等并发症。血钾过低、过高均可引起严重心律失常，应密切观察血钾情况，及时治疗。脑水肿是 DKA 最严重的并发症，病死率高，需密切观察患者意识状态、瞳孔大小以及对光反射。准确记录 24 小时出入量，观察患者尿量，尿量是衡量患者失水状态和肾功能的简明指标，如尿量 <30ml/h 时，应及时告知医生处理。

7）积极处理诱因，预防感染，遵医嘱使用抗生素，注意观察药物作用及副作用。

8）加强基础护理，昏迷患者按护理常规做好口腔护理、会阴护理，勤翻身防止压力性损伤发生。

（二）高渗性高血糖状态

高渗性高血糖状态（hyperosmolar hyperglycemic state, HHS）是糖尿病急性失代偿的严重并发症，临床以严重高血糖、血浆高渗透压、严重脱水和进行性意识障碍为特点，无明显酮症酸中毒。发生率低于 DKA，但病死率高于 DKA，多见于 50 岁以上 2 型糖尿病患者。

1. 病因与诱发因素　HHS 起病比较隐匿，约 2/3 患者发病前无糖尿病病史或症状较轻。最初表现常被忽视，但发生 HHS 几乎都有明显的诱因，如急性感染、外伤、手术、血液透析、静脉高营养，以及使用糖皮质激素、免疫抑制剂、β 受体阻滞剂、利尿剂等药物，原有基础疾病加重或在病程早期因未确诊糖尿病而输入大量葡萄糖液或因口渴而摄入大量含糖饮料等诱发本病。

2. 病情评估

（1）既往史　评估有无糖尿病病史及 HHS 诱发因素。

（2）临床表现　主要特点是严重脱水、血液高渗、血容量不足和神经系统异常。本病起病缓慢，可从数日到数周，主要表现为多尿、多饮，有食欲减退或不明显的多食。随着病程进展，出现严重脱水和神经系统症状。脱水时眼球凹陷、口唇干裂、皮肤干燥、脉搏快而弱，卧位时颈静脉充盈不良，立位时血压下降。神经系统表现为反应迟钝、烦躁或淡漠、抽搐、嗜睡、渐陷入昏迷。晚期表现为尿少甚至尿闭，无酸中毒样深大呼吸，神经精神症状更为明显。

（3）辅助检查　血糖 > 33.3mmol/L（一般 33.3 ~ 66.6mmol/L），尿糖强阳性，尿酮体阴性或弱阳性，尿比重高，血浆渗透压 > 320mOsm/L，动脉血气分析示 pH ≥ 7.30 或血 $[HCO_3^-]$ 浓度 ≥ 15mmol/L。

3. 救治与护理

（1）救护原则　HHS 死亡率高，应给予紧急处理。救治原则：补液扩充血容量，纠正休克及高渗状态；胰岛素治疗降低血糖，纠正代谢紊乱；消除诱因，防治并发症。

（2）紧急护理措施

1）保持呼吸道通畅，给予吸氧，必要时建立人工气道。

2）建立 2 条静脉通路予以补液，补液时最好进行中心静脉压监测，以确保安全。开始输液时使用等渗生理盐水（0.9% 氯化钠溶液），以便较快扩张微循环而补充血容量。若血容量恢复，血压上升而渗透压和血钠仍不下降时，遵医嘱改用低渗生理盐水（0.45% 氯化钠溶液）。补液的速度宜先快后慢，最初 12 小时补液量为失液总量的 1/2，其余在 24 ~ 36 小时内补入，并加上当日的尿量。

3）采集血、尿标本并立即送检。

4）胰岛素治疗与护理：宜应用小剂量短效胰岛素。高血糖是维持血容量的重要因素，因此监测血糖尤为重要，当血糖降至 16.7mmol/L 时开始输入 5% 葡萄糖液并在每 2 ~ 4g 葡萄糖中加入 1U 胰岛素，当血糖降至 13.9mmol/L，血浆渗透压 ≤ 330mmol/L 时，应及时报告医生，遵医嘱停用或减少胰岛素。

5）严密观察患者有无发生溶血、肺水肿、脑水肿及低血容量休克等并发症。随时观察患者的呼吸、脉搏、血压、神志、尿量和尿色情况。一旦发现尿液呈粉红色，提示患者发生溶血，立即停止输入低渗液体，报告医生，遵医嘱给予对症处理。

6）加强基础护理，嘱患者绝对卧床休息，注意保暖，保持皮肤清洁，预防压力性损伤和继发性感染。

二、低血糖症

低血糖症（hypoglycemia）是由多种原因引起的以血糖明显降低（< 2.8mmol/L），临床上多为以交感神经兴奋和脑细胞缺糖为主要特点的综合征。患者若出现持续严重的低血糖，将导致昏迷，造成永久性脑损伤甚至死亡。

（一）病因及其分类

低血糖症按病因不同，可分为器质性及功能性低血糖；按低血糖发生与进食的关系，可分为空腹低血糖和餐后低血糖，使用某些药物可能发生药物性低血糖（表 7-5）。

表 7-5 低血糖症的常见病因

分类		病因
空腹低血糖	内分泌异常	胰岛细胞瘤、垂体前叶功能减退、原发性肾上腺素功能减退症
	严重肝病	重症肝炎、肝硬化、肝癌晚期、肝淤血
	代谢性酶缺陷	果糖-1，6-二磷酸酶缺乏症、丙酮酸羧化酶缺乏症
	营养物不足	严重营养不良，妊娠后期和胰岛素自身免疫性抗体形成、婴儿酮症低血糖
餐后低血糖		早期糖尿病、特发性（功能性）低血糖、胃大部分切除、胃空肠吻合
药物性低血糖		胰岛素、口服降糖药、乙醇过量、水杨酸类、土霉素、磺胺类药物、地西泮类药、苯海拉明、具有降糖作用的中草药
其他		Somogyi 现象、亮氨酸过敏、半乳糖血症

（二）病情评估

1. 既往史 评估有无糖尿病史及低血糖的诱发因素。

2. 临床表现 主要包括交感神经兴奋症状和中枢神经症状。

（1）交感神经兴奋症状 表现为心悸、面色苍白、出汗、颤抖、饥饿、焦虑、出汗、乏力、震颤、颜面及手足皮肤感觉异常、皮肤湿冷、心动过速等。

（2）中枢神经症状 因大脑缺乏足量葡萄糖供应而出现的一系列脑功能障碍症状。表现为注意力不集中、思维和语言迟钝、头晕、头痛、视物不清、精细动作障碍、嗜睡等。严重者可出现癫痫、昏迷甚至死亡。

（3）低血糖症的特殊表现

1）未察觉低血糖症（hypoglycemia unawareness） 部分患者虽然低血糖但无明显症状，平时不被觉察，极易进展出现惊厥或昏迷，易被误诊而导致死亡。

2）低血糖后高血糖现象（又称 Somogyi 现象） 1 型糖尿病患者治疗过程中因胰岛素使用过量导致未被识别的低血糖发作，常在晨间睡眠时发生，苏醒后因升高血糖素作用而出现高血糖，易被误认为增加胰岛素剂量的依据，而导致严重的低血糖症，甚至昏迷。

3）低血糖后昏迷 患者血糖浓度恢复正常且维持 30 分钟以上，但神志仍未清醒者，称为低血糖后昏迷，提示可能存在脑水肿。

3. 辅助检查 轻度低血糖，血糖<2.8mmol/L；中度低血糖，血糖<2.2mmol/L；重度低血糖，血糖<1.11mmol/L。糖尿病患者低血糖诊断标准为<3.9mmol/L。

（三）救治与护理

1. 救护原则 及时识别低血糖症，迅速升高血糖，去除病因，预防低血糖再发生。

2. 紧急护理措施

（1）立即检测血糖。

（2）对意识障碍者，应注意开放气道，保持呼吸道通畅。必要时，给予氧气吸入。

（3）迅速建立静脉通道。

（4）补充葡萄糖。意识清楚者，立即口服糖水、含糖饮料，或进食糖果、饼干、面包、馒头等，即可缓解。昏迷者，首剂静脉注射 50% 葡萄糖液 40~60ml，然后再继续用 5%~10% 的葡萄糖液静脉滴注，必要时可遵医嘱加用氢化可的松和（或）胰高糖素肌内或静脉注射。

（5）严密观察病情。连接心电监护监测生命体征，观察患者神志变化、心电图、尿量等。定时监测血糖。意识恢复后，继续监测血糖至少 24 ~ 48 小时，同时注意观察是否有出汗、嗜睡、意识模糊等再度低血糖状态，以便及时处理。

（6）对抽搐患者，遵医嘱使用镇静剂，拉好床护栏，防止外伤。

（7）低血糖症纠正后，指导糖尿病患者合理饮食、进餐和自我监测血糖方法，指导患者在胰岛素和口服降糖药治疗过程中定时监测血糖，随身携带糖尿病急救卡，对于儿童或老年患者的家属也要进行相关的培训，教会患者及亲属识别低血糖早期表现和自救方法。

第七节 脑卒中

脑卒中（stroke）俗称"中风"，又称"脑血管意外"（cerebral vascular accident，CVA），是一种急性脑血管疾病，由于急性脑循环障碍所致的局限或全面脑功能缺损综合征，具有发病率高、致残率高及死亡率高的特点。

一、病因与危险因素

按照发病原因，脑卒中分为缺血性脑卒中和出血性脑卒中。脑卒中的危险因素主要是高血压、吸烟、高脂血症、细菌性心内膜炎、糖尿病、口服避孕药和心房颤动等。

1. 缺血性脑卒中 又称脑梗死，指各种原因所致脑部血液供应障碍，导致脑组织局部缺血、缺氧性坏死，从而出现神经支配区域功能缺损的一类临床综合征。缺血性卒中按病理机制可分为脑血栓形成、脑栓塞和腔隙性脑梗死。最常见病因为脑动脉粥样硬化，其次为高血压、糖尿病、脑动脉炎、血脂异常等。脑血栓常见病因是动脉粥样硬化和动脉炎。脑栓塞按栓子来源不同可分为心源性、非心源性和来源不明三类，其中60% ~ 75%的栓子为心源性，如心房纤颤时附壁血栓脱落、心肌梗死形成的附壁血栓等。

2. 出血性脑卒中 也称脑出血，指非外伤性脑实质内出血，根据出血部位不同可分为脑出血和蛛网膜下腔出血。出血性脑卒中的主要病因是高血压性脑内细小动脉病变，其他病因有动 - 静脉血管畸形、血液病、脑动脉瘤、抗凝或溶栓治疗等。

二、病情评估 e微课

（一）病情判断

分诊护士对于疑似脑卒中患者必须迅速评估和分诊，常用的评估量表如中风"120"、FAST 评估等（表7 - 6、表7 - 7）。这些评估工具具有用时少、操作简易、准确率高的特点，广泛用于院前急救人员对可疑性脑卒中患者的评估，也可用于公众对脑卒中知识的健康宣教。

表 7 - 6 中风"120"评估

检测项目	具体内容
1——张脸	对着镜子或旁人观看，面部出现口角歪斜，尤其微笑时口角不对称
2——两条胳膊	平举两条胳膊，一条无法举起或举起后立即落下，即可能出现偏瘫
0——聆听一句话	让患者复述一句话，出现语句不畅、吐字不清
120——拨打急救电话	如出现上述症状之一，应及时拨打"120"急救，到就近医院详细检查

表 7 - 7　FAST 评估

评估项目	具体内容
F（face）	您（他）是否能够微笑？是否感觉一侧面部无力或者麻木？
A（arm）	您（他）能顺利举起双手吗？是否感觉一只手没有力气或根本无法抬起？
S（speech）	您（他）能流利对答吗？是否说话困难或言语含糊不清？
T（time）	如果上述其中一项异常，请立即拨打"120"急救，选择就近医院进一步检查

（二）临床表现

患者突发不明原因的剧烈头痛；眩晕、失去平衡或协调性；恶心、呕吐；一侧脸部、上肢或下肢突然麻木或乏力、无法抬起；不同程度的意识障碍；双侧瞳孔不等大；说话或理解有困难；偏瘫；吞咽困难或流涎等。

因出血性脑卒中和缺血性脑卒中治疗方法不同，早期识别脑卒中类型有利于尽早采取合适的救治措施（表 7 - 8）。

表 7 - 8　出血性脑卒中与缺血性脑卒中的鉴别要点

鉴别点	出血性脑卒中	缺血性脑卒中
发病年龄	多 <60 岁	多 >60 岁
起病状态	动态起病（活动中或情绪激动）	安静或睡眠中
起病速度	10 分钟至数小时症状达到高峰	10 小时或 1～2 天症状达到高峰
全脑症状	嗜睡、头痛、呕吐等颅内压增高症状	轻或无
意识障碍	多见且较重	无或较轻
神经体征	多为均等性偏瘫（基底核区）	多为非均等性偏瘫（大脑中动脉主干或皮质支）
CT 检查	脑实质内高密度病灶	脑实质内低密度病灶
脑脊液	可有血性	无色透明

（三）辅助检查

1. 颅脑 CT 扫描　CT 检查既是有效的诊断方法，也是制订治疗方案、观察疗效、判断预后的重要依据。如果 CT 图像出现高密度病灶，提示出血性脑卒中。如果出现低密度病灶，可能发生了缺血性脑卒中。

2. 颅脑 MRI 扫描　脑卒中发病 1 小时后可发现新发脑梗死病灶，可清晰显示脑干及小脑部位的梗死灶，并可排除脑出血、颅内肿瘤及血管畸形等。

三、救治与护理

（一）救护原则

1. 总体救护原则　保持呼吸道通畅，维持生命体征，减轻和控制颅脑损伤，预防并发症，降低死亡率、致残率，保护神经功能，尽可能地提高患者的生存质量。

2. 出血性脑卒中救护原则　保持安静、卧床休息、保持呼吸道通畅、脱水降颅内压、控制继续出血、防治并发症，当颅内压过高，保守治疗无效时，应及时行手术治疗。

3. 缺血性脑卒中救护原则　保持呼吸道通畅、维持生命体征、处理并发症、尽早静脉溶栓、抗血小板、抗凝治疗等。

（二）紧急护理措施

1. 卧床休息　嘱出血性脑卒中患者绝对卧床，避免情绪激动；可将床头抬高 30°，利于减轻脑水肿。

2. **保持呼吸道通畅**　清除口腔内分泌物和呕吐物，必要时气管插管或气管切开，保持呼吸道通畅，立即吸氧或机械通气，维持血氧饱和度90%以上。

3. **建立静脉通路**　遵医嘱用药。常用20%甘露醇降低颅内压，其为高渗性液体，疗效确切、起效快速。静脉输注时要求甘露醇125~250ml在15~30分钟内输注完毕，所以留置静脉时应注意选择粗大的上肢静脉，输注过程中注意保护血管、密切观察、防止外渗。遵医嘱应用降压药物，控制血压是防止进一步出血的关键，使用降压药时用输液泵严格控制给药速度，一般使血压降低10%~20%为宜，避免降压过快导致脑灌注不足。缺血性脑卒中患者如需溶栓治疗，严格遵医嘱准确剂量给药，密切观察是否有头痛、呕吐、意识障碍等脑出血症状，注意牙龈、皮肤黏膜、穿刺部位及消化道有无出血倾向，评价溶栓效果及病情变化。

4. **抽血检查**　并复查血常规、凝血功能、血糖等变化情况。

5. **病情观察**　连接心电监护，密切观察患者的生命体征、意识、瞳孔、血压、尿量及肢体肌力变化，监测电解质变化情况，动态评估肾功能、用药效果及是否出现副作用。注意观察患者是否出现高血糖、心肌损伤、上消化道出血等并发症，如发现异常立即报告医生处理。

6. **物理降温**　出血性脑卒中在急性期多出现发热，可用冰袋、冰帽、冰毯等进行物理降温，保持体温在32~36℃，对降低脑代谢率及耗氧量，保护脑细胞有一定作用。

7. **安全护理**　对烦躁不安者，予以床栏保护，必要时给予保护性约束，防止坠床。

8. **基础护理**　昏迷患者应注意清除口腔和气管内分泌物，防止误吸，加强口腔护理和会阴护理，预防肺部感染和尿路感染。勤翻身、保持床单位干净整洁，加强皮肤护理，预防压力性损伤。保持肢体处于功能位。

9. **术前准备及转运护理**　当患者出现颅内压过高，保守治疗效果无效时，及时完善术前准备；转运过程中注意患者神志、呼吸、血压情况，保障患者安全，到达手术室做好病情交接。

答案解析

目标检测

一、单选题

1. 对于呼吸困难的患者，以下不属于紧急护理措施内容的是（　　）

　　A. 保持呼吸道通畅　　　　　　　　　　B. 氧疗

　　C. 建立静脉通路　　　　　　　　　　　D. 控制感染

　　E. 心电监护

2. 患儿，女性，5岁，吃果冻时不慎误吸入气管，出现"三凹征"，该患儿的呼吸困难类型是（　　）

　　A. 吸气性呼吸困难　　　　　　　　　　B. 呼气性呼吸困难

　　C. 混合型呼吸困难　　　　　　　　　　D. 换气性呼吸困难

　　E. 心源性呼吸困难

3. 针对ACS患者，救治措施描述不恰当的是（　　）

　　A. 识别并确认胸痛性质、部位、时间等　　　B. 血氧饱和度<94%，给予氧疗

　　C. 建立静脉通路，及时给药　　　　　　D. 舌下含服硝酸甘油

E. 直接行溶栓治疗，不必考虑禁忌证

4. 以下不属于青壮年发生腹痛常见病因的是（　　）

A. 急性胃穿孔

B. 肠梗阻

C. 阑尾炎

D. 腹部外伤致脏器破裂出血

E. 胃肠道癌肿

5. 低血糖的首要救护原则是（　　）

A. 寻找病因

B. 迅速升高血糖

C. 心电监护

D. 预防再发生低血糖

E. 给予舒适体位

6. 关于脑卒中的救治与护理，描述不正确的是（　　）

A. 保持呼吸道通畅

B. 鼓励床边活动

C. 脱水降颅内压

D. 缺血性脑卒中进行抗凝治疗

E. 防治并发症

7. 关于高渗性高血糖，描述不正确的是（　　）

A. 高渗性高血糖的失水比糖尿病酮症酸中毒更严重

B. 高渗性高血糖的处理是尽快补液

C. 补液开始应先输入低渗盐水，以迅速纠正高渗状态

D. 补液的速度是先快后慢

E. 胰岛素治疗宜选用小剂量短效胰岛素

8. 针对出血性脑卒中患者，一般不会出现（　　）

A. 剧烈活动或情绪激动时发生

B. 意识障碍

C. 原因不明的突发剧烈头痛

D. CT检查脑实质内低密度病灶

E. 可见血性脑脊液

二、多选题

1. 关于严重心律失常，描述正确的是（　　）

A. 尽快终止心律失常，积极治疗原发病

B. 保持呼吸道通畅，给予吸氧

C. 除颤仪备用于床旁

D. 缓慢性心律失常患者，遵医嘱给予利多卡因

E. 给予心电监护，密切观察心电变化情况

2. 关于窒息患者的护理，描述正确的是（　　）

A. 迅速评估患者，解除窒息原因

B. 采集动脉血做血气分析

C. 观察病情，监测生命体征

D. 对于气道不完全阻塞的患者，同时进行病因治疗和对症治疗

E. 建立静脉通路，及时给予药物治疗

3. 关于急性腹痛的起病方式、性质等，描述正确的是（　　）

A. 肠鸣音消失多见于炎症性腹痛

B. 梗阻性腹痛以阵发性腹痛、呕吐、腹胀、排泄功能障碍为特点

C. 穿孔性腹痛常见于腹膜炎、盆腔炎等

D. 剧烈活动或突然改变体位后突发腹痛考虑扭转型急性腹痛

E. 由于个体对疼痛的敏感性和耐受性不同，腹痛程度仅能间接反应和评价的病情轻重

（梁园园）

书网融合……

本章小结　　　　　微课　　　　　题库

第八章　常见危急值

学习目标

知识要求：

1. 掌握　危急值的概念。

2. 熟悉　常见检验危急值的报告界限；检验危急值的报告流程。

3. 了解　常见影像学危急值的临床意义。

技能要求：

能够在接收危急值信息后及时报告主管医生，同时可积极主动采取即刻护理措施。

素质要求：

1. 在抢救过程中能够树立团队合作精神。

2. 具有慎独精神及救死扶伤、认真负责的职业素养。

　　危急值（critical value）又叫关键值、临界值，是指检查结果偏离正常参考范围较大，表明患者可能正处于生命危险的边缘状态需要特别注意的值，若医生及时得到其检查信息，迅速给予患者有效的干预治疗，可能会挽救患者生命，否则可导致患者出现严重后果，失去最佳抢救时机。

　　临床危急值用来监测患者的生命状态以达到及时救治的目的。危急值的管理是关切患者安全的重要内容。国际医疗机构认证联合委员会（Joint Commission International，JCI）一直致力于国际患者安全，尤其是危急值报告被列为患者安全管理目标之一，明确要求医院应制定危急值管理流程及规范的报告系统，以便于临床医护人员在紧急情况下及时给予患者治疗。同时，我国积极响应世界卫生组织世界患者安全联盟工作，中国医院协会自 2007 年起连续发布《患者安全目标》，将"危急值"列入患者安全目标之一。2019 年，《患者安全目标》引入国内并在实践层面上首倡"临床危急值管理"的理念和方法，在医院得以较好地落实和执行，为保障患者的安全发挥了促进作用。

　　同时，随着大数据时代、科技的迅猛发展，多家医院以信息化为载体，通过"物联网＋""互联网＋医疗健康"的形式，大量提高医疗质量精细化管理水平，如华西医院打造"物联网＋医疗"危急值预警系统、高危重症患者提前预警系统和住院患者血糖监控系统；西安交通大学第一附属医院智能化在线危急值报告等举措有效提高医疗安全。对于危急值报告制度的执行，医院各部门可实现快速反应的联动机制，快速有效地传递患者危急信息，避免错过患者最佳抢救时间，提高救治成功率，从而保障患者安全，促进医疗大环境的和谐。

　　为保障医疗质量与医疗安全，国家卫生健康委员会制定《医疗质量安全核心制度要点》，其中包括危急值报告制度。危急值报告制度是指提示患者处于生命危急状态的检查及检验结果建立核查、报告、记录等管理机制，用来保障患者安全的制度。

　　危急值报告制度的目的在于：①危急值的信息为临床医师对有生命危险患者的及时救治提供了依据，以免出现严重后果；②其制定与实施可有效增强医务人员的主动性和责任心，提高医技人员的理论水平，提高其主动参与临床诊断的服务意识，从而促进临床医师、医技科室间的沟通合作；③医技科室及时准确的危急值报告，能为医师诊疗提供依据，从而更好地保障患者安全。

第一节　检验危急值 e微课

⇒ 案例引导

　　案例：患者，女性，53岁，4年前无明显诱因出现多尿、多饮、多食伴消瘦，就诊于某市级医院，诊断为"2型糖尿病"。近日因未规律应用胰岛素及口服药致血糖波动较大，于是来院就诊。今晨护士交班时发现患者呼之不应，测得空腹血浆血糖34mmol/L，血清钠165mmol/L。

　　讨论：1. 患者可能存在什么危险？

　　　　　2. 护士接到危急值报告后，应如何处理？

一、常见检验危急值的设置

　　检验危急值为临床医疗中最常遇及的危急值。目前，对于危急值的界限尚无统一标准。"危急值"在临床实际中，不同医院的具体标准数值因各种因素稍有不同，但医院都有各自的危急值信息，以及依据具体情况建立的危急值报告制度和应急预案。护士在接收危急值报告后，应立即按所在医院规定的流程给予及时的处理。表8-1是常见检验危急值项目和报告界限。

表8-1　常见检验危急值项目和报告界限

项目名称	单位	危急低值	危急高值	备注
白细胞	10^9/L	<2	>30	
血红蛋白	g/L	<50	>200	新生儿低值<90
血小板	10^9/L	<30	>1000	血液内科低值<10
凝血酶原时间	s	<8	>30	
部分活化凝血酶原时间	s	<20	>70	
血清钾	mmol/L	<2.8	>6.2	肾内科高值>6.4
血清钠	mmol/L	<120	>160	
血清钙	mmol/L	<1.5	>3.5	
空腹血糖	mmol/L	<2.5	>22.2	内分泌科患者高值>33.3
血清镁	mmol/L	<0.4	>3	
血肌酐	μmol/L		>650	尿毒症和慢性肾衰竭患者高值>1500
肌钙蛋白I	μg/L		>0.5	
肌钙蛋白T	μg/L		>0.2	
N末端前脑钠肽	ng/L		>1000	
血气pH		<7.2	>7.6	
血气PaO_2	mmHg	<45	>145	
血气$PaCO_2$	mmHg	<20	>70	

（一）白细胞（white blood cell，WBC）

1. 临床意义

（1）<2×10^9/L　可能引发严重、致命性感染，甚至败血症。

（2）>30×10^9/L　可能为白血病或者其他血液系统恶性疾病。

2. 即刻护理措施

（1）$< 2 \times 10^9 / L$　对患者进行保护性隔离，预防、控制感染，即刻通知医生，配合治疗，针对不同发病机制遵医嘱给予免疫抑制剂等药物治疗。

（2）$> 30 \times 10^9 / L$　对患者进行保护性隔离，避免感染和出血，协助进行骨髓穿刺等检查以便确诊。

（二）血红蛋白（hemoglobin，Hb）

1. 临床意义

（1）$< 50 g/L$　急性失血过多或严重贫血，可能随时有休克、多器官功能衰竭。

（2）$> 200 g/L$　真性或继发性红细胞增多症。可能有血栓形成、梗死，也可有出血的倾向。

2. 即刻护理措施

（1）$< 50 g/L$　失血过多应立即输血，监测患者生命体征，记录出入量，观察有无活动性出血、溶血、心力衰竭等变化。但对于溶血性贫血、充血性心力衰竭患者，须慎重输血。

（2）$> 200 g/L$　按医嘱及时做好放血治疗的准备，严格监测生命体征变化。

（三）血小板（platelet，PLT）

1. 临床意义

（1）$< 30 \times 10^9 / L$　常见于严重的自发性出血、紫癜倾向，可能会导致颅内出血、消化道出血等凶险的并发症。

（2）$> 1000 \times 10^9 / L$　极易出现有生命危险的血栓，可出现头晕、头疼、出汗、全身无力表现，多见于原发性血小板增多症、慢性粒细胞白血病、创伤、感染等。

2. 即刻护理措施

（1）$< 30 \times 10^9 / L$　卧床休息，避免劳累、创伤、情绪激动，防止出血；严密监测病情变化，如出血时间超过15分钟，和（或）已有出血，应遵医嘱立即补充血小板含量，同时查明病因进行治疗。

（2）$> 1000 \times 10^9 / L$　按医嘱予抗血小板药物治疗，加强心电监护，密切观察生命体征，针对不同血栓并发症给予相应护理措施。

（四）凝血酶原时间（prothrombin time，PT）

1. 临床意义

（1）$< 8s$　有高血栓性疾病的风险，多见于先天性凝血因子V增多、弥散性血管内凝血（DIC）早期等血液高凝状态、脑血栓等。

（2）$> 30s$　可能有严重的出血倾向，多见于长期使用华法林，或者先天性、继发性凝血因子缺乏者。

2. 即刻护理措施

（1）$< 8s$　卧床休息，监测生命体征，寻找病因，按医嘱予以抗血小板药物治疗、抗凝治疗。

（2）$> 30s$　卧床休息，立即停用华法林、肝素等抗凝药物，观察有无出血迹象，避免创伤、疲劳、情绪激动等，遵医嘱药物治疗控制血压，必要时进行凝血因子、血小板等治疗。

（五）部分活化凝血酶原时间（activated partial thromboplastin time，APTT）

1. 临床意义

（1）$< 20s$　见于弥散性血管内凝血（DIC）高凝期、血栓性疾病、妊娠高血压综合征、肾病综合征等高凝状态。

（2）$> 70s$　有严重的出血倾向，如颅内出血、胃肠道大出血等。

2. 即刻护理措施

（1）$< 20s$　卧床休息，监测生命体征，查找病因，按医嘱使用抗凝药物等治疗。

（2）>70s 卧床休息，监测生命体征，立即停用肝素等抗凝药物，避免创伤、疲劳、情绪激动等出血诱发因素，观察有无出血迹象，遵医嘱用药控制血压，必要时进行凝血因子、血小板等治疗。

（六）血清钾（kalemia，K）

1. 临床意义

（1）<2.8mmol/L 见于洋地黄中毒、肌肉缺血性坏死、麻痹性肠梗阻等，患者四肢软弱无力、神志淡漠、嗜睡甚至昏迷，可能会出现室性心动过速以及心室颤动等恶性心律失常，严重者会危及生命。

（2）>6.2mmol/L 可诱发呼吸肌麻痹、心室颤动，甚至心搏骤停而死亡。

2. 即刻护理措施

（1）<2.8mmol/L 卧床休息，心电监护，即刻停用排钾药物，按医嘱补钾，查找病因对症处理；复查心电图，除颤仪等抢救仪器备用。

（2）>6.2mmol/L 即刻停用含钾药物及香蕉等含钾食物，按医嘱葡萄糖酸钙、离子交换树脂等药物治疗以及血液透析等；心电监护、复查心电图、除颤仪备用。

（七）血清钠（sodium，Na）

1. 临床意义

（1）<120mmol/L 患者出现神经精神症状，头痛、嗜睡、抽搐、昏迷，可出现脑疝、呼吸衰竭，甚至死亡。

（2）>160mmol/L 神经系统的改变，肌无力、神志兴奋转为抑郁淡漠、肌张力亢进等；可出现颅内出血、硬膜下血肿等；失水严重者可能导致休克。

2. 即刻护理措施

（1）<120mmol/L 卧床休息，防止坠床，对昏迷患者保持呼吸道通畅，对抽搐患者应用抗痉挛药物；针对低钠血症的类型按医嘱用药。①高容量性低钠血症：治疗原发病，严格限制入水量，脱水利尿，补充氯化钠，提高血钠浓度。②正常容量性低钠血症：限制入水，利尿，严重时可输入高渗盐水。③低容量性低钠血症：输入等渗盐水，适量补充白蛋白等。

（2）>160mmol/L 卧床休息，防止坠床、外伤等。对昏迷患者保持呼吸道通畅，严控出入水量平衡及监测电解质的变化；严格限制钠摄入，治疗原发疾病。

（八）血清钙（calcium，Ca）

1. 临床意义

（1）<1.5mmol/L 可出现手脚抽搐、全身无力，最为严重的是诱发心律失常，甚至心室颤动；慢性低钙血症可引起病理性骨折。

（2）>3.5mmol/L 多见于高血钙危象，可致患者死亡。抑郁、神志不清、神志昏迷；心律失常、洋地黄中毒；心肾功能衰竭以致死亡，甲状旁腺功能亢进、骨转移癌等。

2. 即刻护理措施

（1）<1.5mmol/L 立即安排患者卧床休息，防止坠床，防止咬伤，保持患者呼吸道通畅，开通静脉通道，遵医嘱补充钙剂，除颤抢救仪器备用，治疗原发病。

（2）>3.5mmol/L 卧床休息，防止坠床，对于昏迷患者保持呼吸道通畅；按医嘱使用钙敏感受体激动剂、血液透析等降钙、排钙；处理原发病。

（九）空腹血糖（glucose，Glu）

1. 临床意义

（1）<2.5mmol/L 患者可剧烈头痛、言语模糊不清、眼前发黑、视物不清、昏迷甚至死亡。

（2）＞22.2mmol/L　多发生糖尿病酮症酸中毒（DKA），可致多脏器功能衰竭；糖尿病高渗性昏迷血糖常高至33.3mmol/L以上。

2. 即刻护理措施

（1）＜2.5mmol/L　尽快给予糖分补充，卧床休息，防止坠床，监测生命体征变化，开通静脉通道。

（2）＞22.2mmol/L　严格控制血糖，按医嘱补液，维持水、电解质、酸碱平衡，去除病因，治疗并发症。对于昏迷患者保持呼吸道通畅，行心电监护等。

（十）血清镁（serum magnesium，Mg）

1. 临床意义

（1）＜0.4mmol/L　可手足搐搦，可出现心律失常；可见于甲状腺功能亢进、糖尿病酸中毒等。

（2）＞3mmol/L　可四肢肌肉软瘫、呼吸衰竭、呼吸停止，严重者中枢抑制，如昏睡、木僵、昏迷等。可心律失常、血压下降、皮肤潮红表现。可见于肾功能障碍、恶性肿瘤骨转移等。

2. 即刻护理措施

（1）＜0.4mmol/L　立即卧床休息，防止坠床。对抽搐、心律失常等危象者，按医嘱立即静脉补充镁，心电监护，防治原发病，去除病因。

（2）＞3mmol/L　立即卧床休息，防止坠床。按医嘱呼吸支持、升压药治疗、抗心律失常等对症治疗，处理原发病，增加尿镁排出，限制镁盐摄入，可静脉缓注10%葡萄糖酸钙或10%氯化钙，应用胆碱酯酶抑制剂等，必要时血液透析。

（十一）血肌酐（serum creatinine，Scr）

1. 临床意义　＞650μmol/L，短时间内快速升高见于急性肾损伤或慢性肾衰竭。

2. 即刻护理措施　立即卧床休息，暂停肾毒性药物，监测生命体征，记录出入量，按医嘱处理原发病，去除病因，同时防治高钾血症、急性心力衰竭等并发症。

（十二）肌钙蛋白I（TnI）/肌钙蛋白T（TnT）

1. 临床意义　TnI＞0.5μg/L，TnT＞0.2μg/L为急性心肌梗死、心肌坏死敏感标志物。

2. 即刻护理措施　绝对卧床休息，防止坠床，避免劳累、情绪激动等不良刺激，吸氧，监测生命体征，按医嘱应用止痛药，根据病情实施溶栓、介入治疗等。注意防止便秘、血栓形成等。

（十三）N末端前脑钠肽（brain natriuretic peptide，BNP）

1. 临床意义　＞1000ng/L提示心力衰竭的严重状态，可致死。

2. 即刻护理措施　绝对卧床休息，可取坐位，双腿下垂，减轻心脏负荷；防止坠床，监测生命体征，吸氧，开通静脉通道，按医嘱使用药物，必要时配合抢救。

（十四）血气pH

1. 临床意义

（1）＜7.2　提示严重的失代偿性代谢性酸中毒或呼吸性酸中毒。

（2）＞7.6　提示严重的失代偿性代谢性碱中毒或呼吸性碱中毒。

2. 即刻护理措施

（1）＜7.2　心电监护，床旁心电图，建立静脉通道，保持呼吸道通畅，记录出入量，按医嘱处理原发病，去除诱因、病因，维持水、电解质、酸碱平衡，复查血气。对于代谢性酸中毒，必要时进行血液透析，对于呼吸性酸中毒，必要时使用呼吸机辅助通气。

（2）＞7.6　心电监护，床旁心电图，建立静脉通道，记录出入量，按医嘱处理原发病，去除诱因、病因，维持水、电解质、酸碱平衡，复查血气。

（十五）血气 PaO_2

1. 临床意义

（1） <45mmHg　提示严重缺氧，可致呼吸、心搏骤停。

（2） >145mmHg　可致氧中毒。

2. 即刻护理措施

（1） <45mmHg　吸氧，保持呼吸道通畅，心电监护，监测血氧饱和度，处理原发病，去除病因和诱因，必要时使用呼吸机辅助呼吸，以及配合医生抢救。

（2） >145mmHg　心电监护，监测血氧饱和度，处理原发病，去除病因和诱因，按医嘱依据病情暂停氧气摄入或降低摄入氧浓度；对于使用呼吸机患者，按医嘱调整呼吸机参数，维持正常氧分压。

（十六）血气 $PaCO_2$

1. 临床意义

（1） <20mmHg　提示低碳酸血症，可致抽搐、颅内压下降等。

（2） >70mmHg　常见于Ⅱ型呼吸衰竭患者。呼吸抑制，颅内压增高，CO_2 潴留加重可致肺性脑病，转入抑制状态，表现为表情淡漠、间歇抽搐、嗜睡甚至昏迷。

2. 即刻护理措施

（1） <20mmHg　卧床休息，防止坠床，监测生命体征，按医嘱处理原发疾病，去除诱因，对于癔症患者按医嘱使用镇静、抗精神药物，心理安慰等，减少 CO_2 的呼出。

（2） >70mmHg　绝对卧床休息，防止坠床，监测生命体征，按医嘱处理原发疾病，去除诱因，防治多器官功能受损，纠正缺氧、CO_2 潴留、酸碱失衡，吸氧、清除呼吸道分泌物，保持呼吸道通畅，必要时呼吸机辅助呼吸；按医嘱使用解痉、呼吸兴奋剂、抗感染等药物治疗。

二、检验危急值的实验室处理

1. 查验检验仪器、检验过程　当检验结果有危急值时，检验者首先需要确认检验仪器、检验过程是否正常，临床及检验过程各环节是否正常。比如，同一仪器出现批量"危急值"情况，考虑检验仪器问题等。

2. 核查、复检标本　再次向有关人员核查标本、操作是否正确，并复检标本。如结果与前次一致或误差在许可范围内，需在报告单上注明"已复查"；如认为该结果与患者的临床病情不符，应重新留取标本检验。

3. 立即报告临床科室　立即报告临床科室，立即电话通知病区护士站危急值结果，同时询问护士标本采集是否有异常，并要求接电话者立即转告管床医师或值班医生。

4. 做好详细记录　对于危急值的处理过程必须做详细记录，报告与接收过程均遵循"谁报告、谁接收、谁记录"的原则。各临床科室、医技科室应分别建立检验危急值报告登记本，对危急值处理的过程和相关信息做好详细记录。

三、检验危急值的报告流程

（一）门诊患者危急值报告流程

医技人员发现门诊患者检验出现危急值情况，应及时通知急诊科护士站，护士及时登记并通知医生和病员服务站，由病员服务站协助医生及时通知患者或家属取报告，医生在采取相关治疗措施前，应结合临床具体情况，并向上级医生或科主任报告，必要时与相关人员一并确认标本采集、送检等环节是否存在异常，以确定是否需要重新复检或重新采集标本检验。若门诊医生一时无法通知到患者，应及时向急诊科、医务科报告，白天8小时工作时间以外时间段的应向总值班报告。必要时可请保卫科帮助寻找该患者，负责跟踪落实，做好相应记录。

（二）住院患者危急值报告流程

1. 检验者对危急值的处理 医技人员发现住院患者存在危急值情况时，检验者首先必须确认检验仪器、设备及检验过程是否正常，核查标本是否有误，检验操作过程是否正确，仪器传输是否有误；在确认临床及检验过程各环节无异常的情况下，才可将检查结果发出，即立即电话通知病区护士站危急值结果，病区接电话者及时报告值班医生及所在科室负责人，并做好危急值详细登记。

2. 临床医生、护士对危急值的处理 临床医生及护士在接到有关危急值报告电话后，如认为该结果与患者的临床病情不符合或采集的标本有问题时，应重新采集标本送检。若结果与上次结果一致或误差在许可范围内，科室会收到检验科所注明"已复查"的报告单。主管医生或值班医生接收危急值报告后，立即报告上级医生或科室主任，并结合临床情况采取相应措施。值班医生或主管医生需在 $4 \sim 6$ 小时内在病程中记录接收的危急值报告结果和诊疗措施。护士站接电话者负责跟踪落实并做好相应记录。

（三）体检科室危急值报告流程

医技人员检出危急值，待核查确认后，立即打电话向体检科室相关人员或主任报告。体检科室接到危急值报告后，需立即通知患者速来医院接受紧急诊疗，并协助患者联系合适的就诊医生；医生在了解具体情况后应先行给予患者必要的诊疗。体检科室负责跟踪落实并做好相应记录。

⊕ **知识链接**

危急值报告制度的基本要求

（1）医院应分别建立门急诊和住院患者两部分的危急值报告具体管理流程及记录规范。

（2）医疗机构应制定可危及患者生命的各项危急值清单并定期调整。

（3）出现危急值时，出具结果报告的部门在报出前，需双人核对并签字确认，夜间或紧急情况下可单人双次核对。对于需立即重复检查、检验的项目，应及时进行复检且核对。

（4）外送的项目报告结果存在危急值时，医院应当和相关机构协商危急值的通知方式，并建立可追溯的危急值报告流程，确保临床科室或患方能及时接收危急值信息。

（5）临床科室接收危急值报告的任何人员应准确记录、复读、确认，并立即通知相关医师。

（6）医疗机构应当统一制定临床危急值信息登记专册和模板，确保危急值信息报告全流程的人员、时间、内容等关键要素可追溯。

第二节 影像危急值

影像危急值可以包含 CT、超声检查、X 线检查、内镜检查等多检查科室的检查危急值。以下为某医科大学附属医院常见影像学危急值的临床意义。

一、中枢神经系统常见危急项目

(一) 严重的挫裂伤、颅内血肿、蛛网膜下腔出血的急性期、脑疝

1. 临床意义　患者进行性意识障碍甚至昏迷，血肿压迫脑组织，可引起局部脑功能障碍及颅内压增高，严重致脑疝，可危及生命。

2. 即刻护理措施　绝对卧床，心电监护，保持呼吸道通畅，开放静脉通道，严密观察患者意识状况、生命体征、瞳孔、神经系统等病症的变化，及时发现颅内压增高的迹象。配合医生进行原发性脑损伤的处理，积极采取措施降低颅内压，必要时做好术前准备。

(二) 颅内急性大面积脑梗死

1. 临床意义　颅脑 CT 诊断为颅内急性大面积脑梗死，且范围达到一个脑叶或全脑干范围或以上。患者可表现为病灶对侧完全性偏瘫、偏身感觉障碍以及向病灶对侧的凝视麻痹，严重者可致严重脑水肿、颅内压升高、昏迷，甚至发生脑疝而死亡。

2. 即刻护理措施　卧床休息，心电监护，观察病情变化，遵医嘱用药，脱水降低颅内压，防治消化道出血、深静脉血栓、肺部感染等并发症，待生命体征稳定后配合医生进行溶栓抗凝治疗，必要时做好去骨瓣减压手术准备。

(三) 脑出血或脑梗死

脑出血或脑梗死复查 CT，出血或梗死程度加重，与近期片对比超过 15% 以上。

1. 临床意义　患者可表现为不明原因的突发剧烈头痛，恶心、呕吐、眩晕，一侧脸部、肢体乏力及麻木，不同程度的意识障碍、偏瘫等。

2. 即刻护理措施　安静卧床，心电监护，密切观察患者生命体征、意识、瞳孔及肢体变化等，保持呼吸道通畅，按医嘱用药，以维持患者生命体征，减轻和控制颅脑损伤，防治高血压、脑水肿、心肌梗死等并发症。

二、呼吸系统常见危急项目

(一) 气管、支气管异物

1. 临床意义　气道部分阻塞患者表现为用力咳嗽，但咳嗽停止时有喘息声；气道完全堵塞患者不能说话、咳嗽，用手掐住脖子并有痛苦表情；严重者可窒息；昏迷患者在开放气道后，仍无法进行有效通气。

2. 即刻护理措施　立即解除窒息因素，保持呼吸道通畅；监测生命体征，高流量吸氧，建立静脉通道，紧急下可行环甲膜穿刺术或切开术，必要时做好开胸手术、气管切开术的准备。

(二) 气胸尤其是张力性气胸

1. 临床意义　患者表现为呼吸困难，伴呼吸时一侧突发胸痛，严重者张力性气胸、急剧的呼吸困难、低血压、心动过速、气管移位等可危及生命。

2. 即刻护理措施　监测生命体征，积极配合医生给予胸腔气体排出、漏口闭合，减轻患者呼吸困难，促进肺扩张，做好胸腔闭式引流的护理，鼓励患者深呼吸、咳嗽；必要时做好探查修补漏口手术的准备，防治皮下气肿、纵隔气肿等并发症。

(三) 肺栓塞、肺梗死

1. 临床意义　肺栓塞患者可表现为急剧呼吸困难、胸痛、咳嗽、咯血、心动过速等，急性肺栓塞

常危及生命。肺梗死是在肺栓塞的基础上进一步发生肺组织缺血性坏死，严重者可休克危及生命。

2. 即刻护理措施 绝对卧床休息、减少刺激，保持安静；必要时按医嘱给予止痛药物；吸氧、心电监护，密切监测各种生命体征建立静脉通道，做好抗凝或溶栓治疗护理，必要时做好介入治疗、外科手术的准备。

三、循环系统常见危急项目

（一）大量心包积液合并心包填塞

1. 临床意义 患者表现为严重呼吸困难，呈现颈静脉怒张、血压快速下降、休克、昏迷，严重者呼吸、心搏骤停，危及生命。

2. 即刻护理措施 卧床取端坐位，限制活动，吸氧，心电监护，监测病情变化，做好心包穿刺紧急术前准备，必要时备除颤等抢救设备。

（二）纵隔摆动

1. 临床意义 患者可出现严重的肺部通气、换气功能障碍，呼吸困难，可出现休克，甚至危及生命。

2. 即刻护理措施 卧床休息，吸氧，心电监护，监测病情变化，补充血容量，对于开放性气胸致纵隔摆动者，紧急封闭漏口，排气减压，恢复肺扩张，必要时配合医生实施胸部探查术。

（三）急性主动脉夹层动脉瘤

1. 临床意义 患者可突然出现前胸部呈刀割样、撕裂样剧痛，常伴有呼吸困难、休克表现，如面色苍白、出冷汗、四肢厥冷等，甚至猝死。

2. 即刻护理措施 绝对卧床，监测生命体征，吸氧，建立静脉通道，遵医嘱使用降压、镇静止痛药物，防治急性心肌缺血、心肌梗死等并发症。

四、消化系统常见危急项目

（一）食道异物

1. 临床意义 患者多在进食匆忙或注意力不集中，食物未经仔细咀嚼而咽下等情况下产生；异物种类多样，以鱼刺、肉骨、义齿等最为常见，患者症状与食管异物的性质、大小、外形及吞咽时间、部位、有无感染等有关，可表现出吞咽困难、吞咽疼痛、呼吸道症状、颈部活动受限、发热等。严重者食管破裂穿孔后可致纵隔气肿、食管周围炎、气管食管瘘等。

2. 即刻护理措施 配合医生及时在内镜下取出异物，严密观察生命体征，遵医嘱使用抗生素并注意观察药物疗效，并注意观察异物排出情况。对异物停留时间较长、体质虚弱且存在局部感染患者，应先按医嘱抗感染治疗，待病情好转后再行手术。若患者合并食管穿孔、食管主动脉瘘应立即进行术前准备，必要时配合抢救。

（二）腹腔脏器破裂

1. 临床意义 对于肝、脾、肾等实质性脏器或大血管损伤时，患者持续腹痛，以腹腔内出血症状为主，患者出现面色苍白、脉率加快，重者脉搏微弱、血压测不到、少尿等失血性休克迹象。对于胃肠道、胆道等空腔脏器破裂时，患者持续性的剧烈腹痛，伴恶心、呕吐、脉率增快、呼吸急促等全身感染症状，重者可发生感染性休克。

2. 即刻护理措施 绝对卧床，吸氧，心电监护，保持呼吸道通畅，观察患者生命体征、尿量等病情变化，止血，交叉配血，开放 2 条以上静脉通道，按医嘱及时补液，记录出入量，必要时输血，对于开放性腹部损伤患者，及时妥善处理外伤；必要时做好休克抢救、术前准备。

（三）急性肠梗阻

1. 临床意义 患者常表现为腹痛、腹胀、呕吐、排气排便停止等症状，可导致全身性的生理紊乱，严重时可危及生命，严重者可有感染性休克、肠坏死、肠绞窄、肠穿孔、肠套叠、肠系膜血管栓塞等并发症。

2. 即刻护理措施 监测患者病情变化，胃肠减压，灌肠，吸氧，建立静脉通道，遵医嘱用药，纠正水、电解质紊乱和酸碱失衡，抗感染、营养支持等治疗，保持患者大便通畅。必要时对绞窄性肠梗阻、肿瘤和先天性肠道畸形引起的肠梗阻、非手术治疗无效时做好术前准备。

（四）急性阑尾炎、急性出血坏死性胰腺炎、急性胆囊炎考虑胆囊化脓并急性穿孔

1. 临床意义 上述疾病的疼痛性质各具有特异性；患者的共性表现为急性腹痛，恶心、呕吐等消化道症状，寒战、高热；炎症扩散，可引起弥漫性腹膜炎、感染性休克等，重者危及生命。

2. 即刻护理措施 卧床休息，可取半卧位，密切观察病情，心电监护，禁食、胃肠减压，建立静脉通道，遵医嘱用药控制感染，防治休克、营养支持、镇痛等，必要时做好急诊手术的准备。

五、生殖系统常见危急项目

主要介绍宫外孕或黄体破裂并腹腔内出血。

1. 临床意义 患者短时间内可休克，若未及时救治可致死。

2. 即刻护理措施 绝对卧床，严密监测生命体征等病情变化，开放2条以上静脉通道，及时防治早期休克，严格记录出入量，交叉配血等，做好紧急术前准备。

目标检测

答案解析

一、单选题

1. 部分活化凝血酶原时间（APTT）<20s，考虑患者不可能为（ ）
   - A. 弥散性血管内凝血（DIC）高凝期
   - B. 血栓性疾病
   - C. 妊娠高血压综合征
   - D. 肾病综合征
   - E. 胃肠道大出血

2. 患者，女性，53岁，心力衰竭病史4年，近日因自感疲倦、呼吸困难加重，加大地高辛口服剂量，主诉有恶心、呕吐、头痛、视物模糊等不适反应来院就诊，经检查，血清钾为2.3mmol/L，以下护理措施中不妥的是（ ）
   - A. 卧床休息
   - B. 心电监护
   - C. 复查心电图
   - D. 遵医嘱每日口服呋塞米20mg
   - E. 遵医嘱口服补钾

3. 当空腹血糖为（ ）mmol/L时，患者可能会发生糖尿病酮症酸中毒（DKA）
   - A. 30
   - B. 11.2
   - C. 6.1
   - D. 3.9
   - E. 2

4. 以下对于检验危急值的实验室处理的描述不正确的是（ ）
   - A. 检验者首先需要确认检验仪器、检验过程是否正常，临床及检验过程各环节是否正常
   - B. 向有关人员核查标本、操作是否正确，并复检标本

C. 复检标本结果与前次一致或误差在许可范围内，需在报告单上注明"已复查"

D. 当检验结果有危急值时检验者首先应立即电话通知病区护士站

E. 对于危急值的处理过程必须做详细记录，报告与接收过程均遵循"谁报告、谁接收、谁记录"的原则

5. 值班医生或主管医生需在（　　）小时内在病程中记录接收的危急值报告结果和诊疗措施

　　A. 2～4　　　　　　B. 4～6　　　　　　C. 6～8　　　　　　D. 10～12　　　　　　E. 12～14

6. 某腹泻患者，主诉四肢无力，实验室检查：血清钾浓度 2.4mmol/L。对于该患者的护理措施不恰当的是（　　）

　　A. 静脉滴注含钾溶液　　　　　　　　　　　B. 卧床休息

　　C. 按医嘱使用葡萄糖酸钙药物治疗　　　　　D. 心电监护

　　E. 复查心电图

7. 患者，女性，54 岁，胃溃疡 7 年余。患者突然排出大量黑色柏油样便，并出现恶心、呕吐、头晕、心悸、无力。入院诊断拟十二指肠溃疡大出血。查体：体温 36.5℃，脉搏 108 次/分，呼吸 20 次/分，血压 80/40mmHg，患者面色苍白、脉率加快、出冷汗、四肢湿冷等。对该患者的护理措施错误的是（　　）

　　A. 绝对卧床　　　　　　　　　　　　　　　B. 心电监护

　　C. 交叉配血　　　　　　　　　　　　　　　D. 按医嘱及时补液

　　E. 嘱患者多食流质饮食

8. 患者，男性，43 岁，因急性阑尾炎入院，入院后腹痛曾有短暂缓解，后持续性加剧，出现寒战，体温 39.5℃，烦躁不安，对于该患者的护理措施正确的是（　　）

　　A. 卧床休息　　　　　　　　　　　　　　　B. 监测病情

　　C. 建立静脉通道　　　　　　　　　　　　　D. 遵医嘱用药控制感染

　　E. 以上都对

二、简答题

简述检验危急值的实验室处理流程。

（张　柳）

书网融合……

本章小结　　　　　　微课　　　　　　题库

第九章　急性中毒患者的救护

学习目标

知识要求：

1. 掌握　急性中毒患者的救治措施、治疗要点及护理措施。

2. 熟悉　常见中毒的病情及护理评估；常见中毒的特效解毒剂。

3. 了解　毒物在体内的吸收、分解、代谢及中毒机制。

技能要求：

熟练掌握各种常见急性中毒的救治方法。

素质要求：

具有热爱护理和沉稳冷静的实践精神。

第一节　概　述　e微课

⇒ 案例引导

案例：患者，男性，45岁，在自家菜地逆风喷洒农药20分钟，未戴任何防护用品，突感头晕、恶心，呼吸急促，口角流涎，步态不稳而倒地，幸好被家人及时发现，立即拨打"120"将其送往医院。

讨论：1. 根据上述表现，患者有可能发生了什么状况？

2. 如何对该患者进行救护？

有毒的物质在短时间内或一次超量进入人体体内，从而造成人体的组织、器官器质性或功能性损害，称为急性中毒（acute poisoning）。急性中毒发病急、症状凶险、病情变化快，如不及时抢救，常常危及患者的生命。

一、病因

1. 职业性中毒　指在工作过程中，不注意劳动保护或违反安全防护制度，密切接触有毒原料、中间产物或成品而发生的中毒。

2. 生活性中毒　因误食或意外接触有毒物质、用药过量、自杀或故意投毒谋害等原因，过量毒物进入人体内而引起中毒。

二、毒物的体内过程

1. 毒物进入人体的途径

（1）**呼吸道吸收**　是毒物进入最方便、最迅速，也是毒性作用发挥最快的一种途径。气态、烟雾态、气溶胶态物质大多经呼吸道进入人体，如一氧化碳、硫化氢等。

（2）消化道吸收　是生活性中毒或误服的主要途径。如有机磷杀虫药、乙醇、镇静安眠药等，吸收主要部位在胃和小肠。胃内 pH、毒物的脂溶性及其电离的难易程度是影响吸收的主要因素。

（3）皮肤黏膜吸收　脂溶性的毒物如苯胺、有机磷杀虫药等最易被皮肤吸收。

2. 毒物的分解代谢　毒物吸收进入机体后主要在肝脏通过氧化、还原、水解、结合等作用进行代谢。代谢部位以肝、肠为主，肾、胃、心、脑、脾、胰、肺、肾上腺、甲状腺、视网膜，各组织的网状内皮细胞也可进行代谢转化。大多数毒物经代谢后毒性降低，但也有少数毒物在代谢后毒性反而增强，如对硫磷（1605）被氧化为对氧磷后，毒性较原来增加约 300 倍。

3. 毒物的排泄　体内毒物主要经肾脏排出，其次为胆道、肠黏膜、汗腺、肺、乳汁等。毒物从体内排出的速度视毒物的溶解度、挥发度、与组织的结合程度以及排泄器官的功能状态而异，并与血液循环状态有关。

三、中毒机制

1. 对组织的直接化学损伤　强酸、强碱可吸收组织中的水分，并与蛋白质或脂肪结合，引起接触部位组织细胞变性、坏死。

2. 缺氧　一氧化碳、硫化氢、氰化物等窒息性毒物通过不同途径阻碍氧气的吸收、转运和利用，导致机体缺氧。

3. 中枢神经的麻醉与抑制　有机溶剂和吸入性麻醉剂利用其较强的亲脂性，可通过血-脑屏障蓄积于脑细胞膜，从而抑制脑功能。

4. 抑制酶的活力　许多毒物或其代谢产物可通过抑制酶的活力而产生毒性作用，如氰化物抑制细胞色素氧化酶，有机磷杀虫药抑制胆碱酯酶活性，重金属抑制含巯基酶的活性等。

5. 干扰细胞膜或细胞器的生理功能　如四氯化碳在体内经代谢产生的三氯甲烷自由基，作用于肝细胞膜中的不饱和脂肪酸，产生脂质过氧化，导致线粒体和内质网变性，肝细胞死亡。

6. 受体竞争　阿托品可通过竞争性阻断毒蕈碱受体而产生毒性作用，阿托品中毒出现胆碱能神经抑制现象。

7. 干扰 DNA 及 RNA 合成　烷化剂芥子气可与 DNA 及 RNA 结合，造成染色体损伤，参体机体肿瘤的形成。

四、护理评估

（一）病史

采集详细的中毒病史是诊断急性中毒的首要环节，重点询问职业史和毒物接触史。

1. 职业史　包括工种、工龄、接触毒物的种类、时间、环境条件、防护措施，以及在相同的条件下其他人员有无类似的症状发生。

2. 口服中毒者　应注意询问患者何时服用何种毒物及剂量，口服毒物前后是否吃饭、饮酒等。

3. 神志不清或企图自杀者　应询问知情者发现患者的时间、当时的情况，患者身边有无药瓶、药袋、散落的药片等，家中有何药品及有无缺少何种药物。对于企图自杀者还应了解患者生活情况、近期精神状况、有无家庭矛盾和社会矛盾发生及前后的情绪及举止异常等。

4. 呕吐患者　应询问呕吐物性状、有无特殊气味；同时应要求家属将药瓶、呕吐物带至医院，以便确诊是何种毒物中毒。

（二）临床表现

中毒的症状和体征取决于各种毒物的毒理作用和机体的反应性。

1. 皮肤、黏膜症状　因毒物而异，可致皮肤和黏膜烧伤、发绀、变色。

（1）皮肤、黏膜烧伤　见于强酸、强碱、甲醛等腐蚀性毒物中毒。

（2）发绀　凡能引起血红蛋白不足的毒物均可产生发绀，如麻醉药、有机溶剂、刺激性气体等；产生高铁血红蛋白血症的苯胺、硝基苯、亚硝酸盐等中毒。

（3）黄疸　四氯化碳、毒蕈等中毒损害肝而致黄疸。

2. 呼吸系统　刺激性或腐蚀性气体由呼吸道侵入时，可有严重的刺激症状，如咳嗽、声嘶、胸痛、呼吸困难等，重者可发生肺水肿。

3. 循环系统　各种毒物均可引起休克。毒物可直接损害心肌，引起心律失常和心搏骤停。

4. 消化系统　消化道是毒物侵入人体的主要途径，也是毒物吸收和排泄的主要场所。中毒时，消化系统症状主要有口腔炎、急性胃肠炎、中毒性肝病。

5. 神经系统　神经毒物直接作用于中枢神经系统，使脑实质受损而引起急性中毒性脑病，主要表现为程度不同的意识障碍；也可有颅内高压症候群，表现为频繁呕吐、瞳孔缩小、呼吸、脉搏变慢，血压上升等；如有脑疝形成，可出现双侧瞳孔不等大、呼吸衰竭等。

6. 血液系统　中毒引起的血液系统损害可表现为溶血性贫血、白细胞减少、出血。

7. 泌尿系统　主要表现为急性肾衰竭。

8. 眼部症状　瞳孔扩大见于阿托品中毒，瞳孔缩小见于有机磷杀虫药、吗啡中毒。

通过分析患者的一般状况、毒物的品种和剂量以及有无严重并发症等进行判断。如果患者出现深度昏迷、呼吸循环功能异常、少尿或肾衰竭、黄疸或中毒性肝损害、溶血性贫血或出血倾向等临床表现时，均应看作危险信号。

（三）辅助检查

1. 毒物检测　是诊断中毒最客观、最可靠的方法，有助于确定毒物性质、评估中毒的严重程度和预后，并指导中毒的治疗。应采集患者的血、尿、粪、呕吐物、剩余食物、首次抽吸的胃内容物，遗留毒物、药物和容器等送检，检验标本尽量不放防腐剂，并尽早送检。

2. 检测特异性生化指标或细胞形态　如对有机磷杀虫药中毒者，测定胆碱酯酶活性；对亚硝酸盐、苯胺、硝基苯中毒者，测定高铁血红蛋白；对一氧化碳中毒者，测定碳氧血红蛋白等。

3. 常规检查　结合病情进行血常规、血生化、动脉血气分析、尿液性状、心电图、超声波等必要检查，判断疾病严重程度。

五、救护原则

（一）立即终止接触毒物

1. 迅速脱离有毒环境　对吸入性中毒者，应迅速将患者搬离有毒环境，移至空气清新处，解开衣扣，保持呼吸道通畅，有条件者及早吸氧。对接触性中毒者，立即将患者撤离中毒现场，除去污染衣物和肉眼可见的毒物。

2. 维持基本生命体征　若患者呼吸、心搏骤停，应立即进行心肺复苏，迅速建立静脉通路，尽快采取相应的救治措施。

（二）清除尚未吸收的毒物

1. 接触性中毒　用大量清水或生理盐水（也可根据毒物的性质选用中和剂或解毒剂）冲洗接触部位的皮肤、毛发、指（趾）甲。清洗时切忌用热水擦洗，以防止加速毒物的吸收。若眼部接触到毒物，不应试图用药物中和，以免发生化学反应造成角膜、结膜的损伤。冲洗时间应达到 15～30 分钟。

2. 食入性中毒

（1）催吐（emesis）　是尽早排出胃内毒物最简便有效的方法。口服非腐蚀性毒物的患者，只要神志清楚，且没有催吐的禁忌证，均应做催吐处理。

1）方法　用压舌板刺激咽后壁或舌根以催吐。如果胃内容物过少、过于黏稠，不易吐出，可让患者先喝适量微温清水（不可用热水）、盐水或相应解毒液体，然后再进行催吐。如此反复，直至吐出液体清亮无味为止。

2）体位　患者采取左侧卧位，头部放低，面向左侧，臀部抬高；幼儿则应俯卧，头向下，臀部略抬高，以防止呕吐物被吸入气管发生窒息或吸入性肺炎。

3）禁忌证　①昏迷、惊厥；②腐蚀性毒物中毒；③食管胃底静脉曲张、主动脉瘤、消化性溃疡患者；④年老体弱、妊娠、高血压、冠心病、休克等。

（2）洗胃（gastric lavage）　除腐蚀性毒物中毒外，所有服毒患者均应尽早进行洗胃，一般在服毒后6小时内洗胃效果最好。但如果毒量大或毒物多，或所服毒物吸收后再由胃排出，则尽管服毒6小时以上仍必须洗胃。根据毒物的种类不同，选用适当的洗胃液（表9-1）。

表9-1　常用洗胃溶液

毒物种类	常用溶液	禁忌
酸性物	镁乳、蛋清水、牛奶	
碱性物	5%乙酸、蛋清水、牛奶	
氰化物	3%过氧化氢溶液引吐，1∶15000～1∶20000高锰酸钾溶液洗胃	
敌敌畏	2%～4%碳酸氢钠溶液、1%氯化钠溶液、1∶15000～1∶20000高锰酸钾溶液	
1605、1059、4049（乐果）	2%～4%碳酸氢钠溶液	高锰酸钾
敌百虫	1%氯化钠溶液或清水，1∶15000～1∶20000高锰酸钾溶液	碱性药物
DDT（灭害灵）666	温开水或生理盐水洗胃，50%硫酸镁导泻	油性药物
酚类	50%硫酸镁导泻，温开水或植物油洗胃至无酚味为止，洗胃后多服用牛奶、蛋清保护胃黏膜	液体石蜡
河豚、生物碱、毒蕈	1%～3%鞣酸	
苯酚	1∶15000～1∶20000高锰酸钾溶液	
巴比妥类（安眠药）	1∶15000～1∶20000高锰酸钾溶液，硫酸钠导泻	硫酸镁
异烟肼	1∶15000～1∶20000高锰酸钾溶液，硫酸钠导泻	
磷化锌	1∶15000～1∶20000高锰酸钾溶液、0.5%硫酸铜洗胃，0.5%～1%硫酸铜溶液每次10ml，每5～10分钟口服一次，配合用压舌板等刺激舌根引吐	鸡蛋、牛奶、脂肪及其他油类食物
抗凝血类（敌鼠钠等）	催吐、温水洗胃、硫酸钠导泻	碳酸氢钠溶液
发芽马铃薯	1%活性炭悬浮液	

禁忌证：①腐蚀性毒物中毒；②正在抽搐、大量呕血者；③原有食管-胃底静脉曲张或上消化道大出血者。

（3）导泻（catharsis）　洗胃后，拔胃管前可由胃管内注入导泻药以清除进入肠道内的毒物。常用硫酸钠或硫酸镁，一般15g溶于水，口服或经胃管注入。严重脱水及口服强腐蚀性毒物的患者禁止导泻。

（4）灌肠（enema）　除腐蚀性毒物中毒外，适用于口服中毒超过6小时、导泻无效者及抑制肠蠕动的毒物（如巴比妥类、颠茄类、阿片类等）中毒患者。可选用温盐水或1%温肥皂水连续多次灌肠，以达到有效清除肠道内毒物的目的。

（三）促进已吸收毒物的排出

1. 利尿　主要作用于以原型由肾脏排泄的毒物，加强利尿可促进毒物排出。具体措施如下。

（1）补液　大量快速输入液体，速度为200～400ml/h，一般以5%葡萄糖生理盐水或5%～10%葡萄糖溶液为宜，补液内加适量氯化钾。

（2）使用利尿药　静脉注射或滴注呋塞米等强利尿药，或20%甘露醇等渗透性利尿，后者尤其适用于有脑水肿或肺水肿的中毒患者。

（3）碱化尿液　碳酸氢钠可碱化尿液，使有些化合物（如巴比妥类、水杨酸类及异烟肼等）离子化而减少其在肾小管的重吸收。

（4）酸化尿液　碱性毒物（如苯丙胺、士的宁等）中毒时，静脉输注维生素C或氯化铵，可使体液酸化，促进毒物排出。

2. 给氧　一氧化碳中毒时，吸氧可促进碳氧血红蛋白解离，加速一氧化碳排出。高压氧治疗是一氧化碳中毒的特效疗法。

3. 血液净化　常用方法包括血液透析、血液灌注和血浆置换。

（1）血液透析（hemodialysis）　用于清除血液中分子量较小、水溶性强、蛋白结合率低的毒物。如水杨酸类、氨茶碱类、醇类、苯巴比妥、锂等。短效巴比妥类、有机磷杀虫药、格鲁米特等具有脂溶性，一般不进行血液透析。氯酸盐、重铬酸盐中毒易引起急性肾衰竭，应首选血液透析。血液透析一般应在中毒12小时内进行。如中毒时间过长，毒物与血浆蛋白结合后则不易透出。

（2）血液灌流（hemoperfusion）　对水溶性、脂溶性毒物均有吸附作用，能清除血液中的镇静催眠药、解热镇痛药洋地黄、有机磷杀虫药、巴比妥类（短效，长效）、百草枯，毒鼠强等，是目前最常用的中毒抢救措施。血液灌流时，血液中的正常成分如白细胞、血小板、凝血因子、葡萄糖、钙离子等也能被吸附排出，应注意监测，必要时补充。

（3）血浆置换（plasmapheresis）　将患者的血液引入特制的血浆交换装置，将分离出的血浆弃去，并补充相应的新鲜血浆，以清除患者血浆中的有害物质，减轻脏器损害。主要用于清除蛋白结合率高、分布容积小的大分子物质，特别是蛇毒、毒蕈等生物毒及硫化氢等溶血性毒物中毒。

（四）特效解毒剂的应用

1. 金属中毒解毒药　此类药物多属于螯合剂，可与多种金属形成稳定而可溶的螯合物并排出体外。如依地酸二钠钙主要用于治疗铅中毒；二巯基丙醇可治疗砷、汞、金、锑等中毒。

2. 高铁血红蛋白血症解毒药　小剂量亚甲蓝（美蓝）可使高铁血红蛋白还原为正常血红蛋白，用于治疗亚硝酸盐、苯胺、硝基苯等中毒引起的高铁血红蛋白血症。需注意药液外渗时易引起组织坏死，且大剂量亚甲蓝的效果相反，可引起高铁血红蛋白血症。

3. 氰化物中毒解毒药　一般采用亚硝酸盐－硫代硫酸钠治疗。亚硝酸盐能使血红蛋白氧化，产生高铁血红蛋白，高铁血红蛋白除了能与血液中的氰化物形成氰化高铁血红蛋白外，还能夺取已与氧化型细胞色素氧化酶结合的氰离子，之后氰离子与硫代硫酸钠形成毒性低的硫氰酸盐而排出体外。

4. 有机磷杀虫药中毒解毒药　如阿托品、氯解磷定、解磷定等。

5. 中枢神经抑制剂解毒药　纳洛酮是阿片受体拮抗剂，对麻醉镇痛药引起的呼吸抑制有特异性拮抗作用，对急性乙醇中毒、镇静催眠药中毒引起的意识障碍亦有较好的疗效；氟马西尼为苯二氮䓬类中毒的拮抗药。

（五）对症支持治疗

很多毒物迄今尚无特异性解毒剂或有效拮抗剂，对症治疗是重要的抢救措施。目的在于保护重要器官，使其恢复功能，帮助危重患者度过险关。如开放静脉通路、吸氧、及时清理呼吸道分泌物、保持气道通畅；监测生命体征、神志等情况；给予必要的营养支持；选用适当抗生素防治感染；惊厥者给予止惊、镇静治疗，做好安全护理；肺水肿、脑水肿者积极给予相应处理等。

六、护理

（一）主要护理问题

1. 焦虑 与担心疾病预后有关。

2. 清理呼吸道无效 与患者恶心呕吐/毒物对呼吸中枢抑制有关。

3. 低效性呼吸型态 与毒物对呼吸中枢抑制有关。

4. 急性意识障碍 与毒物抑制中枢神经系统有关。

5. 知识缺乏 缺乏中毒相关知识。

6. 潜在并发症 如脑水肿、肺水肿、多器官功能衰竭等。

（二）护理措施

1. 保持呼吸道通畅 及时清除呼吸道分泌物，根据病情给予氧气吸入，必要时行气管插管术或气管切开术。

2. 洗胃

（1）严格掌握洗胃的适应证、禁忌证。

（2）洗胃前做好各项准备工作。插胃管动作要轻柔、快捷，插管深度要适宜。严密观察病情，首次抽吸物应留取标本做毒物鉴定。

（3）拔胃管时，要防止液体反流入气管；拔管后应立清除患者口咽部或气管内的分泌物、胃内容物。

（4）洗胃后整理用物，观察并记录洗胃液的量、颜色及患者的反应，同时记录患者的基本生命体征。

（5）严格清洗和消毒洗胃机。

（6）防治洗胃并发症，如心搏骤停、窒息、急性胃扩张、胃穿孔等。

3. 病情观察

（1）及时发现患者神志改变，早期甄别脑水肿、酸碱失衡等。

（2）密切观察患者生命体征的变化，及时发现并处理各种心律失常。

（3）密切观察皮肤色泽、湿润度、弹性的变化，防治感染。

（4）详细记录出入量，注意血压与尿量的关系，及时给予适量补液；严重呕吐、腹泻者应详细记录呕吐物及排泄物的颜色和量，必要时留标本送检。

（5）注意复查血电解质、血糖、肝肾功能、血气分析等结果，以便及时对症处理。

4. 一般护理

（1）**休息及饮食** 急性中毒者应卧床休息、保暖，病情许可时，尽量鼓励患者进食。急性中毒患者应进食高蛋白、高碳水化合物、高维生素的无渣饮食；腐蚀性毒物中毒者应早期给予乳类等流质饮食。

（2）**口腔护理** 口服腐蚀性毒物者应特别注意其口腔护理，密切观察患者口腔黏膜的变化。

（3）**对症护理** 昏迷患者尤其需注意保持呼吸道通畅，维持呼吸循环功能；做好皮肤护理，定时翻身，防止压力性损伤发生；惊厥时应保护患者避免受伤，应用抗惊厥药物；高热者给予降温；尿潴留者给予导尿等。

（4）**心理护理** 全面评估患者的心理状况，尤其对自杀者，应密切观察患者的心理变化，避免其独处，耐心细致地照顾、体贴患者，了解他们内心的痛苦，提供情感上的支持。做好家属及相关人员的沟通，协助患者重新树立信心，适应社会生活。

5. 健康教育

（1）结合地区居民实际情况介绍有关中毒的预防和急救知识，因地制宜地进行防毒的健康教育。

（2）生产、使用有毒物品的工厂，应大力宣传严格遵守操作规程及加强毒物保管制度。厂矿中有毒物的车间和岗位加强通风；生产设备密闭化，防止毒物外漏；注意废气、废水、废渣的治理；喷洒农药、灭鼠药要加强个人防护；进入有毒危害因素存在的场所要合理使用必要的防护用具；厂矿工人应定期进行相关检测，患者自身发现异常应及时就诊。

第二节 农药中毒

有机磷杀虫药（organophosphorous inseticides）是当今生产和使用最多的农药，品种达百余种，大多属于剧毒或高毒类。其性状多呈油状或结晶状，色泽呈淡黄色至棕色，稍有挥发性，且有蒜味。一般难溶于水，不易溶于多种有机溶剂，在酸性环境中稳定，在碱性条件下易分解失效。但甲拌磷和三硫磷耐碱，美曲膦酯（敌百虫）遇碱则变成毒性更强的敌敌畏。

一、毒物的分类

根据大鼠急性经口进入体内的半数致死量（LD_{50}），将我国生产的有机磷杀虫药分为四类。

1. 剧毒类 $LD_{50} < 10mg/kg$，如甲拌磷（3911）、内吸磷（1059）、对硫磷（1605）、丙氟磷（DFP）、速灭磷等。

2. 高毒类 LD_{50}为$10 \sim 100mg/kg$，如甲基对硫磷、甲胺磷、氧化乐果、敌敌畏、久效磷、亚砜磷等。

3. 中度毒类 LD_{50}为$100 \sim 1000mg/kg$，如乐果、乙硫磷、美曲膦酯、倍硫磷等。

4. 低毒类 LD_{50}为$1000 \sim 5000mg/kg$，如马拉硫磷、辛硫磷、碘硫磷等。

二、中毒途径与发病机制

（一）中毒途径

1. 生产或使用不当 在农药生产或使用的过程中，由于防护不当、生产设备密闭不严、泄漏、使用不慎，可造成农药由皮肤或呼吸道吸收而中毒。

2. 生活性中毒 主要由于误服或自服杀虫药、饮用被杀虫药污染的水源或食用被污染的食物所致。此种中毒途径一般要比由呼吸道吸入或从皮肤吸收中毒发病急、症状重。

（二）发病机制

有机磷杀虫药的中毒机制主要是抑制体内胆碱酯酶的活性，能与体内胆碱酯酶迅速结合形成磷酰化胆碱酯酶，从而使体内乙酰胆碱大量蓄积，引起胆碱能神经先兴奋后抑制的一系列毒蕈碱样、烟碱样和中枢神经系统症状，严重者可昏迷甚至因呼吸衰竭而死亡。长期接触有机磷杀虫药的人群，可耐受体内逐渐增高的乙酰胆碱，虽然胆碱酯酶活力显著降低，临床症状较轻。

三、护理评估

（一）病史

有口服、喷洒或其他方式的有机磷杀虫药接触史，应了解毒物种类、剂量、中毒途径、中毒时间和中毒经过。患者身体污染部位或呼出气体、呕吐物中闻及有机磷杀虫药所特有的大蒜臭味更有助于诊断。

（二）临床表现

口服中毒者多在 10 分钟至 2 小时内发病；吸入中毒者可在 30 分钟内发病；皮肤吸收中毒者常在接触后 2~6 小时发病。

1. 主要表现

（1）毒蕈碱样症状（muscarinic symptoms） 又称 M 样症状，出现最早，主要是副交感神经末梢兴奋所致，表现为平滑肌痉挛和腺体分泌增加。临床表现有恶心、呕吐、腹痛、腹泻、多汗、全身湿冷、流泪、流涎、流涕、尿频、大小便失禁、心跳减慢、瞳孔缩小（严重时呈针尖样缩小）、支气管痉挛和分泌物增加、咳嗽、气促等，严重患者可出现肺水肿。此类症状可用阿托品对抗。

（2）烟碱样症状（nicotinic symptoms） 又称 N 样症状，是由于乙酰胆碱过度蓄积和刺激所致。临床表现为颜面、眼睑、舌、四肢和全身横纹肌发生肌纤维颤动，甚至强直性痉挛。患者常有肌束颤动、牙关紧闭、抽搐、全身紧束压迫感，后期可出现肌力减退和瘫痪，甚至呼吸肌麻痹，引起周围性呼吸肌衰竭。乙酰胆碱还可刺激交感神经节，促使节后神经纤维末梢释放儿茶酚胺，引起血压增高、心跳加快和心律失常。此类症状不能用阿托品对抗。

（3）中枢神经系统症状 中枢神经系统受乙酰胆碱刺激后可有头痛、头晕、疲乏、共济失调、烦躁不安、谵妄、抽搐和昏迷等表现，部分发生呼吸、循环衰竭而死亡。

2. 特殊表现

（1）中毒后"反跳"现象 某些有机磷杀虫药中毒经急救后数日或一周后突然急剧恶化，重新出现有机磷急性中毒的症状，甚至发生肺水肿或突然死亡。

（2）中间型综合征 少数病例在急性症状缓解后和迟发性神经病变发生前，在急性中毒后 1~4 天突然发生以呼吸肌麻痹为主的症状群，如肢体近端肌肉、脑神经支配的肌肉以及呼吸机麻痹，若不及时救治，可迅速导致死亡。

（3）迟发性多发性神经病 个别急性中毒患者在重度中毒症状消失后 2~3 周可发生迟发性神经损害，出现感觉、运动型多发性神经病变表现，主要累及肢体末端，且可发生下肢瘫痪、四肢肌肉萎缩等。

（三）辅助检查

1. 全血胆碱酯酶活力（cholinetrase，CHE）测定 是诊断有机磷杀虫药中毒的特异性实验指标，对判断中毒程度、疗效和预后均极为重要。正常人血胆碱酯酶活力为 100%，降至 70% 以下即有意义。

2. 有机磷化合物测定 对患者胃内容物或呼吸道分泌物做有机磷化合物测定，或尿中有机磷分解产物测定，均有助于诊断。

（四）病情判断

有机磷杀虫药接触史、典型症状和体征、特殊大蒜气味及全血胆碱酶活力测定均为诊断的重要依据。根据症状轻重，将急性有机磷中毒分为轻、中、重三级。

1. 轻度中毒 以毒蕈碱样症状为主，表现为头晕、头痛、流涎、恶心、呕吐、腹痛、多汗、视物模糊、瞳孔缩小，CHE 降为 70% ~50%。

2. 中度中毒 出现典型毒蕈碱样症状和烟碱样症状，表现除轻度中毒症状外，尚有肌纤维颤动、大汗淋漓、瞳孔明显缩小、轻度呼吸困难、精神恍惚、步态蹒跚，CHE 为 50% ~30%。

3. 重度中毒 除毒蕈碱样症状和烟碱样症状外，出现中枢神经系统受累和呼吸衰竭表现，表现为瞳孔极度缩小、呼吸极端困难、发绀、昏迷、惊厥，少数患者有脑水肿，CHE 降至 30% 以下。

四、救护原则

1. **迅速清除毒物**　立即将患者撤离中毒现场。彻底清除未被机体吸收的毒物，如迅速脱去污染衣物，用清水或肥皂水彻底清洗被污染的皮肤、毛发、指（趾）甲等。口服中毒者，用清水反复洗胃，直至洗出液清亮为止，然后用硫酸钠导泻。

2. **紧急复苏**　立即清除呼吸道分泌物，保持呼吸道通畅并给氧，必要时应用机械通气。心搏骤停时，立即行心肺复苏等抢救措施。

3. **解毒剂的应用**　①抗胆碱药：代表性药物为阿托品和盐酸戊乙奎醚。②胆碱酯酶复能剂：常用药物有碘解磷定、氯解磷定等。应用原则为早期、足量、联合、重复用药。

4. **对症治疗**　重度有机磷杀虫药中毒患者常伴有多种并发症，如酸中毒、低钾血症、严重心律失常、休克、消化道出血等，应及时予以治疗。

五、护理

（一）主要护理问题

1. **疼痛**　与中毒后肠道平滑肌痉挛有关。

2. **体液不足**　与有机磷杀虫药致重呕吐、腹泻有关。

3. **气体交换受损**　与有机磷杀虫药中毒致支气管分泌物过多有关。

4. **有误吸的危险**　与流涎、呕吐、意识障碍导致误吸有关。

5. **低效性呼吸型态**　与有机磷杀虫药致肺水肿、呼吸肌麻痹、呼吸中枢受抑制有关。

6. **急性意识障碍**　与有机磷杀虫药中毒有关。

7. **知识缺乏**　缺乏有机磷杀虫药使用及管理和中毒预防的有关知识。

（二）护理措施

1. **即刻护理措施**　维持有效通气功能，如及时清除呼吸道分泌物，正确维护气管插管和气管切开，正确应用机械通气等。

2. **洗胃护理**　口服中毒者，立即给予清水、生理盐水或2%碳酸氢钠溶液（敌百虫禁用）洗胃，以排出胃中毒物，阻止毒物吸收。洗胃应反复彻底，直至洗出液澄清无味为止。洗胃过程中应密切观察患者生命体征的变化，若发生呼吸、心搏骤停，应立即停止洗胃进行抢救。

3. **用药护理**

（1）阿托品　对缓解毒蕈碱样症状和对抗中枢神经症状，改善呼吸中枢抑制等有效，但对烟碱样症状和恢复胆碱酯酶活力无作用。根据病情每 10~30 分钟或 1~2 小时给药一次，直至毒蕈碱样症状消失或患者出现"阿托品化"表现，再逐渐减量或延长间隔时间。当血胆碱酯酶活力上升达50%以上后，停药观察，每 2~3 小时测一次血胆碱酯酶活力，连续 3 次血胆碱酯酶活力保持在50%以上方可。

"阿托品化"和阿托品中毒的剂量接近，后者可引起抽搐、昏迷等。因此使用过程中应严密观察病情变化，区别"阿托品化"与阿托品中毒（表9-2）。

表9-2　"阿托品化"与阿托品中毒的主要区别

	阿托品化	阿托品中毒
神经系统	意识清楚或模糊	谵妄、躁动、幻觉、双手抓空、抽搐、昏迷
皮肤	颜面潮红、干燥	紫红、干燥
瞳孔	由小扩大后不再缩小	极度散大

续表

	阿托品化	阿托品中毒
体温	正常或轻度升高	高热，>40℃
心率	≤120 次/分，脉搏快而有力	心动过速，甚至有心室颤动发生

（2）盐酸戊乙奎醚（长托宁）　是一种新型长效抗胆碱药，有较强的中枢和外周抗胆碱作用，有效剂量小，持续时间长，毒副作用小，不使心率增快，与胆碱酯酶复能剂合用，对重度中毒患者有显著疗效。

（3）胆碱酯酶复能剂　能恢复被抑制的胆碱酯酶活力，对解除烟碱样症状明显，但对毒蕈碱样症状作用较差，也不能对抗呼吸中枢的抑制，需与阿托品合用。中毒后如果不及时应用复能剂治疗，被抑制的胆碱酯酶将在数小时至 2~3 天内变为不可逆性，即所谓"老化酶"，最后被破坏。复能剂对"老化酶"无效，故必须早期、足量应用。

4. 病情观察

（1）生命体征　有机磷杀虫药中毒所致呼吸困难较常见，在抢救过程中应严密观察患者体温、脉搏、呼吸、血压变化，即使在"阿托品化"后亦不应忽视。

（2）神志、瞳孔变化　多数患者中毒后即出现意识障碍，有些患者入院时意识清楚，但随着毒物的吸收很快陷入昏迷。瞳孔缩小为有机磷杀虫药中毒的体征之一。严密观察神志、瞳孔的变化，有助于准确判断病情。

（3）中毒后"反跳"与猝死　"反跳"和猝死是有机磷杀虫药中毒死亡的第二个高峰（第一个死亡高峰是中毒后 24 小时内，为胆碱能危象）。一旦出现"反跳"或"反跳"的先兆症状，如胸闷、流涎、出汗、言语不清、吞咽困难、神志模糊等症状，应迅速立即报告医生，立即静脉补充阿托品，使患者再次迅速达到"阿托品化"。

5. 心理护理　患者因中毒原因不同可出现精神紧张、恐惧、怨恨或抑郁的情绪反应。护士应结合患者的心理社会状况，以诚恳的态度与患者多交流，尤其对自杀患者，应给予安慰、体贴及疏导，打消其自杀念头，做好家属及相关人员的沟通，协助患者重新树立信心，适应社会生活。

6. 健康教育

（1）普及预防有机磷杀虫药中毒的有关知识，如操作中应遵守操作规程，加强个人防护，穿长袖衣裤和鞋袜，戴口罩、帽子及手套，操作后用肥皂水彻底清洁皮肤，污染衣物要及时洗净，定时体检等；农药盛具要专用，严禁装食品、牲口饲料等；喷洒杀虫药后的蔬菜瓜果，需彻底洗干净方可食用。接触农药过程中出现头晕、胸闷、恶心、呕吐等症状时应立即就医。

（2）出院时应向家属交代，患者需要在家休息 2~3 周，按时服药，不可单独外出，以防发生迟发性神经病。

第三节　一氧化碳中毒

⇒ 案例引导

案例：患者，女性，68 岁，农民。冬天家中以煤炉燃烧蜂窝煤取暖。半夜儿子回家发现该患者口唇呈樱桃红色，叫不醒，于是立即拨打"120"送往医院。

讨论：1. 根据上述表现，患者可能发生了什么情况？

2. 如何对该患者进行救护？

一氧化碳（carbon monoxide，CO）为含碳物质不完全燃烧所产生的一种无色、无臭、无味和无刺激性的气体。吸入过量 CO 气体引起的中毒称一氧化碳中毒（carbon monoxide poisoning），俗称煤气中毒。

一、病因与发病机制

（一）病因

1. 生活中毒　当通风不良时，家庭用煤炉、燃气热水器所产生的 CO 以及煤气泄露或在密闭空调车内滞留时间过长等均可引起 CO 中毒。失火现场空气中 CO 浓度可高达 10%，也可引起 CO 中毒。

2. 工业中毒　炼钢、炼焦、烧窑、矿井放炮等过程中均可产生大量 CO，如果炉门关闭不严、管道泄漏或通风不良，便可发生 CO 中毒。煤矿瓦斯爆炸亦有大量 CO 产生，容易发生 CO 中毒。

（二）发病机制

CO 经呼吸道吸入血液系统后，立即与血红蛋白结合形成稳定的碳氧血红蛋白（carboxyhemoglobin，COHb）。CO 与 Hb 的亲和力比氧与 Hb 的亲和力大 240 倍，而 COHb 的解离速度仅为氧合血红蛋白的 1/3600。COHb 不仅不能携带氧，还影响氧合血红蛋白的解离，阻碍氧的释放和传递，导致低氧血症，引起组织缺氧。CO 还可影响细胞内氧的弥散，抑制细胞呼吸。急性 CO 中毒导致脑缺氧后，脑血管迅速麻痹扩张，脑容积增大。脑内腺苷三磷酸（ATP）在无氧情况下迅速耗尽，钠钾泵不能正常运转，钠离子蓄积于细胞内，导致细胞内水肿。血管内皮细胞肿胀，又造成脑血液循环障碍，进一步加剧了脑组织缺血缺氧。随着酸性代谢产物增多及血 - 脑屏障通透性增高，发生细胞间质水肿。缺氧和脑血液循环障碍，可促使血栓形成、缺血性坏死或广泛的脱髓鞘病变，致使一部分急性 CO 中毒患者经假愈期后，又出现迟发性脑病。

二、护理评估

（一）病史

有 CO 接触史。注意了解中毒时所处的环境、停留时间以及突发昏迷情况。

（二）临床表现

与空气中 CO 浓度、血中 COHb 浓度以及 CO 接触时间长短有关，也与患者中毒前的健康状况以及中毒时的体力活动有关。

1. 中毒程度

（1）轻度中毒　血液 COHb 浓度为 10% ~ 20%。患者感到头痛、头晕、四肢无力、胸闷、耳鸣、眼花、恶心、呕吐、心悸、嗜睡或意识模糊。此时如能脱离中毒环境，吸入新鲜空气，症状可较快消失。

（2）中度中毒　血液 COHb 浓度为 30% ~ 40%。除以上症状加重外，患者常出现浅昏迷，脉搏快、皮肤多汗、面色潮红、呼吸困难、口唇呈樱桃红色等。此时如能及时脱离中毒环境，给予加压吸氧后，常于数小时后清醒，一般无明显的并发症。

（3）重度中毒　血液 COHb 浓度达 40% ~ 60%。患者进入深昏迷，抽搐、呼吸困难、呼吸浅而快、面色苍白、四肢湿冷、周身大汗，可有大、小便失禁，血压下降。最后可因脑水肿、呼吸衰竭而死亡。

2. 中毒后迟发性脑病　指患者意识清醒后，经过一段看似正常的假愈期（多为 2 ~ 3 周）后，发生以痴呆、精神症状和锥体外系异常为主的神经系统疾病。如精神意识障碍，去大脑皮质状态、肢体瘫痪、癫痫，周围神经病变。去大脑皮质状态是大脑皮质局灶性功能障碍，如失语、失明或继发性癫痫，约占重度中毒的 50%，多在急性中毒后 1 ~ 2 周内发生。昏迷时间超过 48 小时者，迟发性脑病发生率较高。

（三）辅助检查

1. 血液 COHb 测定　是 CO 中毒的特异性诊断指标。

2. 脑电图检查　可见缺氧性脑病的波形。

3. 血清酶学检查　如肌酸激酶（CK）、乳酸脱氢酶（LDH）、谷草转氨酶［又称天冬氨酸转氨酶（AST）］、谷丙转氨酶（GPT），在 CO 中毒时可达到正常值的 10～100 倍。

三、救护原则

1. 现场急救　迅速将患者转移至空气新鲜处，松开衣领，保持呼吸道通畅。昏迷患者摆成侧卧位，避免呕吐物误吸。如发生呼吸、心搏骤停，应立即进行心肺脑复苏。

2. 氧疗　是治疗 CO 中毒最有效的方法。给予患者 5～10L/min 高流量氧气吸入，症状缓解和血液 COHb 浓度降至 5% 时可停止吸氧。重症患者给予高压氧治疗，1～2 次/日，1～2 小时/次。

3. 防治脑水肿　严重中毒时，遵医嘱给予 50% 葡萄糖溶液、20% 甘露醇或呋塞米脱水治疗。治疗中监测患者的生命体征、神志、瞳孔、眼底变化和影像学变化情况，特别注意是否有过度脱水表现。此外，还可给予糖皮质激素、抗抽搐药物及促进脑细胞功能恢复的药物，以降低颅内压和恢复脑功能。

4. 亚低温治疗　对昏迷患者可早期应用亚低温疗法，使脑温迅速下降并维持在亚低温水平（33～35℃），肛温在 37.5℃ 左右，降低脑代谢率，增加脑对缺氧的耐受性。亚低温治疗持续 3～5 天，特别注意复温过程不宜过快。

5. 防治并发症及迟发性脑病的发生　昏迷期间保持呼吸道通畅，定时翻身以防发生压力性损伤和肺炎，出现低血压、酸中毒等应给予相应处理。急性 CO 中毒患者苏醒后，应该休息观察 2 周，以防迟发性脑病和心脏并发症的发生。

四、护理

（一）主要护理诊断

1. 疼痛　与 CO 中毒引起的脑缺氧有关。

2. 低效性呼吸型态　与 CO 中毒引起脑缺氧有关。

3. 急性意识障碍　与 CO 中毒引起脑缺氧有关。

4. 潜在并发症　迟发性脑病。

5. 知识缺乏　缺乏 CO 中毒的相关知识。

（二）护理措施

1. 即刻护理措施　保呼吸道通畅，给予吸氧；开放静脉通路，按医嘱给予输液和药物治疗。

2. 氧疗　患者脱离中毒现场后，应立即给予 5～10L/min 高流量氧气吸入，有条件者及早实施高压氧治疗。

3. 病情观察　注意观察患者：①基本生命体征，重点监测呼吸和体温，昏迷伴高热和抽搐患者，降温和解痉的同时应注意保暖，防止自伤和坠床；②瞳孔大小、液体出入量及静脉滴速等；③神经系统的表现及皮肤、肢体受压部位损害情况。

4. 一般护理　①取半卧位姿势，翻身拍背，避免食管胃内容物反流而引起吸入性肺炎和反复感染；②肢体摆放恰当，避免肢体痉挛、挛缩和足下垂；③进食困难者给予鼻饲饮食；④在康复医师指导下进行肢体被动性功能锻炼。

5. 健康教育　加强预防 CO 中毒的宣传。家庭用火、煤炉要安装烟囱或排风扇，开窗通风。厂矿使用煤气或产生煤气的车间、厂房要加强通风，配备 CO 浓度监测、报警设施。在可能产生高浓度 CO 的场所停留，要做好自身防护，若出现头痛、头晕、恶心等先兆，应立即离开。出院时留有后遗症的患者，应鼓励其继续治疗。

第四节　急性乙醇中毒

乙醇是无色，易燃、易挥发的液体，具有醇香气味，能与水和大多数有机溶剂混溶。一次过量饮入乙醇或酒类饮料，引起兴奋继而抑制的状态称为急性乙醇中毒（acute ethanol poisoning）或急性酒精中毒（acute alcohol poisoning）。

一、病因与中毒机制

急性中毒主要是因过量饮酒所致。

乙醇吸收后，通过血液迅速分布于全身，约 90% 在肝脏代谢、分解，最终代谢为二氧化碳和水。当过量乙醇进入人体时，超过了肝脏的氧化代谢能力，即在体内蓄积并进入大脑。

1. 抑制中枢神经系统功能　乙醇可通过血 – 脑屏障并作用于大脑。小剂量可产生兴奋效应。随着剂量增加，可依次抑制小脑、网状结构和延髓，引起步履蹒跚、共济失调，严重者出现昏睡、昏迷，甚至呼吸或循环衰竭。

2. 干扰代谢　乙醇经肝脏代谢生成的代谢产物可影响体内多种代谢过程，使乳酸增多、酮体蓄积，导致代谢性酸中毒以及糖异生受阻，引起低血糖症。

二、护理评估

（一）病史

有过量饮酒史，应询问饮酒的种类和饮用量、平素酒量、饮酒的具体时间，有无服用其他药物。

（二）临床表现

急性乙醇中毒临床表现与饮酒量及个人耐受性有关，分为三期。

1. 兴奋期　血乙醇浓度 >50mg/dl，有欣快感、兴奋、多语、情绪不稳、喜怒无常，可有粗鲁行为或攻击行为，也可沉默、孤僻，颜面潮红或苍白，呼出气带酒味。

2. 共济失调期　血乙醇浓度 >150m/dl，表现为肌肉运动不协调，行动笨拙、步态不稳，言语含糊不清、眼球震颤、视物模糊、复视、恶心、呕吐、嗜睡等。

3. 昏迷期　血乙醇浓度 >250mg/dl，患者进入昏迷期，表现为昏睡、瞳孔放大、体温降低；血乙醇浓度 >400mg/dl 时，患者陷入深昏迷，呼吸慢而有鼾声，并可出现呼吸循环麻痹而危及生命。重症患者还可并发意外损伤，水、电解质紊乱，酸碱平衡失衡，低血糖症，肺炎，急性肌病，甚至出现急性肾衰竭等。

（三）辅助检查

1. 血清乙醇浓度　呼出气中乙醇浓度与血清乙醇浓度相当。

2. 动脉血气分析　有轻度代谢性酸中毒。

3. 血生化检查　可见低钾血症、低镁血症和低钙血症。

4. 血糖浓度　出现低血糖症。

5. 肝功能检查　慢性乙醇中毒性肝病时可有明显的肝功能异常。

6. 心电图检查　乙醇中毒性心肌病可见心律失常和心肌损害。

🌐 **知识链接**

车辆驾驶人员血液、呼气乙醇含量阈值

GB 1952—2010《车辆驾驶人员血液、呼气酒精含量阈值与检验》标准规定，车辆驾驶人员血液中的乙醇含量大于或等于20mg/100ml，小于80mg/100ml的驾驶行为即为饮酒驾车；车辆驾驶人员血液中的乙醇含量大于等于80mg/100ml的驾驶行为即为醉酒驾车。

三、救护原则

轻症患者一般无须特殊治疗，但对重症患者应迅速采取以下措施。

（一）清除毒物

由于乙醇吸收快，一般洗胃意义不大：如在24小时内的重度中毒患者，可考虑应用1%碳酸氢钠或生理盐水洗胃。对长期昏迷、呼吸抑制、休克的严重病例，应尽早行血液或腹膜透析治疗，可成功挽救患者生命。

（二）应用纳洛酮

纳洛酮是一种中枢吗啡受体拮抗剂，对乙醇中毒所致的意识障碍、呼吸抑制、休克有较好的疗效。用法：0.4~0.8mg加入25%葡萄糖液20ml中静脉注射，必要时15~30分钟重复一次；或用1.2~2mg加入5%~10%葡萄糖液中持续静脉滴注，直至达到满意效果。

（三）促进乙醇氧化代谢

可给予50%葡萄糖液100ml，同时肌内注射维生素 B_1、维生素 B_2 和烟酸各100mg，以加速乙醇在体内氧化代谢。

（四）对症支持疗法

1. 维持呼吸功能吸氧　有呼吸衰竭者，可给予适量呼吸兴奋剂如尼可刹米、洛贝林等。

2. 防治酸中毒，补充血容量　早期纠正乳酸性酸中毒，初剂量先给予5%碳酸氢钠液150ml静脉滴注，其后可根据血气分析结果调整药物量。必要时给予血管活性药物如多巴胺等。

3. 防治脑水肿　可选用20%甘露醇液250ml，50%葡萄糖液60ml，地塞米松5~10mg静脉注射。根据病情和血压情况，4~6小时重复应用。

4. 迅速纠正低血糖　部分病例可出现低血糖昏迷，应注意与乙醇直接作用所致的昏迷鉴别。故急性中毒的重症患者应检测血糖，如有低血糖，应立即静脉注射高渗葡萄糖液。

5. 镇静剂的应用　应慎用。对躁动不安或过度兴奋的患者，可用地西泮5~10mg肌内注射或静脉滴注，或氯丙嗪25~50mg肌内注射，给药后密切观察患者呼吸变化。禁用吗啡或巴比妥类药物。

四、护理

（一）主要护理问题

1. 意识障碍　与乙醇作用于中枢神经系统有关。

2. 低效性呼吸型态　与药物抑制呼吸中枢有关。

3. 组织灌注量改变　与药物作用于血管运动中枢有关。

4. 知识缺乏　缺乏乙醇对人体毒性的知识。

5. 潜在并发症　如休克等。

（二）护理措施

1. 即刻护理措施　①取平卧位头偏向一侧，及时清除呕吐物，保持气道通畅，吸氧；②保暖，维持正常体温；③兴奋躁动患者应予适当约束，以免发生意外损伤。

2. 催吐或洗胃　乙醇经胃肠道吸收极快，一般不需催吐或洗胃。

3. 病情观察　①观察患者生命体征、意识状态及瞳孔的变化；②低血糖是急性乙醇中毒最严重并发症之一，应密切监测血糖水平。

4. 用药护理　尽早使用纳洛酮，注意患者应用纳洛酮后清醒的时间，若超过平均清醒时间或用后昏迷程度加深，要追问病史，是否存在其他情况（如颅内血肿等），及时对症处理。

5. 血液透析　当血乙醇浓度 >500mg/dl，伴有酸中毒或同时服用其他可疑药物者，应及早行血液透析治疗。

6. 健康教育　①开展反对酗酒的宣传教育；②创造替代条件，加强文娱体育活动；③早期发现嗜酒者，早期戒酒，进行相关康复治疗。

第五节　急性镇静催眠药中毒

⇒案例引导

　　案例：患者，男性，18 岁，因高中学习压力大，服用大量地西泮（安定），被家人发现时已昏迷不醒，旁边可见药瓶，经拨打"120"送入医院。

　　讨论：如何对该患者进行救护？

镇静催眠药是中枢神经系统抑制药，具有镇静和催眠作用，小剂量时可使人处于安静或嗜睡状态，大剂量可麻醉全身，包括延髓中枢。一次大剂量服用可引起急性镇静催眠药中毒。

一、病因与中毒机制

（一）病因

过量服用是镇静催眠药中毒的主要病因。

（二）中毒机制

1. 苯二氮䓬类　是近年来发展迅速的一类镇静催眠药。苯二氮䓬类与苯二䓬类受体结合后，可加强 GABA 与 GABA 受体结合的亲和力，使 GABA 受体偶联的氯离子通道开放频率增加而增强 GABA 对突触后的抑制功能。

2. 巴比妥类与苯二氮䓬类　作用机制相似，但两者作用部位不同。苯二氮䓬类主要选择性作用于边缘系统，影响情绪和记忆力。巴比妥类主要作用于网状结构上行激活系统而引起意识障碍。

3. 非巴比妥非苯二氮䓬类　作用机制与巴比妥类药物相似。

4. 吩噻嗪类　主要作用于网状结构，抑制中枢神经系统多巴胺受体，抑制脑干血管运动和呕吐反射，阻断 α - 肾上腺素能受体，抗组胺，抗胆碱能等。

二、护理评估

（一）病史

有应用镇静催眠药史，了解用药种类、剂量、服用时间，是否经常服用该药，服药前后是否有饮酒史以及病前有无情绪激动等。

（二）临床表现

1. 苯二氮䓬类中毒 中枢神经系统抑制较轻，主要表现为嗜睡、头晕、言语不清、意识模糊、共济失调。如果出现深度昏迷、呼吸抑制等严重症状，应考虑是否同时合并其他药物中毒。

2. 巴比妥类中毒

（1）轻度中毒 表现为嗜睡，注意力不集中、记忆力减退、言语不清，可唤醒，有判断力和定向力障碍，步态不稳，各种反射存在，体温、脉搏、呼吸、血压一般正常。

（2）中度中毒 表现为昏睡或浅昏迷，腱反射消失、呼吸浅而慢、眼球震颤，血压仍可正常，角膜反射、咽反射仍存在。

（3）重度中毒 表现为进行性中枢神经系统抑制，由嗜睡到深昏迷。呼吸浅慢甚至停止、血压下降甚至休克、体温不升、腱反射消失、肌张力下降、胃肠蠕动减慢、皮肤可起大疱，可并发肺炎、肺水肿、脑水肿、急性肾衰竭而威胁生命。

3. 非巴比妥非苯二氮䓬类中毒 临床表现与巴比妥类中毒相似。

4. 吩噻嗪类中毒 最常见的表现为锥体外系统反应，如震颤麻痹综合征、急性肌张力障碍反应等，部分患者还可有嗜睡、低血压、休克、心律失常、瞳孔散大、口干、尿潴留、肠蠕动减慢，甚至出现昏迷、呼吸抑制等。

（三）辅助检查

1. 血液、尿液、胃液中药物浓度测定 对诊断有参考意义。

2. 血液生化检查 测定血糖、尿素氮、肌肝、电解质等。

3. 动脉血气分析 了解患者氧合及酸碱平衡情况。

4. 心电图 了解患者心电图是否出现心律失常，以协助诊断。

三、救护原则

（一）维持昏迷患者重要器官功能

1. 保持呼吸道通畅 深昏迷患者应根据病情决定是否需要气管插管，呼吸机辅助通气。

2. 维持正常血压 输液补充血容量，必要时可使用血管活性药物。

3. 心电监护及时 发现心律失常并酌情应用抗心律失常药物；密切监测血氧饱和度，发现低氧血症及时予以相应处理。

4. 促进意识恢复 给予葡萄糖、维生素 B 和纳洛酮等。

（二）迅速清除毒物

1. 洗胃 口服中毒者早期用清水洗胃，服药量大者即使服药超过 6 小时仍需洗胃。

2. 应用活性炭及导泻 活性炭对吸附各种镇静催眠药均有效，应用活性炭的同时常给予硫酸钠导泻，一般不用硫酸镁导泻，以免加重中枢神经系统抑制。

3. 碱化尿液、利尿 以减少毒物在肾小管中的重吸收，可使长效巴比妥类镇静催眠药的肾排泄量提高 5~9 倍。但对吩噻嗪类中毒无效。

4. 血液透析、血液灌流　对苯巴比妥和吩噻嗪类药物中毒有效，危重患者可考虑应用。对苯氨草类无效。

（三）特效解毒剂

氟马西尼是苯二氮草类特异性拮抗剂，能通过竞争性抑制苯二氮草类受体而阻断苯二氮草类药物的中枢神经系统作用。巴比妥类及吩噻嗪类中毒目前尚无特效解毒剂。

（四）对症治疗

主要针对吩噻嗪类中毒，如呼吸抑制、昏迷、震颤、麻痹综合征、肌肉痉挛及肌张力障碍、心律失常等及时给予有效治疗。

（五）治疗并发症

如肺炎、肝功能损害、急性肾衰竭等。

四、护理

（一）主要护理问题

1. 清理呼吸道无效　与咳嗽反射减弱或消失/药物对呼吸中枢抑制有关。

2. 低效性呼吸型态　与药物对呼吸中枢抑制有关。

3. 组织灌注量改变　与急性中毒致血管扩张有关。

4. 有皮肤完整性受损的危险　与昏迷/皮肤大疱有关。

5. 潜在并发症　肺炎、急性肾衰竭等。

（二）护理措施

1. 即刻护理　保持呼吸道通畅；仰卧位时头偏向一侧，可防止呕吐物或痰液阻塞气道；及时吸出痰液，并给予持续氧气吸入，防止脑水肿加重，给予心电血压监护，并尽快建立静脉通路等。

2. 严密观察病情

（1）意识和生命体征的观察　监测生命体征，观察患者意识状态、瞳孔大小、对光反应、角膜反射等。若瞳孔散大、血压下降、呼吸变浅或不规则，常提示病情恶化，应及时向医生报告，采取紧急处理措施。

（2）药物治疗的观察　遵医嘱静脉输液，并密切观察药物的作用、不良反应，监测脏器功能变化，防治各种并发症和脏器功能衰竭。

3. 饮食护理　昏迷时间超过 3 ~ 5 天，不易维持营养的患者，可由鼻饲补充营养及水分。应给予高热量、高蛋白易消化的流质饮食。

4. 心理护理　对服药自杀患者，稳定患者情绪，在护理过程中加强心理疏导和心理支持工作。

5. 健康教育　对情绪不稳定和精神不正常的患者，应慎重用药，严加管理，同时要防止药物的依赖性。而长期服用大量催眠药的人，包括长期服用苯巴比妥的癫痫患者，不能突然停药，应逐渐减量后停药。

第六节　强酸、强碱中毒

强酸（strong acids）主要指硫酸、硝酸、盐酸三种无机酸，其中硫酸作用最强。强碱（strong bases）主要指氢氧化钠、氢氧化钾、氧化钠及氧化钾。

一、病因与中毒机制

（一）病因

经口误服、呼吸道吸入、皮肤接触等均可中毒。

（二）中毒机制

强酸具有强烈的刺激腐蚀、炭化、使蛋白质凝固等作用。强碱具有强烈的刺激腐蚀、脱水、皂化脂肪、使组织液化坏死等作用。

二、护理评估

（一）病史

有强酸、强碱类毒物接触史或误服史。

（二）临床表现

1. 皮肤接触

（1）皮肤接触强酸后，即发生灼伤、腐蚀、坏死和溃疡形成。硫酸所引起的皮肤溃疡界限清楚，周围微红，溃疡较深，溃疡面上覆以灰白色或棕黑色痂皮，局部疼痛难忍。接触50%～60%的硝酸后局部呈黄褐色，并有结痂，经1～2周后脱落；如接触98%的硝酸，皮肤灼伤，局部呈褐色，结痂的皮肤界限清楚，周围红肿起疱，痂皮脱落后形成溃疡。盐酸接触皮肤后，易出现红斑和水疱。

（2）皮肤接触强碱后，发生充血、水肿、糜烂，局部先为白色，后变为红色和棕色，并形成溃疡。严重碱灼伤可引起体液丢失而发生休克。

（3）眼部受到强酸、强碱的刺激和腐蚀后，可引起结膜炎症，角膜灼伤、溃疡甚至穿孔，严重时引起失明。

2. 酸雾吸入　可出现呛咳、胸闷、流泪、呼吸困难、发绀、咳血性泡沫痰，并可发生喉头痉挛或水肿、支气管痉挛、窒息、肺炎及肺水肿等。

3. 口服中毒　口、咽、喉、食管、胃立即出现烧灼样剧痛，反复恶心、呕吐，呕吐物含血液和黏膜组织，食管及胃黏膜严重腐蚀，严重者可发生胃及十二指肠穿孔。患者还出现吞咽困难、喉头痉挛或水肿，甚至窒息，以及酸中毒和肝肾功损害等症状。

（三）辅助检查

1. 常规化验　检查进行血、尿、便常规，血糖，血电解质，肝功能，肾功能等检查。强碱中毒者的血或尿中可检出碱类，尿呈碱性。

2. 动脉血气分析　可有 pH 改变，低氧血症等。

3. 心电图检查　帮助判断是否有心律失常、心肌受损表现。

4. 胸部 X 线检查　帮助了解有无肺炎、肺水肿。

三、救护原则

（一）紧急处理

1. 皮肤接触　立即用大量清水反复冲洗15～30分钟甚至更长。强酸中毒局部给予2%～5%碳酸氢钠或1%肥皂水以中和酸，强碱中毒局部涂以1%乙酸以中和剩余碱，然后再用水彻底冲洗后进行包扎。

2. 眼部接触　应立即用大量清水或生理盐水彻底冲洗，可遵医嘱使用可的松及抗生素眼药水交替滴眼，每 1~2 小时一次。

3. 口服中毒　禁忌催吐和洗胃，切忌使用强中和剂。强酸、强碱中毒可服用牛奶 200ml 或蛋清 60mg 保护胃黏膜，也可服用米汤、豆浆、淀粉糊后，再服植物油 100~200ml 作为润滑剂。

4. 吸入中毒　立即将中毒者转移至空气流通处，予以吸氧，保持呼吸道通畅，必要时行气管切开术，呼吸机辅助呼吸。

（二）院内救护

1. 镇痛　皮下注射吗啡 10mg 或肌内注射哌替啶 50~100mg。

2. 吸氧　给予 4~6L/min 吸氧，防止发生急性呼吸窘迫综合征。

3. 预防休克　立即静脉输液，纠正脱水及酸碱失衡。每日输液总量为 1500~2500ml。静脉滴注 0.16mol/L 乳酸钠 500ml，以纠正酸中毒；铬酸中毒时，应用 5% 硫代硫酸钠每次 10~20ml，每日 1~2 次缓慢静脉注射；氢氟酸或草酸中毒时，应用 10% 葡萄糖酸钙 10ml 缓慢静脉注射。

4. 防治肺水肿　及早应用肾上腺皮质激素。可预防性给予口服泼尼松，每次 5~10mg，每日 3 次；已发生肺水肿者，给予氢化可的松 200~300mg 或地塞米松 20~30mg，加入 5% 葡萄糖 500ml 中静脉滴注，并应适当控制输液量，给予吸氧及利尿等措施。

5. 预防感染　适当应用抗生素预防和控制感染。

6. 手术　有瘢痕性食管狭窄者应考虑行食管扩张手术。

四、护理

（一）主要护理问题

1. 疼痛　与皮肤、黏膜受强酸、强碱腐蚀有关。

2. 皮肤组织完整性受损　与皮肤、黏膜受强酸、强碱腐蚀有关。

3. 恐惧　与担心疾病预后有关。

4. 有感染的危险　与皮肤损害暴露有关。

5. 有窒息的危险　与吸入浓酸、浓碱烟雾有关。

6. 潜在并发症　胃穿孔、上消化道出血、肺炎等。

（二）护理措施

1. 严密观察病情

（1）注意观察患者体温、脉搏、呼吸、血压及神志的变化。

（2）运用止痛药时注意药物作用、不良反应及患者的反应。

（3）监测患者有无纵隔炎、腹膜炎、休克、急性呼吸窘迫综合征等并发症的表现。

2. 营养支持　中毒早期严格禁食，经静脉补充营养，恢复期宜给予流质饮食，以后逐步过渡到半流食及普食。如较早发生吞咽困难者，应考虑留置胃管鼻饲供给营养。

3. 口腔护理　可用 1%~4% 过氧化氢溶液擦洗口腔，防止厌氧菌感染，注意动作要轻柔，尽量避开新鲜创面。急性期不宜漱口，以减少疼痛，避免再出血。

4. 心理护理　面部皮肤灼伤造成毁容或出现食管狭窄不能进食者，极易产生悲观绝望的情绪。应加强与患者的沟通，及时给予疏导和心理支持，鼓励患者树立战胜疾病的信心和生活的勇气，密切监控患者，防止发生过激行为。

5. 健康教育

（1）工厂应改革完善生产工艺，加强对毒物的管理，减少跑、漏、冒的现象。

（2）加强工作人员的防范教育，要求工作中遵守操作规程，做好个人防护。

（3）生活中小心、谨慎，装过强酸、强碱类毒物的瓶子不能用于装水和食品，出现意外情况及时就医。

⊕ **知识链接**

鱼胆中毒

　　民间流传鱼胆有"明目止咳、清热解毒"的作用，因而时有被生食或和酒吞服的食用方法，屡有鱼胆中毒事件发生。中毒后中毒轻重与服鱼胆数量有关。首发症状为恶心、呕吐、腹痛、腹泻等消化道症状。患者可因发生肝、肾、心等多脏器功能衰竭而死亡。鱼胆中毒无特效药解毒。主要治疗原则为清除毒物，对症支持治疗。早期应透析治疗或预防性透析治疗，可明显改善预后。预防鱼胆中毒，应加强宣教，不盲目服用鱼胆。

目标检测

答案解析

选择题

1. 王某误服有机磷农药后，出现昏迷。下列处理措施中错误的是（　　）

　　A. 迅速去除污染的衣物　　　　B. 立即用热水清洗皮肤　　　　C. 应用阿托品

　　D. 应用碘解磷定　　　　　　　E. 密切观察生命体征

2. 下列不属于"阿托品化"指标的是（　　）

　　A. 颜面潮红、干燥　　　　　　B. 体温正常或轻度升高　　　　C. 心动过速

　　D. 瞳孔轻度扩大　　　　　　　E. 意识模糊

3. 下列毒物中毒后皮肤黏膜呈樱红色的是（　　）

　　A. 亚硝基类　　　　　　　　　B. 一氧化碳　　　　　　　　　C. 四氯化碳

　　D. 毒覃　　　　　　　　　　　E. 吗啡

4. 下列关于解毒的说法错误的是（　　）

　　A. 大剂量亚甲蓝——苯胺中毒

　　B. 二巯基丙醇——汞中毒

　　C. 解磷定——有机磷杀虫药中毒

　　D. 氟马西尼——地西泮中毒

　　E. 高压氧——一氧化碳中毒

5. 患者，女性，36岁。因煤气中毒急诊入院。深昏迷，各种反射消失，尿少，血液 COHb 65%，血压78/48mmHg。该患者的病情判断属于（　　）

　　A. 极度中毒　　　　　　　　　B. 重度中毒　　　　　　　　　C. 中度中毒

　　D. 轻度中毒　　　　　　　　　E. 慢性中毒

6. 患者，男性，34岁。公司聚餐中和同事饮酒，之后出现恶心、呕吐，继之昏迷。急诊入院后下列护理措施错误的是（　　）

　　A. 保持呼吸道通畅　　　　　　B. 注意保暖　　　　　　　　　C. 严密观察病情

D. 用吗啡、巴比妥类镇静药　　E. 及时清除呕吐物

7. 一氧化碳中毒的特异性诊断指标是（　　）

A. 血液碳氧血红蛋白测定　　　B. 血液血红蛋白测定　　　　C. 尿液检测

D. 脑电图检测　　　　　　　　E. 血液红细胞检测

8. 急性乙醇中毒后兴奋期血中乙醇可达（　　）

A. 50mg/dl　　　　　　　　　B. 50～150mg/dl　　　　　　C. 150～250mg/dl

D. 250～350mg/dl　　　　　　E. 350mg/dl 以上

9. 下列关于强酸、强碱中毒的救治措施，正确的是（　　）

A. 立即为患者催吐　　　　　　B. 导泻　　　　　　　　　　C. 禁止洗胃

D. 彻底洗胃　　　　　　　　　E. 灌肠

10. 患者，女性，30 岁。口服不详农药 70ml 后，呕吐、流涎、走路不稳，视物模糊，呼吸困难，呼出气体可闻及大蒜气味。目前最重要的实验室检查是（　　）

A. 血清胆碱酯酶活力测定　　　B. 血电解质检查　　　　　　C. 尿中磷分解产物检测

D. 肝、肾功能检查　　　　　　E. 血气分析

（李吾菲）

书网融合……

本章小结

微课

题库

第十章 ICU 的组织与管理

学习目标

知识要求：

1. 掌握 ICU 的收治原则。

2. 熟悉 ICU 的概念和设置；ICU 质量控制体系。

3. 了解 ICU 的起源和发展；ICU 的类型。

技能要求：

能识别需要进入 ICU 的患者。

素质要求：

能理解 ICU 对护士的职业要求，积极学习多种监护技能，做好为危重症患者提供适宜监护的准备。

第一节 概 述 ⓔ微课

⇒ 案例引导

案例：患者，男性，42 岁。因"聚餐后剧烈中上腹痛 5 小时"到急诊，在诊治过程中出现呼吸困难，行气管插管术。经检查，诊断为急性重症胰腺炎，收入 ICU。患者入 ICU 后立即予以禁食、胃肠减压、心电监护，容量泵控制补液，微量泵静脉泵入生长抑素、镇痛镇静药，患者被约束双上肢，监测小时尿量。医生评估患者整体情况，使用 B 超评估患者循环情况，送检患者血液标本，随时根据患者情况调整治疗方案。床旁随时有护士守护，监测并记录患者病情、用药，完成患者的各项专科护理和生活护理。

讨论：1. 进入 ICU 的患者需要的治疗护理与普通患者有何不同？

2. 在现代医院中 ICU 存在有何必要性？

一、ICU 的概念

重症医学（critical care medicine）是研究危及生命的疾病状态的发生、发展规律及诊治方法的临床医学学科，是临床医学二级学科，我国医疗机构的一级诊疗科目。重症医学科（intensive care unit, ICU）是医院的一个诊疗科室，是重症医学的学科临床基地。它对因各种原因导致的一个或多个器官及系统功能障碍、存在或具有潜在危及生命的高危因素的患者，提供全方位、连续、高质量的医学监护和综合救治，是医院中集中监护治疗、抢救危重症患者的科室。

ICU 中应用先进的诊断、监护与治疗的技术与设备、经过专业训练的工作人员，应用现代先进医学理论对病情进行连续、动态的观察，并通过整体的治疗护理干预，为重症患者提供规范的、高质量的生命支持，改善患者生存质量。ICU 对危重症患者的生命支持技术水平直接反映了医院的综合救治能力，体现医院的整体医疗实力。

二、ICU 的起源与发展

（一）ICU 的起源

1854 年，近代护理事业的创始人南丁格尔在战地医院工作期间要求把病情严重的伤病员的床位集中放置在护士站附近，让他们得到更密切的观察，取得了良好效果，因而确立了在相对独立区域内集中治疗和护理危重伤病员的重要性。

1923 年，沃尔特·丹迪博士在约翰·霍普金斯医院为术后危重神经外科病员设立专门的护理病房，由受过专门专业训练的护士监护管理；1930 年，马丁克氏博士在德国图宾根大学建立了联合术后恢复和重症监护病房。这些都是对危重症患者集中监护的早期探索。1939—1945 年，就有专门的休克病房为严重创伤的士兵提供复苏；20 世纪 50 年代，脊髓灰质炎大流行，哥本哈根建立了呼吸监护病房为需要机械通气的危重症患者提供支持治疗与监护；1958 年，麦克斯·哈利韦尔博士和赫伯特·舒宾博士在南加州大学医学中心开设了 4 张床位的休克病房，提高了危重伤病员并发症的识别和处理效率；同年，彼得博士在巴尔的摩城市医院开创了一个多学科参与的 ICU。经过不懈的探索与实践，在接下来的几年里，把危重病员集中救治的做法逐渐推广开来，ICU 在美国、澳大利亚及欧洲各国医院中相继建立。

（二）ICU 的发展

1. ICU 的专科发展　最初成立的 ICU 多为开放式的，患者由最初收治他们的专科医师管理，即不同类型科室、疾病类型患者在同一 ICU 内，由不同科室医师管理。在监护过程中人们逐渐认识到：无论病因如何，重症患者都会表现出类似的临床表现和病理生理过程，由专门经过重症监护训练并取得资格的医师和护理人员团队为其提供相关治疗和护理，可以取得更好的治疗效果。由此，逐步确立了 ICU 专业的医疗护理团队的作用与地位。

随着 ICU 医务人员专业训练计划的开展、更多危重症伤病员的收治，重症医学的概念逐渐形成，并发展为一门专业的学科。1970 年，美国重症医学会在 Weil 的倡导下成立，标志着重症医学成为一门独立的学科。医学界对重症医学的关注和研究也达到空前的高度，积极开展了对危重疾病病理生理过程、治疗措施和预后的研究，设立了重症医学专业期刊、培训课程和重症监护的资质认证等。

随着整个重症医学领域专业化的发展，在综合 ICU 得到进一步巩固发展的基础上，相继出现了专科 ICU，即 ICU 亚专业的建立，学科的细分是其发展的标志和方向。ICU 亚专业发展，是在关注危重患者的普遍规律基础上加强了对疾病专科方面针对性的支持。

2. 我国 ICU 的发展　1974 年，我国危重病医学专业的奠基人王今达教授在天津市第一中心医院成立了"急性三衰（心、肺、肾）"研究所，在其中建立了对研究所内临床危重病患者集中进行器官功能监护和治疗的"三衰"抢救病房。另外，一些大医院在专科病房设置专门抢救室，集中安置本科室危重症患者。这些都是现代我国医疗工作者对危重症患者集中监护和救治的早期探索。

1984 年，北京协和医院的陈德昌医师按国际先进模式建立了一个独立、综合性质的重症监护病房，这是我国第一个正式的 ICU，标志着中国重症医学的正式起步。1990 年后，国内部分大型综合性医院相继建立起综合 ICU 以及一些专科的 ICU。这些 ICU 的建立和运行大大降低了重症患者的病死率，推动了我国重症医学的飞速发展，并走上专业化、规范化的发展道路。

1996 年，中国病理生理学会危重病医学专业委员会成立，这是我国重症医学第一个正式的全国性学术组织。2005 年成立了中华医学会重症医学分会，大大推动了重症医学学科建设，促进了重症医学学科队伍的日益壮大。2008 年 7 月，国家标准化委员会正式批准重症医学为临床医学二级学科。2009

年，国家将重症医学定位为我国医疗机构的一级诊疗科目，并颁布了《重症医学科建设与管理指南（试行）》。

三、ICU 的类型

ICU 按照收治患者的疾病类型可分为综合 ICU 和专科 ICU。

1. 专科 ICU 主要收治某一特征疾病。如内科 ICU 主要收治内科疾病危重症患者、外科 ICU 主要收治外科疾病和手术危重症患者、儿科 ICU 收治危重儿童、心脏 ICU 收治严重或高危心脏病患者，其他还有急诊 ICU、器官移植 ICU、精神 ICU、神经 ICU 及传染病 ICU 等多种专业的亚专科 ICU。专科 ICU 医护人员一般同时经过 ICU 和相关专科培训。

2. 综合 ICU 收治涉及 2 个以上器官系统功能问题、超出专科 ICU 处理范围的危重症患者，当综合医院 ICU 床位较少的时候一般也以综合 ICU 形式开展。

第二节 ICU 的诊治范围

一、ICU 的收治范围

（一）收治原则

ICU 收治各类危重症患者，为避免浪费 ICU 资源，要集中有限的资源收治有救治价值的患者。ICU 收治患者原则如下。

1. 短期恢复 急性的、可逆的已经危及生命的器官或者系统功能衰竭，经过严密监护和加强治疗，短期内可能得到恢复的患者。

2. 高危患者 存在各种高危因素，具有潜在生命危险，经过严密的监护和有效治疗可能减少死亡风险的病人。

3. 慢性病患者 在慢性器官或者系统功能不全的基础上，出现急性加重且危及生命，经过严密监护和治疗可能恢复到或接近原来状态的患者。

4. 其他 其他适合在重症医学科进行监护和治疗的患者。

ICU 患者的收治前一般由 ICU 医师评估，收治有可能从加强监护及治疗中获益的患者。慢性消耗性疾病及肿瘤的终末状态、不可逆疾病和不能从加强监测治疗中获得益处的患者，一般不是重症医学科的收治范围。

（二）收治对象

ICU 收治临床各科室的危重症患者。具体如下。

1. 手术高危 各类复杂大手术后的患者、脏器移植术后、术后重症患者或可能发生严重并发症的高危患者。

2. 严重伤 严重多发伤、复合伤。

3. 多器官功能障碍 创伤、休克、感染、出血等引起多器官功能障碍患者。

4. 理化相关危重症 物理、化学因素导致的急危重症，如中毒、溺水、触电、中暑等。

5. 呼吸衰竭 各种原因导致的呼吸功能衰竭，需要机械呼吸支持的患者。

6. 内环境紊乱 严重水、电解质、酸碱失衡患者。

7. 代谢性疾病的危重期 如甲状腺、肾上腺和垂体等内分泌危象患者。

8. 严重心脏病　有严重并发症的心肌梗死、心力衰竭、严重心律失常、不稳定性心绞痛患者。

9. 心肺复苏术后　心肺复苏术后需进一步生命支持的患者。

10. 脑功能障碍　各类急性脑功能障碍危重期。

11. 其他　因其他原因需要 ICU 监测和治疗患者。

二、ICU 患者转出标准

ICU 现有床位数有限，当患者进入下列状态，应当及早转出重症医学科，不再继续加强监护。

1. 好转　急性的器官或系统功能衰竭已基本纠正，需要转到其他专科病房进一步诊疗。

2. 转入慢性　病情转入慢性状态。

3. 不能获益　患者不能在接下来的加强监护治疗中获益。

患者达到 ICU 转出标准后，由 ICU 医师向患者疾病相关专科科室提出转科申请。其他临床科室收治患者时应优先接收 ICU 转出患者，以保证 ICU 床位的有效运转，及时腾出床位救治医院其他危重症患者，避免 ICU 巨大人力、物力资源的浪费。

第三节　ICU 的设置

一、ICU 的布局

（一）总体布局

1. ICU 位置　重症医学科应位于院内方便患者转运、检查和治疗的位置，同时宜接近服务对象所在病区、手术室和输血科（血库）等。在同一平面无法实现横向接近时，应考虑楼层上下的"纵向接近"。周围环境应清洁、无污染源，区域相对独立。

2. ICU 区域的布局　重症医学科的整体布局上，应该使安置患者的医疗区域、医疗辅助用房区域（治疗室、工作站、仪器室、库房、谈话间等）、污物处理区域和医务人员生活用的辅助用房区域（办公室、休息室、更衣室、值班室、示教室等）均具有相对的独立性，以防止医院感染和减少各个区域之间彼此的相互干扰。各类辅助用房面积和病房面积之比应达到 1.5∶1 以上。

3. 通道　工作人员、患者和物品、垃圾在内的流向，最好设置不同的进出流通的通道，以最大限度减少交叉感染和相互干扰。

4. 装饰　室内装饰和物品必须遵循不产尘、不积灰、易清洁、耐腐蚀、防潮防霉、防静电和符合防火要求的原则。

5. 室内条件　重症医学科内应具备良好的通风和采光条件。病房内温度应维持在（24±1.5）℃，湿度保持在 50% ~60%。在不影响正常工作的条件下，尽量减少噪音的产生。

6. 手卫生条件　配备足够的非接触式洗手设施和手消毒装置，单间至少每床 1 套，开放式病房至少每 2 床配备 1 套手卫生装置。

7. 其他辅助支持　医院或 ICU 内必须配置足够的设备和人力，随时为 ICU 提供床旁 B 超、床旁 X 线检查，生化等常规实验室检查和细菌学检查等。

（二）病房设置

1. 床位数量　重症医学科的病床数量设置应符合医院功能和实际收治重症患者的需要。三级综合医院重症医学科床位数为医院总床位数的 2% ~8%，床位使用率以 75% 左右为宜，全年平均床位使用率超过85%时，应适度增加ICU床位数。重症医学科每天应至少保留1张空床以备应急使用。

2. 病房面积 重症医学科内每个床位实际使用面积不少于15m²，床间距大于1m，便于放置各类监测治疗仪器及组织抢救；每个病房至少配备1个单间病房用于收治隔离患者，使用面积不少于18m²。在人力资源充足的条件下，鼓励多设计单间或分隔式病房，以减少患者之间的交叉感染和相互干扰。

3. 床单元配置

（1）**病床** 应配备适合的病床，方便转运、调整体位等。床上配备防压力性损伤床垫，床旁备有手卫生设施。

（2）**功能带** 每床配备功能设备带或功能架，提供电源、压缩空气、氧气和负压等功能支持。每张监护病床装配电源插座12个以上，以备接呼吸机、监护仪、输液泵、微量泵、营养泵、心电图机、血液透析等多种监测治疗仪器；氧气接口2个以上，压缩空气接口2个，以备患者两类呼吸支持设备的转换；负压吸引接口2个以上，满足患者痰液吸引和其他负压引流的需求。医疗用电和生活照明用电线路应分开。ICU应有备用的不间断电力系统（UPS）和漏电保护装置；每个床位的电源应是独立的反馈电路供应，以防病床间供电意外相互影响。每个电路插座都应在主面板上有独立的电路短路保护器。在设计上最大限度保证床位医疗用电源的不间断供应，以保证患者的安全和救治。

（3）**监护系统** 每床配备床旁监护系统，能提供心电、血压、有创压力监测、脉搏血氧饱和度等基本监护。

4. 仪器设备

（1）**呼吸支持设备** 三级综合医院的ICU原则上应该每床配备1台呼吸机，二级综合医院的ICU可根据实际需要配备呼吸机。每床均应配备简易呼吸器1个。

（2）**入量控制设备** ICU床位均应配置微量注射泵和容量泵，其中微量注射泵每床原则上4台以上。另配一定数量的肠内营养泵。

（3）**其他必配病房设备** ICU内应根据需要配备心电图机、除颤仪、血气分析仪、抢救车（放置抢救用药和抢救用物品）、气管插管车（集中放置实施气管插管所需要的所有物品）、血液净化仪、纤维支气管镜、升/降温机等设备。三级医院必须配血液净化装置、血流动力学与氧代谢监测设备。

（4）**转运设备** 为便于安全转运患者，每个ICU至少应配备转运用的监护仪、转运呼吸机、负压吸痰器等仪器用品。

二、ICU 的人员配置

重症医学科应配备足够人力，医护人员应受过专门的专科训练，掌握重症医学的基本理念、基础知识和基本操作技术，具备独立工作能力。

（一）医师

ICU有固定编制的专科医师人数与床位数之比应在0.8∶1以上，重症医学科科主任应由高级职称的医师担任，全面负责科室医疗护理工作和质量建设。ICU专科医生的专业要求如下。

1. 培训与考核 经过严格的ICU专业理论和技术培训并考核合格。

2. 专业技能 掌握重症患者重要器官、系统功能监测和支持的理论与技能，掌握复苏和疾病危重程度的评估方法，对脏器功能及生命的异常信息具有足够的快速反应能力，能独立完成一些监测与支持技术。

（二）护士

ICU护士人数与床位数之比应为3∶1以上。在现有的《三级医院评审要求》中，护士人数与床位数之比应为（2.5~3）∶1以上。护士长应当具有中级以上职称。对ICU护士的专业要求如下。

1. 培训与考核　经过严格的 ICU 专业理论和技术培训并考核合格。

2. 重症监护的专业技能　ICU 各类常见仪器的使用（监护仪、输液泵、微量注射泵、营养泵等），循环系统血流动力学监测、给氧治疗、气道管理和人工呼吸机监护技术，各类导管的护理技术，心电监测及除颤技术，血液净化技术，水、电解质及酸碱平衡监测技术，胸部物理治疗技术，重症患者营养支持技术，危重症患者抢救配合技术等。

3. 其他能力　除掌握重症监护的专业技术外，还应掌握各系统疾病重症患者的护理、镇静镇痛、ICU 的医院感染预防与控制的相关知识和技能，具备重症患者的安全管理、疼痛管理、心理护理等多种技能，工作中严格执行制度规范，做到"慎独"。

（三）其他人员

随着专业的发展，ICU 可配备药师、呼吸治疗师、感控人员等。医院可根据需要配备适当数量的医疗辅助人员，有条件的医院还可配备相关设施设备的技术与维修人员。

🌐 **知识链接**

ICU 里的新成员——呼吸治疗师

呼吸治疗（respiratory care）是一门新兴的健康治疗学科，是对心肺功能不全或异常的患者给予疾病预防、评价、诊断、治疗、照顾、管理和教育。ICU 中呼吸治疗工作以往由 ICU 的医生、护士共同完成。随着重症医学的发展、多种诊疗技术及设备的应用，对 ICU 医护人员提出更多更高的要求。呼吸治疗大量的新诊疗技术不可能被医护人员全部熟练掌握，因此需要增加专业的人员去实施患者呼吸治疗方面的管理、监测和维护。ICU 呼吸治疗师在 ICU 医师的指导下参与患者呼吸治疗计划的制订、呼吸治疗相关仪器的使用、呼吸机参数的设置与调整以及具体呼吸治疗措施的实施等。ICU 呼吸治疗师工作的开展，在改善机械通气患者的结局指标方面取得了良好效果。2019 年，我国正式将呼吸治疗师纳入国家人力资源和社会保障部职业目录中。

第四节　ICU 的质量控制体系

一、组织领导

医院对重症医学科的医疗质量进行管理与评价，医疗、护理、医院感染等管理部门均履行日常监督管理职能。ICU 应设立质量管理小组，成员由科主任、护士长和各专业负责质量管理的人员组成，并定期召开质量管理小组会议，讨论科室存在的质量与安全问题。

重症医学科应建立健全各项规章制度、相关技术规范、操作规程，明确岗位职责并严格遵守执行，制定各种应急预案并演练，保证医疗服务质量与安全。落实医疗安全核心制度，定期检查、分析、总结科室医疗护理质量情况并持续质量改进。

ICU 的医疗实行独立与开放相结合的原则，重症医学科的患者由 ICU 医师负责管理。患者病情治疗需要时，ICU 医师申请会诊，其他专科医师及时提供会诊。或通过重症医学科与相关学科医生联合查房、病例讨论等形式，提供专科诊疗支持，建立多学科协作机制。

ICU 护士是 ICU 的主体，对患者进行 24 小时的严密观察和直接面对患者的治疗、护理和抢救，因此 ICU 护士应熟练掌握各项监测技能、治疗、抢救技术，医护密切配合，做到"医护一体化"，提高医疗护理质量。

二、质量控制

（一）ICU 管理制度

制度化、规范化管理是 ICU 医疗护理质量得以保证的关键。除严格执行各种法律法规、卫生管理部门制定的规章制度外，还需建立健全各项规章制度，并对人员进行培训。

1. 各项诊疗常规和操作规范 重症医学科涉及的监测、操作和治疗护理措施多，为准确监测患者病情，提供有效的干预措施，需要建立健全各种危重症监护常规、各项操作规范和标准，定期对人员进行培训与考核。医护人员实行资格、技术能力准入及授权管理。

2. ICU 患者转入 – 转出制度 明确 ICU 收治患者的范围、转入转出标准及转出流程，保证符合条件的患者转入转出通道通畅，有效利用 ICU 资源。对入住 ICU 的患者应及时进行疾病严重度评估，为评价重症医学科资源使用的适宜性与诊疗质量提供依据。

3. 抢救设备操作管理制度 重症医学科的仪器和设备必须保持随时适用状态，定期进行质量检查，由专人负责维护和清洁消毒。抢救物品要做到"四定"（定种类、定位置、定量保管、定期消毒），"三无"（无过期、无失效、无变质），"二及时"（及时检查、及时补充），"一专"（专人管理）。

4. 各类药品管理制度 包括基数药、抢救药、毒麻药、高危药品使用管理，规范储存和使用过程。

5. 医院感染相关防控制度 对呼吸机相关性肺炎、中心静脉置管相关血流感染、留置导尿管相关泌尿系统感染有预防和监控管理制度。

6. 质量与安全管理制度 建立明确的医疗护理质量与安全指标，并落实相关的措施，根据相关的指标分析，改进质量与安全管理。有防范意外伤害事件的措施以及处置突发事件的应急预案和人员紧急召集制度，落实医疗安全无责上报制度。

7. 其他 各级各类人员的岗位职责、仪器设备管理制度、ICU 消毒隔离制度、ICU 家属探视制度、医患沟通制度等。

（二）ICU 质量与安全监测指标

1. 非预期的 24 或 48 小时重返重症医学科率 为单位时间内 24 或 48 小时重返 ICU 的患者例数占转出患者总数的百分比，是衡量医疗质量的重要指标。重症患者转出 ICU 之前医生需要评估患者，如果转出后短时间内患者病情就再度恶化且需要再入 ICU 治疗，说明患者转出之前的评估存在缺陷，转出前患者潜在的问题没有被发现或受到重视。

2. 呼吸机相关性肺炎的预防率 是 ICU 患者在使用呼吸机期间抬高患者床头≥30°的日数（每天 2 次）与占 ICU 所有患者使用呼吸机总日数的千分比，属于过程指标。接受有创呼吸机治疗的患者，如无禁忌，抬高床头到 30°以上有助于防止和降低院内获得性肺炎的风险。

3. 呼吸机相关性肺炎的发生率 为单位时间内 ICU 所有发生呼吸机相关性肺炎的患者例数与 ICU 所有患者使用呼吸机的总日数的千分比。呼吸机相关性肺炎是机械通气的一个常发生的医源性并发症，明显增加患者的医疗资源消耗和病死率。不同 ICU 的呼吸机相关性肺炎发生率相差极大，很大程度上反映了各个 ICU 的整体医疗和护理质量。

4. 中心静脉置管相关血流感染发生率 为单位时间内 ICU 中心静脉置管相关血流感染的患者例数与 ICU 所有患者使用中心静脉置管总日数的千分比。中心静脉置管相关血流感染一旦发生后果严重。在预防和降低导管相关感染方面，中心静脉置管和使用过程中的无菌操作和管理是重要措施。

5. 留置导尿管相关泌尿系统感染发生率 为单位时间内 ICU 中留置导尿管相关泌尿系统感染的患者例数与 ICU 中所有患者留置导尿管的总日数的千分比。由留置导尿管所导致的泌尿系统感染是 ICU 最常见的院内感染之一。

6. 重症患者死亡率　为单位时间内收治的同一危重程度患者的死亡人数占同一危重程度患者的总人数的百分比，是衡量医疗水平的一个关键指标。因为每位患者的疾病严重程度差异较大，所以在评价危重症患者死亡率时要考虑患者的危重程度，使用 APACH Ⅱ评分、格拉斯哥昏迷评分或其他评价分类来区分。

7. 重症患者压力性损伤发生率　为单位时间内收治的同一危重程度患者发生压力性损伤人数占同一危重程度患者总人数的百分比，进入 ICU 时已判定有压力性损伤的病例除外。重症患者压力性损伤发生率是反映病房医疗护理水平的重要指标。一旦发生严重压力性损伤，会给患者带来巨大的痛苦，需要消耗大量的人力、物力及时间来处理。重症患者存在多种压力性损伤危险因素，但通过精心的医疗和护理，一些压力性损伤是可以避免或减轻的。

8. 人工气道脱出例数　指单位时间内 ICU 发生的非计划人工气道脱出总例数。人工气道是重症患者的呼吸通路，一旦意外脱出可能导致患者窒息并威胁生命安全，后果严重，是评价患者安全的重要指标。

目标检测

答案解析

单选题

1. 1854 年，南丁格尔对危重症患者的管理方法是（　　）
   - A. 病情严重的伤员床位集中在护士站附近
   - B. 设立了专门的休克护理单元
   - C. 由专门受过重症监护的护士进行管理
   - D. 开创了多学科 ICU
   - E. 开设了 4 张床的休克病房

2. 我国 1984 年第一个正式的 ICU 建立在（　　）
   - A. 天津市第一中心医院
   - B. 北京协和医院
   - C. 同济医院
   - D. 四川大学华西医院
   - E. 上海市第一人民医院

3. 对 ICU 的描述不恰当的是（　　）
   - A. 对危重症患者提供系统、连续、高质量的生命支持
   - B. 主要针对病因治疗
   - C. 改善患者的生存质量
   - D. 是医院收治重症患者的专业科室
   - E. 对危重症患者的生命支持技术水平反映医院的综合救治能力

4. 下列情况中不属于 ICU 收治范围的是（　　）
   - A. 重症肺炎合并呼吸衰竭的 80 岁患者
   - B. 腹部手术后呼吸衰竭
   - C. 脑卒中后 1 年，生活不能自理
   - D. 心肺复苏术后
   - E. 有机磷中毒

5. 关于 ICU 布局的描述错误的是（　　）
   - A. ICU 辅助用房与放置病床病房的面积之比为 1∶1.5
   - B. 应配置足够的非接触洗手设施和手卫生装置
   - C. ICU 位于横向或纵向"接近"服务对象的区域

D. 人员和物品的流动最好设置不同的通道

E. 周围环境应清洁、无污染源

6. ICU 病区内温度一般控制在 （ ）

    A. (20±1.5)℃   B. (21±1.5)℃   C. (22±1.5)℃

    D. (23±1.5)℃   E. (24±1.5)℃

7. 三级综合医院 ICU 床位使用率一般不超过 （ ）

    A. 60%   B. 70%   C. 75%

    D. 85%   E. 90%

8. 关于 ICU 单个病床的设置，说法错误的是 （ ）

    A. 配备防压力性损伤床垫

    B. 使用面积≥18m²，床间距≥1m

    C. 每张监护病床装配电源插座 12 个以上

    D. 每张床配备氧气、负压、压缩空气接口各 2 个以上

    E. 每个床位的电源应该是独立的反馈电路供应

9. 在《三级医院评审要求》中护士人数与床位数之比应为 （ ） 以上

    A. 0.4:1   B. 0.8:1   C. 2:1

    D. (2.5-3):1   E. 4:1

10. 抢救物品要做到"四定"，不包括 （ ）

    A. 定时接班   B. 定种类   C. 定位放置

    D. 定量保管   E. 定期消毒

（李建芳）

书网融合……

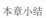
本章小结   微课   题库

第十一章　ICU 患者镇痛与镇静

PPT

学习目标

知识要求：

1. 掌握　疼痛管理、镇静、谵妄的概念；镇静的适应证和原则。

2. 熟悉　疼痛的分类；镇静干预治疗；谵妄的易感因素；影响 ICU 患者心理变化的因素。

3. 了解　疼痛对机体的影响；谵妄的诱发因素。

技能要求：

1. 能够根据疼痛管理要点为疼痛患者进行评估并制订护理计划。

2. 能够制订危重症患者镇静的护理计划。

3. 能够对谵妄患者、ICU 患者进行评估并制订护理计划。

素质要求：

具有"生命第一、时效为先"的急救理念以及"人文关怀"理念。

第一节　概　述　微课 1

案例引导

案例：患者，女性，72 岁，"外伤后双侧股骨颈骨折，进行双侧全髋关节置换术后"入 ICU。术后患者面部表情稍紧张，上肢运动部分弯曲，白天与患者沟通时主诉双下肢及臀部疼痛，但晚上与之沟通时却出现意识混乱，答非所问。查体：血压 135/80mmHg，脉搏 100 次/分，呼吸 17 次/分，脉搏血氧饱和度 95%。双侧引流管通畅，引出少许淡血性液。

讨论：1. 目前患者的主要护理问题有哪些？

2. 护士对该患者的评估要点包括哪些？

3. 护士应如何对该患者进行护理？

ICU 病房患者常因各类创伤、外科手术、侵入性的治疗护理带来身体的各类应激反应，进而出现焦虑、躁动、血压增高甚至攻击行为；同时，患者因与亲属的分离，又会使其表现出无助与恐惧感，从而出现躁动与挣扎，影响治疗与护理措施的正常开展。因此，对危重症患者进行疼痛管理和镇静，并通过调节患者的代谢和以交感神经兴奋为主的神经内分泌活动，使其维持在一个相对安全和舒适的状态，适应患病时期的氧合和循环灌注的改变，对于减轻器官功能负担，促进器官功能修复和改善远期生活质量而言尤为重要。

第二节 ICU 患者镇痛护理

一、疼痛的概念与分类

（一）概念

疼痛（pain）是组织损伤或潜在损伤导致的不愉快的主观感觉和情感体验，并受客观因素（年龄、社会文化背景、职业特点、社会支持系统）和主观因素（个体差异、心理因素）以及意识、注意力痛阈、暗示与催眠等影响。

疼痛会给患者带来痛苦，并引发一系列并发症。

1. 内分泌/代谢 机体释放促肾上腺皮质激素、皮质醇、抗利尿激素、儿茶酚胺激素、胰高血糖素增多。

2. 心血管系统 交感神经兴奋，使心肌耗氧量和血管阻力增加；增强的血小板黏附功能使纤溶活性降低，血液处于高凝状态。

3. 呼吸系统 呼吸浅快，肺通气功能下降。

4. 消化系统 胃肠道的蠕动和排空减缓；机体处于高代谢状态，易发生负氮平衡。

5. 骨骼肌肉系统 肌肉痉挛，张力高，关节活动度下降。

6. 泌尿系统 醛固酮和抗利尿激素释放异常，使尿量减少、水钠潴留。

7. 免疫系统 抑制机体的炎症和免疫反应，患者易发生感染，甚至并发脓毒症。

（二）分类

1. 按疼痛的持续时间分类 短暂性疼痛、急性疼痛和慢性疼痛。

2. 按疼痛的原因分类 炎性疼痛、创伤性疼痛、癌痛、神经病理性疼痛、精神性疼痛。

3. 按疼痛的性质分类 钝痛、锐痛、刺痛。

4. 按疼痛的部位分类

（1）按躯体解剖定位分类 头痛、颌面痛、颈肩痛、上肢痛、胸痛、腹痛、腰背痛、盆腔痛、下肢痛、会阴痛等。

（2）按疼痛部位的组织器官系统分类 躯体痛、内脏痛、中枢痛。

（3）按疼痛表现的所属范围分类 局部痛、放射痛、牵涉痛。

5. 按神经功能分类 神经病理性疼痛和伤害性疼痛。

6. 按疼痛程度分类 轻度痛、中度痛、重度痛、极重度痛。

二、疼痛评估

（一）程度评估

危重症患者的疼痛多源自躯体疾病。因此，首先应将疼痛作为第五项生命体征与其他各系统的评估相结合进行，以分析疼痛的原因；其次，对于可以正常交流的患者，鼓励其以语言或非语言方式表达疼痛感受，护士应耐心倾听患者主诉，并使用疼痛评估工具判断患者是否存在疼痛并确定疼痛程度，以给予有针对性的疼痛管理；最后，还应对疼痛进行持续监测，为判断镇痛效果和调整镇痛措施提供依据。

患者的主诉是评估疼痛"金标准"，但存在个体差异，且危重症患者通常无法对疼痛进行主动且有效的表达和描述。因此，临床上也通常运用量表判断疼痛和评估治疗效果，具体的评估方法如下。

1. 数字评分量表（numeric rating scale，NRS） NRS 是一个从 0 ~ 10 的点状标尺，0 代表不疼，10 代表疼痛难以忍受，由患者选择一个数字表达疼痛程度（图 11 - 1）。

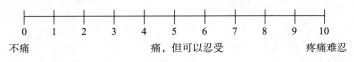

图 11 - 1　数字评分量表

2. 视觉模拟法（visual analogue scale，VAS） 对无法发声的患者，可用一条 100mm 的水平直线，两端分别定为不痛到最痛。由被测试者在最接近自己疼痛程度的地方画垂线标记，以此量化其疼痛强度。VAS 已被证实是一种评价老年患者急、慢性疼痛的有效和可靠方法（图 11 - 2）。

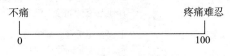

图 11 - 2　视觉模拟法

3. 面部表情疼痛量表（faces pain scale，FPS） FPS 让患者在 6 个水平排列的面部表情中，选择与自己的疼痛程度相对应的表情，以评估患者的疼痛程度。此方法适用于认知水平较低或老年患者，也可用于有交流障碍患者（图 11 - 3）。

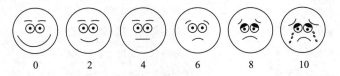

图 11 - 3　面部表情疼痛量表

4. 疼痛的客观评价方法 ICU 患者中有相当一部分人无法对疼痛进行主动的描述和表达，且疼痛本身是主观感受具有显著个体差异。因此，采用客观、有效和程序化的工具来判断疼痛和评估治疗效果也是一种必要手段。常用的量表包括中文版疼痛行为量表（behavior pain scale，BPS）和危重症患者疼痛观察工具（the critical - care pain observation tool，CPOT）等（表 11 - 1、表 11 - 2）。

表 11 - 1　中文版疼痛行为量表

项目	描述	分值
面部表情	放松	1
	部分紧张	2
	完全紧张	3
	扭曲	4
上肢活动	无活动	1
	部分弯曲	2
	手指、上肢完全弯曲	3
	完全回缩	4
通气依从性（气管插管患者）	呛咳	1
	大部分时候能耐受	2
	对抗呼吸机	3
	不能控制通气	4

续表

项目	描述	分值
发音（非气管插管患者）	无异常发音	1
	呻吟≤3次/分且每次持续时间≤3秒	2
	呻吟>3次/分且每次持续时间>3秒	3
	哭泣，或使用"哦""哎哟"等言语抱怨或屏住呼吸	4

表 11-2　危重症患者疼痛观察工具

项目	表现	描述	分值
面部表情	放松、自然	无肌肉紧张表现	0
	表情紧张	皱眉、眉毛下垂、眼窝紧锁、轻微的面部肌肉收缩或其他改变（如侵入性操作中流泪或睁眼）	1
	脸部扭曲、表情痛苦	出现上述所有面部运动，同时伴有眼睑紧闭（可出现张口或咬紧气管插管）	2
身体活动	无活动或正常体位	根本不动或正常体位	0
	防卫活动	缓慢小心地活动，触摸痛处，通过活动寻求关注	1
	躁动不安	拔管，试图坐起，肢体乱动/翻滚，不听指令，攻击其他人，试图爬离床	2
肌肉紧张度	完全回缩	被动运动时无抵抗	0
	放松	被动运动时有抵抗	1
	紧张、僵硬	强烈抵抗，无法完成被动运动	2
机械通气顺应性（插管患者）或发声（无插管患者）	耐受呼吸机或活动	呼吸机无报警，通气顺畅	0
	咳嗽但可耐受	咳嗽，可触发呼吸机报警，但可自动停止报警	1
	人机对抗	不同步：人机对抗频繁引起呼吸机报警	2
	言语正常或不发声	说话音调正常或不发声	0
	叹息、呻吟	叹息、呻吟	1
	喊叫、哭泣	喊叫、哭泣	2

5. 诊断性镇痛治疗　对可疑正在发生疼痛的重症患者可通过诊断性镇痛治疗来判断其是否存在疼痛并评定疼痛程度，对于确实发生疼痛的患者，诊断性镇痛治疗也可作为镇痛治疗的基础。具体方法：假设危重症患者正在饱受中重度疼痛，即给予患者低剂量的止痛药（如静脉推注 2~5mg 吗啡），并观察给药后患者的相关反应，如在经验性镇痛后患者的疼痛相关行为无明显改变，即在先前的剂量基础上成比例追加负荷量；如果在给药后患者的疼痛相关行为有所减轻，则制订进一步镇痛治疗计划，如 24 小时持续止痛治疗；若患者疼痛行为一直未有任何改变，则需考虑其是否存在代谢紊乱、低氧、脓毒症等其他原因。

（二）疼痛部位、性质与伴随症状的评估

疼痛部位的描述既可依赖患者自身叙说，也可让患者在人体图片上指出疼痛位置、性质以及伴随症状。对于无法言语的患者如昏迷患者，可由护士对疼痛时患者所出现的生理反应（如强迫体位、身体肌肉僵硬、活动能力下降等）以及患者病情或受伤机制预判疼痛部位、性质及伴随症状。

三、危重症疼痛患者常见护理问题

1. 疼痛　与疾病或因疾病所致的机体反应等因素有关。

2. 活动无耐力　与疼痛影响及患者机体消耗有关。

3. 营养失调 与低于机体需要量与疾病和疼痛的影响有关。

4. 自理缺陷 与疼痛时躯体活动受限，采取被迫体位有关。

5. 知识缺乏 与缺少关于疾病及疼痛的专业知识有关。

6. 焦虑 与疼痛发生的病程较长，反复发作或长期治疗产生的经济负担有关。

7. 潜在并发症 休克、药物成瘾、睡眠呼吸暂停和精神障碍等。

四、危重症患者的镇痛护理

由于重症患者的病情复杂，疼痛发生的原因和临床表现多样，单靠某一种止痛措施难以取得理想的止痛效果，因此应综合考虑止痛方法。美国医疗保健机构评审联合委员会（Joint Commission Accreditation of Healthcare Organizations，JCAHO）在听取了各部门专家和消费者团体的意见基础上制定了《疼痛管理新标准》，该标准对疼痛控制的标准进行了界定，包括有效消除疼痛；控制药物不良反应的发生；把疼痛及治疗带来的心理负担降到最低，全面提高患者生活质量。其中，药物镇痛是用于危重症患者疼痛管理的最主要方法，也常配合使用物理、认知－行为疼痛管理等非药物镇痛方法。

（一）药物镇痛的护理

1. 常见镇痛药物

（1）非甾体类抗炎药 作用于外周疼痛感受器，主要通过抑制受伤局部前列腺素的产生而发挥镇痛作用，长期使用无成瘾性。常用药物包括布洛芬、阿司匹林等。

（2）阿片类镇痛药 通过与阿片受体相结合以改变患者对疼痛的感知，长期使用会产生成瘾性和耐受性。常用药物包括吗啡、哌替啶、可待因等。

（3）非阿片类镇痛药 曲马多是一种中枢镇痛药，为合成的可待因类似物，与阿片受体有很弱的亲和力，其药物成瘾性和呼吸抑制效果都比吗啡小。对乙酰氨基酚通过抑制下丘脑体温调节中枢前列腺素合成酶，从而减少前列腺素的合成与释放，提高痛阈而起到镇痛作用。

（4）局麻类镇痛药 通常与阿片类药物联用，用于术后硬膜外镇痛，通过抑制神经细胞去极化而发挥作用。主要药物包括利多卡因、布比卡因等。

2. 遵医嘱正确用药 护士应熟悉镇痛药物的药理作用并严格根据医嘱正确给药，按阶梯给药。疼痛管理的用药主要分为预防和治疗两部分。在执行侵入性操作前或手术后，医生可预防性地给予镇痛药物。对于已经存在疼痛患者，药物的作用是消除或减轻疼痛。护士应了解各种镇痛药的代谢周期，以把握给药时间，按时给药。

3. 恰当给药方式 应根据患者病情选择合适的给药方式。

（1）常规给药方式 包括口服、肌内注射、静脉输注和皮下注射等。若使用口服途径，需考虑危重症患者的胃肠道功能，以保证药物吸收。因危重症患者大多存在组织灌注量和心排血量的改变，故在选择给药方式时，需考虑患者的心脏功能和循环血容量情况。

（2）皮下持续注射 通过微量注射泵将镇痛药持续推注到患者皮下（通常为腹部），此方法避免了静脉的反复穿刺，利于保护危重症患者的血管，以持续、稳定地发挥镇痛疗效。

（3）硬膜外注射 一般麻醉前或术前为患者置入硬膜外导管，将局麻或阿片类药物以间断单剂推注、持续输注或患者自控推注等方法，注入硬膜外。此方法能避免深度镇静，对患者呼吸、循环等生理功能影响小，相较于其他方法，能以较小阿片药物使用量获得更为持久的镇痛效果。但因硬膜外镇痛容易产生恶心、呕吐、尿潴留、皮肤瘙痒和血压下降等并发症，且置管位置特殊，容易产生感染。因此，护理人员在护理过程中，应严格遵守无菌原则，经常观察穿刺部位敷料是否完整、干燥，导管有无移位、患者背部皮肤是否完整等。患者也可根据自身情况，选择使用自控镇痛（patient - controlled analgesia，PCA），方法：当患者发生疼痛时，可自行按压机器按钮，向体内注射一定量的镇痛药以达到镇痛效果。临床上根据给药途径可分为静脉 PCA、皮下 PCA、硬膜外 PCA 等。PCA 主要适用于有自主能力的清醒患者。

⊕ **知识链接**

患者自控镇静

患者自控镇静（patient controlled sedation，PCS）是在 PCA 技术上衍化而来的，是一种减轻患者焦虑，以达到最佳镇静状态的最新治疗技术。这种技术让患者自己决定最满意的镇静水平，并由自己控制以达一定水平，随着镇静程度的加深，患者的反应变得越来越迟钝，进行有效按压的次数减少；患者一旦进入睡眠，就不可能再进行按压，也就不会进一步加深镇静的程度，这种技术也体现了对患者心理意愿的充分尊敬。虽然部分患者可处于清醒状态，但其循环和呼吸系统稳定，患者自我感觉舒适。目前被认为是一种最佳的镇静模式，并在临床上具有极其广泛的应用前景。用于 PCS 的药物主要是丙泊酚和咪唑地西泮。

---

4. 密切监测用药效果及不良反应 用药后，应专人对重症疼痛患者进行护理，并联合各类疼痛评估方法，至少每 2 小时评估一次镇痛药物的起效时间以及镇痛效果。若效果不理想，应及时报告医生，调整用药。同时，还应严密监测药物不良反应，例如对使用非甾体类抗炎药的患者，应注意评估患者是否出现胃肠道出血、过敏反应，并监测患者肝肾功能情况；对使用阿片类镇痛药患者，应密切监测患者是否出现呼吸抑制、血压下降、过度镇静、恶心呕吐、便秘、尿潴留和皮肤瘙痒等不良反应，如大剂量使用吗啡，可兴奋交感神经中枢，促进儿茶酚胺的释放，增加肝糖原分解，使血糖升高，应加强血糖监测；对使用局麻类镇痛药患者，应注意监测患者有无出现神经毒性、中枢神经毒性反应、心脏毒性反应等。一旦患者出现不良反应，应立刻报告医生并进行相应处理。

（二）非药物镇痛的护理

在应用药物镇痛的基础之上，联合使用非药物的镇痛方法，能降低镇痛药物的使用量，减少药物不良反应，防止并发症的发生。

1. 经皮神经电刺激（transcutaneous electric nerve stimulation，TENS） 应用特定的低频脉冲电流通过皮肤作用于人体痛点、穴位或病患部位，以起到治疗疼痛的目的。

2. 注意力分散 通过使用对话、音乐、看电视或鼓励其参加文化娱乐活动等方法，转移患者对疼痛的关注程度以达到镇痛效果。

3. 引导想象 引导患者通过想象一些美好的事情，以达到减少疼痛的效果。

4. 深呼吸和肌肉放松 护士可引导患者先进行深呼吸，随后配合肌肉放松练习，此方法可让患者舒缓呼吸，降低耗氧量、心率和血压，减少肌肉的张力。

5. 抚触、按摩 可刺激 A－a 和 A－0 传入神经，达到类似 TENS 的效果；通过抚触和按摩也可分散患者对疼痛的注意力而减轻患者疼痛。

6. 消除可能诱发或加重疼痛的因素 减少翻身、更换床单、插入和拔出引流管等暂时非必要且会引起患者疼痛体验的护理操作。

7. 健康宣教

（1）告知患者及其家属疼痛产生的原因，可能诱发疼痛的因素，疼痛发生后的控制、缓解方式等，以促进其配合治疗。

（2）向患者解释实施每次治疗与护理新措施的方法、意义及配合要点，争取得到患者的理解与配合，增强实施效果。

（3）加强镇痛药物自我管理知识的宣教，使患者了解常用镇痛药物的用药方法、用药剂量以及使用后可能出现的副作用，增强用药安全意识，防止药物滥用的发生。

（4）教会患者疼痛时的自我评估和自我管理方法。

（5）鼓励患者定期、规律地进行康复功能锻炼。

第三节　ICU 患者镇静护理 ⓔ微课2

重症患者由于处于强烈的应激状态，存在显著的心理问题和躯体不适，极易引起患者躁动不安，增加机体耗氧并引发意外事件。因此镇静是对危重症患者重要的治疗措施之一，不仅使患者在精神和肉体上感到舒适，也利于各种治疗和护理措施的有序实施。

一、镇静的概念与原则

镇静（sedation）指应用药物、精神和心理的照护与抚慰等措施，减轻危重症患者的焦虑、躁动和谵妄，使其处于安静状态，进而进行催眠、诱导顺行性遗忘的治疗方法。

镇静的适应证：疼痛、躁动、焦虑、睡眠障碍和谵妄。

镇静的原则：去除焦虑、躁动原因，并首选非药物方法进行安抚；实施有效的镇痛后考虑镇静；持续监测镇静程度，做到"无监测、勿镇静"；根据患者情况，实施每日间断镇静或轻度镇静等策略。

二、危重症患者的镇静干预治疗

（一）药物镇静

1. 镇静剂的选择原则

（1）药物可迅速起效，并且可预测持续时间。

（2）选择的药物应具有抗焦虑和（或）镇痛作用以及遗忘作用。

（3）无用药不良反应，尤其是对呼吸和循环系统没有影响或影响较小。

（4）最好选择静脉途径给药，同时可控制其药物动力学。

（5）药物的代谢产物应无活性、无蓄积。

（6）药物价格低廉、使用简单、供应方便。

（7）药物的半衰期短，并有拮抗药物。

2. 镇静剂的种类

（1）苯二氮䓬类　通过与中枢神经系统内 γ-氨基丁酸受体相互作用，发挥催眠、抗焦虑和顺应性遗忘作用。常用药物包括地西泮、咪达唑仑等。

（2）丙泊酚　通过激活 γ-氨基丁酸受体发挥镇静催眠、抗惊厥和顺应性遗忘作用，特点是起效快，作用时间短，撤药后患者可迅速清醒。

（3）α₂受体激动药　同时具有很强的镇静、镇痛、抗焦虑作用，可减少阿片类药物的用量，亦具有抗交感神经作用。常用药物有右旋美托咪定。

3. 镇静剂的不良反应

（1）延迟苏醒。

（2）患者易引起肌肉萎缩、产生静脉血栓、皮肤完整性受损。

（3）可能延误对某些神经系统疾病的诊断。

（4）患者可能产生药物依赖或药物成瘾。

（5）增加患者发生院内感染的概率。

（二）非药物镇静

1. 物理疗法　按摩、激光理疗、超声理疗和电流理疗等。

2. 心理疗法　自我放松法、自我调节法、分散注意力法、心理和肌肉放松疗法、精神疗法等。

三、危重症患者的镇静护理

危重症患者镇静的护理包括镇静策略、镇静前护理、镇静中护理、镇静评价和镇静药物撤离护理。

（一）镇静策略

镇静不足患者会出现躁动、焦虑以及与呼吸机对抗等反应。镇静过度会造成患者血压下降、呼吸抑制、肠麻痹等，因此，护士应配合医生实施恰当的间断镇静每日唤醒策略，即每日停用一定时间的镇静药物，唤醒患者。每日唤醒策略能中断镇静剂所造成的神经－肌肉阻滞作用，避免肌肉失用和呼吸机依赖等情况的发生，有助于医生评估患者病情、治疗效果及有无并发症发生。在执行每日唤醒策略期间，应密切观察患者停用镇静药后的苏醒情况，一旦患者发生躁动等情况，应采取保护、约束等措施确保患者安全。

（二）镇静前护理

1. 减少刺激　集中安排护理操作，尽量减少对患者的刺激，需对患者进行约束时，应保持其肢体处于功能位并适时松解。

2. 加强心理护理　理性乐观地鼓励、安抚患者，并引导其使用冥想、深呼吸等放松技术，保持患者处于相对平稳的精神状态。

3. 提供适宜环境　营造安静、舒适的环境，改善患者睡眠质量。

4. 评估患者　观察并评估患者是否具有镇静的适应证，遵医嘱准备进行镇静治疗。

（三）镇静中护理

1. 遵医嘱正确用药　护士应严格根据医嘱，采取以持续静脉输注为主的给药途径。除此之外，也可经肠道（口服、肠道造瘘或直肠给药）、肌内注射等途径给药。

2. 密切观察用药效果　使用药物后护士应观察药物的起效时间，持续评估患者的镇静程度。如镇静效果未达到预期，应及时通知医生，调整药物。

3. 严密监测药物副反应　镇静药物多对呼吸及心血管系统有抑制作用，应严密监测各系统功能，及时观察、记录患者生命体征、病情及药物副反应。

（1）呼吸功能监测与护理　①当患者镇静不足时，可出现呼吸浅促、潮气量减少、氧饱和度降低等情况；当患者镇静过深时，也可表现为呼吸频率减慢、幅度减小、缺氧和（或）二氧化碳蓄积等，因此应密切观察患者的呼吸频率、节律、幅度、呼吸周期比和呼吸形式，监测氧饱和度及血气分析情况；当患者呼吸频率 <10 次/分、氧饱和度 <90%、胸廓运动变浅时，应暂停镇静剂使用，给予面罩吸氧，必要时做好机械通气的准备。②对行呼吸机辅助通气的患者，应监测患者呼吸情况及呼吸机运转情况，及时处理呼吸机报警。③采取措施预防感染，鼓励清醒患者进行床上肢体运动，指导患者进行有效咳嗽、咳痰，加强翻身、拍背，酌情给予肺部理疗，促进呼吸道分泌物排出，防止肺部并发症出现，必

要时应用纤维支气管镜协助治疗。

（2）循环功能监测与护理　①在应用镇静药物时，应根据患者血流动力学变化和镇静效果调整用药量。②严密监测患者循环系统各项指标的变化，当患者镇静不足时，常出现躁动、心率增快及血压升高，部分患者尤其是血流动力学不稳定的患者在使用苯二氮䓬类药物进行镇静时，可引起血压下降；患者在单次注射丙泊酚时可出现暂时性心动过缓和血压下降，因 α_2 受体激动药可迅速竞争性地结合并激动 α_2 受体，部分患者在使用 α_2 受体激动药时易出现一过性高血压，其后又因 α_2 受体与儿茶酚胺结合反应性下降，又有可能导致心率和血压下降。因此，当患者出现血压、脉搏、心率等指标发生改变时，不要盲目给予药物调控心率和血压，而应先综合评估，再根据医嘱酌情处理。

（3）神经－肌肉系统功能监测　①严密观察患者的意识、精神、肢体感觉、运动功能等。②对于长期镇静治疗的患者，尽可能实施每日唤醒计划，并在此期间加强监护，以防患者因躁动不安引起意外损伤，根据患者情况可适当予以约束，但应注意对其进行物理治疗，保护患者关节和肌肉运动功能，预防深静脉血栓形成。③在应用肌松药物治疗前，应给予镇痛或镇静的基础治疗。

（4）肝肾及代谢功能监测　①苯二氮䓬类药物在使用过程中个体差异较大，老年患者、肝肾功能受损者药物清除率减慢，长时间或反复使用会发生耐药或药物蓄积，在使用苯二氮䓬类药物时，应密切监测患者肝肾功能情况。②丙泊酚的溶剂为乳化脂肪，对于大剂量或长时间使用者，监测血甘油三酯水平，并根据用量相应调整营养支持中脂肪乳剂供给量。③α_2 受体激动药通过肾脏排出，故肝肾功能障碍者应酌情减少使用量。

4. 常规护理

（1）确保安全　患者自我防护能力减弱甚至消失，护士应谨慎操作，确保患者安全。

（2）做好各种管道的护理　妥善固定和合理放置各类引流管，保证引流管引流通畅，防止由于牵拉及阻塞而造成患者的不适和疼痛。

（3）安置舒适体位　对于活动受限患者应注意每 2 小时变换患者体位一次，应注意患者头部的活动，防止耳部受压。

（4）创造舒适环境　根据患者的需求调节灯光强度，尽量减少噪声，以减少对患者的干扰；合理集中安排各项诊疗和护理工作，保证患者的睡眠及休息；对于进行镇静干预治疗的患者，应帮助其建立正常的睡眠周期，防止睡眠日夜颠倒现象的出现，影响疾病的治疗效果、延长康复周期。

（5）心理护理　对于镇静干预治疗中的清醒患者，应尽可能满足其心理需求，采取灵活的探视制度，促进其与家属进行有效沟通；对于使用气管插管的患者，鼓励其与家属进行写字、手势、图片等非语言方式进行沟通，以促进患者疾病得到最佳的治疗效果。

（四）镇静评价

镇静开始后，应有规律、持续地对患者的镇静程度进行评价，以确定评价镇静效果、调整镇静方案。镇静评价方法包括主观评价和客观评价。

1. 主观评价

（1）Ramsay 评分法　总分 1~6 分，1 分表示镇静程度最浅，6 分表示镇静程度最深，分别反映 3 个层次的清醒状态和 3 个层次的睡眠状态，是目前应用最广泛的镇静评分标准之一（表 11-3）。评分 2 ~3 分为理想镇静水平，患者对呼唤有反应，自觉舒适并且合作。但该方法缺乏特征性的指标来区分不同的镇静水平。

表 11 - 3　Ramsay 评分法

分值	描述
1	患者焦虑、躁动不安
2	患者配合、有定向力、安静
3	患者对指令有反应
4	嗜睡，对轻叩眉间或大声听觉刺激反应敏捷
5	嗜睡，对轻叩眉间或大声听觉刺激反应迟钝
6	嗜睡，无任何反应

（2）Riker 镇静和躁动评分法（sedation - agitation scale，SAS）　根据患者不能唤醒、非常镇静、镇静、安静合作、躁动、非常躁动和危险躁动等 7 种不同行为进行评分，总分 1～7 分。1 分表示镇静程度最深，7 分表示最严重的躁动（表 11 - 4）。

表 11 - 4　Riker 镇静和躁动评分法

分值	分类	描述
7	危险躁动	拉拽气管插管，试图拔除各种导管，翻越床栏，攻击医护人员，在床上辗转挣扎
6	非常躁动	需要保护性束缚并反复语言提示劝阻，咬气管插管
5	躁动	焦虑或身体躁动，经言语提示劝阻可安静
4	安静合作	安静，容易唤醒，服从指令
3	镇静	嗜睡，语言刺激或轻轻摇动可唤醒，且能服从简单指令，但又迅速入睡
2	非常镇静	对躯体刺激有反应，不能交流及服从指令，有自主运动
1	不能唤醒	对恶性刺激无或仅有轻微反应，不能交流及服从指令

（3）肌肉活动评分法（motora ctivity assessment scale，MAAS）　在 SAS 评分的基础上，增加了目的性运动评价条目，包括无反应、仅对恶性刺激有反应、触摸或呼叫姓名有反应、安静合作、烦躁但能配合、非常躁动和危险躁动等 7 个层级，总分 0～6 分。0 分表示镇静程度最深，7 分表示最严重的躁动，此评分方法对危重症患者有很好的可靠性和安全性（表 11 - 5）。

表 11 - 5　肌肉活动评分法

分值	分类	描述
1	无反应	恶性刺激时无运动
2	仅对恶性刺激有反应	可睁眼、抬眉、向刺激方向转头，恶性刺激时有肢体运动
3	触摸或呼叫姓名有反应	可睁眼、抬眉、向刺激方向转头，触摸或大声呼叫名字时有肢体运动
4	安静合作	无外界刺激就有活动，有目的地整理床单或衣服，能服从指令
5	烦躁但能配合	无外界刺激就有活动，摆弄床单或插管，不能盖好被子，能服从指令
6	非常躁动	无外界刺激就有活动，试图坐起或将肢体伸出床沿。不能始终服从指令（如能按指令坐下，但很快又坐起或将肢体伸出床沿）
7	危险躁动	无外界刺激就有活动，不配合，拉扯气管插管及各种导管，在床上翻来覆去，攻击医务人员，试图翻越床栏，不能按要求安静下来

（4）Richmond 躁动 - 镇静量表（Richmond Agitation - Sedation Scale，RASS）　是根据具有心理测验性质的镇静评分表评估躁动与镇静。该量表以清醒平静为标准，分别对患者的意识和躁动程度进行 10 个级别的划分，包括昏迷、重度镇静、中度镇静、轻度镇静、昏昏欲睡、清醒平静、不安焦虑、躁动焦虑、非常暴躁、有攻击性，其分值为 -5 至 +4，-5 为昏迷，+4 为有攻击性。美国重症医学会在 CCM 发表的《成人 ICU 患者疼痛、躁动、谵妄处理临床实践指南》（PAD）认为，RASS 和 SAS 是评价重症

患者躁动与镇静的最有效和最可靠的方法（表 11 - 6）。

表 11 - 6　Richmond 躁动 - 镇静量表

分值	分类	描述
+4	有攻击性	有暴力行为
+3	非常躁动	试着拔出呼吸管、胃管或静脉点滴
+2	躁动焦虑	身体激烈移动，无法配合呼吸机
+1	不安焦虑	焦虑、紧张，但身体只有轻微的移动
0	清醒平静	清醒自然状态
-1	昏昏欲睡	没有完全清醒，但可保持清醒超过 10 秒
-2	轻度镇静	无法持续清醒超过 10 秒
-3	中度镇静	对声音有反应
-4	重度镇静	对身体刺激有反应
-5	昏迷	对声音及身体刺激都无反应

2. 客观评价　对不宜使用镇静主观评价方法的患者，如使用神经 - 肌肉阻滞药的患者，可使用脑功能的客观评估指标，如听觉诱发电位（auditory evoked potentials，AEPs）、脑电双频指数（bispectral index，BIS）、患者状态指数（patient state index，PSI）等。

（五）镇静药物撤离护理

当患者大剂量、长时间使用镇静剂而可能产生生理性依赖或病情得到恢复时，需撤除镇静药物。护士应严格根据医嘱，有计划地递减药物剂量，并在此过程中密切观察患者反应，警惕戒断综合征的出现。

第四节　ICU 谵妄患者护理 📱 微课 3

危重症患者谵妄的发生率非常高，尤其是机械通气患者，其发生率高达 60% ~ 80%。谵妄不仅延长 ICU 患者的住院时间，增加并发症的发生率和病死率，损害其认知功能，同时也会影响疾病预后和康复。因此，在护理工作中采取有效措施预防及识别谵妄患者十分关键。

一、谵妄的概念与发病机制

谵妄（delirium）是一组以急性、广泛性认知障碍，尤以意识障碍为主要特征的综合征。特点是起病急，病情进展迅速，是一种高级神经系统功能活动失调状态。

目前关于谵妄的发病机制尚无定论，主要有以下几种学说。

1. 神经递质学说　该学说指出谵妄由脑内神经递质功能障碍造成，其中以胆碱能系统功能障碍为主，由于胆碱能通道的不同部位受损而导致谵妄出现不同症状。多巴胺系统功能亢进也可能是引发谵妄的机制之一。其他可能与谵妄发生有关的神经递质还包括去甲肾上腺素、5 - 羟色胺、γ - 氨基丁酸、谷氨酸和褪黑素等。

2. 炎症反应学说　创伤、感染等引起的炎症反应可使白介素 - 6、白介素 - 8、C 反应蛋白、肿瘤坏死因子、干扰素等炎症细胞因子释放增加，致使下丘脑 - 垂体 - 肾上腺皮质轴活动度及单胺循环增加，导致去甲肾上腺素和 5 - 羟色胺活化，引起多巴胺增加，乙酰胆碱减少。此外，炎性因子还可干扰神经活动，影响突触的连接功能，并直接损伤神经元或诱发脑内炎性反应而引起谵妄的发生。

3. 细胞代谢学说　广泛认知损害与大脑代谢水平普遍降低有关，其中以大脑耗氧水平、葡萄糖代谢水平和血流量方面最为明显。如尿素、乙醇、药物等可损害脑细胞的代谢功能，使细胞交换信息的能力下降或细胞从非皮质结构接受信息的能力受损，从而导致谵妄。

4. 麻醉药物的影响 麻醉过程中镇痛镇静药物，如苯二氮䓬类、阿片类和糖皮质激素药物，可通过作用于神经细胞膜、神经递质、受体、离子通道、脑血流和脑代谢等多个环节，引起神经功能障碍，诱发谵妄。抗胆碱能药物是谵妄发生的独立危险因素，且可加重谵妄的严重程度。

二、危重症患者谵妄的评估与判断

对于 ICU 的危重症患者，首先应评估其是否存在谵妄的易患因素和诱发因素，对高危患者应提高警惕，积极采取措施预防谵妄的发生。其次，应通过临床评估与观察工具，尽早识别谵妄的发生，判断其严重程度，并严密监测患者的谵妄状态。

（一）易患因素

1. 患者因素 年龄 >70 岁，既往有癫痫史、抑郁史、中风史；入院时有听力和视力减退、肝肾功能障碍等。

2. 疾病因素 心肺疾病、脑外伤、内分泌及代谢紊乱、中毒性疾病、药物戒断、感染。

3. 治疗因素 接受机械通气、各类管道等侵入性操作患者，使用止痛剂、镇静剂和抗胆碱药物等患者。此外，利多卡因、氨茶碱、西咪替丁、地塞米松、喹诺酮、乙醇、有机磷、阿托品等中毒也可增加患者发生谵妄的概率。

4. 环境因素 ICU 限制患者家属的陪伴，易使患者产生紧张、焦虑和恐惧等心理反应，造成睡眠周期紊乱。

（二）诱发因素

麻醉、昏迷、感染、代谢异常、缺氧、电解质紊乱、脑外伤、脑血管疾病、颅内感染等中枢神经系统病变或睡眠障碍等，均可诱发 ICU 患者出现谵妄。

（三）临床表现

谵妄一般发生在患者入住 ICU 的第 2 天发生，起病急，临床表现主要如下。

1. 意识紊乱 谵妄的核心症状是意识障碍，意识障碍的严重程度在 24 小时之内有显著的波动，主要表现为对外界的察觉减退，注意力不能集中，患者症状呈现昼轻夜重的特点（又称"日落效应"）。

2. 认知功能变化 知觉障碍是谵妄最常见的症状，主要表现为错觉和幻觉。除此之外，患者还有思维障碍、记忆障碍、定向力障碍等。

3. 其他症状 患者会出现焦虑、愤怒、抑郁、冷漠、兴奋等情绪紊乱，可伴有多汗、瞳孔散大、体温升高、脉搏增快等自主神经系统功能障碍的表现。谵妄分为兴奋型、抑郁型和混合型 3 种类型。兴奋型谵妄表现为易激惹、躁动不安、行为增多。抑郁型谵妄以老年患者多见，表现为情绪低沉、嗜睡、行为减少等。混合型是危重症患者最常见的谵妄类型。患者常同时具备以上 2 种类型的表现，或在以上 2 种状态中波动。

（四）病情判断

1. 典型症状 通过患者急性起病、意识障碍、定向障碍伴波动性认知功能损害等对患者做出初步判断。

2. 意识水平 使用 Ramsay 评分法（RS）、Riker 镇静 - 躁动评分量表（SAS）和 Richmond 躁动 - 镇静评分量表（RASS）量表对患者意识情况进行评估。

3. 谵妄情况 应用 ICU 意识模糊评估法（confusion assessment method for the ICU，CAM - ICU）和重

症监护谵妄筛查量表（intensive care delirium screening checldist，ICDSC）对患者谵妄情况进行筛查，其中 CAM‑ICU 通过精神状态突然改变或起伏不定、注意力障碍、思维无序和意识水平改变 4 个临床特征对患者是否存在谵妄进行评估，当患者同时符合特征 1 和特征 2，单一出现特征 3 或特征 4，即为阳性，此量表可供非精神科医生使用。ICDSC 通过意识变化水平、注意力不集中、定向力障碍、幻觉－幻想删除性精神病状态、精神运动型激越或阻滞、不恰当的语言和情绪、睡眠－觉醒周期失调和症状波动等 8 个方面对患者谵妄情况进行评估，得分为 0～8 分，4～8 分为谵妄，0 分为正常。对学龄前期以上的儿童，使用含认知评估的谵妄评估工具（如 pCAM‑ICU）；而对学龄前期及以下的儿童，采用以行为观察为主的谵妄评估工具（如 PAED、CAP‑D），以期早期发现、早期干预和治疗。

三、危重症患者谵妄的预防与护理

谵妄的护理应与其预防、治疗相结合。首先采取措施去除谵妄可能发生的原因，如稳定患者心血管状况，改善缺氧等。其次应帮助患者早期活动、避免约束、增进睡眠等。只有在纠正诱因并采取非药物干预措施无效时，才考虑使用药物控制谵妄。

（一）非药物预防与护理

明确病因是处理谵妄最关键的因素，应从疾病、患者（如高龄、高血压病史、酗酒等）、环境等方面寻找是否存在谵妄诱发因素，采取积极措施预防和控制谵妄的发生。

1. 积极处理原发疾病　改善患者缺氧、感染等情况；尽早拔除有创管道，条件允许时解除约束，解除躯体不适和疼痛。

2. 加强监测　对存在谵妄诱发因素的患者，应加强监测并尽量减少诱发谵妄的外在因素；观察并比较患者入院时和入院后的认知水平和行为变化，及时发现异常；密切监测患者生命体征，尤其是呼吸和血气分析变化；鼓励家属多与患者进行交流，以便尽早察觉患者的认知改变情况。

3. 改善认知功能　病房内设置日历、钟表，每天为患者提供 3 次刺激认知功能的活动，以维持患者的定向力；在白天，保持自然光线充足或将照明灯调亮，营造活动氛围，在夜间，灯光应暗淡，环境应安静柔和，以为患者提供强烈的白天或黑夜的线索提示，促进患者对周围环境的感知；护理操作前向患者解释操作目的、意义及有可能出现的不适等，消除其紧张、恐惧情绪，降低焦虑水平；有条件时可提供手机、收音机或电视机，使患者保持与外界联系并鼓励患者用语言、书写或绘画等方式与医护人员及家属进行沟通。

4. 早期活动　鼓励有活动能力的患者逐步坐起活动、坐到床边、离开床坐到轮椅上以及起床进行床边活动等；对无活动能力的患者进行床上被动活动，以降低谵妄的发生率。

5. 营造舒适环境　保持病室光线明亮，尽量增加自然日光照射，夜间尽量减少使用灯光；尽量集中护理操作，最大限度地降低各种仪器的警报声，保证患者充足的睡眠，帮助患者建立睡眠周期。

（二）药物预防与护理

不适当的用药可诱发或加重谵妄，故护理时应注意以下问题。

1. 遵医嘱准确用药　遵医嘱给予短期、小剂量的药物治疗，当患者症状得到控制时，规律用药几天后逐渐减量。氟哌啶醇为丁酰苯类抗精神病药物，有较强的多巴胺受体拮抗作用，且抗胆碱能副作用少，不易导致低血压和嗜睡，常作为控制谵妄的首选用药。奥氮平是一种非经典抗精神分裂药物，可能会降低成人 ICU 患者谵妄的持续时间。对于非乙醇和苯二氮䓬类戒断引起的谵妄 ICU 成年患者，持续静脉输注右旋美托咪定可减少谵妄持续时间。值得注意的是，除非谵妄是由于乙醇或镇静催眠药物的戒断症状所引起（震颤谵妄），否则最好不要使用苯二氮䓬类药物，因其会加重患者意识障碍、损害认知功能甚至发生呼吸抑制。有乙醇依赖和肝脏疾病者应避免使用氯丙嗪，以防止诱发癫痫。

2. 监测药物副作用 掌握药物的药理作用，严密观察药物副反应。如氟哌啶醇会延长 Q-T 间期，导致尖端扭转性室性心动过速的发生，故大剂量使用时需监测患者 K^+、Mg^{2+} 水平及心律情况，当患者出现低血压、急性运动障碍等锥体外系反应或 QTc > 450ms 时应立即报告医生停用药物。奥氮平可引起患者头晕、嗜睡、便秘、一过性转氨酶升高及锥体外系反应。右旋美托咪定可引起心搏迟缓、低血压和心房颤动，应严密监测患者的生命体征。

第五节 ICU 患者心理护理 微课 4

一、影响 ICU 患者心理反应的因素

1. 疾病本身因素 某些疾病如急性失血性休克、肝性脑病等会因疾病原因使患者出现不同程度的心理活动障碍或精神异常。症状表现呈现明显个体差异，有些患者症状严重，而有些患者仅出现易疲劳、萎靡不振、情绪不稳、焦躁不安、睡眠障碍等类似神经症症状。

2. 个体因素 患者的文化水平、家庭经济状况、个性特征、心理素质等会使患者对于疾病症状的改善和治愈预期出现显著的个体差异。除此之外，对疾病的经历和认识水平也会影响患者对于疾病的心理反应，例如初发哮喘的患者常因突然发生的呼气性呼吸困难而惊慌失措，而复发者因有经验而保持冷静并积极主动采取措施预防和控制哮喘的发生。

3. 治疗因素 某些药物和治疗手段可影响患者的脑功能，例如当静脉滴注利多卡因速度达 4mg/min 时，部分患者会出现谵妄等精神症状；对于一些侵入性的操作，如机械通气、鼻饲，心包、胸腔或脑室引流等，均会为患者带来不适感和痛苦体验，诱发其心理不良反应；对于气管插管或气管切开予以呼吸机辅助通气的患者，因影响其语言表达，易导致其心理上的不安全感和恐惧感。

4. 环境因素 监护室内陌生的环境，输液泵、监护仪、呼吸机的报警声音，患者呻吟声、抢救时医护人员言语声、走路声等，均会影响患者的心理状态；ICU 昼夜光线通明，使患者睡眠状态和昼夜节律发生变化；患者缺少与外界沟通，易因隔离和疾病信息缺如而产生孤独、恐惧、忧郁等不良情绪。

5. 人际关系因素

（1）医护人员 ICU 医护人员工作节奏快，在患者床边讨论病情或进行各项治疗护理活动，尤其是进行一些如置入引流管、吸痰、电除颤等操作时，会引起患者精神紧张。

（2）同室病友 同室病友的痛苦呻吟或表情以及其他患者的死亡，均会加重患者的紧张、焦虑情绪。

（3）患者家属 由于病情及治疗的需要 ICU 不允许家属陪护，这会让患者感受无助和孤独。此外，部分家属自身不安情绪也会造成患者的心理负担。

二、危重症患者心理评估方法

危重症患者由于病情重，心理反应复杂，表现形式多样。护理人员应运用各种心理评估方法，全方位采集能够真实反映患者心理状态的信息，综合评判其是否存在心理问题。

1. 观察法 危重症患者因病情或治疗原因有可能无法用语言正确表达自己心理诉求，故观察法是重症患者心理评估的主要方法之一。观察法包括自然观察法和标准情形下的观察法两种。

（1）自然观察法 是指在自然条件下，对反映患者心理外部活动进行观察记录的一种方法。

（2）标准情形下的观察法 是指在特殊的试验条件环境下观察个体对特定刺激所产生的反应。

值得注意的是，患者的紧张、焦虑等不良心理反应的程度具有显著的个体差异，与疾病的严重程度

不成正比。

2. 调查法 是通过询问、问卷或座谈等方式收集患者资料，并对调查结果加以分析研究的方法。调查内容应尽可能详尽，包括患者身份、就诊原因、既往病史、人格特征、家庭情况、人际关系及社会地位等，还可以调查患者及家属的需求以及对护理工作的满意程度等。对复杂心理反应及重症患者，应先与患者交谈了解其情感、反应、思维活动及定向力等情况，引导、鼓励患者表达内心想法以判断其认知功能；对于不能自己填写问卷的重症患者，可由护理人员根据问卷内容进行提问，并根据回答情况如实填写，最后对收集问卷信息逐条分析、记录。

3. 心理测验法 是根据已标准化的实验工具，对人们的心理状态和行为进行客观标准化的测量并对结果进行分析。临床护理工作中可运用焦虑自评量表、抑郁自评量表、敌对情绪症状心理测量表等对重症患者进行测量，所得结果与常模进行比较，以客观评价患者心理状态，具有较高的实用性和科学性。

三、危重症患者的心理护理

1. 稳定患者情绪 对于重症患者，在抢救工作中应做到争分夺秒、忙而不乱。值得注意的是，在患者面前避免使用"怎么这么重""不知道要怎么办"之类的语言，以免降低其安全感。

2. 创造良好的环境 ICU 室内环境可运用绿色、蓝色等安抚情绪的冷色系；向患者说明仪器是为了监测病情，并非意味着病危；在条件允许的情况下集中诊疗护理操作，并在病房内悬挂时钟和日历，增加患者的时空感，减轻紧张和恐惧情绪。

3. 加强沟通与交流 ICU 护士应主动与患者交谈，了解患者对疾病、治疗和护理的认识以及需求，同时观察患者的面部表情、语言、动作等，适时予以安慰、鼓励。在交谈的过程中注重运用非语言的沟通方法，尤其是针对因气管插管或气管切开而不能言语的患者，可采用规范化手势语、写字板、图片和摇铃等方式与患者进行沟通，以缓解其不良情绪。

4. 放松训练方法

（1）音乐放松训练 旋律优美的音乐可减少交感神经活动，增加副交感神经活动，缓和交感神经的过度紧张，使人精神放松，缓解压力，减少和预防 ICU 综合征的发生。

（2）肌肉放松训练 患者保持舒适体位，闭上双眼，集中意念深呼吸，然后沿着手、前臂、肘部、上臂、头颈部、脸部、肩部、背部腹部、大腿、小腿、足部，最后再到全身进行肌肉收缩 – 舒张的交替训练，通过肌肉放松抗衡患者焦虑、抑郁、不安等不良心理反应。

（3）深呼吸放松训练 护士配合患者的呼吸频率，指导患者闭上眼睛，慢慢做深呼吸运动，以引导患者达到一种主观的安静状态。

（4）想象放松训练 护士通过语调适中、语气柔和、节奏变缓的语言，引导患者闭上眼睛，放松全身进入自我想象的宁静、轻松、舒适的情景，从而舒缓患者因疾病和环境等产生的不良情绪。

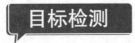

答案解析

一、单选题

1. 危重症患者的疼痛多源于（ ）

    A. 躯体疾病   B. 心理疾病   C. 神经系统疾病

D. 循环系统疾病　　　　　　E. 呼吸系统疾病

2. 镇静的适应证不包括 （　　）

 A. 疼痛　　　　　　B. 焦虑　　　　　　C. 高血压

 D. 睡眠障碍　　　　　E. 谵妄

3. 阿司匹林镇痛的机制是 （　　）

 A. 抑制受伤局部前列腺素的产生　　　　B. 竞争性地与阿片受体相结合

 C. 麻醉感觉神经　　　　　　　　　　　D. 抑制免疫反应

 E. 改变患者对疼痛的感知

4. 危重症患者疼痛管理的最主要方法是 （　　）

 A. 注意力分散法　　　　B. 肌肉放松法　　　　C. 抚触/按摩法

 D. 药物镇痛　　　　　　E. 想象法

5. 以下关于谵妄的叙述，不正确的是 （　　）

 A. 谵妄的核心症状是意识障碍　　　　B. 患者症状在夜间减轻

 C. 知觉障碍是谵妄最常见的症状之一　　D. 患者容易出现思维的不连贯和言语的凌乱

 E. 有些患者会出现明显的情绪异常

二、多选题

1. 镇静的适应证包括 （　　）

 A. 疼痛　　　　　　B. 焦虑　　　　　　C. 躁动

 D. 睡眠障碍　　　　　E. 谵妄

2. 常见的镇痛药包括 （　　）

 A. 非甾体类抗炎药　　　B. 阿片类镇痛药　　　C. 非阿片类镇痛药

 D. 局麻类镇痛药　　　　E. 吗啡

3. 对于危重症患者镇静效果的评价包括 （　　）

 A. 镇静后的评价　　　B. 镇静的主观评价　　　C. 镇静前的评价

 D. 镇静中的评价　　　E. 镇静的客观评价

4. 同时具有镇静与镇痛作用的药物是 （　　）

 A. 咪达唑仑　　　　　B. 劳拉西泮　　　　　C. 吗啡

 D. 丙泊酚　　　　　　E. 右美托咪定

5. 有关危重症患者镇静的护理包括 （　　）

 A. 镇静前的护理　　　B. 镇静中的护理　　　C. 镇静药撤离的护理

 D. 镇静后一年内的护理　　E. 以上都是

（李　沐）

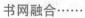

人文素养

第十二章　重症患者评估与系统功能监测

PPT

学习目标

知识要求：

1. 掌握　危重症患者病情及护理风险评估；呼吸系统、循环系统、神经系统、泌尿系统、消化系统等常用系统功能监测指标的正常值及临床意义；有创动脉血压及中心静脉压监测的并发症及防治。

2. 熟悉　呼吸容量监测；动脉血压及中心静脉压监测；心电图监测；颅内压监测影响因素；肝功能监测。

3. 了解　呼吸力学监测；漂浮导管监测；心排血量监测；脑电图及颅内压监测方法。

技能要求：

1. 能应用常用评估工具对危重症患者病情及护理风险进行评估。

2. 能应用常用的系统功能监测技术对危重症患者进行病情观察及护理。

素质要求：

1. 具有科学精神、慎独修养、严谨求实的工作态度，职业行为符合职业道德标准。

2. 在进行评估、监测及护理过程中保护患者隐私，尊重人格和个人信仰。

重症患者系统功能评估与监测是利用评估技术与监测手段对危重症患者呼吸系统、循环系统、神经系统、泌尿系统、消化系统等功能进行动态评估，从而及时有效地反映患者脏器功能及内环境状况，为临床诊断、预防、治疗及护理提供科学依据。

第一节　危重症患者评估

⇒ 案例引导

案例： 患者，男性，68岁，因车祸多发伤入院，急诊 CT 检查提示：脑挫裂伤、多发肋骨骨折、右侧血气胸、骨盆骨折。查体：体温 36.8℃，心率 102 次/分，血压 110/58mmHg，呼吸 30 次/分，脉搏血氧饱和度 90%。患者转入 ICU，呼之无反应，疼痛刺激可睁眼，呼吸急促，立即行气管插管、呼吸机辅助通气，呼吸机人机对抗明显，给予锁骨下静脉置管微量泵泵入舒芬太尼及咪达唑仑镇痛镇静。

讨论： 1. 针对该患者，护士需进行哪些护理评估？

2. 针对该患者，可运用哪些评估工具协助评估？

针对危重症患者的评估包括病情危重程度评估、治疗护理效果评估、风险评估及潜在并发症评估等，为了提高评估的准确性，临床上常使用评估工具进行评估。本节主要介绍 ICU 常用的护理评估工具。

一、病情危重程度评估

危重患者病情危重程度常用评估工具包括急性生理与慢性健康评分Ⅱ（APACHE－Ⅱ）、治疗干预评分系统、改良早期预警评分（MEWS）等。APACHE－Ⅱ作为重症患者病情危重程度分级和预后的预测系统普遍应用于ICU，包括三个部分：急性生理评分、慢性健康状况评分及年龄评分，分值范围为0分～71分，分数越高，急危重症患者的病情越重，死亡风险越高。

二、意识障碍评估

危重患者常存在不同程度的意识障碍，意识改变常提示病情变化，因此需加强对患者意识的评估。ICU针对的意识障碍评估主要包括昏迷及谵妄评估。

1. 昏迷的评估　ICU患者意识水平的评估常采用格拉斯哥昏迷评分（Glasgow coma scale，GCS）法。依据患者睁眼、语言及运动反应进行评分，三者得分相加来判断患者昏迷程度。最高15分，表示意识清醒，13～14分轻度障碍，9～12分中度障碍，8分以下为昏迷，最低3分，分数越低表明意识障碍越严重（表12－1）。

表12－1　格拉斯哥昏迷评分法（GCS）

睁眼反应	得分	语言反应	得分	运动反应	得分
自主睁眼	4	回答正确	5	遵指令运动	6
呼唤睁眼	3	回答错误	4	刺痛定位	5
刺激睁眼	2	胡言乱语	3	刺痛躲避	4
刺激无反应	1	有音无语	2	刺痛肢体过屈	3
		不能发声	1	刺痛肢体过伸	2
				刺痛无反应	1

注：①睁眼反应：如因眼肿胀、骨折不能睁眼，应以"C"（closed）表示。②语言反应：因气管插管或切开而无法正常发音，以"T"（tube）表示；平时有言语障碍史，以"D"（dysphasic）表示。

2. 谵妄的评估　ICU患者谵妄常用的评估量表为ICU意识模糊评估法（confusion assessment method for the ICU，CAM－ICU），常用于ICU成年患者谵妄监测。CAM－ICU主要包括患者意识状态急性改变或波动、注意力障碍、意识水平改变及思维混乱4个特征（表12－2）。

表12－2　ICU意识模糊评估表（CAM－ICU）

特征	描述	评价标准（阳性标准）
特征1：意识或精神状态突然改变呈起伏不定或波动	患者的意识或精神状态是否与其基线状况不同或突然改变？或在过去的24小时内，患者的意识状态是否有任何波动？表现为镇静量表（如RASS）、GCS或既往谵妄评估得分的波动	任何问题答案为"是"
特征2：注意力障碍或散漫	数字法检查注意力 指导语："我要给您读10个数字，任何时候当您听到数字"8"，就捏一下我的手。"然后用正常的语调朗读下列数字，每个数字间隔3秒——"819838846"，当读到数字"8"患者没有捏手或读到其他数字时患者捏手，均计为错误	错误大于2个
特征3：意识水平改变	如果RASS的实际得分不是0分（清醒且平静）为阳性	RASS不为"0"或除完全清醒外其他任何意识

续表

特征	描述	评价标准（阳性标准）
特征4：思维混乱	是非问题： A. 石头会浮出在水面上吗？　B. 海里有鱼吗？ C. 1斤是否比2斤重？　D. 您是否能用榔头钉钉子？ 回答错误时记录错误的个数 执行指令： 与患者说："伸出这几根手指"（检查者在患者面前伸出2根手指），然后说："现在用另一只手伸出同样多的手指"（这次检查者不做示范）。如果患者只有一只手能动，第二个指令改为要求患者"再增加一个手指"。患者无法正确完成指令，记录1个错误	回答问题 + 执行指令错误总数大于1个

CAM - ICU 总体评估：特征1和特征2同时为阳性，再加上特征3或特征4其中一项为阳性，为CAM - ICU 阳性
符合标准：阳性（谵妄存在），不符合标准：阴性（谵妄不存在）

三、疼痛评估

ICU 危重患者普遍存在疼痛不适，患者主诉是疼痛评估的"金标准"。但由于气管插管、镇静等原因，ICU 患者无法自我表达所体验到的疼痛。美国疼痛治疗护理协会推荐对无法自我表达的危重患者可使用行为观察类疼痛评估工具。目前ICU 常使用重症监护疼痛观察工具（critical - care pain observation tool，CPOT）进行疼痛评估。CPOT 包括面部表情、身体活动、肌肉紧张度和通气顺应性或发声等4个条目，每条分值0~2分，总分0（无痛）~8分（最痛）。CPOT 大于2分存在疼痛，分值越高，患者的疼痛程度越高。

四、镇静评估

ICU 重症患者处于强烈的应激环境中，常需要镇静治疗。定时评估镇静程度有利于合理调整镇静药物及剂量，达到最佳的镇静目标（预期的目标）。目前ICU 常用的镇静评估工具包括 Ramsay 评分、Richmond 躁动 - 镇静评分（Richmond Agitation Sedation Scale，RASS）等。RASS 是目前ICU 患者镇静程度评估最可靠、最有效的工具，其评分范围为 -5 ~ +4 分，理想的镇静水平为浅镇静，即 -2 分 ~ 0 分。

五、营养风险评估

对预计摄入营养不足的患者应进行营养风险评估，常用的营养风险评估工具有营养风险评分（nutritional risk screening，NRS -2002）及危重症营养风险评分（NUTRIC 评分）。NUTRIC 评分是目前针对重症医学领域的营养评估工具，与不良临床结局有关。但评估项目多，部分指标不能及时获得，影响评估及时性，临床应用受限。NRS -2002 简单易行、快速，为住院患者营养风险评估的首选工具，临床上较为常用（表12 -3）。

表12 -3　营养风险筛查表（NRS -2002）

项目	描述	分值
初筛	BMI < 18.5	
	过去1周内摄食减少	
	过去3个月体重下降	
	有严重疾病（如需 ICU 治疗）	
如果初筛有任何一项"是"则进入以下评估，如果全部"否"，每周筛查一次		

续表

项目	描述	分值
疾病状态	骨盆骨折或者慢性病患者合并以下疾病：肝硬化、慢性阻塞性肺疾病、长期血液透析、糖尿病、肿瘤	1
	腹部大手术、脑卒中、重度肺炎、血液系统肿瘤	2
	颅脑损伤、骨髓抑制、APACHE > 10 分的 ICU 患者	3
营养状态	正常营养状态	0
	3 个月内体重减轻 > 5%，或最近 1 周进食量（与需要量相比）减少 20% ~ 50%	1
	2 个月内体重减轻 >5%，或 BMI 18.5 ~ 20.5，或最近 1 周进食量（与需要量相比）减少 51% ~75%	2
	1 个月内体重减轻 >5%（或 3 个月内减轻 >15%），或 BMI < 18.5（或血清白蛋白 <35g/L），或最近 1 周进食量（与需要量相比）减少 76% ~100%	3
年龄	≥70 岁	1

总评分≥3 分：（或胸水、腹水、水肿且血清蛋白 <35g/L 者）表明患者有营养不良或有营养风险，即应该使用营养支持，结合临床，制订营养治疗计划

总评分 <3 分：暂不需营养支持治疗，1 周后重新评估。如果复查结果≥3 分，即进入营养支持程序

六、深静脉血栓风险评估

近年来，深静脉血栓发病率逐年上升，血栓形成后，除少数能自行消融或局限于发生部位外，大部分会扩散至整个肢体的深静脉主干，甚至带来严重后果，已成为患者术后猝死的重要原因之一。深静脉血栓重在预防及风险评估，目前我国普遍使用的风险评估工具是静脉血栓栓塞症（venous thromboembolism，VTE）风险评估（Caprini 模型）及预防方案，为患者的 VTE 危险分层提供评估标准（表 12 -4）。

表 12 -4　静脉血栓栓塞（VTE）风险评估（Caprini 模型）

项目	描述	得分
年龄	41 ~60 岁	1
	61 ~74 岁	2
	75 岁及以上	3
肥胖	BMI >25	1
卧床	卧床的内科患者（ <72 小时）	1
	患者需卧床（ >72 小时）	2
家族史/相关病史	静脉血栓栓塞（VTE）家族史	3
	既往恶性肿瘤	2
	现患恶性肿瘤或化疗	3
	深静脉血栓（DVT）/肺栓塞（PE）病史	3
	其他先天性或后天血栓形成	3
置管	中心静脉置管（包括 CVC、PICC、输液港）	2
内科基础疾病	急性心肌梗死	1
	充血性心力衰竭（1 个月内）	1
	肺功能异常，慢性阻塞性肺疾病（COPD）	1
	严重肺部疾病，包括肺炎（1 个月内）	1
	炎症性肠炎病史	1

续表

项目	描述	得分
内科基础疾病	下肢水肿（现患）	1
	败血症	1
	肝素引起的血小板减少症（HIT）	3
	脑卒中（1个月内）	5
外科基础疾病	静脉曲张	1
	髋关节、骨盆或下肢骨折	5
	急性脊髓损伤（瘫痪）（1个月内）	5
	多发性创伤（1个月内）	5
手术史/手术计划	大手术史（>60分钟）（1个月内）	1
	计划小手术（<45分钟）	1
	石膏固定（1个月内）	2
	腹腔镜手术（>60分钟）*	2
	关节镜手术（>60分钟）*	2
	择期髋膝关节置换术（术后评估）	2
	大手术（<60分钟）*	2
	大手术持续2~3小时*	3
	选择性下肢关节置换术	5
实验室检查	狼疮抗凝物阳性	3
	抗心磷脂抗体升高	3
	血清同型半胱氨酸酶升高	3
女性	妊娠期或产后（1个月内）	1
	口服避孕药或激素替代疗法	1
	不明原因死产，习惯性流产（≥3次），早产伴有新生儿毒血症或发育受限	1
评分结果及预防措施	评分结果　　　　　　　　　预防措施	
	总分0~1分：VTE低风险　　尽早活动	
	总分2分：VTE中风险　　药物预防或物理预防	
	总分3~4分：VTE高风险　　药物预防和（或）物理预防	
	总分≥5分：VTE极高风险　　药物预防和物理预防	

注：* 只能选择一个手术因素。

七、压力性损伤风险评估

预防压力性损伤的关键是评估风险并提前采取有效措施，常用的压力性损伤风险评估工具有 Braden 量表、Norton 量表、Waterlow 量表等。目前 ICU 常用 Braden 量表进行压力性损伤风险评估（表12-5）。

表12-5　Braden 压力性损伤风险评估量表

指标	表现	描述	得分
感知能力	完全受限	对疼痛刺激无反应	1
	非常受限	对疼痛刺激有反应，能用呻吟、烦躁不安表达不适	2
	轻度受限	对语言有反应，但不能总用语言表达不适，或部分肢体对疼痛或不适感觉障碍	3
	无损害	对语言有反应，无感觉受损	4

续表

指标	表现	描述	得分
潮湿度	持续潮湿	由于出汗或尿液等原因，每次移动或翻身时发现患者皮肤潮湿	1
	非常潮湿	皮肤经常潮湿，床单至少每班更换一次	2
	偶尔潮湿	皮肤偶尔潮湿，床单约每日更换一次	3
	罕见潮湿	皮肤通常是干的，床单按常规更换	4
活动能力	卧床不起	被限制在床上	1
	能坐轮椅	不能步行，必须借助外界器具（椅子或轮椅）活动	2
	扶助行走	白天偶尔步行，但距离非常短	3
	活动自如	能自主活动，经常步行	4
移动能力	完全受限	在他人帮助下方能改变体位	1
	重度受限	偶尔能轻微移动躯体或四肢，但不能独立改变体位	2
	轻度受限	能经常独立地改变躯体及四肢位置，但变动幅度不大	3
	不受限	可独立随意改变体位	4
营养摄取能力	严重不足	从未吃过完整一餐，或禁食和（或）进无渣流质饮食	1
	摄入不足	每餐很少吃完，偶尔摄入规定食量或少量流质饮食或管饲	2
	摄入适当	每餐大部分能吃完，但会常常加餐；或者鼻饲或静脉营养补充达到大部分营养需求	3
	摄入良好	三餐基本正常	4
摩擦力剪切力	存在问题	患者需要协助才能移动，移动时皮肤与床单表面没有完全托起，在床上或者椅子上经常下滑	1
	潜在问题	躯体移动乏力或者需要一些帮助，大部分时间能保持良好的体位，偶尔下滑	2
	不存在问题	能够独立在床上或者椅子上移动，并保持良好的体位	3
评分结果		总分 15～18 分：低度危险	
		总分 13～14 分：中度危险	
		总分 10～12 分：高度危险	
		总分 ≤9 分：极度高度危险	

第二节　呼吸系统功能监测

重症患者进行呼吸系统功能监测是为了判断其呼吸功能状况、评估治疗反应性、防治并发症等，为诊断和调整呼吸相关治疗护理方案提供依据。

一、呼吸运动监测

1. 呼吸频率（respiratory rate，RR） 是指每分钟的呼吸次数，是最简单的、最基本的呼吸功能监测项目。正常成人 RR 为 12～18 次/分，小儿随年龄减小而增快，新生儿为 40 次/分左右。成人 RR ＞35 次/分或 ＜6 次/分均提示呼吸功能障碍。

2. 呼吸节律 正常呼吸节律规则，当患者呼吸节律改变，常提示病情变化。观察呼吸节律，可及时发现异常呼吸类型，评估患者病情变化。常见异常呼吸类型包括哮喘性呼吸、蝉鸣样呼吸、鼾声呼吸等，而潮式呼吸、间停呼吸、点头样呼吸，常在危重病症时出现。

3. 呼吸方式、呼吸幅度、吸呼比

（1）呼吸方式 正常女性以胸式呼吸为主，男性及儿童以腹式呼吸为主。

（2）呼吸幅度 是指呼吸运动时患者胸腹部起伏的大小。正常胸式呼吸时两侧胸廓同时起伏，幅度一致。当出现胸式呼吸不对称，常提示一侧胸腔积液、气胸、血胸或肺不张等；胸式呼吸减弱或消失，可见于两侧胸部损伤或病变；胸式呼吸增强，常因腹部病变或疼痛限制膈肌运动而引起；胸式呼吸与腹式呼吸不能同步，常提示肋间肌麻痹。吸气性呼吸困难出现"三凹征"（胸骨上窝、锁骨上窝及肋间隙），提示上呼吸道梗阻；呼气性呼吸困难，提示下呼吸道梗阻。

（3）吸呼比 是指一个呼吸周期中吸气时间与呼气时间之比。正常吸呼比为 1：（1.5～2），吸呼比的变化反映肺的通气与换气功能。可通过直接目测或呼吸功能监测仪精确测定。

二、呼吸容量监测

1. 潮气量（tidal volume，VT） 是平静呼吸时每次吸入或呼出的气体量。VT 反映人体静息状态下的通气功能，是呼吸容量最常用测定项目之一，可用肺功能监测仪或呼吸机直接测定。正常值为 8～12ml/kg，平均 10ml/kg，男性略大于女性。VT 增加见于发热、疼痛、酸中毒或中枢神经系统疾病等；VT 降低见于呼吸肌无力、肺部感染、肺纤维化、血气胸等。

2. 静息每分钟通气量（minute ventilation，MV 或 VE） 是静息状态下每分钟呼出或吸入的气体量，是肺通气功能最常用的测定指标之一。MV = VT × RR。正常值为 6～8L/min，成人 MV > 10～12L/min 常提示通气过度，MV < 3～4L/min 则提示通气不足。

3. 生理无效腔容积（volume of physiological dead space，VD） 是解剖无效腔与肺泡无效腔的容积之和。从口、鼻、气管到细支气管之间的呼吸道，不参与气体交换，仅用于气体通道，称为解剖无效腔；肺泡中未参与气体交换的空间称为肺泡无效腔。健康人平卧时生理无效腔容积与解剖无效腔近似相等，约为 150ml，疾病时生理无效腔容积可增大。VD/VT 的比值反映通气的效率，正常值为 0.20～0.35，VD/VT 比值增大，提示肺泡通气和血流比例失调，无效通气量增加。

4. 肺泡通气量（alveolar ventilation，VA） 是静息状态下每分钟吸入气量中能到达肺泡进行气体交换的有效通气量。它反映真正的气体交换量，VA =（VT － VD）× RR，正常值为 4.2L/min。

三、脉搏血氧饱和度监测

脉搏血氧饱和度（pulse oxygen saturation，SpO_2）监测是通过血氧饱和度监测传感器分析动脉波动，来测定血液在一定氧分压下氧合血红蛋白占全部血红蛋白的百分比。

1. 监测方法及原理 临床常用脉搏血氧饱和度测量仪或心电监护仪脉搏血氧饱和度模块进行持续无创监测。将测量探头置于患者手指、脚趾、耳垂或前额处（成人多用指夹法，小儿多采用耳夹法），利用氧合血红蛋白与游离血红蛋白吸收不同波长光线的特点，经光线分度计比色，测得随着动脉搏动血液中氧合血红蛋白的吸收光量，从而获取 SpO_2 值，间接了解患者氧供情况。

2. 正常值及临床意义 SpO_2 正常值为 96%～100%。SpO_2 与 SaO_2 密切相关，监测 SpO_2 可间接判断组织的氧供情况，反映血红蛋白携带氧气的数量和能力。SpO_2 监测简单方便，临床上广泛运用于各种危急重症的监护。SpO_2 < 90% 时常提示低氧血症。

3. 注意事项

（1）告知患者 SpO_2 监测的重要性，以取得配合。

（2）根据传感器的规格和形状选择合适的监测部位。注意局部组织灌注良好，皮肤无色素沉着、未涂抹指甲油；SpO_2 传感器不宜放在安置有动脉导管、静脉输液或血压袖带侧的肢体。

（3）下列因素会影响监测结果：患者体温过低、四肢冰凉、休克或血压降低等可导致末梢循环障碍，SpO_2 监测信号下降；贫血、高血脂、涂抹指甲油等可致监测值偏低；一氧化碳中毒时由于碳氧血红蛋白与氧合血红蛋白的吸收光谱非常近似，可使监测数值偏高而掩盖严重的低氧血症，因此，一氧化碳中毒时不能以 SpO_2 来判断是否存在低氧血症。

（4）定时更换监测部位，防止局部长期受压，出现压力性损伤。

（5）观察监测结果，发现异常及时报告医师。避免影响因素，注意肢体保暖，确保监测数值准确。

四、呼气末二氧化碳监测

呼气末二氧化碳（end - tidal carbon dioxide，$ETCO_2$）监测是使用红外线二氧化碳分析仪连续无创监测呼气末二氧化碳分压（$PetCO_2$），呼出气体 CO_2 波形及其趋势图。$PetCO_2$ 正常值为 35～45mmHg，可反映肺通气功能和肺血流情况等。在手术室、ICU 和急诊科应用较广。

1. 监测原理　临床常采用红外线吸收光谱原理测定 $PetCO_2$，主要利用 CO_2 能吸收波长为 4.3μm 的红外线，使红外线光束强度减弱，红外线吸收率与呼出 CO_2 浓度成正比。红外线二氧化碳分析仪测量吸收前后红外线的强度变化，计算出 $ETCO_2$ 浓度。

2. 临床意义

（1）判断通气功能　由于 CO_2 弥散能力很强，在无明显心肺疾病的患者，$PetCO_2$ 与 $PaCO_2$ 几乎相等，监测 $PetCO_2$ 可帮助判断患者的通气功能，指导重症患者的呼吸支持和呼吸管理，避免通气过度或通气不足。

（2）判断人工气道的位置与通畅情况　通过监测 $PetCO_2$ 帮助判断气管插管是否在气管内及气管 - 食管导管的位置。气管插管移位误入食管时 $PetCO_2$ 接近零；气管 - 食管双腔导管中随呼吸 $PetCO_2$ 有明显变化的为气管腔开口。另外，当气管或气管内导管阻塞时，$PetCO_2$ 与气道压力均升高。

（3）评估肺血流量，反映循环功能　在心力衰竭、低血压、低血容量、休克时，随着肺血流量减少，$PetCO_2$ 逐渐降低；发生肺栓塞时，$PetCO_2$ 突然降低；呼吸心跳停止 $PetCO_2$ 迅速降为零，复苏后逐步回升。

五、动脉血气分析监测

血气分析主要对动脉血中不同气体和酸碱物质进行分析，反映肺泡与肺循环之间的气体交换情况，为危重症患者的诊断和治疗提供可靠依据，是危重症患者特别是机械通气患者常用的监测指标之一。

1. pH　反映血液酸碱度，正常值为 7.35～7.45，平均 7.40。pH＞7.45 提示碱中毒，pH＜7.35 提示酸中毒，pH 正常提示酸碱平衡或代偿范围内平衡，或同时存在酸碱中毒，作用相互抵消。

2. 动脉血氧分压（PaO_2）　是动脉血中物理溶解的氧分子所产生的压力。正常值为 80～100mmHg，随着年龄的增长而降低。临床上主要用 PaO_2 衡量有无缺氧及缺氧的程度，＜80mmHg 为低氧血症，60～80mmHg 提示轻度缺氧，40～60mmHg 提示中度缺氧，20～40mmHg 提示重度缺氧。此外，PaO_2＜60mmHg 为诊断呼吸衰竭的重要依据。

3. 动脉血氧饱和度（SaO_2）　是指动脉中血红蛋白在一定氧分压和氧结合的百分比，即氧合血红蛋白占血红蛋白的百分比，正常值为 96%～100%。氧和血红蛋白的结合与氧分压有关，受温度、$PaCO_2$、H^+ 浓度等影响，也与血红蛋白的功能有关，如变性血红蛋白、碳氧血红蛋白不具有携氧能力。

4. 动脉血 CO_2 分压（$PaCO_2$）　是指物理溶解在动脉血中的 CO_2 所产生的压力，是反映肺通气功能和酸碱平衡呼吸性因素的重要指标，正常值为 35～45mmHg。$PaCO_2$＜35mmHg 提示肺泡通气过度；$PaCO_2$＞45mmHg 提示肺泡通气不足，出现高碳酸血症；$PaCO_2$＞50mmHg 是诊断 II 型呼吸衰竭的重要指标。

5. **血浆碳酸氢盐（HCO₃⁻）**　碳酸氢根是血液内缓冲氢离子的重要物质，包括标准碳酸氢根（SB）和实际碳酸氢根（AB）。SB 是在标准状态下测得的血浆 HCO_3^- 浓度，仅受代谢因素影响，能准确反映代谢酸碱平衡。AB 是实际测得的动脉血中 HCO_3^- 浓度，受呼吸和代谢双重因素的影响。一般情况，SB 和 AB 无差异，正常值为 22～27mmol/L。临床意义：当 SB＞AB，存在呼吸性碱中毒；当 SB＜AB，存在呼吸性酸中毒；当 SB＝AB＜22mmol/L 时，存在代谢性酸中毒；当 SB＝AB＞27mmol/L 时，存在代谢性碱中毒。

6. **碱剩余（BE）**　即在标准条件下，将每升动脉血 pH 滴定至 7.40 时所需的酸或碱的量。其不受呼吸影响，是反映代谢的重要指标。正常值为 −3 至 +3mmol/L。如果用酸滴定，说明碱剩余，用正值表示；用碱滴定，说明酸剩余，用负值表示。

7. **阴离子间隙（AG）**　是指血浆中所有带正电荷离子之和与所有带负电荷离子之和的差值。它反映血浆中未测定阴离子的浓度，正常值为 10～14mmol/L。AG 升高常见于代谢性酸中毒或摄入酸盐类药物过多，降低常见于代谢性碱中毒。

六、呼吸力学监测

呼吸力学监测是诊断和确定呼吸治疗的重要手段，通过监测，有助于发现病情变化和指导呼吸机的合理应用。

1. **呼吸压力监测**　气道压力指气道开口处的压力，是呼吸力学监测中最常用的监测指标。机械通气时最常用气道压力监测指标包括峰压、平台压与平均气道压等。

（1）**吸气峰压**　整个呼吸周期中气道内压力的最高值，在吸气末测定，正常值为 9～16cmH₂O，一般限制在 40cmH₂O。

（2）**平台压**　是指吸气末屏气时气道的压力，正常值为 5～13cmH₂O。可以反映吸气时肺泡压力，平台压＞35cmH₂O 气压伤的发生率显著增加。

（3）**平均气道压**　是指连续数个呼吸周期中气道压的平均值。其值的大小决定正压通气对循环功能的影响程度。一般认为平均气道压大于 7cmH₂O 可引起血流动力学的改变。

（4）**呼气末正压（PEEP）**　正常情况下呼气末肺容量处于功能残气量时，呼吸系统的弹性回缩压为零，呼气末肺泡压也为零。但病理情况下，呼气末肺容量可高于功能残气量，此时呼吸系统的静态弹性回缩压与肺泡压均升高，其压力值高于零，称为内源性呼气末正压（PEEPi），PEEPi 可增大呼吸做功。机械通气时设置合理的外源性 PEEP 可有效开放萎陷肺泡，改善氧合，减少做功。

2. **气道阻力监测**　气道阻力是指气流通过气道进出肺泡所消耗的压力，用单位流量所需的压力差来表示，分为吸气阻力和呼气阻力。吸气阻力正常值为 5～15cmH₂O/（L·S），呼气阻力正常值为 3～12cmH₂O/（L·S）。通过监测气道阻力，可以了解气道功能，评估人工气道、加热湿化器等对气道阻力的影响，评估支气管扩张剂疗效和协助制定机械通气策略等。

3. **顺应性监测**　顺应性是指单位压力改变所产生的容量变化，是反映胸肺弹性回缩力的指标。根据监测方法不同分为静态顺应性和动态顺应性。静态顺应性是指在呼吸周期中气流阻断时测得的顺应性，反映肺组织的弹性；动态顺应性是指在呼吸周期中不阻断气流的条件下，通过寻找吸气末与呼气末的零流量点而测得的顺应性，受肺组织弹性和气道阻力的双重影响。

第三节　循环系统功能监测

循环系统功能监测包括无创监测和有创监测两大类。无创监测操作简便、安全，并发症少。有创监测能直接测定心血管功能的监测指标，结果直接、精确，有助于迅速判断病情和及时采取救治措施，但可引起出血、感染等多种并发症。因此在临床上应严格掌握适应证，注意规范操作，减少并发症的发生。

一、动脉血压监测

动脉血压即血压，指血管内的血液对单位面积血管壁的侧压力，是最基本的循环系统功能监测指标。血压监测分为无创监测和有创监测。

（一）无创动脉血压监测

根据袖套充气方式不同，分为手动测压法和自动测压法两类。手动测压法包括普通水银血压计、电子血压计等，因不能连续监测动脉血压且需听诊等因素易产生误差，不适用于急危重症患者的监测。自动测压法克服了手动测压法的缺点，广泛应用急诊与 ICU。自动测压法分类如下。

1. 自动间断测压法　又称自动无创伤性测压（automated noninvasive blood pressure，ANIBP 或 NIBP），是应用心电监护仪进行无创血压监测，临床上应用最为广泛。主要采用振荡技术，通过充气泵定时袖带充气和放气来测定血压，心电监护仪按照设定时间自动测量并显示血压。可设置报警上下限，当血压超过报警上限或低于报警下限时能自动报警。

2. 自动连续测压法　主要是通过红外线、微型压力换能器或光度测量传感器等实现对瞬时血压的测量，因需要特定的技术和设备，临床应用较少。

（二）有创动脉血压监测

有创动脉血压监测是经动脉穿刺置管后，通过压力监测仪进行连续动态测量动脉血压的方法。测量结果可靠、直接，能够准确反映每一个心动周期的血压变化。是临床上常用的有创血流动力学监测方法之一，尤其适用于周围血管收缩或痉挛、严重低血压、休克、体外循环、大手术及有生命危险的重症患者等。

1. 测压途径　常选用桡动脉、肱动脉、尺动脉、足背动脉或股动脉。桡动脉因表浅、易于固定及穿刺成功率高而成为首选途径。但穿刺置管前需进行 Allen 实验判断尺动脉侧支循环情况，Allen 试验阴性，可进行桡动脉穿刺置管，若 Allen 试验阳性则不宜选用。

2. 测压方法

（1）测压器材与仪器准备　包括动脉穿刺针、换能器、测压管道系统、肝素稀释液、加压袋及压力测量仪或多功能监测仪等。

（2）动脉穿刺置管与测压　动脉导管置入成功后连接已经排气及肝素化的测压管道系统，与换能器及监护仪相连，即可显示动脉压的数值与波形。测压前需在监护仪上进行校零，换能器应置于第4肋间腋中线水平，相当于右心房水平（图12-1）。

3. 并发症及防治　常见并发症为感染、血栓形成或栓塞，甚至引起肢体缺血、坏死，还可发生出血或动静脉瘘等。防治措施：①严格遵循无菌操作原则；②动脉穿刺针不宜太粗，避免反复穿刺，减少动脉损伤；③每 24~48 小时换药一次，保持穿刺部位的无菌及敷料完整，有污染或渗血应随时更换；④连续或间断用肝素稀释液加压冲洗测压管道系统，连续冲洗时保持加压袋压力 300mmHg，液体以 3~5ml/h 的速度持续冲洗导管；⑤观察穿刺肢体有无疼痛、麻木、皮肤苍白、皮温下降等缺血症状，出现及时报告医生处理；⑥置管时间不宜过长，一般不超过 7 天，一旦出现感染迹象或末梢循环欠佳时，应立即拔出导管。

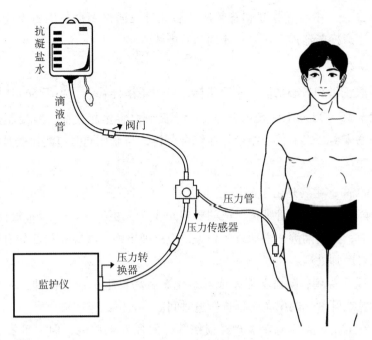

图 12 - 1　动脉穿刺置管与测压

二、中心静脉压监测 🅔 微课

中心静脉压（central venous pressure，CVP）是指胸腔内上、下腔静脉和右心房处的压力，正常值为 5~12cmH₂O。与血容量、心脏射血能力及静脉回心血量等密切相关，主要用于评估循环血容量和右心功能。临床上常用于休克、严重创伤、大手术、急性循环衰竭等危重患者的监测。

（一）测压途径与测量方法

常选用右颈内静脉、锁骨下静脉、颈外静脉和股静脉等，首选锁骨下静脉。监测方法包括简易 CVP 监测法和压力监测仪监测法。

1. 简易 CVP 监测法　将测压管和厘米刻度标尺固定在输液架上，生理盐水排尽管内空气，中心静脉穿刺置管成功后连接三通、测压管与输液装置。标尺零点位于腋中线第 4 肋间，与右心房水平。测压时先将生理盐水充满测压管，后转动三通使测压管与中心静脉导管相通，液面下降至轻微波动不再下降时刻度即为 CVP 值（图 12 -2）。

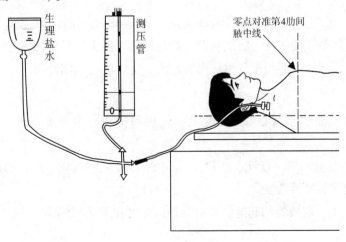

图 12 - 2　简易 CVP 监测法

2. 压力监测仪监测法　中心静脉穿刺置管成功后通过三通，一端与压力换能器、监护仪相连，另一端连接静脉输液。注意换能器零点置于第 4 肋间腋中线水平。

（二）临床意义

CVP 是反映循环血流量和右心功能的常用指标，可用于指导补液。小于 $5cmH_2O$ 表示右心房充盈不良或血容量不足；大于 $15 \sim 20cmH_2O$ 表示右心功能不良或血容量超负荷，应控制输液速度，结合病情进行强心利尿处理。临床上，CVP 值应结合血压综合分析，与血压同时监测比较其动态变化更有意义。

（三）并发症及防治

1. 感染　发生率较高，主要是由于病原微生物侵入伤口所致。防治措施：①严格遵循无菌操作原则，使用最大无菌屏障；②加强导管维护，透明敷料至少 7 天更换一次，纱布敷料至少 2 天更换一次；穿刺部位有渗血、渗液、敷料潮湿、松动或污染等，应立即更换；③穿刺局部如有红肿、发热、疼痛等感染征象，应及时报告医师处理。

2. 出血和血肿　反复穿刺、凝血功能差或肝素化患者易发生出血及血肿，一旦发生，应立即局部压迫止血，凝血功能差或肝素化的患者应延长压迫时间。

3. 其他　血栓、气栓、气胸、血胸、神经损伤等并发症发生率低，但一旦发生后果严重。预防以上并发症关键在于熟悉局部解剖结构，严格遵守操作规程。

三、心电图监测

心电图（electrocardiography，ECG）监测是持续监测心脏电生理活动的一种无创监测方法，是各种危重患者的常规监测手段。

（一）监测方法

1. 心电图机监测　通过心电图机描记可获得 12 导联或 18 导联的心电图。常用 12 导联包括 Ⅰ 、Ⅱ、Ⅲ、aVR、aVL、aVF、V1 ~ V6。18 导联是在 12 导联心电图基础上增加了 6 个胸导联。即 V3R、V4R、V5R、V7、V8、V9。

2. 心电监护仪监测　是 ICU 最常用的心电图监测方法，通过心电监护仪连续，动态反映心电图的变化，及时发现异常心电图。常用的心电监护仪有 3 电极、4 电极和 5 电极。电极常放置的位置：RA 在右锁骨中线第 2 肋间；LA 在左锁骨中线第 2 肋间；RL 在右下腹（右腋中线第 5 肋间）；LL 在左下腹（左腋中线第 5 肋间）；V 在心前区。电极放置应注意避开肌肉、关节等活动剧烈部位，以免影响监测效果。

3. 动态心电图（Holter）监测　应用 Holter 可进行 24 ~ 48 小时的动态连续心电图监测，常用于心律失常及心肌缺血，尤其是无症状性心肌缺血的诊断与评估。但由于只能回顾性分析心电图异常，不能反映即时的心电图变化，因此不能用于危重症患者连续、实时的心电图监测。

（二）监测意义

1. 监测心率、心律　通过监测心电图变化及时发现和识别心律失常，指导临床抗心律失常治疗，判断药物疗效。

2. 诊断心肌缺血或心肌梗死　心肌缺血 ECG 出现 ST 段压低超过 0.1mV；心肌梗死 ECG 出现 ST 段弓背抬高、病理性 Q 波等特征性改变。

3. 判断起搏器的功能　起搏器的起搏脉冲电活动信号可在 ECG 上显示，通过监测 ECG 观察起搏器的起搏与感知功能。

4. 监测电解质改变　高钾血症在心电图可见 T 波高尖，低钾血症心电图可出现 U 波。

四、Swan – Ganz 导管监测

Swan – Ganz 导管监测又称漂浮导管监测或肺动脉压监测，可测量右心房压（RAP）、肺动脉压（PAP）、肺动脉楔压（PAWP）、心排血量（CO）等。

（一）适应证

用于心肌梗死、心力衰竭、呼吸衰竭、肺动脉高压、严重创伤、烧伤、休克等患者，评估其心功能、肺功能及治疗效果等。

（二）测压途径与测量方法

Swan – Ganz 气囊漂浮导管全长 110cm，导管型号包括三腔、四腔、五腔，成人常用 7F 四腔导管。气囊距导管顶端约 1mm，充气后导管可随血流漂移至肺部小动脉。远端腔开口于导管末端，用于测量 PAP、PAWP 和肺动脉标本采集；近端腔开口于距离导管末端 30cm 的导管侧壁，用于测量 RAP、CVP 或测量心排血量时注射生理盐水；热敏电阻位于距离导管末端 3.5～4cm，用于心排血量测定。

首选右颈内静脉，可选锁骨下静脉、肘静脉、股静脉。穿刺途径与中心静脉置管相同，漂浮导管经外周沿上腔或下腔静脉，进入右心房，气囊部分充气后经三尖瓣送入右心室，气囊完全充气，随血液漂移经肺动脉瓣推进至肺动脉、肺小动脉，外接压力传感器、示波器可显示不同部位的压力波形。置管成功后，连接冲洗装置（肝素稀释液和压力袋组成），通过三通活塞管，与压力转换器、监护仪相连接。胸片拍摄确认导管尖端与左心房同一水平。在监护仪上行零点校正后可测量中心静脉压。

（三）正常值

肺动脉舒张压（PADP）正常值为 7～12mmHg，PAWP 正常值为 2～10mmHg，肺毛细血管楔压（PCWP）正常值为 5～12mmHg。

（四）并发症及防治

1. **肺动脉破裂、肺出血**　是 Swan – Ganz 导管监测中最严重的并发症，见于导管插入过深，气囊过度充气和血管变性等因素。因此，气囊充气量应小于 1.5ml，应缩短测量 PAWP 的间隔时间。

2. **气囊破裂**　常见于反复使用的导管，气囊多次充气、放气或单次充气量过大。故导管不宜重复使用，充气宜缓慢，每次充其量应 <1.5ml。如怀疑气囊破裂，应立即抽出气体，拔出导管，避免气囊碎片形成栓子造成栓塞。

3. **心律失常**　多发生在置管过程中，由于导管尖端接触心肌壁或心瓣膜所致，可出现室性期前收缩、室上性心动过速等。故导管置入或拔出应密切观察心电图监测情况，出现异常时及时处理。

4. **血栓形成、栓塞**　导管血管内易引起血小板的黏附聚集，而低血压、休克等患者处于高凝状态，更易形成血栓，血栓脱落可造成栓塞，甚至肺栓塞。故应尽量缩短置管时间，定期使用肝素生理盐水冲管，密切观察如患者出现肢体水肿、疼痛、静脉扩张等血栓形成的表现，出现呼吸困难、胸痛、咳嗽等，应及时通知医生处理。

5. **导管扭曲、打结**　导管插入较深，可引起导管在心腔内扭曲、打结，置管后通过 X 光检查导管位置，如已经打结，应抽出气囊内气体，缓缓拔出导管。

6. **感染**　为侵入性操作常见的并发症之一，可发生穿刺部位感染，少数发生细菌性心内膜炎。故操作中应严格遵循无菌操作原则；定期消毒、更换敷料；穿刺部位出现发红、疼痛等异常表现应立即处理。

五、心排血量监测

心排血量（cardiac output，CO）是指一侧心室每分钟射出的血液总量。CO 主要反映心脏的泵血功

能，对评价心功能、补液与药物治疗具有重要意义。其正常值为 $4 \sim 8L/min$。

（一）Swan－Ganz 导管心排血量监测

这是一种通过置入 Swan－Ganz 导管，利用热稀释法进行 CO 监测的有创性监测方法。其对设备、技术以及操作人员的要求较高。目前仍然作为测量心排血量的"金标准"。

（二）脉搏指示连续心排血量监测

脉搏指示连续心排血量监测（PICCO）是一种微创血流动力学监测技术，需同时放置大动脉导管（股动脉、肱动脉）及中心静脉导管，结合经肺温度稀释法和动脉脉搏波型曲线下面积分析技术测量心排血量。PICCO 监测无须放置肺动脉导管，其创伤较小，并发症少、简便，并能连续监测 CO，能够更准确地反映心脏前负荷和肺水肿类型。

（三）多普勒心排血量监测

通过多普勒超声技术测量红细胞的移动速度来计算主动脉血流，从而计算出 CO，实现 CO 的连续性无创监测。根据超声探头放置位置不同，可分为经食管和经气管两种。此方法不适合躁动、不合作的患者，气管或食管疾病患者，或严重出血倾向的患者。

（四）胸腔电生物阻抗法

采用生物电阻抗技术测量每个心动周期胸腔电阻抗值的变化，从而间接测量心排血量的无创监测方法。基本原理是生物体容积变化时可引起电阻抗变化，而胸腔电阻抗值的改变主要与心脏、大血管血流容积密切相关，电阻抗变化反映血流量的变化。该方法操作简单，可长时间连续监测，且安全、可靠、费用低，但其抗干扰能力较差，易受患者呼吸、心律失常、血流动力学不稳定等因素影响。一定程度上限制了其在临床的广泛应用。

⊕ 知识链接

经胸连续多普勒法

采用连续多普勒超声波技术，通过测量主动脉或者肺动脉的射血速度，计算出每搏输出量等指标，实时监测左心和右心的心排血量。无创超声血流动力学检测仪的小型多普勒探头置于胸骨上窝测量主动脉血流量（左心排血量），置于肋间隙可测量肺动脉血流量（右心排血量）。

该技术具有操作简单、无创、安全、准确、使用成本低廉等优点，患者易接受。但也存在一定局限性，由于需操作者手持探头，难以连续监测，且测试结果易受操作者影响。

第四节　神经系统功能监测

神经系统疾病患者病情复杂多变、并发症多，通过临床观察及神经系统功能监测，可及时发现病情变化，评估治疗效果，指导调整治疗方案。

一、神经系统体征动态监测

（一）意识状态

意识状态是神经系统功能监测中最常用、最简单、最直接的观察项目。正常人意识清楚，当神经系统发生病变时可出现意识障碍，意识障碍一般分为嗜睡、昏睡、浅昏迷、中度昏迷、深昏迷 5 个级别。

意识障碍的评估见本章第一节。

（二）眼部体征

1. 瞳孔 主要观察瞳孔的大小、形状及对光反射。正常瞳孔直径 2～5mm，两侧等大等圆，对光反射灵敏。瞳孔直径 <2mm 为瞳孔缩小，瞳孔直径 >5mm 为瞳孔扩大。出现双侧瞳孔不等大，提示可能出现脑疝；双侧瞳孔缩小常见于氯丙嗪、吗啡等药物中毒及有机磷农药中毒；双侧瞳孔散大，多见于颅脑损伤、颅内压增高或濒死状态。瞳孔对光反射的灵敏程度与昏迷程度成反比。

2. 眼球 主要观察眼球有无运动障碍、斜视、偏视或自发性震颤等，有助于判断神经系统尤其是脑干的功能状况。眼球震颤提示脑干或小脑病变；两眼迅速向下运动，然后缓慢回到正常位置，提示脑桥病变。

（三）神经反射

包括正常的生理反射和异常的病理反射。生理性反射的减弱或消失及病理性反射的出现均提示神经系统功能发生改变。检查神经反射有助于判断疾病的性质、严重程度及预后。

（四）运动系统

运动功能主要观察患者的肢体自主活动能力和小脑的共济协调能力；评估肌力等级，注意两侧比较；观察体位与肌张力，如去大脑强直时四肢呈伸展体位，甚至角弓反张。两侧大脑皮层受累时可见去皮质强直状态。

二、颅内压监测

颅内压（intracranial pressure，ICP）是指颅腔内容物对颅腔壁产生的压力。颅内压增高会引发脑疝危象，可使患者因呼吸循环系统的衰竭而死亡。ICP 监测是诊断颅内高压最迅速、客观与准确的方法，通过监测可及时发现颅内高压，有助于诊断、治疗和判断预后。

（一）颅内压的形成及正常值

正常成人颅腔是由颅底骨和颅盖骨组成的腔体，成人颅腔容积相对固定，颅腔内容物（脑组织、脑血液和脑脊液）体积与颅腔容积相适应，使颅内压力保持稳定。一般脑脊液静水压代表颅内压，可通过腰椎穿刺或直接穿刺脑室测定。

ICP 正常值，成人平卧为 5～15mmHg（70～200mmH$_2$O），儿童为 3.5～7.5mmHg（50～100mmH$_2$O）。

（二）颅内压的监测方法

包括有创颅内压监测和无创颅内压监测。无创颅内压监测是通过经颅多普勒超声、脑电图等技术实现，但测量数据准确性不够，故不常用。有创颅内压监测包括脑室内、硬膜下和硬膜外监测等，其中脑室内监测结果最准确，其次是硬膜下腔，硬膜外腔最差。

1. 脑室内测压 通过颅骨钻孔术，将硅胶管放置于侧脑室，经三通管连接传感器和监护仪进行 ICP 监测，此法最早使用，应用最广。主要优点：①测压准确；②可引流脑脊液，降低颅内压；③取脑脊液进行检验或注入药物；④根据脑室容量压力反应了解脑室的顺应性。缺点：①易引起颅内感染，一般置管不超过 1 周；②当颅内病变使中线移位或脑室塌陷变形时穿刺不易成功。

2. 脑膜下测压 通过颅骨钻孔、打开硬膜，在蛛网膜表面置入特制的中空螺栓并与之紧贴，螺栓内注入液体，外接监护仪测量 ICP。优点：不穿透脑组织，且与侧脑室的解剖位置无关，可多处选择测压点。缺点：硬膜开放增加了感染风险，且影响因素较多，不易保证测压准确。

3. 硬膜外测压 是将传感器直接置于硬膜与颅骨之间进行 ICP 监测。优点：硬膜完整，颅内感染的机会明显降低，可用于长期监测。缺点：测压结果较脑室内测压高 2～3mmHg，另外长时间监测，可使硬脑膜增厚，传感器灵敏度下降。

（三）颅内压的分级

成人 ICP 超过 15mmHg（200mmH$_2$O）或儿童超过 7.5mmHg（100mmH$_2$O）称为颅内压增高。持续颅内高压可引起脑血流量降低，造成脑缺血缺氧，甚至导致严重后果。国际上多采用 20mmHg 作为降低颅内压的临界值。一般 ICP 分为四级：<15mmHg 为正常；15~20mmHg 为轻度升高；21~40mmHg 时为中度升高；>40mmHg 为重度升高。

（四）影响颅内压的因素

任何能够改变颅腔容积大小或影响颅内 3 种内容物的因素，均可影响颅内压。

1. 脑脊液（CSF）   脑脊液吸收障碍或生成增多时，可引起颅内脑脊液增多，颅内压增高。

2. PaCO$_2$ 脑血管对其周围细胞外液 pH 变化很敏感，PaCO$_2$升高，pH 下降，脑血流增加，ICP 升高；PaCO$_2$下降，脑血流减少，ICP 下降。

3. PaO$_2$ 大脑对缺氧最敏感，当 PaO$_2$<50mmHg 时，脑血流增多。另外，缺氧可导致脑细胞水肿，ICP 升高；缺氧改善，ICP 可下降；如低氧血症持续时间过长，脑水肿已形成，即使 PaO$_2$改善，ICP 也难以恢复。

4. 血压   平均动脉压在 50~150mmHg 之间时，由于脑血管的自动调节功能，可使脑部血流处于稳定水平，ICP 保持不变。超过此范围，ICP 可随血压升高或降低而发生相应改变。

5. 其他   使腹内压增高的因素如便秘、咳嗽、喷嚏等均可引起 ICP 升高；增加脑血流的药物可使 ICP 增高；渗透性利尿药使脑细胞脱水，可降低 ICP；体温每下降 1℃，ICP 可降低 5.5%~6.7%。

三、脑电图监测

脑电图（electroencephalogram，EEG）是脑细胞生物电活动通过脑电图仪放大并记录下来的曲线，由不同的脑波活动组成。国际上常采用 10~20 导联系统安放电极，电极数量根据目的不同而定，推荐使用 16~18 导联脑电图仪进行常规记录。安置电极前注意擦净头皮油脂，记录脑电图时注意避免外界电器干扰，以免影响波幅显示的准确性。EEG 监测常用于中枢神经系统疾病（特别是癫痫）、危重症患者监测、睡眠障碍和脑死亡的判定等。

第五节   泌尿系统功能监测

泌尿系统功能监测主要通过尿液及血液生化指标监测来反映患者的病情与病程进展状况，是危重症患者监测的重要内容。

一、尿液监测

1. 尿量   是反映肾功能最直接、最简单的指标，也是反映机体重要脏器血液灌注状态的敏感指标之一。正常成年人 24 小时尿量 1000~2000ml，24 小时超过 2500ml 为多尿，小于 400ml 为少尿，小于 100ml 为无尿。危重症患者需观察每小时尿量，正常成年人每小时尿量大于 0.5~1ml/kg，当尿量小于 17ml/h 为少尿。

2. 尿常规   主要检查尿中是否存在红、白细胞、管型及蛋白等，可有助于评估患者泌尿系统感染或肾损害情况。

3. 尿比重   可反映肾脏的浓缩功能，正常值为 1.015~1.025，一般尿比重与尿量成反比。尿比

重 > 1.025 为高比重尿，提示尿液浓缩，肾脏本身功能尚好；尿比重 < 1.010 为低比重尿，提示肾脏浓缩功能降低，见于肾功能不全恢复期、尿崩症、慢性肾炎及肾小管浓缩功能障碍等；尿比重固定在1.010 左右，为等张尿，提示肾功能严重障碍。

4. 尿渗透压　用于评估肾脏的浓缩及稀释功能，临床上同时监测血渗透压，两者的比值反映肾小管的浓缩功能。尿渗透压的正常值为 600 ~ 1000mOsm/L，血渗透压的正常值为 280 ~ 310mOsm/L，正常尿/血渗透压的比值为（2.5 ± 0.8）。急性肾衰时尿渗透压接近血浆渗透压，两者的比值降低，可小于 1.1。

二、血液生化监测

1. 血尿素氮（blood urea nitrogen，BUN）　是体内蛋白质代谢的产物，经肾小球滤过而随尿液排出体外，是反映肾小球滤过功能的常用指标，成人正常值为 3.2 ~ 7.1mmol/L。BUN 升高程度与肾功能损害程度成正比，监测 BUN 有助于诊断肾功能不全或肾功能衰竭。但 BUN 升高不具有肾脏特异性，肾前性因素和肾后性因素引起尿量减少，BUN 升高；蛋白质分解过多或摄入过多也可引起 BUN 增高。

2. 血肌酐（serum creatinine，Scr）　来源于内激性和外源性，内源性肌酐是体内肌肉代谢的产物，外源性肌酐是肉类食物在体内代谢的产物，均经肾小球滤过，随尿排泄。当体内肌肉代谢及肉类食物摄入量恒定时，肌酐的生成比较恒定，血肌酐浓度可反映肾小球滤过功能，具有肾脏特异性。正常值为 83 ~ 177μmol/L，浓度升高提示肾功能不全。

3. 内生肌酐清除率（endogenous creatinine clearance rate，Ccr）　是反映肾小球滤过功能的重要指标。内源性肌酐生成相对恒定，在控制饮食、排除外源性肌酐来源的前提下，可测量内生肌酐清除率，正常值为 80 ~ 120ml/min。Ccr 能够准确反映肾小球滤过功能，Ccr 降低至正常值的 80% 以下时提示肾小球功能减退，50 ~ 70ml/min 为肾小球功能轻度损害，30 ~ 50ml/min 为中度损害，< 30ml/min 为重度损害。

第六节　消化系统功能监测

消化系统功能障碍会导致机体内环境及全身功能的改变，危重症患者应重视消化系统功能的监测及评估，并及时调整治疗方案。

一、肝功能监测

肝脏是人体重要的代谢器官，具有代谢、排泄、解毒、合成等功能。除参与营养物质的代谢外，还参与主要凝血与纤溶因子的生成、胆红素的代谢、氨的排泄等。

1. 血清酶学监测　肝脏功能受损时，某些酶从受损的肝细胞内释放入血，血清酶的浓度升高。监测血清酶学的变化有助于了解和评估肝功能情况。常用的血清酶学监测包括谷丙转氨酶、谷草转氨酶、碱性磷酸酶等。

2. 血清胆红素监测　高胆红素血症主要反映肝代谢功能障碍，黄疸是肝功能障碍的主要临床表现之一，与血清总胆红素升高直接相关，常见于肝细胞损伤及胆汁淤积等。血清总胆红素的正常值为 3.4 ~ 17.1μmol/L。血清胆红素测定常用于黄疸的诊断，溶血性时黄疸间接胆红素明显升高；肝细胞性黄疸时直接胆红素增加占 30% 以上，多伴有转氨酶升高；阻塞性黄疸时总胆红素、直接胆红素升高明显，尿中胆红素呈阳性。

3. 血氨监测 肝脏能够将体内蛋白代谢产生的氨经鸟氨酸循环合成尿素，经肾脏随尿排出体外。血氨正常值为 $18 \sim 72 \mu mol/L$，肝功能障碍时，血氨升高，易诱发肝性脑病。

4. 血清蛋白监测 血清总蛋白包括血清白蛋白与血清球蛋白。血清总蛋白的正常值为 $60 \sim 80 g/L$，血清白蛋白的正常值为 $40 \sim 50 g$，球蛋白正常值为 $20 \sim 30 g/L$，血清白蛋白和球蛋白的比值为 $(1.5 \sim 2.5):1$。血清中蛋白质含量与正常肝细胞的数量成正相关，当血清白蛋白下降时，二者比例下降甚至倒置，常提示肝功能障碍。

5. 凝血功能监测 当肝功能受损时，凝血因子合成障碍，患者出现凝血功能异常。监测凝血酶原时间（PT）、活化部分凝血酶原时间（APTT）、凝血酶时间（TT）及纤维蛋白原（FIB）等凝血功能指标可反映肝功能状况。

二、胃肠黏膜内 pH 监测

胃肠黏膜内 pH（intramucosal pH，pHi）监测是测量胃肠黏膜组织内的酸碱度，pHi 的正常范围为 $7.35 \sim 7.45$。胃肠道缺血是引起胃肠功能障碍的重要启动因素，常是多脏器功能障碍综合征（MODS）的早期表现。pHi 能够早期敏感反映胃肠黏膜缺血缺氧及患者病情变化。

1. 监测方法

（1）**直接测量法** 采用 pH 微电极直接进行监测，是一种有创性的精确监测方法，操作复杂，临床应用较少。

（2）**间接测量法** 包括生理盐水张力法和空气张力法两种。但鼻咽部阻塞、食管狭窄阻塞、食管静脉曲张、食管胃底出血、严重凝血障碍等患者禁忌使用。

⊕ **知识链接**

pHi 间接测量法

1. 生理盐水张力法 通过置入特殊的葡萄糖生理盐水导管至胃腔，向其前端半透膜球囊内注入一定量的生理盐水，$30 \sim 90$ 分钟后抽出囊内生理盐水，弃去前 1.5ml 无效腔内液体，保留余下的 2.5ml 做血气分析，同时抽取动脉血检测血气，将生理盐水 PCO_2 值和动脉血中 HCO_3^- 代入 Henderson – Hasselbalch 公式：$pHi = 6.1 + \log(HCO_3^-/PCO_2 \times 0.03 \times k)$，式中 0.03 为 CO_2 解离常数，k 为不同平衡时间对应的校正系数。

2. 空气张力法 将胃黏膜 CO_2 张力计插入胃腔并连接胃张力监测仪，监测仪自动向导管气囊内注入空气，达到预先设定的平衡时间后，自动将囊内气体抽出，用红外线监测直接测出囊内气体中的 PCO_2，同样抽取动脉血进行血气分析，测量值输入监测仪，自动计算或根据 Henderson – Hasselbalch 公式自动计算出 pHi。

---

2. 临床意义

（1）**评估休克患者器官灌注状态** 机体遭受创伤、失血及感染等发生休克时，为保证心脑等重要器官的灌注和氧供，使机体其他组织器官的血管收缩。胃肠道在休克时，缺血、缺氧发生最早，恢复最晚，缺氧越严重，pHi 下降越明显。因此，监测 pHi 能够在休克早期及时发现局部及隐匿的器官低灌注状态，及早发现组织缺血、缺氧。

（2）**判断复苏和循环治疗是否彻底和完全，预防 MODS** 休克经过早期快速补液，各项监测指标均已恢复正常，但 pHi 仍处于较低的状态，称为"隐性代偿性休克"。其主要危害是胃肠道上皮细胞对缺血性缺氧非常敏感，缺血数分钟即可损伤坏死，黏膜通透性增加，肠道内细菌和内毒素侵入机体，进而诱发脓毒症和MODS。pHi监测可早期预警、指导治疗，纠正缺血缺氧状态，预防MODS发生。

（3）危重症患者预后评估　pHi是评估危重症患者预后更为敏感和可靠的重要指标之一。经过治疗，pHi仍低或继续下降，说明患者存在不可逆转的胃肠道缺血或治疗无效，则预后不良；如pHi得到改善，说明胃肠道缺血得到纠正。有关研究表明，pHi>7.32者大部分存活，而pHi较低者死亡率较高。pHi低患者较pHi正常患者的死亡率明显增高，且容易发生脓毒血症和MODS等并发症，纠正pHi可以改善患者预后。

目标检测

答案解析

一、单选题

1. 下列心血管系统功能监测项目中属于有创监测的是（　　）

　　A. 中心静脉压监测

　　B. 心电图监测

　　C. 多普勒心排出量监测

　　D. 胸腔电生物阻抗监测心排血量

　　E. 心电监护仪袖带自动间断测压

2. 心电图监测的意义是（　　）

　　A. 监测心律失常　　　　　　B. 监测心肌缺血、心肌梗死　　　　C. 监测电解质紊乱

　　D. 监测起搏器功能　　　　　E. 以上都是

3. 有创动脉血压监测时首选途径为（　　）

　　A. 股动脉　　　　　　　　　B. 足背动脉　　　　　　　　　　　C. 尺动脉

　　D. 肱动脉　　　　　　　　　E. 桡动脉

4. CVP正常值为（　　）

　　A. 2~5cmH$_2$O　　　　　　B. 5~8cmH$_2$O　　　　　　　　　C. 5~12cmH$_2$O

　　D. 15~20cmH$_2$O　　　　　E. 20~25cmH$_2$O

5. 正常吸呼比为（　　）

　　A. 1:1　　　　　　　　　　B. 2:1　　　　　　　　　　　　　C. 1:2

　　D. 1:3　　　　　　　　　　E. 3:1

6. 脑室内测压最主要的缺点为（　　）

　　A. 患者疼痛严重　　　　　　B. 适用范围广　　　　　　　　　　C. 穿刺难度大，技术要求高

　　D. 有颅内感染的危险　　　　E. 不易保证测压的准确性

7. 反映肾小球浓缩功能的指标是（　　）

　　A. 渗透压　　　　　　　　　B. 血尿素氮　　　　　　　　　　　C. 血肌酐

　　D. 内生肌酐清除率　　　　　E. 尿量

8. 某卒中脑出血患者，刺激能睁眼，疼痛刺激可定位，不能准确回答问题，其GCS评分是（　　）

　　A. 7分　　　　　　　　　　B. 8分　　　　　　　　　　　　　C. 9分

　　D. 10分　　　　　　　　　　E. 11分

二、简答题

1. 危重症患者胃肠黏膜内 pH 监测的临床意义包括哪些？

2. 简述颅内压的影响因素。

三、病例分析题

患者，女性，48 岁，因车祸伤致创伤性休克、右侧硬膜外血肿、重型颅脑损伤、右股骨干开放性骨折入院，呈昏迷状态，呼吸急促，刺激可见肢体屈曲，双耳可见少量血性液流出。经紧急输血抢救后急诊行开颅血肿清除术、手术止血并积极扩容等，术后送入 ICU 监护，查体：体温 36.4℃，脉搏 115 次/分，呼吸 30 次/分，血压 85/50mmHg，脉搏血氧饱和度 90%，给予呼吸机辅助呼吸等处理。

1. 该患者目前存在的主要问题是什么？

2. 该患者入 ICU 后应重点加强哪些系统的功能监测？

（都　霞）

书网融合……

本章小结

微课

题库

人文素养

PPT

第十三章　危重症患者常见并发症的监测与预防

📖 学习目标

知识要求：

1. **掌握**　呼吸机相关性肺炎；导管相关性血流感染；导尿管相关性尿路感染；多重耐药菌感染；深静脉血栓的概念和病因。

2. **熟悉**　危重症患者常见并发症的临床表现及判断标准。

3. **了解**　危重症患者常见并发症的发生机制。

技能要求：

1. 正确评估危重症患者的健康史、临床表现及辅助检查。

2. 制订常见并发症监测与预防的护理计划，并实施相应的护理措施。

素质要求：

1. 形成批判性思维方式，具有扎实的急危重症护理理论以及熟练的急危重症护理技能。

2. 培养学生处理实际问题的能力，在今后的临床工作实践中能够更好地为急危重症患者提供高水平的护理服务。

→ 案例引导

案例：患者，女性，65岁，2周前因突发脑干出血，紧急在全麻下行"颅内血肿清除术＋去骨瓣减压术"，术后转入ICU对症治疗。现患者处于昏迷状态，行气管切开术持续呼吸机辅助通气，黄绿色脓痰、量中等，尿液呈黄色浑浊样；入院时带入PICC导管一根，穿刺部位周围红肿、有硬结。

体格检查：体温39℃，脉搏110次/分，呼吸24次/分，血压135/88mmHg，患者消瘦、舟状腹，皮下脂肪微薄，四肢肌张力高。颈软，无颈静脉怒张，听诊双肺呈湿性啰音。

辅助检查：胸片示双肺纹理增多，痰液细菌培养为铜绿假单胞菌；尿常规提示白细胞（＋＋＋）；血液化验炎症指标提示C反应蛋白80.27mg/L；血常规提示白细胞18×10^9/L，嗜中性粒细胞80%，淋巴细胞百分比2.22%；血标本培养出铜绿假单胞菌。

讨论：1. 该患者可能出现了哪些并发症？

2. 针对以上并发症可采取哪些针对性预防与护理措施？

危重症患者受病情、特殊的治疗与护理手段及长时间卧床等因素影响，易发生各种并发症，包括呼吸机相关性肺炎、导管相关性血流感染、导尿管相关性尿路感染、多重耐药菌感染等各种相关性感染以及深静脉血栓等。有效监测与预防并发症对于改善危重症患者的转归、减少住院时间与费用等方面都是至关重要的。

第一节 呼吸机相关性肺炎 微课

呼吸机相关性肺炎（ventilator - associated pneumonia，VAP）是指行气管插管术或气管切开术患者在接受机械通气 48 小时后发生的肺实质性感染。呼吸机撤机、拔管 48 小时内出现的肺炎仍属于 VAP。VAP 是机械通气患者最常见并发症之一，也是医院获得性肺炎（hospital - acquired pneumonia，HAP）中最严重的类型，可延长患者的住院时间，增加医疗负担，严重影响重症患者的预后。据报道，国外 ICU 中 VAP 发病率为（1.3~20.2）/1000 机械通气日，病死率为 13%~25.2%。我国的一项调查结果显示，46 所医院的 17358 例 ICU 住院患者，插管总天数为 91448 天，VAP 的发生率为 8.9/1000 机械通气日，病死率为 21.2%~43.2%。

一、概述

（一）病原微生物

我国 VAP 常见的病原菌为鲍曼不动杆菌、铜绿假单胞菌、肺炎克雷伯菌、金黄色葡萄球菌及大肠埃希菌等。既往认为 VAP 的发生可能与所感染的病原菌不同而存在时间差异，但近年来的研究表明，早发 VAP（发生在机械通气≤4 天）和晚发 VAP（发生在机械通气≥5 天）在多重耐药（multidrug resistance，MDR）细菌感染率方面没有明显差异。

（二）感染机制

1. 呼吸道及全身防御机制受损 长时间建立人工气道行机械通气治疗的患者因呼吸道的防御功能下降易发肺部感染。此外，机体抵抗力低下和免疫功能受损的患者使用机械通气也会大大增加感染的概率。

2. 病原菌侵入与定植 机械通气时口咽部微生物的误吸是病原菌进入呼吸道最重要的途径，另外，含有细菌的气溶胶及凝胶微粒的吸入、远处感染灶的血行播散、气管导管内吸痰等侵入性操作也是病原菌侵入、定植呼吸道的重要因素。

二、患者评估

（一）健康史

除评估患者的性别、年龄、意识状态、临床诊断、既往病史等一般情况，应重点评估患者机械通气的时间、呼吸机的连接方式、医源性操作史、用药史、患者的营养状况、有无误吸风险及免疫功能状态等。

（二）临床表现

VAP 的临床表现缺少特异性，可有肺部感染常见的症状与体征，包括发热、呼吸道有痰鸣音等。中医辨证认为，患者可见咳喘气涌、喉中伴痰声、痰液黏稠带血或色黄、身热目赤、汗出、舌苔黄薄等。

（三）辅助检查

1. 影像学检查 X 线胸片或 CT 显示出现新的或进展性浸润影、实变影或磨玻璃影是 VAP 最常见的胸部影像学特点，对于病情危重无法及时行 CT 检查者，可考虑结合床旁胸部超声检查。

2. 微生物学检查

（1）病原学检查 目前 VAP 的临床表现仍缺乏特异性，因而及早为疑为 VAP 患者留取标本进行病原学检查对明确 VAP 的诊断和正确使用抗菌药物治疗具有非常重要的意义。侵入性方法如经支气管镜行支气管肺泡灌洗（bronchoalveolar lavage，BAL）和保护性毛刷（protected specimen brush，PSB）留取的样本检测较非侵入性气管内吸引（endotracheal aspiration，ETA）具有更高的准确率。

（2）气道分泌物涂片　可快速辨别患者呼吸道内是真菌感染还是细菌感染，为 VAP 的早期诊断和初始抗菌药物的选择提供依据。

3. 气道分泌物定量培养　培养时间一般需要 48～72 小时，不能为 VAP 的早期诊断与初始抗菌药物的选择提供指导，但有助于感染和定植的鉴别分析。下呼吸道分泌物定量培养结果用于鉴别病原菌是否为致病菌，经 BAL 分离的细菌菌落计数≥10^4CFU/ml、经气管镜 PSB 分离的细菌菌落计数≥10^3CFU/ml 或经 ETA 分离的细菌菌落计数≥10^5CFU/ml 可考虑为致病菌；若细菌浓度低于微生物学诊断标准，需结合宿主因素、细菌种属和抗菌药物使用情况综合评估。

4. 感染相关生物标志物　C 反应蛋白（C reactive protein，CRP）和降钙素原（procalcitonin，PCT）是临床上最常用的鉴别感染与否的生物学指标，CRP 和 PCT 值的明显升高可作为 VAP 辅助诊断的参考。应强调的是，CRP 和 PCT 不能代替微生物学检查。

5. 其他　活检肺组织培养是肺炎诊断的"金标准"。因其是有创检查，临床取材困难，故早期不常进行。

（四）呼吸机相关性肺炎的判断

1. 临床诊断　同时满足下列至少 2 项可考虑诊断 VAP。

（1）体温 >38℃ 或 <36℃。

（2）外周血白细胞计数 >10×10^9/L 或 <4×10^9/L。

（3）气管、支气管内出现脓性分泌物。

2. 临床肺部感染评分（clinical pulmonary infection score，CPIS）　可对 VAP 的诊断进行量化，该评分系统用于诊断肺炎并评估感染的严重程度，由 6 项内容组成。

（1）体温。

（2）外周血白细胞计数。

（3）气管分泌物情况。

（4）氧合指数（PaO_2/FiO_2）。

（5）胸部 X 线片示肺部浸润进展。

（6）气管吸出物微生物培养。

总分为 12 分，一般以 CPIS >6 分作为诊断标准。但简化的 CPIS 评分更便于临床评估，总分为 10 分，得分≥5 分提示存在 VAP，具体见表 12-1。

表 12-1　简化的临床肺部感染评分标准

参数	数值	分值
体温（℃）	≥36.5 且≤38.4	0
	≥38.5 且≤38.9	1
	≥39.0 且≤36.0	2
血白细胞计数（10^9/L）	≥4 且≤11	0
	4 < 或 >11	1
气道分泌物	少量	0
	中等	1
	大量	2
	脓性	+1

续表

参数	数值	分值
氧合指数（mmHg）	>240 或 ARDS	0
	≤240 且无 ARDS 证据	2
X 线胸片	无浸润影	0
	弥漫性（或斑片状）浸润	1
	局限性浸润	2

三、预防与护理

（一）人工气道管理

1. 气管插管路径与鼻窦炎预防　气管插管可通过经口腔途径和经鼻途径建立。气管插管患者继发鼻窦炎是 VAP 的高危因素，经口气管插管可降低鼻窦炎的发病率。

2. 气囊压力监测　气囊是气管内导管的重要装置，可防止气道漏气、口咽部分泌物流入气道及胃内容物的反流误吸。使气囊充盈并保持压力不低于 $25cmH_2O$，可有效降低 VAP 的发病率。另外，气囊放气或拔出气管插管前应确认气囊上方的分泌物已被清除。

3. 声门下分泌物引流　上呼吸道分泌物可聚集于气管导管球囊上方，造成局部细菌繁殖，分泌物可顺气道进入肺部，导致肺部感染。声门下分泌物吸引可明显降低 VAP 的发病率并缩短 ICU 入住时间，给预期机械通气大于 48~72 小时的患者使用带有声门下分泌物吸引功能的气管导管。

（二）与操作相关的预防与护理

1. 改变体位　机械通气患者无禁忌证可床头抬高 30°~45°，能有效预防 VAP，尤其利于行肠内营养的患者，可减少胃内容物反流导致的误吸。可通过协助机械通气患者翻身拍背及给予振动排痰，以改变患者体位，减少相关并发症。

2. 口腔护理　机械通气患者建立人工气道在一定程度上破坏了口、鼻腔对细菌的天然屏障，严格有效的口腔护理是对机械通气患者气道的重要保护，加强患者口腔清洁，推荐使用 0.12% 葡萄糖氯己定，每 6~8 小时一次，从而减少口咽部细菌定植。另外，也可采用中医方法，如金银花含漱液行口腔护理能有效预防上呼吸道感染。

3. 防止外源性感染　引起 VAP 的病原体可来源于医务人员及感染患者。定期对 ICU 病房空气、医疗器械和各种装置进行病原菌定植监测，定期进行环境和医疗器械消毒，严格进行床单元终末处理。医务人员要严格遵守无菌操作原则，接触患者前后严格手卫生，避免手污染及器械污染。

4. 早期实施肠内营养　机械通气患者应早期开始肠内营养，并根据患者的情况调节管饲的速度与量，同时行胃潴留量监测。中医认为，热奄包外敷腹部可有效缓解肠胀气，提升胃肠功能，减少误吸。经鼻肠管营养与经鼻胃管营养相比，前者可降低 VAP 的发病率。因此，机械通气患者更宜选择经鼻肠管进行营养支持。

5. 早期康复锻炼　每日评估使用呼吸机和气管插管的必要性及镇静药物使用的必要性，尽早脱机拔管以及停用镇静药物可有效预防 VAP 的发生。鼓励并协助患者进行早期活动，开展康复锻炼。早期康复治疗有助于患者功能状态的恢复，防止肌肉无力和萎缩。

（三）与器械相关的预防与护理

1. 呼吸机清洁与消毒　指对呼吸机整个气路系统及机器表面的消毒，呼吸机外壳及面板应每天清洁消毒 1~2 次，内部管路的消毒按照呼吸机产品要求进行。

2. 呼吸回路及管道的更换　呼吸回路污染是导致 VAP 的外源性因素之一，循证医学研究结果虽不支持定时更换呼吸回路，但当管道破损或污染时需及时更换，呼吸机外部管道及配件应做到一人一用一消毒或灭菌。

3. 湿化器的选择　机械通气患者可采用恒温湿化器或含加热导丝的加温湿化器，湿化罐或雾化器液体应使用灭菌水并且每 24 小时更换。

4. 冷凝液集水杯的放置　始终保持冷凝液集水杯处于呼吸机管道的最低位直立状态，并及时倾倒冷凝液防止反流误吸。

5. 吸痰装置及更换频率　开放式吸痰装置应每日进行更换，密闭式吸痰装置无须每日更换，最长不超过 7 天更换，当出现污染或破损时应及时更换。

（四）药物预防

1. 雾化吸入或静脉应用抗菌药物　雾化吸入可使呼吸道局部达到较高的抗菌药物浓度，理论上可作为预防 VAP 的措施。但局部用药可能引起抗菌药物耐药，因而不支持机械通气患者常规雾化吸入或静脉使用抗菌药物预防 VAP。

2. 选择性消化道去污染（SDD）和选择性口咽部去污染（SOD）　SDD 是在口咽部使用并口服非吸收性抗菌药物，联合或不联合肠道外抗菌药物，清除患者口咽部及消化道可能引起继发感染的潜在病原菌。SOD 是在口咽部只使用非吸收性抗菌药物，二者主要都是清除口咽部的潜在病原体。

3. 中医药物预防　充分发挥中医特色干预，可有效预防 VAP 的发生，如穴位贴敷、王不留行籽行耳穴埋豆可止咳化痰，静脉输注参麦溶液等中成药增强机体免疫力等。

（五）其他

建立健全相关规章制度，制定并落实预防控制 VAP 相关的操作规程，感染监控部门加强督查与监测可有效降低 VAP 发生率。经过专业培训的医务人员进行机械通气患者的护理不仅可以降低 VAP 发生率，还可缩短患者住院时间。另外，随着相关指南的不断更新，所推荐的机械通气患者集束化护理措施也日益增多，各 ICU 可根据收治患者的具体情况和客观条件采用安全、有效且便于实施的方案。

⊕ 知识链接

HAP 与 VAP 的区别

医院获得性肺炎（HAP）是我国最常见的医院获得性感染，是指患者住院期间没有接受有创机械通气、未处于病原感染的潜伏期，而于入院 48 小时后新发生的肺炎。其诊断和治疗较为困难，病死率高。而 VAP 只是 HAP 中的类型之一，HAP 和 VAP 的共同发病机制即病原体到达支气管远端和肺泡，突破宿主的防御机制，从而在肺部繁殖并引起侵袭性损害。HAP 与 VAP 的临床表现和诊断基本相同。

根据《中国成人医院获得性肺炎与呼吸机相关性肺炎诊断和治疗指南》，HAP 的预防如下：①采用半卧位，预防误吸；②减少上呼吸道和（或）消化道病原菌定植；③积极治疗基础疾病；④加强患者管理。HAP 的预防措施适用于 VAP，但 VAP 存在特定的危险因素，还需针对性预防。

第二节　导管相关性血流感染

导管相关性血流感染（catheter related bloodstream infection，CRBSI）是指带有血管内导管或者拔除

血管内导管 48 小时内的患者出现菌血症或真菌血症，并伴有发热（>38℃）、寒战或低血压等感染表现，除血管导管外没有其他明确的感染源。随着血管内导管的广泛应用，CRBSI 已成为医院血液感染的最常见原因。据报道，静脉导管感染占医院感染的 13%，其中 90% 的静脉导管感染发生于中心静脉置管。

一、概述

（一）病原微生物

CRBSI 的病原微生物主要源自定植于导管内的细菌或经导管输入被污染的液体。主要的病原菌是皮肤细菌，以表皮葡萄球菌、凝固酶阴性葡萄球菌、金黄色葡萄球菌、念珠菌及肠杆菌属最常见。

（二）感染途径

1. 导管外途径 见于导管穿刺部位局部的病原微生物经导管与皮肤间隙入侵，并定植于导管尖端，是 CRBSI 最常见的感染途径。

2. 导管内途径 主要见于导管连接处污染的病原微生物经导管腔内移行至导管尖端，并在局部定植，如输液污染、导管接头污染和导管开放时污染。

3. 血行播散途径 致病菌由其他感染灶经血行播散并定植于导管，如尿路感染。

二、患者评估

（一）健康史

主要评估患者年龄、发病过程、既往病史、血管条件、血管损伤史，导管置入的目的、时间、导管种类、数量、置入途径等。此外，还应评估患者的免疫功能状况、意识状态、心理反应与合作程度等。

（二）临床表现

CRBSI 症状常不典型，缺少特异性。包括插管部位的炎症、严重感染的表现以及导管相关并发症。置管部位出现红肿、硬结，或有脓性渗出。不同程度的发热及脓毒症为最常见的表现形式。少数患者可出现静脉炎、心内膜炎、骨髓炎或迁徙性脓肿的症状与体征。

（三）辅助检查

CRBSI 的主要检查为病原菌培养，可分为以下两种情况。

（1）除导管后取导管尖端 5cm 进行病原菌培养，如果定植菌与血培养菌为同一菌株即可诊断 CRBSI。

（2）留置导管期间使用抗生素前同一时间分别经导管与经皮肤抽血并进行病原菌培养，如果经导管采出的血标本菌落计数是经皮肤采出的血标本菌落计数的 3 倍以上，可诊断 CRBSI。对于差异报阳时间（differential time to positivity，DTP），经导管采出的血标本呈现阳性时间较经皮肤采出的血标本早 2 小时以上，可诊断 CRBSI。如果经导管采血多次病原菌培养为同一种病原微生物，且定量计数 ≥ 10^2 CFU/ml，也提示发生 CRBSI。

（四）导管相关性血流感染的判断

CRBSI 的诊断要结合临床表现、外周血培养结果及导管尖端或导管血培养结果。

实验室诊断：1 个或多个血培养检出确认的病原菌，且与其他部位感染无关。

三、预防与护理

（一）手卫生

提高手卫生的依从性、严格执行手卫生和遵循无菌技术原则可以明显降低 CRBSI 的发生。触诊置管部位前后、置管、更换导管装置、维护导管时均要做手卫生。置管部位消毒后，不应再触诊该部位，除非遵循无菌技术。置管和维护时必须严格遵循无菌技术。

（二）置管前准备

1. 评估导管置入指征　ICU 患者在进行血管内导管置入前要认真评估是否具备置管指征，如高渗药物及刺激性药物输入、危重症患者抢救、需大量快速扩容通道等，尽量减少不必要的中心静脉导管置入。

2. 导管及插管部位选择

（1）外周静脉导管　成人应选择上肢作为插管的部位。当预计静脉输液治疗 >7 天时，应使用中等长度周围静脉导管或经外周中心静脉导管（peripherally inserted central catheter，PICC）。

（2）中心静脉导管　成人非隧道式中心静脉置管时应首选锁骨下静脉，尽量避免使用股静脉和颈静脉，并建议在超声引导下放置中心静脉导管。血液透析患者应避免选择锁骨下静脉，以防静脉狭窄。预期置管超过 5 天的患者可选用抗菌材料导管，此种导管表面附有抗菌药物或导管材料中加入了抗菌药物，可有效降低 CRBSI 发生率。

（三）置管操作中的预防与护理

1. 皮肤消毒　使用合适的消毒剂进行皮肤消毒，如 2% 葡萄糖氯己定、浓度不低于 0.5% 的碘伏、2% 碘酊溶液和 75% 乙醇，消毒时消毒剂不宜过多，待干后再行穿刺。消毒穿刺部位范围要广，消毒范围应大于敷料面积，PICC 置管时应以穿刺点为中心，直径≥20cm。

2. 最大限度无菌屏障　操作者戴无菌手套、口罩、帽子，穿手术衣，患者从头到脚覆盖无菌巾，如果有无菌物品污染或疑似污染不得使用，应重新更换。

（四）置管后维护

1. 导管穿刺部位皮肤保护　使用无菌的透明、半透明敷料覆盖插管部位，如果患者出汗多或导管穿刺处有渗血，使用无菌纱布。一般纱布敷料每 2 天更换 1 次，透明敷料每周更换 1~2 次，当敷料潮湿、松弛或可见污渍时应及时更换。

2. 穿刺部位的观察　每天动态观察穿刺点有无发红、触痛、肿胀、渗血、渗液，同时了解患者主诉，如有无疼痛、感觉异常、刺痛感等。透过敷料观察与触诊穿刺部位，当有局部肿痛或有感染迹象时，应打开敷料仔细观察。

3. 妥善固定导管　导管固定不牢引起的导管移动是导致 CRBSI 发生的重要原因之一。推荐使用无缝线固定装置，不能依赖敷料、弹性或非弹性绷带作为导管固定的唯一方法，每次更换敷料时需评估导管固定装置的完整性。

4. 导管连接部位保护　反复进行导管连接部位的操作会增加感染的机会。在连接导管前应做好局部消毒，不推荐常规使用抗凝剂来减少导管相关感染风险，对严格执行无菌操作但仍然有多次 CRBSI 病史的长期置管患者可预防性使用抗菌药物封管液。

5. 与导管连接的输液装置的更换　输液器、三通、延长管、肝素帽每 24 小时更换，在输入血液、血制品、脂肪乳剂后的 24 小时内或停止输液后应及时更换输液管路。

6. 正确冲封管　每日评估导管是否通畅，给药前后用 0.9% 氯化钠溶液脉冲式冲管，使用每毫升 10

个单位的肝素或 0.9% 氯化钠溶液对中心静脉导管、PICC 及植入式输液港进行正压封管。

7. 导管的更换 无须常规更换导管以预防导管相关感染。一般短期外周导管可维持 72 ~ 96 小时，短期的中心静脉导管一般为 14 天左右，PICC 导管留置时间依据产品提供的期限。

8. 每日评估留置导管的必要性 ICU 患者导管留置时间越长，感染概率越大，应尽早拔除不需使用的导管。紧急状态下的置管，若不能保证有效的无菌状态，应当在 48 小时内尽快拔除。

9. 置管期间避免预防性使用全身抗菌药物 避免在插管前或留置导管期间常规使用全身抗菌药物，以预防导管内细菌定植或 CRBSI。

10. 健康教育 告知患者和家属置管的目的及使用的注意事项，制定 PICC 导管维护手册，教会患者或家属如何正确维护。

（五）其他

建立健全规章制度，制定并落实预防与控制 CRBSI 的工作规范与操作规程，逐步开展 CRBSI 的目标性监测，持续质量改进可有效降低感染率。对实施和护理导管的医务人员进行教育和培训，只有经过培训并通过考核的医务人员方可进行外周或中心静脉导管置入与护理工作。另外，对 ICU 行血管内导管置入的患者加强集束化管理，以最大限度地降低 CRBSI 发生率。

第三节　导尿管相关性尿路感染

导尿管相关性尿路感染（catheter – associated urinary tract infection，CA – UTI）是指留置导尿管后或拔管 48 小时之内发生的尿路感染，是医院感染的常见类型之一。尿路感染（urinary tract infection，UTI）的发病率仅次于肺部感染，是常见的院内获得性感染之一，70% ~80% 的院内获得性尿路感染与导尿管的使用有关。CA – UTI 发生率随年龄增长而增加，且女性高于男性，绝经后女性因激素水平下降，更易导致 CA – UTI 的发生。当患者合并糖尿病、肿瘤等疾病，或因疾病、营养等导致免疫力下降，均可导致 CA – UTI 发生率上升。CA – UTI 在院内常发生于 ICU，国内相关研究表明，ICU 内发生率在 4.5% ~ 13.4%。

一、概述

（一）病原微生物

CA – UTI 绝大多数的致病菌为革兰阴性杆菌，其中以大肠埃希菌最为常见。

（二）感染途径

CA – UTI 以逆行感染最为常见，致病菌侵入的主要途径：①置管操作时无菌操作不严格，导致细菌进入患者机体；②留置导尿管期间，细菌可经导尿管和尿道黏膜进入患者机体；③频繁破坏引流系统的密闭性，导致细菌经导尿管与集尿袋连接处或集尿袋的出口处侵入。

二、患者评估

（一）健康史

重点评估患者病情、年龄、性别、有无基础疾病、导尿管留置时间、心理反应及合作程度等。此外，还应评估导尿管材质、抗生素的应用情况、尿液引流情况等。

（二）临床表现

CA – UTI 一般不伴随全身感染症状的发生。多数患者无明显临床表现。部分患者尿道口周围可见炎性分泌物，出现尿路刺激症状，即尿频、尿急、尿痛。个别患者可出现腰骶部疼痛、低热等症状。

（三）辅助检查

1. 尿培养　留取清洁中段尿，或经耻骨上膀胱穿刺造瘘留取尿培养标本。

2. 尿沉渣镜检　新鲜尿标本经离心后应用相差显微镜检查。

3. 其他检查　经手术、病理学、影像学等相关检查。

（四）导尿管相关性尿路感染的判断

当留置尿管患者符合以下条件之一，可诊断导尿管相关性尿路感染。

（1）清洁中段尿培养革兰阳性球菌菌落数 $\geq 10^4$ CFU/ml，革兰阴性杆菌菌落数 $\geq 10^5$ CFU/ml。

（2）耻骨上膀胱穿刺造瘘留取尿液培养细菌菌落数 $\geq 10^3$ CFU/ml。

（3）经手术、病理学、影像学等相关检查，证明有尿路感染。

（4）新鲜尿标本经离心后应用相差显微镜检查，每 30 个视野中有半数视野能见到细菌。

三、预防与护理

（一）置管前准备

留置导尿管前评估置管的必要性，必须在有留置导尿指征的情况下才实施留置导尿。

（二）置管操作中的预防与护理

根据患者的年龄、性别、尿道等情况选择适宜型号和材质的导尿管。置管时严格遵循无菌操作原则，保持最大的无菌屏障。置管过程中，应充分润滑，动作轻柔，避免因操作不当导致尿道黏膜的损伤。为降低或延缓 CA – UTI 的发生，可在导尿管表面喷涂物理长效抗菌材料，形成物理抗菌生物膜，阻止细菌生物膜的形成。

（三）置管后维护

1. 导尿管及引流装置的管理　妥善固定导尿管，防止导尿管扭曲、受压、折叠、滑脱等现象的发生。适时调整集尿袋的位置，减少器械相关性压力性损伤、尿道损伤、非计划性拔管等并发症的发生。集尿袋应放置在低于耻骨联合处，避免与地面接触，防止尿液逆流。及时清空集尿袋中的尿液，清空前清洗双手，倒尿过程要遵循无菌操作原则，避免集尿袋排尿口接触非无菌的尿液收集装置，减少逆行性感染的风险。

2. 保持装置密闭性　采用抗反流密闭式引流装置，减少不必要的膀胱冲洗，尽量避免引流装置的密闭性被破坏。对于必须分离密闭装置时，应消毒尿管与连接管口，在严格无菌操作下重新恢复引流装置的密闭性。依据临床指征进行导尿管及集尿袋的更换，如出现感染、梗阻、密闭的引流装置开放等现象。

3. 会阴护理　每日做好留置导尿管患者的会阴护理。可采用大黄、黄柏、黄芩等清热解毒制剂进行会阴护理或尿道口擦拭。

4. 健康教育　嘱患者多饮水，调整作息及生活习惯，避免过度劳累，增强患者自身免疫力及抵抗力。勤开门窗通风，保持病房内空气清新，温湿度适宜。饮食宜清淡富有营养，多吃新鲜蔬菜及水果，忌食辛辣及烟酒。对于出现 CA – UTI 且症状较重需采用药物治疗的患者做好用药指导，如口服磺胺类药物时指导患者多饮水，防止药物在尿中析出结晶，减轻患者的不良反应。服用清热利尿中药时，药宜偏凉服，服后应卧床休息，以利于药效的发挥，汤剂水量宜偏大，多次饮用起到增加尿量、加强通淋的目的。同时指导患者遵医嘱用药，不要擅自停药或延长用药时间。

5. 及时拔除导尿管　每日评估继续留置导尿管的必要性，对于不需要继续留置导尿管的患者应尽快拔除导尿管以减少 CA – UTI 的发生。

（四）其他

可遵循"防治未病，标本兼治"的中医理念，如补肾气、利湿通淋、清热解毒、健脾益气等，充分发挥中医辨证优势。同时对留置导尿管患者进行集束化管理，最大限度地降低 CA – UTI 的发生。

第四节　多重耐药菌感染

多重耐药菌（multidrug – resistant organism，MDRO）是指对通常敏感且常用的 3 类或 3 类以上抗菌药物同时呈现耐药的细菌。MDRO 感染是医院感染暴发的潜在因素，其防控形势日益严峻，必须实施积极有效的多重耐药菌感染防控措施，保障患者安全。

一、概述

（一）临床常见多重耐药菌

耐甲氧西林金黄色葡萄球菌（methicillin – resistant staphylococcus aureus，MRSA）、耐万古霉素肠球菌（vancomycin – resistant enterococcus，VRE）、超广谱 β - 内酰胺酶（extended spectrum beta – lactamases，ESBLs）、肠杆菌科细菌（如大肠埃希菌和肺炎克雷伯菌）、耐碳青霉烯类肠杆菌科细菌（carbapenem – resistant enterobacteriaceae，CRE）、多重耐药铜绿假单胞菌（multidrug – resistant pseudomonas aeruginosa，MDRPsA）、多重耐药鲍曼不动杆菌（multidrug – resistant acinetobacter baumannii，MDR – AB）等。

（二）易感因素

（1）老年患者。

（2）免疫功能低下患者，包括患有糖尿病、慢性阻塞性肺疾病、肝硬化、尿毒症的患者，长期使用免疫抑制剂治疗、接受放射治疗和（或）化学治疗的肿瘤患者。

（3）接受中心静脉置管、机械通气、泌尿道插管等各种侵入性操作的患者。

（4）近期（90 天内）接受 3 种及以上抗菌药物治疗的患者。

（5）既往多次或长期住院的患者。

（6）既往有 MDRO 定植或感染史等。

二、患者评估

（一）健康史

首先评估患者年龄、性别、疾病诊断、发病过程、诊疗过程、用药史，尤其是抗菌药物的应用情况（如种类、时长等），应重点评估患者有无 MDRO 感染的易感因素。

（二）临床表现

MDRO 感染的临床表现缺少特异性，不同部位的 MDRO 感染临床表现多样化且较为复杂。如泌尿道感染、外科手术部位感染、医院获得性肺炎、导管相关血流感染及复杂的皮肤感染等，应根据患者感染部位、临床症状与体征进行评估。

（三）辅助检查

1. 纸片扩散法　将浸有抗菌药物的纸片贴在涂有细菌的琼脂平板上，抗菌药物在板上由纸片中心向四周扩散，其浓度呈梯度递减，纸片周围一定直径范围内的细菌生长受到限制。在细菌药物敏感性测定中采用纸片扩散法可以判断药物对细菌生长的抑制情况。

2. 稀释法　也称最低抑菌浓度测定法，是以一定浓度的抗菌药物与含有被试菌株的培养基进行一系列不同浓度的稀释，经培养后观察最低抑菌浓度。

3. 耐药基因检测　采用基因特异引物进行聚合酶链式反应（polymerase chain reaction，PCR）扩增及产物测序，确定菌株是否携带某种基因。

三、预防与护理

（一）手卫生

规范的手卫生可显著降低 MDRO 感染的发生率、定植发生率，是减少医院感染发生的关键措施之一。医务人员应按 WHO 提出的手卫生标准进行。医疗机构应当提供有效、便捷的手卫生设施，如流动水洗手池、速干手消毒剂等，提高医务人员手卫生依从性。

（二）加强环境物表清洁消毒

1. 日常清洁与消毒

（1）医疗机构应按《医疗机构消毒技术规范》要求做好病房环境物表的清洁消毒工作，尤其是医务人员高频接触的物体表面，应遵循"先清洁、再消毒"原则。环境物表检出 MDRO 时，应增加清洁和消毒频率。

（2）MDRO 感染患者使用的低度危险医疗器械（如听诊器、血压计等）专人专用；轮椅、车床、担架、床旁心电图机等难以实现专人专用的医疗器械、器具及物品，必须在每次使用后进行规范的清洁消毒。

（3）MDRO 感染患者诊疗护理过程中产生的医疗废物，应按照医疗废物管理有关规定进行处置，均放置在黄色双层医疗废物袋、防渗透密闭容器中进行运送。

2. 终末清洁与消毒

（1）MDRO 感染患者隔离病室内医疗卫生用品应彻底清洁与消毒，未经有效清洁与消毒不得移动至别处使用。实施终末清洁与消毒时做好个人防护，穿隔离衣与戴手套，并正确穿脱防护用品。

（2）推荐先对空调通风系统进行清洁与消毒，然后依次对患者居住区域和卫生间的环境进行清洁与消毒。

（3）按由上而下、由轻污染到重污染、由里而外顺序有序进行清洁与消毒。

（4）更换所有床上织物，包括被单、被套、枕套等，推荐使用可擦拭消毒或压力蒸汽消毒的寝具。

（5）采用含有效氯或具有同等消毒作用水平的消毒溶液进行擦拭消毒。可增加紫外线照射、过氧化氢气雾消毒等措施，对环境进行消毒。

（三）严格实施隔离措施

应对确定或高度疑似 MDRO 感染患者，在标准预防的基础上，实施接触隔离措施，预防 MDRO 传播。

1. 患者安置　将 MDRO 感染患者安置于单人病室，若单人病室数量不足，应优先安置传播风险大的患者（存在大小便失禁、伤口持续有分泌物等情形）。当不具备实施单间隔离的条件时，应将相同感染患者集中安置在同一间病室或隔离区域，保证与其他患者有足够的床间距。在不具备实施单间隔离及集中安置条件时，对感染患者临时实施床单元隔离，隔离床单元与非感染患者床单元之间的距离至少1.5m；不应将 MDRO 感染患者与存在留置各种导管、有开放伤口或免疫功能低下等易感因素的患者安置在同一区域。隔离病室入口处应有明显的隔离标识，室内诊疗用品应专人专用。

2. 合理安排诊疗护理活动 医务人员在对 MDRO 感染患者实施诊疗护理操作时，应将已确诊或高度疑似的患者安排在最后进行，并减少或缩短侵入性装置的应用。在人力资源可行的情况下，应为接受隔离的患者安排专人护理，特别是在 MDRO 感染患者增多或发生 MDRO 感染暴发期间。

3. 正确使用个人防护用品

（1）接触 MDRO 感染患者时，应根据患者病情和诊疗工作需要，按照《医院隔离技术规范》要求正确使用防护用品。

（2）为使用呼吸机、大便失禁、排泄物或伤口分泌物难以控制等情形的 MDRO 感染患者实施诊疗护理操作时，应戴口罩、手套，穿隔离衣；如进行可能发生血液、体液等喷溅的有创操作时，还应佩戴护目镜或防护面罩。

（3）对于日常生活能自理的 MDRO 感染患者，护士为患者提供照护时可根据需要选用防护用品，在可能发生液体、分泌物暴露，或医务人员衣物被污染等情况时（如为患者沐浴，协助患者上厕所、更换伤口敷料、实施导尿操作等），应穿隔离衣和（或）戴手套。

（4）当病区内出现 MDRO 感染暴发时，接触病区内所有患者时均应按 MDRO 感染患者/定植者做好个人防护。

4. 规范患者转运 原则上应限制难以控制大小便、伤口有分泌物 MDRO 感染患者的活动范围，减少转运；如需转运时，应采取有效防控措施防止患者污物播散，以减少对其他患者、医务人员和周围环境的污染。外出检查或转科、转诊时应告知接诊科室做好防控。

（四）合理使用抗菌药物

抗菌药物的不合理使用是细菌产生耐药性的主要原因，医疗机构应当认真落实抗菌药物临床合理使用的有关规定，严格执行抗菌药物临床使用基本原则，切实落实抗菌药物的分级管理，正确、合理地实施个体化抗菌药物给药方案，根据临床微生物检测结果，合理选择抗菌药物，避免因抗菌药物使用不当导致细菌耐药的发生。

（五）做好多重耐药菌感染监测

护士作为感染防控的重要实践者，应对高危人群做好病例监测、环境监测和细菌耐药性监测。通过病例监测，及时发现 MDRO 感染患者；通过环境卫生学监测，了解环境 MDRO 污染状态；通过细菌耐药性监测，掌握 MDRO 变化趋势，发现新的 MDRO，评估干预措施的效果。

1. 病例监测 应做好患者感染症状的持续监测，包括是否有发热、抗生素的治疗效果、患者主诉等情况，及时识别感染症状，并报告医生进行诊断。

2. 环境卫生学监测 环境标本的采集包括患者床单位，如床栏、床头柜、呼叫器按钮、输液架等；还包括临近物体表面，尤其是手频繁接触的部位，如门把手、水龙头、计算机键盘、鼠标、电话、地面、墙面等公共设施等。

3. 细菌耐药性检测 应做好细菌耐药性检测结果的定期监测，通过规范的留取标本为感染诊断提供依据，在留取标本时应注意以下几点。

（1）严格遵守标本留取规范，确保标本留取的准确性。

（2）提高采集自无菌部位的微生物标本送检比例，除了血液、脑脊液等注入血培养瓶培养的无菌标本外，不建议在凌晨留取标本（包括下呼吸道标本、尿标本等），以避免因标本不能及时处理导致错误的检测结果。

（3）对于血液、脑脊液等无菌部位标本检出的耐药菌株，必须排除污染菌的可能后确认为致病菌。如有必要，再次规范采集标本重新送检。

第五节　深静脉血栓

深静脉血栓（deep venous thrombosis，DVT）是指血液非正常地在深静脉内凝结引起的静脉回流障碍性疾病。全身主干静脉均可发病，尤其多见于下肢。急性期静脉血栓脱落可发生严重并发症肺栓塞（pulmonary embolism，PE），是患者死亡的主要原因。住院患者有40%～60%存在DVT风险。国外调查显示，危重症患者DVT的发生率在5%～31%之间，远高于普通人群。

一、概述

（一）病因及发病机制

血流缓慢、血管壁损伤和血液高凝状态是造成深静脉血栓形成的三大因素。

1. 静脉血流缓慢　多见于急性心肌梗死、心力衰竭、脑卒中、大型手术后及肢体固定等原因，使得患者长期卧床而致血流缓慢。

2. 血管壁损伤　静脉内注射强刺激性或高渗性液体导致静脉炎和静脉血栓形成。手术、外伤等因素可导致静脉壁挫伤而诱发静脉血栓形成。

3. 高凝状态　如恶性肿瘤、弥散性血管内凝血、过量使用止血药物等情况均可使血液处于高凝状态。

（二）临床表现

主要表现为患肢突发性肿胀、疼痛，部分患者以肺栓塞为首发。

1. 患肢肿胀　是下肢静脉血栓形成后最常见的症状。急性期患肢组织张力高，呈非凹陷性水肿。当髂静脉及其侧支全部被血栓堵塞，临床表现为剧烈疼痛，患肢皮肤发亮，伴有水疱或血疱，皮色呈青紫色，皮温低，足背动脉搏动不能扪及，患者全身反应强烈，体温升高，如不及时处理，可发生休克或静脉性坏疽，临床称为股青肿，是下肢静脉血栓中最严重的一种情况。当血栓合并感染时，刺激动脉持续痉挛，可见全肢体的肿胀、皮肤苍白及皮下网状的小静脉扩张，称为疼痛性股白肿。

2. 疼痛　是最早出现的症状。患者常有患肢疼痛性痉挛或紧张感，活动后加剧，卧床休息或抬高患肢症状可减轻。当血栓位于小腿肌肉静脉丛时，伸直患肢，足被动背屈可引起小腿后侧肌群疼痛，称Homans征阳性。急性期因局部炎症反应和血栓吸收可出现低热。

3. 浅静脉曲张　发病1～2周后，患肢可出现浅静脉显露或扩张。属于代偿性反应，当主干静脉堵塞后，下肢静脉血通过浅静脉回流，出现浅静脉代偿性曲张。

二、患者评估

（一）健康史

1. 原发性危险因素　评估患者有无DVT病史、高龄、恶性肿瘤、肥胖、心/肺功能不全、抗凝血酶因子缺乏、遗传性高凝状态、瘫痪等导致DVT形成的原发性危险因素。

2. 继发性危险因素　评估有无近期大手术（特别是髋关节、膝关节置换术）、孕产妇、严重创伤、脱水、制动、长时间乘坐交通工具、机械通气、留置中心静脉（尤其股静脉）导管、血液净化治疗、使用肌松和镇静药物等导致DVT形成的继发性危险因素。

（二）血栓风险等级评估

常用的血栓风险筛查量表包括Caprini风险评估模型、Autar深静脉血栓风险评估量表、Padua评分、

RAP 评分 4 种。危重症患者推荐使用 Caprini 风险评估量表。此量表包含了大约 40 个不同的 DVT 危险因素，每个危险因素根据危险程度不同赋予 1~5 分的分数，根据得到的累积分数将患者的 DVT 发生风险分为极低危、低危、中危、高危。

（三）辅助检查

1. 实验室检查　下肢血栓形成时，血液中 D–二聚体的浓度升高，可用于急性 DVT 的筛查、疗效评估和复发的危险程度评估。

2. 影像学检查

（1）彩色多普勒超声检查　敏感性、准确性均较高，是 DVT 诊断的首选方法，适用于筛查和监测。

（2）CT 静脉成像　主要用于下肢主干静脉或下腔静脉血栓的诊断，准确性高，可多角度显示下肢静脉血管病变的部位、范围，还可以同时行三维重建图像。

（3）磁共振静脉成像　能准确显示髂、股、腘静脉血栓，但不能很好地显示小腿静脉血栓。

（4）静脉造影　目前仍是诊断下肢 DVT 的"金标准"。可以有效判断有无血栓，血栓部位、范围、形成时间和侧支循环情况。缺点是有创、造影剂过敏、肾毒性以及造影剂本身对血管壁的损伤等。

（四）深静脉血栓的判断

对于血栓发病因素明显、症状体征典型者，首选超声检查，必要时行静脉造影。

三、预防与护理

（一）深静脉血栓形成的预防措施

DVT 风险为低度危险时建议应用基础预防，中度危险建议应用药物预防或基础预防联合物理预防，高度危险时建议应用药物预防或药物预防联合物理预防。对于存在出血高风险的危重症患者，应采用物理方法预防，一旦出血风险降低，应开始药物预防或联合物理预防方法。

1. 基础预防措施

（1）抬高患肢　患肢宜高于心脏平面 20~30cm，以促进血液回流，防止静脉淤血，从而减轻水肿与疼痛，应避免小腿下垫枕，以免造成深静脉回流障碍。

（2）避免脱水　危重症患者适度补液，如无肾功能异常，鼓励患者多饮水，降低血液黏稠度。

（3）饮食指导　指导患者平衡膳食，多选择低脂食品，多食维生素含量较高的新鲜蔬菜和水果，保持大便通畅。

（4）早期功能锻炼　鼓励患者早期活动，勤翻身，做深呼吸及有效的咳嗽咳痰动作；尽早下床行主动运动，如股四头肌等长收缩运动，足踝关节旋转运动等，如病情允许可做膝关节屈伸运动。

（5）保护血管　静脉输液尽量选择上肢静脉，避免下肢穿刺，使用留置套管针进行穿刺；同一静脉避免重复穿刺和抽血，以减轻对血管壁的损伤；避免静脉注射对血管有刺激性的药物。

2. 物理预防措施　对无法进行早期活动的危重症患者，可以首选物理预防措施，且不增加出血的风险。

（1）间歇气压治疗（又称循环驱动治疗）　间歇气压治疗将气流泵入气囊后，对肢体进行按摩及挤压，促进血液加速回流，及时有效清除血肿，预防 DVT 发生，建议每日应用≥18 小时。

（2）梯度弹力袜　通过对下肢施加外部压力的方式减小下肢横截面积，降低静脉扩张，增强瓣膜的功能，使静脉血流加速，降低肢体肿胀程度，减少血栓形成机会。

3. 药物预防措施　遵医嘱使用抗凝、溶栓和抗血小板聚集等药物治疗。抗凝是 DVT 的基本治疗，利于血栓自溶和管腔再通，降低 DVT 发生率和病死率。

（1）普通肝素 普通肝素治疗不宜超过 7～10 天，可能出现出血、血小板降低、肝功能损害等情况。一旦引起血小板减少，应立即停用，改为非肝素抗凝剂（如阿加曲班、利伐沙班等）治疗。

（2）低分子肝素 出血倾向小，不易引起血小板减少。临床按体重给药，每次 100U/kg，常规皮下注射，肾功能不全者慎用。

（3）维生素 K 拮抗剂（如华法林） 长期抗凝治疗的主要口服药物，效果临床常用凝血功能的国际标准化比值对其应用效果进行评价。

（4）抗血小板聚集药物 小剂量的阿司匹林主要用于血栓的预防及治疗。外科手术前，为安全起见必须停用阿司匹林 1 周以上，否则容易出现手术创面的广泛渗血。

（5）中药 ①抑制血小板聚集的药物：如盐酸川芎嗪注射液，临床用于治疗急性心肌梗死、预防静脉血栓形成等。②活血化瘀的药物：如疏血通注射液，可抑制静脉血栓形成。

4. 中医护理技术 遵医嘱使用活血通络化瘀方对患肢进行熏蒸，涌泉穴温和灸，芒硝冰片散外敷或使用一指禅手法在双侧阳陵泉、足三里、委中、环跳穴按摩，以达到疏通经络，促进血液循环的效果。

（二）深静脉血栓形成的护理措施

1. 改变体位 急性期应绝对卧床休息。患肢抬高 20～30cm，腘窝处避免受压，以促进静脉血液回流，减轻肿胀与疼痛。禁止患肢按摩或热敷，以防血栓脱落。禁止在下肢进行静脉穿刺。

2. 病情观察 密切观察患肢疼痛的部位、性质、持续时间、程度。严密观察肢体有无股青肿、股白肿出现，一旦发现应立即行外科手术治疗，注意对比两侧肢体的皮肤温度、皮肤颜色、末梢动脉搏动、感觉和肿胀程度的差异。

3. 镇痛 疼痛剧烈的患者，可遵医嘱给予及时有效的止痛措施，注意观察镇痛效果，按病情调整。

4. 饮食护理 宜进食低脂、富含纤维素的食物，以保持大便通畅，尽量避免因排便困难引起腹内压增高而影响下肢静脉回流，导致血栓脱落引起肺栓塞。嘱患者多饮水，保证每日饮水 1500ml 左右，以降低血液黏滞度，增加血流速度。

（三）深静脉血栓形成取栓术后护理

1. 患肢抬高 高于心脏 20～30cm。观察患肢远端皮肤的温度、色泽、感觉和脉搏强度。记录患肢周径的变化以了解治疗效果。

2. 介入治疗及切开取栓术后 穿刺点沙袋加压 24 小时，穿刺侧肢体需严格制动 6 小时，避免活动后出血；制动期间指导患者足踝部运动及正确翻身。

3. 遵医嘱正确穿戴弹力袜 促进静脉血液回流，防止新的深静脉血栓形成。

4. 遵医嘱继续使用抗凝、溶栓、抗感染等药物治疗 尿激酶对急性期 DVT 的治疗具有起效快、效果好、过敏反应少的特点。用药期间避免碰撞及跌倒，观察有无出血倾向。

（四）并发症的观察及预防

1. 出血 是抗凝溶栓治疗的主要并发症。轻者出现牙龈出血、鼻出血、伤口渗血或血肿，严重者出现泌尿道或消化道出血，甚至脑出血。在治疗过程中应严密监测生命体征，观察局部及全身出血倾向。一旦发现出血应立即停药，并遵医嘱予以鱼精蛋白或维生素 K_1，必要时输注新鲜血液。

2. 肺栓塞 是 DVT 最严重的并发症。一旦患者出现胸痛、呼吸困难或呼吸加快、咯血、血压下降、晕厥等症状时应警惕肺栓塞的发生，立即通知医生，绝对卧床休息并制动，防止栓子脱落。若患者发生呼吸、心搏骤停，立即进行心肺复苏。

（五）健康教育

1. 饮食指导 DVT 患者应多食新鲜蔬菜、水果、富含纤维素的食物及黑木耳等降低血液黏滞度的食物，以低脂肪、低热量饮食为宜。

2. 患肢的保护与保温　DVT患者要避免劳累和下肢外伤；鞋袜要宽松；要保暖防寒，以免在缺血状态下增加组织的耗氧量。

3. 加强肢体功能锻炼　疾病稳定期应坚持适当活动，促进下肢血液循环，防止关节的挛缩和肌肉的萎缩。遵医嘱正确穿戴弹力袜。

4. 其他　治疗慢性咳嗽，保持大便通畅。应严格戒烟，避免引起静脉血栓复发。

目标检测

答案解析

一、单选题

1. 危重症患者常见的并发症不包括（　）
   A. 呼吸机相关性肺炎
   B. 导管相关性血流感染
   C. 导尿管相关性尿路感染
   D. 多重耐药菌感染
   E. 危重症患者的昏迷

2. 关于导管相关性血流感染的原因与机制，描述正确的是（　）
   A. 病原微生物来自内源性的条件致病菌
   B. 病原菌以革兰阴性杆菌为主
   C. 患者出现菌血症或真菌血症
   D. 导管内途径是最常见的感染途径
   E. 导管不畅通与感染密切相关

3. 关于导管相关性血流感染（CRBSI）患者的评估，描述正确的是（　）
   A. 评估CRBSI的典型症状
   B. 评估CRBSI的特异性表现
   C. 导管穿刺部位周围皮肤细菌培养阳性可诊断CRBSI
   D. 导管尖端培养与血培养菌为同一菌株可诊断CRBSI
   E. 有静脉炎表现时可确诊为CRBSI

4. 关于导管相关性血流感染的预防与护理措施，描述正确的是（　）
   A. 血液透析患者应避免选择锁骨下静脉置入导管
   B. 静脉输液治疗>7天时应使用中心静脉导管
   C. 成人非隧道式中心静脉置管时应首选颈内静脉
   D. 一般短期外周套管针可维持14天左右
   E. 留置导管期间常规使用全身抗菌药物

5. 关于导尿管相关性尿路感染的原因与机制，描述正确的是（　）
   A. 病原微生物源自血液中的致病菌
   B. 病原菌以革兰阳性球菌为主
   C. 主要为逆行性感染
   D. 选择的导尿管材质与感染直接相关
   E. 经集尿袋的放尿口处侵入是最常见的感染途径

6. 导管相关血流感染的定义是（　）
   A. 带有血管内导管或者拔除血管内导管48小时内的患者出现菌血症或真菌血症，并伴发热（>38.5℃）、寒战或者低血压等表现，除血管导管外没有其他明确的感染源
   B. 带有血管内导管或者拔除血管内导管48小时内的患者出现菌血症或真菌血症，并伴发热

（＞38℃）、寒战或者低血压等表现，除血管导管外没有其他明确的感染源

    C. 带有血管内导管或者拔除血管内导管 24 小时内的患者出现菌血症或真菌血症，并伴发热（＞38℃）、寒战或者低血压等表现，除血管导管外没有其他明确的感染源

    D. 带有血管内导管或者拔除血管内导管 24 小时内的患者出现菌血症或真菌血症，并伴发热（＞38.5℃）、寒战或者低血压等表现，除血管导管外没有其他明确的感染源

    E. 带有血管内导管或者拔除血管内导管 72 小时内的患者出现菌血症或真菌血症，并伴发热（＞38.5℃）、寒战或者低血压等表现，除血管导管外没有其他明确的感染源

7. 为预防中心静脉导管引起的相关感染，以下措施不正确的是（　　）

    A. 置管部位铺大无菌单，严格无菌操作

    B. 置管人员戴帽子、口罩、无菌手套，穿无菌手术衣

    C. 成人中心静脉置管时应首选颈静脉，尽量避免使用颈静脉和股静脉

    D. 置管过程中手套污染或破损应当立即更换

    E. 定期更换敷料

8. 紧急状态下置管，若不能保证有效的无菌原则应当在（　　）小时内尽早拔除导管

    A. 12　　　　　　B. 24　　　　　　C. 48　　　　　　D. 36　　　　　　E. 72

9. 中心静脉导管置管后更换置管穿刺点敷料的频率为（　　）

    A. 无菌纱布 1～2 次/周　　　　　　　　　　　B. 无菌纱布 1 次/天

    C. 无菌透明敷料 1～2 次/周　　　　　　　　　D. 无菌纱布 2 次/天

    E. 不脏不用更换

二、病例分析题

    患者，男性，78 岁，因慢性阻塞性肺疾病（COPD）急性发作致呼吸衰竭急诊入院，在急诊抢救室紧急气管插管后转入 ICU 继续治疗，予以呼吸机辅助呼吸。

1. 如果你是责任护士，应如何有效预防呼吸机相关性肺炎的发生？

2. 导管相关性血流感染的途径有哪些？

3. 护士如何做好危重患者多重耐药菌的监测？

4. 危重患者为何易发生深静脉血栓？

（王　敏）

书网融合……

本章小结　　　　　　　　微课　　　　　　　　题库

第十四章　多器官功能障碍患者的救护

PPT

第一节　全身炎症反应综合征 📱微课1

⇒ 案例引导

　　案例：患者，男性，60岁。因牙疼1个月，伴发热12天，精神倦怠，四肢乏力，挂急诊入院。病史：既往体健，无明确家族病史、药物滥用史、毒物接触史等。查体：血压95/59mmHg，心率102次/分，血氧饱和度94%，呼吸频率25次/分，体温38.1℃。实验室检查：白细胞计数15.9×10^9/L，中性粒细胞计数14.0×10^9/L。入院后6小时，经治疗患者病情好转不明显，复查各项指标结果显示：氧合指数333mmHg，血小板计数120×10^9/L，胆红素30μmol/L，平均动脉压69mmHg，肌酐106μmol/L，尿量可；入院后2天，患者突然意识模糊，呼之不应，按压其眼眶，身体屈曲但没有睁眼，血压88/55mmHg，24小时尿量350ml。

　　讨论：患者的病情出现了怎样的变化？

　　全身炎症反应综合征（systemic inflammatory response syndrome，SIRS）是指各类感染或非感染因素作用于机体，产生应激反应，致使炎症介质过度释放，引起全身炎症损伤的临床综合征。它是机体修复时出现过度应激反应的一种临床过程。

一、病因与发病机制

（一）病因

产生 SIRS 的病因很多，主要包括感染因素和非感染因素。

1. 感染因素　由细菌、病毒、真菌、寄生虫等引起。

2. 非感染因素　由严重创伤、烧伤、休克、急性重症胰腺炎、恶性肿瘤、中毒、大手术等因素所引起，患者出现全身性炎症反应，但血液中大多无法检测到病毒或细菌。

（二）发病机制

SIRS 是机体对各种强致病因素反应的失控，是机体内两种炎症介质相生相克，即炎症介质和抗炎介质的失衡。

1. 炎性细胞激活　各种致病因素通过激活单核巨噬细胞等炎性细胞，释放白介素 - β（IL - Iβ）、TNF - α 等促炎症介质，参与机体的防御反应活动。

2. 炎症介质　肿瘤坏死因子（TNF - α）、IL - Iβ 诱导细胞产生白介素 -6（IL -6）、白介素 -8（IL - 8）、一氧化氮（NO）、血小板激活因子（PAF）等炎症介质。这些炎症介质可诱导产生下一级炎症介质，同时又反过来刺激单核巨噬细胞等炎性细胞进一步产生 TNF - α、IL - Iβ。通过炎症介质之间的相互作用，使炎症介质数量不断增加，从而形成炎症介质网络体系。

3. 免疫功能失调　过度炎症反应诱导代偿性抗炎症介质的产生，最终结局是免疫功能紊乱。

4. 病理生理效应　促炎症介质和抗炎症介质的失衡。不同炎症介质产生不同生物学效应，例如 TNF - α，PAF 可致血管通透性异常，TNF - α、IL -1、NO 可使血管发生扩张，补体 C5a、IL -8 可致血管出现栓塞。TNF - α 可使细胞出现损伤，IL -1、IL -6 可导致体温升高及分解代谢增强等。SIRS 的发展可分为 5 期。

（1）局部反应期　致病因素刺激炎症介质产生对抗致病因子；人体为防止损伤性炎症反应，启动抗炎症介质的释放。

（2）全身炎症反应始动期　炎症和抗炎症反应形成全身反应，但此时全身调节尚未失控。

（3）严重全身反应期　促炎症介质和抗炎症介质释放不平衡，发生过度炎症反应，即 SIRS。

（4）过度免疫抑制期　代偿性抗炎症介质过度释放，炎症介质和抗炎症介质平衡失调，导致代偿性抗炎反应综合征。

（5）免疫功能紊乱期　SIRS/CARS 失衡导致炎症反应失控，使机体对抗炎症的防御性作用转变为损害性作用，损害邻近组织细胞并伤及远处器官，最终导致多器官功能障碍综合征的发生。

二、临床表现与评估

（一）病史

评估患者中毒、创伤、感染等严重原发病史，并判断患者是否存在缺氧、灌注不足、再灌注损伤等病理生理改变。

（二）临床表现

患者临床表现可总结为"两加快"和"两异常"，其中符合 ≥2 项临床表现，即可诊断为 SIRS。

1. 两加快

（1）呼吸频率加快　呼吸频率 >20 次/分或 $PaCO_2$ < 32mmHg。机体组织灌注量不足使细胞缺氧，进而产生乳酸堆积，刺激延髓呼吸中枢兴奋，呼吸深快。

（2）心率加快　心率 >90 次/分。SIRS 早期，全身血管舒张静脉回心血流量不足，使每搏输出量下降，人体代偿性出现肾上腺素水平上升，加快心率。

2. 两异常

（1）体温异常　当炎症反应占优势时，T >38℃；若抗炎反应占优势时，T <36℃。

（2）外周白细胞总数或分数异常　外周血白细胞计数 > 12×10^9/L 或 < 4×10^9/L，或未成熟粒细胞 >10%。

三、治疗与护理

（一）治疗原则

1. 积极治疗原发病和抗感染治疗　积极治疗由严重外伤、烧伤等原发病灶所引起的 SIRS 患者，如局部组织清创、局部脓肿切开引流等。对怀疑或确定由感染引起的 SIRS，应根据血培养结果早期使用敏感性抗生素进行治疗；对于尚不能明确病因的患者，可先采用经验性治疗，应用广谱抗生素，待明确诊断后，使用有针对性的抗生素进行治疗，抗生素的使用应足量、足疗程（7～10 天）。

2. 控制和纠正病理生理失常　包括早期液体复苏（输液、输血）、机械通气等。

3. 清除或拮抗炎症介质　SIRS 最主要的特征是各类促炎性介质的过度释放，因此对感染性休克和重症胰腺炎等疾病患者可进行血液净化和肾脏替代治疗，清除机体内过多的炎症介质。

4. 器官支持　包括呼吸支持、循环支持和营养支持等。

（二）护理措施

1. 即刻护理措施　救治流程可归纳为 "ABC"。A：开放气道，（airway），确保呼吸道通畅，尤其对于昏迷患者应预防性建立人工气道并进行机械通气。B：维持呼吸（breath），给予有效的氧疗和通气支持，改善低氧血症，确保氧饱和度＞90%。C：循环支持（circulation），快速建立静脉通路输入液体。同时，必要时协助医生进行动静脉穿刺置管并监测患者血流动力学情况。

2. 常规护理

（1）病房环境　为有效管理人工气道，应保持室内温湿度适宜（室温保持在 20℃ 左右、湿度 50%～60%）和空气清新，限制探视人数和时间。

（2）基础护理　规范实施各类基础护理措施（皮肤护理、生活护理、口腔护理、心理护理等），密切监测患者营养情况并提供营养支持。

3. 器官功能监测与护理　严密监测患者各器官功能并采取相对应护理措施。

（1）中枢神经系统功能　监测患者意识、瞳孔变化，观察言语、四肢肌张力及躯体活动情况。

（2）呼吸功能　评估患者呼吸频率、节律及深度，监测 PaO_2、$PaCO_2$、SpO_2 以及时发现患者是否出现缺氧和二氧化碳潴留等；根据患者情况，采用呼吸道湿化、雾化、吸痰等方式，确保呼吸道通畅，对于建立人工气道患者，应按照人工气道护理常规进行护理；对于行机械通气患者，应尽量使患者床头抬高（35°～45°）并为患者翻身、拍背、吸痰，以减少误吸危险，防止呼吸机相关性肺炎（VAP）的发生。除此之外，为保证患者早期恢复自主呼吸功能以及减少镇静剂在体内的堆积，应间断性停止使用镇静剂。

（3）循环功能　监测患者 ECG、BP、CVP 等指标，并根据患者血流动力学变化调整补液速度和量，尤其是针对心功能不全患者，防止补液过量。同时，做好循环监测中各种管线和通路的护理，预防导管折断、脱落、堵塞以及感染等情况发生。

（4）肾功能　观察每小时 24 小时尿量情况，如尿量 ≤17ml/h 或 <400ml/d，则提示患者出现急性肾衰竭；观察尿液的颜色与性状，如尿液颜色是否出现红葡萄酒样、浓茶样或酱油样，尿沉渣镜检是否出现粗大颗粒管型；监测血钾、血肌酐及尿素氮水平，并每日做好尿管护理和会阴护理，预防尿路感染发生；对于行 CRRT 治疗患者，应适当增加血管活性物质，如多巴胺和肾上腺素、抗生素、呼吸兴奋剂等药物用量，以免其在滤过过程中浓度和活性降低，影响治疗效果。同时，在行 CRRT 过程中应密切监测各项指标，例如动静脉压、跨膜压及滤器情况，并根据指标改变遵医嘱采取应对措施，当患者静脉压和跨膜压升高且滤器颜色变深时，则患者有可能出现凝血，应及时与医生沟通，考虑增加肝素用量。

（5）肝功能　监测谷丙转氨酶、谷草转氨酶、血钾、肌酐及血凝指标等，防止急性肝衰竭的发生。

（6）肠胃功能　观察患者是否出现消化道出血、腹部胀气、肠鸣音减弱等情况。

（7）其他监测 对于因严重创伤、烧伤或外科手术等原因造成 SIRS 的患者，还应密切观察伤口是否干燥，分泌物的色、状、量，及早确诊是否合并继发感染，以控制病情进展。同时，对于长期卧床患者，还应观察其皮肤是否完整，是否存在压力性损伤、溃疡等。

4. 用药护理 按时、按量给药是确保 SIRS 得以有效控制的关键措施，常用抗生素为青霉素类、头孢菌素类、氨基糖苷类、β-内酰胺类等。应注意，在使用重组活化蛋白 C 抗感染的过程中，应严密监测患者腹腔和胃肠道是否有出血情况。

5. 并发症观察 SIRS 患者常见并发症有脓毒症、脓毒症性休克和 MODS 等，应严密观察相关的症状和体征，监测各器官功能状态和辅助检查结果，以尽早发现各种并发症，采取积极治疗措施，防止病情进一步恶化。

第二节 脓毒症 🔋微课 2

2016 年，《第三版脓毒症与感染性休克定义的国际共识》（简称《脓毒症 3.0》）将脓毒症定义为：由于宿主对感染的反应失控，导致的威胁生命的器官功能不全。脓毒症和脓毒性休克是重大的国际公共卫生问题，经 WHO 统计，每 10 万院内脓毒症患者中约有 189 例死亡，其因高发病率、高病死率以及高额的治疗费用，被称为"ICU 的头号杀手"。

⊕ **知识链接**

脓毒症的"前世和今生"

脓毒症发展的三阶段：①Sepsis 1.0：1991 年，美国胸科医师协会和危重病医学会（ACCP/SCCM）将脓毒症定义为"感染加上 SIRS"，并制定了 SIRS 的诊断标准。②Sepsis 2.0：2001 年，确定了由 20 多条临床症状和体征构成的脓毒症诊断标准。③Sepsis 3.0：2016 年，美国医学会/欧洲危重病医学会将脓毒症定义为宿主对感染的反应失调，产生危及生命的器官功能损害，并将其诊断标准更新为 SOFA≥2 分；2021 年 10 月 2 日，欧洲重症监护医学会/美国危重病医学会（ESICM/SCCM）发布了《拯救脓毒症运动：脓毒症与脓毒性休克治疗国际指南（2021）》，该指南继续延用 2016 年版《脓毒症 3.0》的定义，但对 2016 年版 SSC 指南的部分内容进行了更新与调整。

一、病因与发病机制

（一）病因

1. 感染因素 是脓毒症发病的主要原因，病毒、细菌、真菌、支原体、衣原体及其他特殊病原体等均可导致，其中细菌是全身感染最常见的病因，医院获得性感染以革兰阴性杆菌常见，且耐药菌株远多于社区获得性感染；社区获得性感染以革兰阳性细菌多见。长时间应用超广谱抗菌药物、免疫抑制剂，或免疫功能低下者大多容易出现真菌性感染，其中以念珠菌较为常见。病毒也是常见感染因素，如 SARS 病毒、H1N1 流感病毒等，其易感人群覆盖面广。

2. 非感染因素 各种原因导致宿主防御功能减退（如严重创伤、烧伤、恶性肿瘤、中毒、慢性肝肾病变、糖尿病、重症胰腺炎、外科大手术等）继而使其发生全身性炎症反应，但血中大多检测不到细菌或病毒。

（二）发病机制

1. 炎症反应失控与免疫功能紊乱　一方面促炎介质过度释放，导致炎症反应失控的情况发生。另一方面具有免疫抑制作用的介质大量释放，造成免疫功能出现"抑制"或"麻痹"。炎症介质产生各种生理效应，导致心功能下降、组织水肿、休克、凝血功能障碍等。

2. 循环衰竭和呼吸衰竭　一方面炎症介质释放导致血管扩张、心肌抑制进而引发休克，造成组织低灌注和组织缺氧。除此之外，炎症介质介导的毛细血管通透性异常及内环境紊乱造成组织水肿导致组织氧摄取障碍，则加重组织缺氧，促使炎症反应加大。另一方面，炎症介质还可导致肺水肿，从而引起呼吸功能病理生理改变，甚至发生急性呼吸窘迫综合征，进一步加重缺氧。

3. 肠道细菌和毒素移位　肠道是机体最大的毒素和细菌储存库。肠黏膜屏障包括生物屏障、机械屏障、免疫屏障以及化学屏障。当此4种屏障由于不同原因发生损害时，例如使用抗生素导致菌群失调从而破坏生物屏障，特别是在组织低灌注和缺氧时，因小肠黏膜血管的特殊解剖构造而使小肠绒毛根部发生微动、静脉短路，致使小肠绒毛顶端组织缺血缺氧甚至坏死，破坏细胞结构和功能的完整性，导致化学屏障和机械屏障受损，从而引起毒素和细菌移位。

4. 内皮细胞受损及血管通透性增加　缓激肽、组胺等炎症介质损伤血管内皮细胞，使血管通透性增加，致使毛细血管渗漏综合征的发生，进而增加全身组织氧弥散距离，使人体摄氧能力下降，导致非心源性肺水肿的发生，严重时可引起急性呼吸窘迫综合征，从而加重缺氧。

5. 内环境紊乱　低灌注导致组织发生无氧酵解，乳酸蓄积，酸碱失衡，从而造成内环境紊乱。低灌注和缺氧还会影响肝的蛋白合成功能和解毒功能。肾功能也会因毒素和缺氧的影响而受损，导致代谢产物蓄积，加重水、电解质和酸碱失衡，最终导致细胞因子引发进一步炎症反应。

6. 凝血功能障碍　凝血系统在脓毒症的发病过程中发挥着关键性作用。炎症反应可活化凝血系统，促进炎症的发展，二者之间相互影响，共同促进脓毒症的恶化。例如，内毒素或炎症介质等可激活血小板，而被激活的血小板又分泌生长因子和促炎蛋白，加重脓毒症的发生。炎症还会对血管内皮细胞造成损伤，损伤的内皮细胞反过来又会释放出各类炎症介质，进一步促进脓毒症的发生。

7. 高代谢和营养不良　过度炎症反应会导致机体代谢紊乱，具体表现为机体因内环境紊乱，可在短时期内迅速出现蛋白分解增强、代谢废物蓄积和重度营养不良，最终加重组织器官损伤。

8. 受体与信号转导　外界刺激对受体及细胞内多条信号转导通路的活化和免疫、炎症等细胞功能的调节高度相关，可造成细胞应激、生长、增殖、分化、凋亡、坏死等生物学效应。

9. 基因多态性　严重烧伤、大手术或感染后全身炎症反应失控及器官损害受体内众多基因共同调控，表现出高度的个体差异，有的人群易发生脓毒症，而有的人群则有可能不会发生脓毒症。

二、临床表现与评估

目前，一般按照 PIRO 体系来评估脓毒症患者病情，具体包括：P（predisposition）易患因素，I（infection/insult）感染及创伤因素，R（response）机体反应和 O（organ dysfunction）器官功能障碍。

（一）病史

评估患者是否存在易患因素，以达到早期预防、诊断脓毒症的目的。脓毒症易患因素如下。

（1）年龄≤1 岁或≥65 岁。

（2）基础疾病情况，包括是否有充血性心力衰竭、慢性阻塞性肺疾病、糖尿病、肾衰竭、肝硬化、癌症等基础性疾病。

（3）免疫功能低下，包括获得性免疫缺陷综合征患者、长期使用抗生素或化疗药物患者、酗酒或吸烟等。

（4）大手术后患者或使用气管插管、气管切开、静脉内置管等侵入性操作后患者。

（5）存在烧伤、严重创伤、重症胰腺炎、低氧、低灌注和再灌注损伤等原发病及诱因者。

（二）临床表现

在原发感染或非感染性疾病临床特点的基础上出现机体炎性反应和器官功能障碍。

1. 全身表现　发热或低体温、寒战、呼吸加快、心动过速、高血糖及白细胞计数改变等。

2. 血流动力学改变　严重者可出现低血压、休克等。

3. 感染　白细胞计数和分类改变，血清 C 反应蛋白和降钙素原升高。

4. 组织灌注变化　意识改变、皮肤湿冷、尿量减少、高乳酸血症、毛细血管再充盈时间延长或皮肤出现花斑。

5. 器官功能障碍　各个脏器或系统功能损伤，如低氧血症、血肌酐增加、肠鸣音消失、血小板减少、凝血异常、高胆红素血症等。

（三）诊断标准

有高度可疑的感染灶或有细菌学证据，同时 SOFA 评分≥2（表 14 - 1）。若患者尚无 SOFA 确切数据，可联合监测乳酸水平并行 qSOFA（quick SOFA）进行评分，qSOFA 含 3 项指标，其中满足≥2 项条件可诊断为脓毒症：①呼吸频率≥22 次/分；②收缩压≤100mmHg；③Glasgow 评分 < 15。同时，进一步行 SOFA 评分予以确认。若经充分液体复苏后，仍需升压药物维持平均动脉压≥65mmHg，并且血乳酸 > 2mmol/L 的脓毒症患者可诊断为感染性休克。

表 14 - 1　SOFA 评分量表

项目	指标	得分
呼吸功能 PaO_2/FiO_2（mmHg）	≥400	0
	< 400	1
	< 300	2
	< 200 + 机械通气	3
	< 100 + 机械通气	4
凝血系统血小板计数（$\times 10^9$/L）	≥150	0
	< 150	1
	< 100	2
	< 50	3
	< 20	4
肝脏胆红素（μmol/L）	< 20	0
	20 ~ 32	1
	33 ~ 101	2
	102 ~ 204	3
	> 204	4
心血管系统 药物剂量［μg/（kg·min）］	平均动脉压≥70mmHg	0
	平均动脉压 < 70mmHg	1
	多巴胺≤5 或任何剂量多巴酚丁胺	2
	多巴胺 > 5 或（去甲）肾上腺素≤0.1	3
	多巴胺 > 15 或（去甲）肾上腺素 > 0.1	4

续表

项目	指标	得分
中枢神经系统 Glasgow 昏迷评分	15	0
	13 ~ 14	1
	10 ~ 12	2
	6 ~ 9	3
	<6	4
肾脏 肌酐（$\mu mol/L$）	<110	0
	110 ~ 170	1
	171 ~ 299	2
	300 ~ 440 或尿量 <500ml/d	3
	>440 或尿量 <200ml/d	4

值得注意的是，由于诊断脓毒症的标准均缺乏特异性，各项指标有可能出现于其他疾病中。因此，只有在异常指标难以用其他疾病所解释时，方可考虑确立脓毒症的诊断。

三、治疗与护理

（一）治疗原则

1. 早期液体复苏和循环支持 复苏液体可联合使用晶体溶液和白蛋白。根据患者病情，首选去甲肾上腺素为治疗脓毒症患者的血管加压药物，同时将多巴胺或肾上腺素作为替代药品，但其使用时需考虑有心律失常风险的患者，并尽可能在最初 6 小时内实现复苏目标。

2. 控制感染 对所有脓毒症患者均应进行严密持续评估，以确定是否存在感染灶并采取相对应的控制措施，如组织清创、拔除可引起感染的医疗器械引流脓肿或局部感染灶，或对仍存在微生物感染的源头进行控制等。对于明确感染灶的患者在留取合适的标本后尽早经验性单一或联合使用抗生素治疗，并根据细菌学检查结果和临床表现对抗生素进行调整。但同时，如果证实或高度怀疑脓毒症是由非感染因素所导致，抑或是对于使用抗菌药物无法受益的患者，2021 年版 SSC 指南推荐停止抗菌药物的使用，以降低经验性抗感染治疗所造成的风险。

3. 支持对症治疗

（1）糖皮质激素 对成人脓毒性休克且需要持续使用升压药的患者，推荐静脉应用糖皮质激素。

（2）器官功能支持 ①对脓毒症并发急性肺损伤和急性呼吸窘迫综合征（ARDS）患者采用肺保护性通气策略；②贫血和凝血功能障碍患者输入红细胞、新鲜冷冻血浆和血小板制剂时，应注意评估患者的总体临床状况，不仅以血红蛋白浓度作为指导，并对严重低氧血症、急性心肌缺血或急性出血等患者适当放宽输血阈值；③对重症脓毒症合并急性肾损伤患者，可予以血液净化治疗，对血流动力学不稳定者可予持续肾替代治疗，以清除体内过多的炎性介质和代谢产物，抑制炎症反应；④对已初步稳定重症脓毒症合并高血糖患者，推荐血糖≥10mmol/L（180mg/dl）时，行胰岛素治疗控制血糖；⑤对成人脓毒症或脓毒性休克，且存在消化道出血风险的患者，推荐进行应激性溃疡预防治疗。

（二）护理措施

1. 评估患者 包括"ABCDE"。A（airway）：气道，B（breathing）：呼吸，C（circulation）：循环，D（disability）：失能，E（environment）：内环境。准备协助医生进行相应的紧急处理措施。

2. 即刻护理措施 一旦医生确诊患者为脓毒症，应立即开始液体复苏治疗。

（1）目标 最初 6 小时内达到：①CVP 8 ~ 12cmH$_2$O；②平均动脉压≥65mmHg；③尿量≥0.5ml/

（kg·h）；④中心静脉血氧饱和度或混合静脉血氧饱和度（$ScvO_2$或SvO_2）≥70%。

（2）具体措施 ①尽快建立两条以上静脉通路，有条件者协助建立有创动脉测压通路和中心静脉通路，以方便进行中心静脉压、动脉血压、$ScvO_2$或SvO_2的监测。②在2021年版SSC指南中首次提出，当缺乏高级血流动力学监测手段时，可采用其他器官灌注测量方式，如四肢的温度、皮肤花斑指数及CRT来指导复苏。其中，该指南认为CRT具有易实施、无创、低成本等显著优势。③为预防呼吸衰竭，必须保持呼吸道通畅，合理氧疗，需要时配合医生建立人工气道进行机械通气支持。④遵医嘱留置尿管，并监测每小时尿量。⑤对高热患者进行物理降温，针对体温不升者应加强保暖。

3. 常规护理 详见本章第一节。

4. 器官功能监测与护理

（1）中枢神经系统功能 严密观察患者意识状态并进行格拉斯哥（Glasgow）昏迷评分量表评分，具体量表见第十二章第一节。早期评估患者是否存在定向障碍、躁动、精神错乱、意识障碍等情况。镇静患者应严密观察患者镇静水平，以尽早发现神经功能障碍并评估药物的毒副作用。密切观察患者瞳孔形状、大小和对光反射情况等，及时发现颅内病变征象。

（2）呼吸功能 ①监测患者呼吸频率、深度、节律、SpO_2和动脉血气情况等，判断患者是否存在呼吸急促、呼吸困难、发绀等低氧血症的表现，尽早发现呼吸衰竭征兆。②正确提供氧疗、气道护理和呼吸机通气支持护理，防止缺氧、窒息、人工气道堵塞和非计划性拔管，预防肺部感染和气压伤等情况的发生。③对于ARDS患者，采用肺保护性通气策略，密切注意患者血压升高和脑部血管扩张等情况。④对没有明显禁忌证患者，应抬高床头30°~45°，维持半卧位，防止呼吸机相关性肺炎的发生。⑤对行机械通气的患者实施镇痛和轻度镇静、每日唤醒镇静等方案，缓解患者的焦虑，提高其对呼吸机的适应性，降低人机对抗并减少氧耗，也利于各项治疗和护理操作。

（3）循环功能 监测患者血压、外周循环和心电图情况，评估有无低血压、毛细血管充盈时间延长、心律失常等组织灌注不足和心功能障碍的表现，观察患者应用血管活性药物和开展液体复苏治疗的效果。

（4）肾功能 监测每小时尿量、尿液性状、尿素氮和血肌酐，评估患者有无存在尿量改变、肾灌注不足或功能不全的表现。做好肾脏替代治疗的监测与护理。预防泌尿系统感染，做好留置导尿管的护理。

（5）消化系统功能 严密观察患者有无恶心、呕吐、腹胀、肠鸣音减弱及黄疸等表现，观察胃管引流物及大便情况，并进行肝功能监测与胃肠黏膜内pH监测。

（6）凝血功能 通过凝血时间、血小板计数等实验室检查结果，严密监测患者出凝血功能情况。观察患者皮肤黏膜有无瘀点、瘀斑、伤口、穿刺点有无渗血。严密监测抗凝治疗患者的凝血功能指标，预防再出血等并发症。

（7）血管活性药物使用护理 掌握常用血管活性药物的种类、适应证、用法、不良反应和使用注意事项。严密监测患者血压、心电图等指标的变化，观察用药后血流动力学情况及氧代谢指标如血乳酸。

（8）感染防治与护理 各项治疗和护理操作应严格遵循无菌技术和手卫生原则。做好雾化护理、口腔护理、会阴护理和胸部物理治疗等，预防呼吸道感染、泌尿系统感染和呼吸机相关性肺炎。留置动脉导管和中心静脉导管的患者应防止发生导管相关性血流感染。对疑似感染部位必要时正确采集标本进行病原学检查，明确有无感染，以有针对性地选择敏感抗生素。使用抗生素治疗期间严密监测药物的疗效和副作用，以便医生及时调整治疗方案。

（9）并发症观察 做好各系统、器官功能的观察和支持，及时发现并报告器官功能障碍的情况，配合医生进行有针对性的处理，防止疾病恶化，改善患者预后。

第三节　多器官功能障碍综合征 e微课3

多器官功能障碍综合征（multiple organ dysfunction syndrome，MODS）是指机体在遭受急性严重感染、创伤、烧伤、休克等多种急性致病因素所致机体原发病变的基础上，同时或序贯出现≥2个与原发病有或无直接关系的器官或系统的可逆性功能障碍，病情发展最终结局是多器官功能衰竭（multipleorganfailure，MOF）。MODS概念提出的临床意义在于：①MODS并不是一件孤立事件，而是包括从早期内环境稳态失衡到多器官功能衰竭的连续病理生理过程；②MODS的提出为早期识别、诊断及早期干预治疗奠定了基础。

MODS的临床表现复杂，且个体差异大，缺乏特异性，其临床特征包括：①发病前器官功能大致正常，或器官功能虽受损但依旧处于相对稳定的状态；②从原发损伤到器官功能障碍有一定的时间间隔，通常>24小时；③功能障碍的器官通常不是直接受损害的器官，而是受损器官的远隔器官；④器官功能障碍的发生呈序贯性，最先受累的器官常见于呼吸系统和消化系统，氧供需矛盾突出，使内脏器官缺血缺氧严重；⑤病理变化缺乏特异性，以炎症细胞浸润、细胞组织水肿和微血栓形成等常见，显著不同于慢性器官功能衰竭时组织细胞增生、坏死、纤维化和器官萎缩等过程，器官功能障碍和病理损伤程度不相一致；⑥病情发展迅速，常规抗感染、器官功能支持或对症治疗效果差，患者死亡率高；⑦在急性致病因素作用下所引发的多器官功能障碍，其病理损害和器官功能障碍是可逆的，治愈后器官功能有望恢复到正常，不遗留并发症，不复发；⑧急性脑功能障碍（心搏骤停复苏后、急性大面积脑出血）、感染、休克、创伤等是MODS的常见诱因。

⊕ 知识链接

MODS概念的演变

1973年，Tilney首次提出了"序贯性系统衰竭"（sequential system failure）的概念，并指出继发功能障碍的器官不一定是邻近器官。此后，相继出现"多系统功能衰竭""急性器官系统衰竭""远隔器官衰竭""多系统进行性序贯性器官功能衰竭"等不同的命名。直到1992年，美国胸科医师学会和危重病医学会（ACCP/SCCM）才正式提出了MODS的概念，并且倡议将MOF更改为MODS，目的是更精准地反映本病的进行性和可逆性，MODS的提出为早期识别、早期诊断以及早期干预奠定了基础。MODS概念的提出是对多器官功能衰竭认识上的深化，强调器官功能障碍是一个动态的连续发展的演变过程，MOF是MODS的终末阶段。

一、病因与发病机制

（一）病因

各种病因均可导致MODS的发生，其中严重感染是MODS最常见的诱发因素之一，约占MODS发病的70%，包括重症肺炎、重症胰腺炎、腹腔感染、脓毒血症等；非感染性因素包括大面积烧伤、严重创伤、低血容量性休克、大手术、挤压综合征、急性中毒等；原有慢性疾病遭受急性打击后更易导致MODS。

诱发MODS和导致患者死亡的因素主要如下。

（1）延迟复苏或复苏不充分。

（2）年龄≥55岁。

（3）基础脏器功能障碍或存在糖尿病、恶性肿瘤、高乳酸血症等基础疾病。

（4）营养不良或嗜酒。

（5）大量反复输血。

（6）创伤严重度评分≥25分。

（7）存在炎症病灶或持续感染。

（8）存在肠道缺血性损伤。

（9）近期外科大手术史。

（10）使用糖皮质激素、抑制胃酸类药物等。

（二）发病机制

MODS的发病机制十分复杂，迄今尚未完全阐明，但可能与以下相关学说有关。

1. 全身炎症反应失控　患者发生全身炎症反应时，单核吞噬细胞系统被激活，释放促炎介质如TNF-α、IL-1、IL-6、PAF等进入血液循环，损伤血管内皮细胞，导致血栓形成、血管壁通透性增高并损伤远隔器官。这些促炎介质可激活白细胞和内皮细胞，同时被激活的中性粒细胞黏附在血管壁上，释放溶酶体酶、氧自由基、白三烯和血栓素等血管活性物质，进一步加重血管壁的损伤，导致炎症作用失控性放大，形成恶性循环，使组织器官再次遭受重创。当促炎反应占优势时，表现为全身炎症反应综合征或免疫亢进，机体对外来打击的反应过强而损伤自身细胞，最终导致多器官功能衰竭的发生。当抗炎反应占优势时，表现为代偿性抗炎反应综合征（compensatory anti-inflammatory response syndrome，CARS）或免疫麻痹，机体免疫力低下，增加对感染的易感性，从而加剧脓毒症和MODS。全身炎症反应综合征和代偿性抗炎反应综合征均反映了机体炎症反应的失控状态，有可能是诱发MODS的根本原因。

2. 细菌和毒素移位　正常情况下淋巴组织及肠黏膜对人体起重要屏障作用，毒素及肠腔细菌难以透过人体屏障进入血循环。然而，在休克、严重创伤、感染等应激状态下胃肠黏膜供血不足，使屏障功能受损，大量毒素和细菌吸收入血从而形成肠源性毒血症，引发全身炎症反应，并最终导致MODS。

3. 组织缺血-再灌注损伤　严重休克、创伤或感染等引起的重要器官缺氧、缺血和细胞受损，导致细胞功能障碍。当组织器官微循环灌注恢复时，会催化氧分子产生大量氧自由基，损伤细胞膜，从而导致器官功能损害。

4. 二次打击或双相预激　机体最初遭受的休克、创伤、感染等因素可被视为第一次打击，激活炎性细胞使之处于"激发状态"（pre-primed）。若再次出现致伤因素（如脓毒症、严重感染、导管菌血症等），则视为第二次打击，即使其强度不及第一次，也会引起处于激发状态的炎性细胞更为剧烈的反应，释放超量的体液介质和细胞，作用于靶细胞后还可以导致"二级""三级"甚至更多级别新的介质产生，由此形成瀑布样反应，并最终导致MODS发生。因此，首次打击造成的器官损害并不是MODS，而它引起的机体改变却成为SIRS的刺激因素，为二次打击造成全身炎症反应失控和器官功能障碍起到了预激作用。基因调控基因多态性（基因组序列上的变异）可能是决定人体对应激打击易感性、耐受性和临床表现多样性以及用药治疗反应差异性的重要因素。

二、临床表现与评估

（一）病史

评估患者是否存在重症胰腺炎、重症肺炎、脓毒血症等引起MODS的感染性病因，抑或是遭受了大面积烧伤、严重创伤、大手术等应激事件；患者本身是否存在易感MODS的危险因素，如高龄、延迟复

苏或复苏不充分、罹患恶性肿瘤及糖尿病等基础疾病等。、

(二) MODS 诊断

目前尚无公认的 MODS 诊断标准，临床上多参照 Fry – MODS 诊断标准（表 14 – 2），该标准较为简洁，包括常见受累的器官或系统，但仍未包括 MODS 的病理生理过程。MODS 从代偿性功能异常发展为失代偿功能异常，最终恶化为不可逆性的功能衰竭，其发展是一个动态变化过程。因此，应进行动态评价，采取早期诊断和早期干预。目前，临床多采用 1995 年由 Marshall 所提出的 MODS 评分标准对 MODS 的动态变化及严重程度进行客观评估，其中 MODS 计分分数与病死率呈显著正相关，对判断 MODS 临床预后具有一定指导作用（表 14 – 3）。

表 14 – 2　Fry – MODS 诊断标准

器官或系统	诊断标准
循环系统	收缩压 <90mmHg，持续时间≥1 小时，或需药物支持方能维持稳定
呼吸系统	急性起病，PaO_2/FiO_2≤200（已用或未用 PEEP），X 线胸片见双肺浸润，PCWP≤18mmHg，或无左房压升高的证据
肾脏	血肌酐浓度 >177μmol/L 伴少尿或多尿，或需要血液透析治疗
肝脏	血清总胆红素 >34.2μmol/L，血清转氨酶在正常值上限的 2 倍以上，或出现肝性脑病
胃肠道	上消化道出血，24 小时出血量 >400ml，或不能耐受食物，或消化道坏死或穿孔
血液系统	血小板计数 <50×10^9/L 或减少 25%，或出现 DIC
代谢	不能为机体提供所需能量，糖耐量降低，需用胰岛素；或出现骨骼肌萎缩、无力等表现
中枢神经系统	Glasgow 昏迷评分 <7 分

表 14 – 3　MODS 评分标准（Marshall 标准）

器官或系统	0 分	1 分	2 分	3 分	4 分
呼吸系统（PaO_2/FiO_2）	>300	226 ~ 300	151 ~ 225	76 ~ 150	≤75
肾（Cr，μmol/L）	≤100	101 ~ 200	201 ~ 350	351 ~ 500	>500
肝（血胆红素，μmol/L）	≤20	21 ~ 60	61 ~ 120	121 ~ 240	>240
心血管（PAR，mmHg）	≤10.0	10.1 ~ 15.0	15.1 ~ 20.0	20.1 ~ 30.0	>30.0
血液（血小板，×10^9/L）	>120	81 ~ 120	51 ~ 80	21 ~ 50	≤20
中枢神经系统（GCS 评分）	15	13 ~ 14	10 ~ 12	7 ~ 9	≤6

(三) MODS 临床分期

MODS 的临床表现因基础疾病、感染部位、治疗措施和器官代偿能力等不同而个体差异很大，病程一般为 14 ~ 21 日，可经历休克、复苏、高分解代谢状态和器官功能衰竭 4 期，各期均有典型的临床分期特征（表 14 – 4），且发展速度快，患者可能死于疾病的任一阶段。

表 14 – 4　MODS 的临床分期和表现

临床表现	1 期（休克期）	2 期（复苏期）	3 期（高分解代谢状态）	4 期（MOF）
一般情况	正常或轻度烦躁	急性病态，烦躁	一般情况差	濒死感
循环系统	需补充血容量	容量依赖性高动力学	心排血量下降，休克，水肿	水肿，依赖血管活性药物维持血压，SvO_2 升高
呼吸系统	轻度呼吸性碱中毒	呼吸急促，低氧血症，呼吸性碱中毒	严重低氧血症，ARDS	气压伤，呼吸性酸中毒，高碳酸血症
肾脏	少尿，利尿剂有效	肌酐清除率减少，轻度氮质血症	氮质血症，存在血液透析指征	少尿，透析时循环不稳定

续表

临床表现	1期（休克期）	2期（复苏期）	3期（高分解代谢状态）	4期（MOF）
肝脏	正常或轻度胆汁淤积	PT延长，高胆红素血症	临床黄疸	转氨酶升高，重度黄疸
胃肠道	胃肠道胀气	不能耐受食物	应激性溃疡，肠梗阻	腹泻，缺血性肠炎
中枢神经系统	意识模糊	嗜睡	昏迷	昏迷
血液系统	正常或轻度异常	血小板减少，白细胞增多或减少	凝血功能异常	不能纠正的凝血功能障碍
代谢	高血糖，胰岛素需求量增加	高分解代谢	血糖升高，代谢性酸中毒	骨骼肌萎缩，乳酸酸中毒

三、治疗与护理

（一）治疗原则

1. 控制原发病 是MODS治疗的关键，应及时有效地处理原发病，减少、阻断炎症介质或毒素的产生与释放，防止缺血再灌注损伤和休克，如创伤患者应彻底清创，防止感染；严重感染的患者清除坏死组织或感染灶，尽早应用有针对性的抗生素；休克患者应进行快速和充足的液体复苏，对于维持胃肠道黏膜屏障功能具有重要意义。

2. 器官功能支持和维护

（1）呼吸功能 氧代谢障碍是MODS的重要特征之一，治疗重点在于通过合理氧疗以及机械通气增强患者氧供，同时采取各类措施减少患者氧耗，例如对于烦躁不安患者，予以有效镇痛和镇静；对于发热患者，及时应用物理和药物降温；对于惊厥患者，需及时控制惊厥等。

（2）循环功能 尽快进行液体复苏，以改善微循环组织灌注，必要时使用血管活性药物。

（3）肾功能 休克患者可选择去甲肾上腺素加多巴酚丁胺联合应用，具有改善肠道和肾脏等内脏器官灌注的作用，在补足血容量之后可应用利尿剂，必要时行肾脏替代治疗。

（4）胃肠功能 应早期给予胃黏膜保护剂、胃酸抑制药物预防应激性溃疡发生；病情允许时应尽早恢复胃肠内营养支持，促进胃肠功能恢复，改善胃肠道缺血－再灌注损伤；应用氧自由基清除剂减少胃肠道缺血－再灌注损伤；给予微生态制剂恢复肠道微生态平衡。

3. 合理使用抗生素 预防和控制感染，尤其是肺部感染及肠源性感染，在经验性初始治疗时尽快明确病原菌转为目标治疗，危重症患者一般采取联合用药；应根据患者临床表现和病原学依据，采用降阶梯治疗的策略，同时注意防止真菌感染和菌群失调。

4. 免疫调节 MODS发病的本质是炎症介质的失控性释放。因此，拮抗炎症介质和免疫调节治疗是MODS治疗的重要策略，以恢复SIRS/CARS的平衡，降低MODS病死率，如应用各种类毒素抗体、TNF－α抗体、IL－1受体拮抗剂等对抗介质的治疗，但目前未取得满意疗效。

5. 中医药支持 治疗基于中医"清热解毒""活血化瘀""扶正养阴"的理论，采用连翘、鱼腥草、黄芩、金银花等清热、解毒、抗炎；采用三七、当归、红花、赤芍、川芎、丹参等活血化瘀，降低血黏度；采用茯苓、附子、人参、麦冬、党参等扶正养阴，提高机体免疫功能，抑制感染扩散。

（二）护理措施

1. 即刻护理措施 按照各器官功能障碍或衰竭的紧急抢救流程，配合医生进行抢救，例如对于呼吸功能障碍患者应保持气道通畅，必要时协助医生进行气管插管连接呼吸机辅助通气。急性左心衰竭患者应立即予以半卧位，双腿下垂，吸氧，同时遵医嘱给予强心、利尿、扩血管等药物治疗。

2. 常规护理 详见本章第一节。

3. **病情观察**　MODS 患者器官功能改变早期常无特异性或典型表现，当患者出现典型或显著症状时往往器官功能已受损严重，病情已难以逆转。因此，护士应熟练掌握 MODS 患者各期、各系统的临床表现，以早期识别患者并辅助医生采取有针对性的救治措施，对挽救患者生命具有非常重要的意义。

4. **器官功能监测与护理**　严密监测患者循环系统、呼吸系统、中枢神经系统、肝肾功能、胃肠功能和凝血系统功能等。遵医嘱做好对各器官功能的护理和支持，评估治疗护理效果，及时发现器官功能变化并配合医生采取相应的处理措施，尽可能维持或促进各器官功能的恢复，减少器官损害的数量和程度，以降低患者死亡率。

5. **感染预防与护理**　患者发生 MODS 时免疫功能低下，机体抵抗力差，极易发生肺部感染、尿路感染、皮肤感染、导管相关性感染及呼吸机相关性肺炎等；因此，应加强口腔护理、皮肤护理、会阴部护理、呼吸道管理和各导管的护理措施。早期正确采集血、尿、痰等标本进行实验室检查，以早期发现感染征兆，指导临床治疗和护理工作的开展。

6. **药物护理**　遵医嘱正确使用各种药物，并做到多巡视，多观察，预防药物不良反应的发生，如过敏反应，白细胞、红细胞、血小板减少，肝肾损害等。

7. **安全护理**　MODS 患者常伴有意识障碍或烦躁不安且全身各类导管较多，为保证患者病情稳定，防止非计划性拔管的发生，必要时应予以适当镇静和约束。

8. **心理和精神支持**　MODS 患者存在严重的躯体损伤和精神创伤，如疼痛、对残疾或死亡的恐惧、失眠等，这些心理问题可加重病情，增加患者死亡危险，加大医疗成本支出。因此，医护人员应注重为患者提供必要的心理护理和精神支持，如认知疗法、森田疗法、系统脱敏疗法、生物反馈疗法、暴露疗法等心理护理方法，也可采用中医行为疗法、情志相胜法和五行音乐疗法等中医情志护理方法，帮助患者及其家属提高应对疾病的能力，避免创伤后应激综合征的发生。

目标检测

答案解析

一、单选题

1. 多器官功能障碍综合征是指在遭受急性严重感染、创伤等突然打击后，机体同时或序贯性出现（　　）

　　A. 1 个系统和 3 个器官的功能障碍　　　　B. 2 个或 2 个以上器官功能障碍

　　C. 1 个系统中的 2 个器官的功能障碍　　　D. 1 个系统的功能障碍

　　E. 1 个器官的功能障碍

2. 以下患者中最有可能发生 MODS 的是（　　）

　　A. 发生肺炎的中年人　　　　　　　　　　B. 发生骨折的运动员

　　C. 发生下肢烧伤的消防员　　　　　　　　D. 接受阑尾炎切除术并发生感染的青年人

　　E. 重症 COVID-19 老年患者

3. MODS 最常先累及的器官是（　　）

　　A. 心　　　　　　　　　B. 脑　　　　　　　　　C. 肺

　　D. 肝　　　　　　　　　E. 肾

4. 关于 MODS 发病机制的叙述，不正确的是（　　）

　　A. 组织缺血-再灌注损伤　　　B. 全身炎症反应失控　　　C. 肠道细菌移位

D. 细胞程序化凋亡　　　　　　　E. 基因调控

5. 患者，男性，66岁，确诊为"脓毒血症，MODS（初期）"，目前在ICU接受治疗。护士需要重点观察患者的（　　）

A. 小便量和血清肌酐　　　　B. 血常规　　　　　　　C. 皮肤颜色变化

D. 呼吸音和血氧饱和度　　　E. 胃肠道蠕动情况

6. 患者，男性，61岁，因车祸急诊入院，经检查确诊为"多根多处肋骨骨折、双肺挫裂伤、右侧股骨干下1/3骨折"。1周后，患者被确诊为MODS。护士需要向患者家属解释的是（　　）

A. 患者肾功能受损后将无法恢复

B. 当被确诊为MODS后，使用抗生素不再有效

C. 目前治疗的首要任务是使患者脱离呼吸机

D. 患者需要输入大量的液体以维持血压稳定

E. 目前护理的首要任务是安抚患者的情绪

7. 多器官功能障碍综合征患者机体免疫功能低下，极易发生院内感染。其中不常见的感染是（　　）

A. 尿路感染　　　　　　　　B. 肺部感染　　　　　　　C. 眼部感染

D. 导管相关性感染　　　　　E. 皮肤感染

8. 患者，男性，28岁，因"地震后埋入废墟6天，右下肢挤压伤"而收入院，患者昏迷，查体：体温38.9℃，呼吸30次/分，脉搏136次/分，血压77/52mmHg，无尿，遵医嘱予气管插管呼吸机辅助通气。针对该患者，护士最可能观察到的情况是（　　）

A. 血清白蛋白升高　　　　　B. 肺顺应性下降　　　　　C. 胃肠道蠕动增加

D. 血尿素氮降低　　　　　　E. 小便量增多

二、多选题

1. 以下属于脓毒症患者发病机制的是（　　）

A. 炎症反应失控与免疫功能紊乱

B. 循环衰竭和呼吸衰竭

C. 内环境紊乱

D. 凝血功能障碍

E. 高代谢和营养不良

2. SIRS的护理措施有（　　）

A. 即刻护理措施　　　　　　B. 常规护理　　　　　　　C. 器官功能监测与护理

D. 并发症观察　　　　　　　E. 微生物学监测

（李　沐）

书网融合……

本章小结　　　　　　微课1　　　　　　微课2　　　　　　微课3　　　　　　题库

第十五章　创伤患者的救护

PPT

📖 学习目标

知识要求：

1. 掌握　常见创伤评分方法；多发伤的评估及护理措施。

2. 熟悉　创伤分类；多发伤的临床特点及救护原则。

3. 了解　创伤后病理生理变化；多发伤的病因；创伤患者心理反应及护理。

技能要求：

1. 能对严重多发伤患者进行准确的现场评估及护理。

2. 熟练运用创伤评分方法针对性地对不同创伤进行创伤评分。

素质要求：

创伤救治过程中做到稳而不乱，并且具有爱伤观念。

➡️ 案例引导

案例：患者，男性，40 岁。骑电动车时与一辆轿车相撞。事故发生后"120"救护人员到达事发现场，现场评估发现患者呼吸急促，呼吸频率达 35 次/分，口唇发绀，脉搏细速，手脚发冷，右胸部可见一个开放性伤口，并有气体冒出，右侧大腿有骨外露伴活动性出血。

讨论：1. 该患者是否发生了多发伤？为什么？

　　　2. 急救护士如何在救援现场配合医生进行紧急救护？

第一节　概　述

创伤（trauma）是伴随着人类生产和生活持续存在的，并且是导致个体伤残甚至致死的重要原因。因此，积极开展创伤预防和救护是急诊医学和急危重症护理学的重要任务。创伤的定义有广义和狭义之分，广义的创伤是指由各种因素（如物理、化学、生物等）作用于机体导致机体出现结构破坏和（或）功能紊乱；狭义的创伤具体是指由于机械性因素作用于机体造成的组织结构完整性和（或）功能的破坏。

一、创伤的分类

由于创伤具有范围广且分类复杂的特点，目前很难用一种单独的方法进行科学分类。临床上可根据不同的角度对创伤进行分类。

1. 根据致伤因素分类　可分为机械性损伤（如刺伤、跌落伤、钝挫伤、挤压伤等），物理性损伤（如高温引起的烧伤、低温引起的冻伤），化学性损伤（如药物、强碱、强酸等），生物性损伤（如动物咬伤、蜇伤）。

2. 根据皮肤或黏膜伤口分类

（1）开放性创伤 即皮肤或黏膜表面有伤口，且伤口与外界相通。常见的有擦伤（常表现为皮肤剥脱及少量渗血）、撕裂伤（伤口常常污染较重）、切割伤（创面边缘整齐，出血量较多）、刺伤（伤口范围较小但伤口较深）、贯通伤（伤口既有入口又有出口）、非贯通伤（伤口只有入口但没有出口）、反跳伤（伤口的出口和入口在同一个位置）、火器伤等。

（2）闭合性创伤 即皮肤或黏膜表面组织完整、无伤口。常见的有挫伤（皮肤表面肿胀及皮下淤血）、扭伤（如关节、肌肉以及韧带的扭伤）、挤压伤、震荡伤（可出现短暂的意识障碍，不产生或仅产生轻微的脑组织解剖结构变化）、关节脱位或半脱位（关节出现损伤以及运动障碍）、闭合性骨折（骨小梁的连续性出现中断）、闭合性内脏伤（机械性能量作用机体出现内脏损伤）等。

3. 按损伤部位分类 可分为颅脑损伤、胸腹部损伤、四肢损伤、脊髓损伤以及多发伤等。

4. 按受伤组织与器官多少分类 可分为单发伤和多发伤。

5. 按创伤时间分类 可分为新鲜性创伤和陈旧性创伤。新鲜性创伤是指受伤时间在 2 周内的创伤，陈旧性创伤是指受伤时间超过 2 周的创伤。

二、创伤后病理生理变化

在创伤致伤因子作用下，为了维持机体自身内环境的稳定，机体迅速产生一系列局部和全身防御保护性反应。

1. 局部反应 创伤局部反应主要表现为炎症反应。炎症反应的程度与创伤致病因子种类、作用时间、组织损害程度以及是否有异物残留有关。一般创伤炎症反应主要表现为红、肿、热、痛，且在伤后 3~5 日消退趋于愈合，但是对严重创伤，如多发伤，创伤局部损伤较重、伤口污染以及异物存留等，局部炎症反应较重，血管通透性增加，炎症持续时间较长。

2. 全身反应 严重创伤发生时，致伤因子作用于机体引起一系列神经内分泌活动，继而引发全身炎症反应综合征，出现非特异性全身性应激反应。

（1）神经内分泌系统 在创伤因素的刺激下，如休克、组织损伤、器官功能不全以及神经与疼痛刺激，机体首先出现神经内分泌方面的保护性防御反应，使心、脑等重要脏器的组织灌注发生改变，最终目的是保障重要脏器的血液供应。但是机体的此种代偿防御功能具有一定的限度。

（2）免疫功能 创伤后机体表现为免疫功能下降，从而对感染的易感性增加，容易发生脓毒败血症或全身炎症反应综合征，是创伤后患者最严重和最常见的并发症。

（3）代谢变化 创伤后机体在炎性因子的刺激下诱发神经内分泌功能紊乱，导致机体分泌肾上腺皮质激素、抗利尿激素、儿茶酚胺等物质增加，促使机体代谢增强，早期表现为氧摄取、输送增加，三大营养物质代谢增强，机体可出现高血糖、乳酸中毒等症状。

（4）多器官功能障碍综合征 创伤直接损伤内皮细胞，导致其结构功能破坏、缺血及再灌注损伤、炎性及体液因子激活等过度炎症反应，从而易发生多器官功能障碍综合征（MODS）。

（5）体温变化 创伤后炎症介质作用于下丘脑体温调节中枢，机体常表现为体温轻度上升，一般不超过 38.5℃，若合并细菌感染，则体温会更高。

三、创伤现场救护

创伤现场救护，即基本生命支持，是在创伤现场病情评估的基础上进行的包括通气、止血、包扎、固定和搬运等的支持技术。

1. 现场伤情评估 主要是对伤情严重程度、是否危及生命以及救治的优先次序进行评估，适用于现场急救以及医院急诊。初始评估时间应尽量短，一般不超过 2 分钟，以免延误患者救护时机。目前推荐采用"ABBCS"方法进行快速评估，评估内容包括：气道（airway）是否通畅、呼吸（breath）是否存在、体表是否可见大出血（blood）、脉搏搏动（circulation）情况、语言（speech）情况。

2. 心肺复苏 经评估若患者存在心搏骤停，应立即按照"C、A、B"的顺序为患者实施心肺复苏，具体内容可参照第三章。

3. 止血 经评估患者存在体表大出血或生命体征不稳定的情况，应根据出血部位采取恰当的止血方法，如指压止血法、加压包扎止血法、填塞止血法、止血带止血法、钳夹止血法等。具体操作方法可参照第三章。

4. 包扎 包扎的主要作用是保护伤口，减少伤口污染，固定敷料和协助止血。常用的包扎方法包括绷带包扎法、三角巾包扎法、便携材料包扎法等。具体操作方法可参照第三章。

5. 固定 对机体骨折部位应尽早、及时给予固定，及时有效的固定有助于减少创伤部位的活动，从而减轻患者的痛苦，还可避免神经、血管的继发性损伤，方便患者的安全搬运。具体操作方法可参照第三章。

6. 搬运 在原地伤情评估、包扎止血、简单固定之后进行及时的搬运可使伤员迅速、安全地撤离事故现场，避免伤情进一步加重，并迅速送往医院接受进一步治疗。医护人员可采用徒手或器械进行伤员搬运，相关操作方法可参照第三章。

7. 防治休克 创伤后大出血引发的失血性休克是导致伤员死亡的重要原因。医护人员应准确评估伤员失血量及失血速度，建立静脉通道，充分补充血容量，以维持重要脏器的灌注。同时密切观察患者的生命体征和意识状态，必要时给予抗生素预防感染。

第二节 创伤评分

创伤评分（trauma scoring），即创伤严重程度评分，是以计分的方式，将患者的生理参数、解剖指标和诊断名称等作为参数予以量化和权重处理，再经数学计算显示患者伤情严重程度及预后的多种方案的总称。现有的创伤评分系统按照其使用场合分为院前评分法、院内评分法和 ICU 危重创伤患者定量病情评估法。院前评分侧重伤员的去向和现场处理，院内评分侧重指导治疗、判断预后及评估救治质量。

一、院前评分法

1. 创伤指数（trauma index，TI） 包含受伤部位、创伤类型、循环、呼吸、意识五项参数，每项得分记为 1、3、5 或 6 分，各项相加求和即为 TI 值。TI 的取值区间为 5 ~ 30 分，其中 5 ~ 7 分为轻伤；8 ~ 17 分为中重度伤；> 17 分为极重伤。详细的创伤指数计分方法见表 15 – 1。

表 15 – 1 创伤指数（TI）

指标	1 分	3 分	5 分	6 分
受伤部位	肢体	躯干背部	胸腹	头颈
创伤类型	切割伤或挫伤	刺伤	钝挫伤	弹道伤
循环	正常	BP < 13.6kPa P > 100 次/分	BP < 10.6kPa P > 140 次/分	无脉搏
意识	倦怠	嗜睡	半昏迷	昏迷
呼吸	胸痛	呼吸困难	发绀	呼吸暂停

2. 院前指数（pre – hospital index，PHI） 包括收缩压、脉搏、呼吸和意识状态 4 项指标，每项得分 0 ~ 5 分，总得分位于 0 ~ 20 分，若伴随胸腹部穿通伤，则在总分基础上再加 4 分，即得分区间为 0 ~

24 分，分值越高，病情越严重，其中 0 ~ 3 分为轻伤，手术率为 2%；4 ~ 20 分为重伤，死亡率 16.4%，手术率达 49.1%。PHI 详细计分方法见表 15 - 2。

表 15 - 2　院前指数（PHI）

指标	0 分	1 分	2 分	3 分	5 分
收缩压（mmHg）	>100	86 ~ 100	75 ~ 85		0 ~ 74
脉搏（次/分）	51 ~ 119			≥120	≤50
呼吸（次/分）	正常			浅或费力	<10 或插管
意识	正常			模糊或烦躁	语言不被理解

3. 创伤评分（trauma scoring）　创伤评分包含呼吸、循环、中枢神经、意识以及毛细血管充盈等 5 项生理指标，计分为每项指标得分相加。总分的得分区间为 1 ~ 16 分，得分越低，伤情愈重，例如，得分 16 分表示生理状态正常，14 ~ 16 分则表示生理功能轻度紊乱，存活率可达 96%，4 ~ 13 分表示生理功能明显紊乱，经救治可能存活；1 ~ 3 分表示生理功能严重紊乱，死亡率可高达 96%。

（1）昏迷评分　根据格拉斯哥昏迷评分量表（GCS）进行评估。具体内容详见第十二章。

（2）呼吸频率　20 ~ 24 次/分，为 4 分；25 ~ 35 次/分，为 3 分；>35 次/分，为 2 分；<10 次/分，为 1 分；无呼吸记为 0 分。

（3）呼吸困难　存在呼吸困难记为 0 分，不存在呼吸困难记为 1 分。

（4）收缩压　>90mmHg 记为 4 分，70 ~ 89mmHg 记为 3 分，50 ~ 69mmHg 记为 2 分，0 ~ 49mmHg 记为 1 分，无脉搏记为 0 分。

（5）毛细血管充盈压　正常充盈记为 2 分，延迟 2 秒及以上充盈记为 1 分，无充盈记为 0 分。

4. 修订创伤评分（revised trauma score，RTS）　是创伤评分的简化版本。在现场救护时很难评估伤员的呼吸困难幅度和毛细血管充盈，因此 RTS 只保留了意识状态、呼吸和收缩压 3 项指标。RTS 总分取值区间为 0 ~ 12 分，得分越低，伤情越重。RTS 详细计分方法见表 15 - 3。

表 15 - 3　修订创伤评分（RTS）

指标	4 分	3 分	2 分	1 分	0 分
意识状态（GCS）	13 ~ 15	9 ~ 12	6 ~ 8	4 ~ 5	3
呼吸（次/分）	10 ~ 29	>29	6 ~ 9	1 ~ 5	0
收缩压（mmHg）	>89	76 ~ 89	50 ~ 75	1 ~ 49	0

5. CRAMS 评分法　是临床实践中比较常用的评分系统，由循环（circulation）、呼吸（respiratory）、腹胸部（abdomen）、运动（motor）和语言（speech）5 项指标组成，各项指标按照轻、中、重度异常分别赋值 2、1、0 分，各项指标得分相加为 CRAMS 总分。总分分值越低，则伤情越严重。若总分 <8 分则为重伤，应送往创伤中心。CARMS 详细分见表 15 - 4。

表 15 - 4　CRAMS 评分

指标	2 分	1 分	0 分
循环	毛细血管充盈正常和收缩压 ≥100mmHg	毛细血管充盈迟缓或收缩压 <100mmHg	毛细血管充盈消失或收缩压 <85mmHg
呼吸	正常	费力、表浅或呼吸 >35 次/分	自主呼吸消失
胸腹压痛	无压痛	胸或腹有压痛	腹肌紧张、连枷胸、胸腹穿透伤
运动	正常	对疼痛有反应	无反应
语言	正常	语无伦次、语言错乱	发音不可理解或无语音

6. 批量伤员分拣法　若救援现场出现大批量伤员并且已经超过当地救援机构的现场救治能力时，应遵循"抢救尽可能多的伤员"的原则。根据伤员病情严重程度逐个评估，并给予红、黄、绿、黑四种颜色的标签，以确定伤员病情及抢救轻重急缓的先后顺序。具体捡伤分类标准见第二章。

二、院内评分法

创伤院内评分是指将伤员送达医院后，医护人员利用量化指标来评估创伤类型及严重程度的方法。目前临床常用的院内评分法包括简明损伤分级法（abbreviated injury scale，AIS）、损伤严重度评分（injury severity score，ISS）、创伤严重程度评分（trauma and injury severity scoring，TRISS）和创伤严重程度特征评分法（a severity characterization of trauma，ASCOT）。

1. 简明损伤分级法（AIS）　AIS 的计分方法由 7 位数组成，表示的形式为 ×××××× · ×，其中从左边起第 1 位数字代表人体的 9 个区域之一，9 个区域从 1 ~ 9 分别代表头（颅脑）、面部（包括眼睛和耳朵）、颈、胸、腹及盆腔内脏、脊柱（颈部、胸部、腰部）、上肢、下肢、体表；左边起第 2 位数字代表损伤的解剖类型，取值 1 ~ 6 分别代表全区域、血管、神经、器官（包括肌肉和韧带）、骨骼及头部；左边起第 3、4 位数字代表具体受伤器官或在体表受伤时代表具体的损伤性质；左边起第 5、6 位数字代表具体某一部位和解剖结构的损伤类型、性质或程度；左边起第 7 位数字，即小数点后 1 位数字代表伤员伤情的严重程度，分为 6 个等级（AISI - 6），AISI - 1 为轻度伤，AISI - 2 为中度伤，AISI - 3 为较严重伤，AISI - 4 为严重伤，AISI - 5 为危重伤，AISI - 6 为极重伤。当损伤部位不明确或者资料不详时编码为 AISI - 9。

2. 损伤严重度评分（ISS）　是以解剖部位为基础进行的相对客观的评分方法，适用于多部位及多发伤的评估。ISS 评分将人体分为 6 个区域并分别编码 1 ~ 6：头颈部、面部、胸部、腹部和盆腔脏器、四肢及骨盆、体表。计算 ISS 时，从上述 6 个区域选择出损伤最严重的 3 个，并计算每个区域最高的 AIS 值进行平方求和，即可得到 ISS 值。ISS 值的取值区间为 1 ~ 75 分，得分越高，损伤越严重，其中 ISS < 16 分为轻伤，ISS ≥ 16 分为重伤，ISS ≥ 25 分为严重伤。例如，某伤员交通事故后头部有 3 处创伤，损伤的 AIS 严重程度分别为 1、2、3，胸部有 2 处创伤，AIS 伤情为 1、2，四肢骨盆有 3 处创伤，AIS 伤情为 3、4、1。那么，ISS 得分，即机体 3 处最严重创伤的 AIS 平方和为 $3^2 + 2^2 + 4^2 = 29$。上述计算结果显示，ISS 评分无法反映伤员的生理变化、年龄及伤前健康状况对预后的影响。

3. 创伤严重程度评分（TRISS）　综合了 ISS 解剖学指标、RTS 的生理学指标、创伤类型（钝器伤或穿透伤）及伤员年龄等因素，被广泛用来预测伤员的存活概率（probability of survivor，Ps），以 Ps = 0.5 为评估标准，若伤员 Ps ≥ 0.5，则其存活可能性较大，反之则存活可能性小。Ps 的具体计算公式如下：

$$Ps = 1/(1 + e^{-b})$$

式中，e 为常数项，取值为 2.718282；$b = b_0 + b_1(RTS) + b_2(ISS) + b_3(A)$，$b_0$ 为常数；RTS 为修订创伤评分；ISS 为损伤严重度评分；A 为伤员年龄；$b_1 \sim b_3$ 代表不同损伤类型下的参数权重，具体权重见表 15 - 5。

表 15 - 5　TRISS 参数权重

创伤类型	b_0	b_1	b_2	b_3
钝器伤	- 1.2470	0.9544	- 0.0768	- 1.9052
穿透伤	- 0.6029	1.1430	- 0.1516	- 2.6676

为了维持伤员充足的氧供，改善其呼吸功能，医护人员在救援现场进行伤员气管内插管的干预逐渐增多，从而导致在评估伤员呼吸频率和 GCS 方面遇到困难，因此进行 TRISS 时较为不便，相关研究指

出，采用外周血氧饱和度代替呼吸频率，采用最佳运动反应（best motor response，BMR）代替 GCS 进行意识评估可取得较好的评估效果。

4. 创伤严重程度特征评分法（ASCOT）　以 AIS 为基础，年龄分段更细致，同时将身体分为 A、B、C、D 4 个区域：A 代表严重损伤的头部、脑部、脊髓，B 代表受到严重损伤的胸及颈前区，C 代表其他所有部位的严重损伤，D 代表无严重损伤。

三、ICU 危重创伤患者定量病情评估法

ICU 常用的危重患者定量病情评估法是指急性生理学评分及既往健康状态评分法（acute physiology and chronic health evaluation，APACHE）。APACHE 分为不同版本，目前 APACHE Ⅱ 因使用简便可靠、设计合理、预测准确，在临床上被广泛用于危重患者病情分类和预后预测。APACHE Ⅱ 由 Knaus WA 于 1985 年首次提出，评估内容由 3 部分组成：急性生理学评分（acute physiology score，APS）、年龄评分（age score）、慢性健康状况评分（chronic health status）。3 部分加和为 APACHE Ⅱ 得分。APACHE Ⅱ 的得分取值区间为 0 ~ 71 分，分值越高，病情越重，死亡风险越大。急性生理学评分、年龄评分及慢性健康状况评分细则见表 15 - 6 至表 15 - 8。

表 15 - 6　急性生理学评分（APS）

参数	4	3	2	1	0	1	2	3	4
肛温（℃）	≥41	39 ~ 40.9		38.5 ~ 38.9	36 ~ 38.4	34 ~ 35.9	32 ~ 33.9	30 ~ 31.9	<30
平均动脉压（mmHg）	≥160	130 ~ 159	110 ~ 129		70 ~ 109		50 ~ 69		≤49
心率（次/分）	≥180	140 ~ 179	110 ~ 139		70 ~ 109		55 ~ 69	40 ~ 54	≤39
呼吸（次/分）	≥50	35 ~ 49		25 ~ 34	12 ~ 24	10 ~ 11	6 ~ 9		≤5
FiO₂≥0.5，A - aDO₂	≥500	350 ~ 499	200 ~ 349		<200				
FiO₂<0.5，PaO₂					>70	61 ~ 70		55 ~ 60	<55
pH	≥7.7	7.6 ~ 7.69		7.5 ~ 7.59	7.33 ~ 7.49		7.25 ~ 7.32	7.15 ~ 7.24	<7.15
血清钠（mmol/L）	≥180	160 ~ 179	155 ~ 159	150 ~ 154	130 ~ 149		120 ~ 129	111 ~ 119	<110
血清钾（mmol/L）	≥7	6 ~ 6.9		5.5 ~ 5.9	3.5 ~ 5.4	3 ~ 3.4	2.5 ~ 2.9		<2.5
血清肌酐（mg/100 ml，急性肾衰时×2）	≥3.5	2 ~ 3.4	1.5 ~ 1.9		0.6 ~ 1.4		<0.6		
血细胞比容（%）	≥60		50 ~ 59.9	46 ~ 49.9	30 ~ 45.9		20 ~ 29.9		<20
白细胞（10⁹/L）	≥40		20 ~ 39.9	15 ~ 19.9	3 ~ 14.9		1 ~ 2.9		<1
GCS 评分					15 - 实际 GCS 分值				

表 15 – 7　年龄评分（age score）

评分	0 分	2 分	3 分	5 分	6 分
年龄	≤44	45～54	55～64	65～74	≥75

表 15 – 8　慢性健康状况评分（chronic health status）

手术状况	健康状况	评分
非手术或急诊术后	严重器官系统功能障碍或免疫抑制	5
择期手术	严重器官系统功能障碍或免疫抑制	2

第三节　多发伤 📱微课

多发伤（multiple injuries），即多发性创伤，是在同一致伤因素（直接、间接暴力，混合性暴力）作用下，机体同时或相继出现两个及以上解剖部位或器官的损伤，其中至少一处损伤危及生命或并发创伤性休克。临床常见的多发伤有头颅伤（颅骨骨折伴颅内血肿及脑组织挫伤等），颈部伤（颈部外伤伴大血管损伤、颈椎损伤等），胸部外伤（肋骨骨折、血气胸、肺损伤、气管破裂及心脏大血管损伤等），腹部外伤（腹内脏器破裂、腹膜后大血肿等），泌尿生殖系统损伤（肾脏破裂、膀胱尿道破裂、子宫破裂等），多发性骨折（复杂性骨盆骨折、脊椎骨折等），严重软组织损伤等。

🌐 知识链接

复合伤与多处伤

1. 复合伤　指同一解剖部位或脏器发生两处或两处以上的创伤。

2. 多处伤　指两种及以上致伤因素同时或相继作用于人体造成的损伤。如意外爆炸导致的烧伤和冲击伤。

一、病因

在致伤机制上，多发伤与传统创伤存在较大差异。传统创伤多是由致伤能量低的因素引起，如击打、摔跌等，而多发伤主要是由致伤能量较高的因素引起，如交通伤、高空坠落伤、爆炸伤等。其中，交通事故导致的多发伤发生率最高。

二、临床特点

多发伤伤情严重，短时间内可导致机体生理功能及微循环紊乱，严重影响组织细胞的循环和氧代谢。在救治多发伤患者时，不能简单将多发伤看作是不同损伤部位的叠加，而是这些损伤之间联系密切，相互影响，产生协同效应，不同伤情之间甚至会彼此掩盖，给抢救带来一定困难。多发伤的临床特点如下。

（一）损伤机制复杂

同一伤者发生多发伤时不同致伤机制可能同时存在，如高处坠落可同时并发多部位多种损伤，交通事故可有撞击和挤压多种致伤机制存在。

（二）伤情重，变化快

多发伤伤员由于损伤机制多样、损伤范围广泛，伤情可迅速发展，且伴随生命体征不稳定，严重时随时有生命危险。多发伤存在 3 个死亡高峰。

1. 第一死亡高峰 伤后数分钟内，一般在事发现场即时死亡。常见的死亡原因为脑、脑干、高位脊髓严重创伤或心脏大血管撕裂导致严重失血性休克，往往来不及救治。

2. 第二死亡高峰 伤后 6~8 小时内出现，主要死亡原因为脑内、硬膜下或硬膜外血肿，肝脾破裂，血气胸，骨盆或股骨骨折以及多发伤大出血等。此时期常被称为抢救的"黄金时间"，通过快速评估并给予及时、正确的处理可积极挽救患者的生命。

3. 第三死亡高峰 在伤后数天或数周出现，主要死亡原因为严重感染或多器官功能衰竭。

（三）诊断困难，易漏诊、误诊

多发伤伤员具有损伤部位多、伤情复杂、伤势重、病史采集困难等特点，给诊断带来困难。伤者可同时存在不同类型的损伤，相互之间可掩盖病情，同时不同专科救治时存在专业局限，容易忽视隐蔽部位的损伤，易造成误诊和漏诊。

（四）处理优先顺序矛盾

严重多发伤常常需要手术治疗，同时不同创伤的严重程度及部位存在差异，处理的优先次序可发生矛盾。若多个部位的创伤都非常严重，都需要及时处理，则处理的先后顺序可能发生矛盾。

（五）并发症发生率高

多发伤后伤员常常出现弥漫性血管内凝血、应激性溃疡等并发症，同时患者免疫功能紊乱，增加了救护难度。

（六）休克发生率高

多发伤造成的损伤范围广，同时涉及多个脏器器官，患者往往失血量较大，休克发生率较高，尤其是失血性休克。在救治伤者时，医护人员应密切观察患者的生命体征，快速建立静脉通路，警惕低血容量性休克的发生。

（七）低氧血症发生率高

伤员在创伤早期即可发生低氧血症。主要机制包含两个方面：①气体交换障碍引起呼吸困难型低氧血症；②严重失血等造成循环障碍，引起全身供血、供氧不足的低氧血症。

（八）感染发生率高

多种因素可增加伤员感染的风险，如伤后机体生理功能紊乱及免疫力低下、伤口严重污染、菌群移位、侵入性医源性操作等，严重者可发生败血症及脓毒血症等全身感染的危险，严重危及患者生命健康。

（九）多器官功能障碍发生率高

多发伤原发部位的损伤严重，加之伴随多组织的严重创伤，在大量坏死组织的刺激下，机体可出现持续的炎症反应、休克、应激，在免疫功能低下的基础上，极易出现急性肾衰竭、急性心力衰竭、急性呼吸窘迫综合征等多脏器功能衰竭。随着衰竭脏器数目的增多，患者的死亡率升高。相关统计指出，1个、2个、3个脏器衰竭时个体的死亡率分别是 25%、50%、75%，超过 4 个脏器衰竭则无一生存。

三、护理评估

（一）初级评估及紧急处理

初级评估的目的是迅速识别可能危及生命的征象并给予紧急处理，判定处理患者的优先次序，明确可能存在的潜在伤害。对患者初级评估的时间不应超过 2 分钟，主要适用于现场急救或医院急诊。初级评估的内容可概括为"ABCDE",即检查气道（airway）、呼吸（breathing）、循环（circulation）、失能（disability）以及暴露与环境控制（exposure and environmental controls）。

1. 气道（A）

（1）检查气道是否通畅　窒息和误吸是导致气道阻塞的重要死亡原因。医护人员在抢救伤员时应及时评估患者是否存在口腔异物、口腔及颈部软组织水肿、舌后坠以及其他阻塞因素。如存在上述因素，应迅速清除呼吸道异物，并根据患者情况给予口咽或鼻咽通气道，必要时紧急行环甲膜穿刺或切开。

（2）保护颈椎　多发伤极易损伤患者颈部，在清理呼吸道时，应尽量避免颈部过伸、弯曲及转动。检查颈椎是否有损伤时，应保持患者仰卧位，固定颈椎并保持身体轴线位置。若存在可疑颈椎损伤，应正确使用颈托进行保护。即使无颈椎损伤，在患者搬运及救治过程中也应避免二次损伤。

2. 呼吸（B）　在维持气道通畅的基础上，判断患者呼吸情况。首先暴露患者胸部，观察患者有无自主呼吸、呼吸频率、呼吸节律、呼吸型态以及呼吸音，观察患者是否存在气管移位、张力性气胸、反常呼吸等。若存在张力性气胸，行胸腔闭式引流术；肋骨骨折造成的反常呼吸，采取措施固定患者胸壁；若患者无自主呼吸，紧急行气管插管或气管切开，给予呼吸机机械通气。

3. 循环（C）　监测患者脉搏、血压、大动脉搏动、皮温及末梢循环情况，注意观察患者是否存在大出血。对持续明显出血者，应采取加压、填塞等止血方法。同时警惕失血性休克的征象，迅速建立静脉通道，补充血容量。若患者出现休克征象，考虑建立多条静脉通道快速补液。若无法成功建立静脉通道，可选用骨髓腔穿刺输液，以快速补充血容量。若心搏骤停、无法触及大动脉搏动，应立即进行心肺复苏术，必要时行外科手术治疗。

4. 失能（D）　主要评价伤员的意识、瞳孔及对光反应等。

（1）患者清醒程度　可采用"AVPU"法进行评估。A代表alert，清醒；V代表vocal，对语言刺激有反应；P代表pain，对疼痛刺激有反应；U代表unresponsive，对刺激全无反应。

（2）神志情况　采用Glasgow昏迷评分法评估患者神志。同时密切监测生命体征，执行各项医嘱操作。

5. 暴露与环境控制（E）　充分暴露患者以无遗漏地进行创伤检查，尤其是对胸腹部损伤。检查时要注意妥善保存患者脱下的衣物，同时注意为患者保暖，以免诱发心律失常及心排血量过低等。

（二）二次评估

发现并排除可能危及患者生命的损伤及患者生命体征稳定后进入二次评估。二次评估应遵循"从头到脚"的彻底检查原则，还需经常重复评估以发现新发生的异常情况。

1. 询问病史　可按照"AMPLE"模式进行询问。A代表allergies，过敏史；M代表medications currently used，目前使用的药物情况；P代表past illness/pregnancy，患者病史，如心脏病、高血压、糖尿病、呼吸系统疾病、手术史以及怀孕史；L代表last meal，上一餐进食食物；E代表events/environments related to the injury，受伤前的相关事件或所处环境。

2. 体格检查　按照"CRASH PLAN"进行详尽的体格检查。C代表cardiac，心脏；R代表respiratory，呼吸；A代表abdomen，腹部情况；S代表spina，脊髓；H代表head，头颅；P代表pelvis，骨盆；L代表limb，四肢；A代表arteries，动脉；N代表nerves，神经。CRASH PLAN与传统"自上而下，自前而后"的检查顺序不同，可节省时间，优先检查那些危险大、损伤概率高的部位。

3. 必要的辅助检查　若条件允许应快速配合完善相关部位的超声、CT、MRI等辅助检查。怀疑失血性休克者，行创伤重点腹部超声检查（focused abdominal sonography in trauma，FAST）和CT检查。躯干损伤者，尽早进行FAST检查明确是否存在游离液体。

四、救护原则

多发伤往往病情严重，病程进展迅速，因此医护人员应争分夺秒，遵循"先处理后诊断、边诊断边处理"的原则，优先处理危及生命但可逆转的创伤，并按照"VIPCO"程序进行救护。V 代表 ventilation，保持呼吸、通气和氧供；I 代表 infusion，建立静脉通道，保证足够的血容量；P 代表 pulsation，监测心脏泵血功能，注意观察患者心率和血压；C 代表 control bleeding，控制出血；O 代表 operation，必要时急诊外科手术。

五、护理问题及护理措施

（一）主要护理问题

1. 组织灌注量改变　与失血导致有效循环血容量不足有关。

2. 疼痛　与创伤造成组织完整性受损有关。

3. 有感染的危险　与机体抵抗力下降及各类侵入性操作有关。

4. 体温过高　与创伤后机体应激反应、感染及中枢性高热有关。

5. 潜在并发症　窒息、休克、多器官功能障碍等。

（二）护理措施

1. 现场救护　遵循"先救命后治伤、先重后轻、先急后缓"的原则。

（1）将伤者尽快脱离危险环境　安置在通风、安全、防雨的地方，摆放合适体位，避免二次伤害。

（2）心肺脑复苏　心搏骤停者第一时间进行现场心肺脑复苏。

（3）解除气道梗阻　迅速判断患者通气情况，及时解除可能存在的梗阻，缓解呼吸困难，维持正常通气功能。

（4）控制活动性出血　根据出血的方式选择合适的止血措施。

（5）处理创伤性血气胸　开放性气胸迅速采取有效的措施封闭伤口，张力性气胸迅速排气减压，血气胸进行胸腔穿刺或胸腔闭式引流。

（6）注意保暖　对活动性出血、休克及出现低体温患者采取被动保温措施，如毛毯、棉被等覆盖。

（7）正确保存断离肢体　用干净包布或无菌敷料包裹伤员断离肢体，置于 0 ~ 4℃袋子中保存，并将断肢与伤员一同转运至医院。

（8）抗休克处理　在迅速止血的前提下，迅速建立静脉通道，积极扩充血容量，必要时配合使用抗休克裤。

（9）现场观察　监测患者生命体征、意识及伤情变化，了解受伤原因、时间、体位及采取的治疗措施，必要时进行交接。

2. 途中转运　危重患者有望存活者优先进行转运，以接受进一步检查和救治。转运途中，应继续监测患者生命体征、意识、瞳孔及病情动态变化情况。

3. 院内救护　经现场救护被送到急诊科后，分诊护士应立即确定患者分诊等级，并按照相应级别的护理程序给予救护。

（1）继续呼吸支持　确保呼吸通畅，根据病情给予相应处理，如气管插管和机械通气等。

（2）继续循环支持　积极控制出血，建立有效静脉通路并遵医嘱用药、输血，必要时进行中心静脉压及有创动脉血压监测，留置尿管观察每小时尿量。

（3）处理各部位创伤　进一步完善影像学及实验室检查，必要时做好术前准备。遵医嘱用药，如抗生素等预防感染。

（4）支持治疗　维持水、电解质及酸碱平衡，保障重要脏器功能。

（5）止痛及心理护理　在不影响诊断及治疗的前提下，为疼痛剧烈患者使用止痛药。同时做好心理护理，安慰伤者。

（6）病情观察　认真观察伤者的病情变化，加强生命体征、意识及瞳孔的监测，发现异常情况及时通知医生。

第四节　创伤患者的心理反应和护理

作为一种强烈的应激源，创伤不仅造成伤者躯体剧烈的伤害，也给患者带来不同程度的心理伤害，部分患者会出现心理、情绪及行为障碍，进一步加重生理损害。

一、创伤患者常见心理反应及影响因素

（一）常见心理反应

1. 认知反应　患者伤后常常出现侵入性等有关创伤事件的痛苦回忆；部分患者出现负性思维，难以集中精力、决策能力下降、思维混乱等；部分患者还会出现认知扭曲与错误，如认为自己的创伤必定导致功能的丧失。

2. 情绪反应　患者常常出现焦虑、恐惧、愤怒、易激惹以及抑郁等负性情绪反应。受伤后患者常常对伤残和死亡的体验感受到无助和恐慌；对陌生的医院环境以及突发的创伤缺乏心理准备，同时担心住院费用而表现出焦虑、紧张、抑郁，甚至有自杀倾向；对创伤导致的容貌毁损、机体功能缺失（如丧失学习和工作能力）而感到悲痛、自责、沮丧、绝望、生存无意义等。部分患者还会表现出情绪激动、易怒、抱怨，甚至不配合治疗。

3. 行为反应　部分患者在行为上表现为社会性退缩，可能的原因是避免应激源的再次刺激而选择的逃避方式。部分患者还会出现拒食、自残、酗酒等方式来逃避现实。

4. 心理防御反应　若合理应用心理防御机制，可以有效减轻或消除创伤后负性心理反应，但是过度心理防御会导致患者出现否认、遗忘、情感压抑、心理活动退行等。

5. 应激相关障碍　创伤相关应激障碍可表现为急性应激障碍（acute stress disorder，ASD）和创伤后应激障碍（post-traumatic stress disorder，PTSD）。ASD是指在急剧、严重的精神打击后即刻（1小时之内）发病，表现为有强烈恐惧体验的精神运动性兴奋，行为有一定盲目性；或表现为精神运动性抑制，甚至木僵。如果应激源消除，症状持续时间较短，预后良好，缓解完全。PTSD是指由异乎寻常的威胁性或灾难性心理创伤导致长期持续的精神障碍，表现为反复发生侵入性的创伤性体验重现、梦境，或因为面临与刺激相似的相关境遇而再次感到痛苦和不由自主地反复回想，持续的警觉性增高，持续的回避，选择性遗忘，对未来失去信心。

（二）影响因素

影响创伤者心理反应的因素多种多样，常见的有突发的严重创伤、疼痛不适、陌生的医院环境、复杂的诊断和治疗，以及担心治疗费用、自理能力下降、创伤事件产生的自责等。

二、创伤患者心理护理

1. 休息与环境　为患者提供舒适、安全的住院环境。清醒患者入院时应做好入院宣教，昏迷患者待清醒后且病情允许的情况下及时为其介绍病室和医院环境，以消除患者对医院的陌生和恐惧感。应尽

量满足患者提出的合理要求，注意保护患者隐私。避免不必要的仪器检查操作。调节病室温湿度及降低噪音，最大限度地保证患者休息和睡眠。

2. **密切观察，及时发现患者负性情绪反应**　医护人员在密切观察伤者生理指标的同时，还要重点关注其心理变化，及时发现异常的心理波动，给予鼓励和安慰。部分伤残患者发现肢体残缺时，会表现出愤怒、沮丧甚至绝望的负性情绪反应，护理人员应加强心理护理，耐心倾听，细致解释，提供情感支持，以稳定患者情绪，必要时遵医嘱给予镇静药物。

3. **加强沟通交流，鼓励社会支持**　护士应与患者及家属保持良好的沟通，建立良好的护患关系，促进患者情感沟通和宣泄，为其重新回归社会做好心理建设。

4. **配合心理干预**　对于 ASD 不能自行恢复和 PTSD 患者，应积极寻求心理或精神科医生的帮助，配合专科医生进行认知干预、药物治疗等，同时做好心理干预后的观察、反馈和记录。

⊕ **知识链接**

"5G 云＋医疗" 物联网联动新模式在创伤患者急救中的作用

山东第一医科大学附属青州医院为探讨 "5G 云＋医疗" 物联网联动新模式对提高严重创伤患者救治效果的作用。启用 "5G 云＋医疗" 物联网联动以新模式（2018 年 11 月 1 日至 2020 年 11 月 30 日）入院抢救的 210 例严重创伤患者为观察组，以急诊传统救治模式（2016 年 11 月 1 日至 2018 年 10 月 31 日）入院抢救的 200 例严重创伤患者为对照组。比较两组患者开始救治时间（患者到达医院后交接及开始抢救的时间）、完成 CT 检查时间（从接诊至完成 CT 检查时间）、接受输血时间（从输血申请至执行时间）、抢救室滞留时间、术后 28 天的 ISS 情况、输血患者比例、抢救成功率及病死率。其研究结论提示，"5G 云＋医疗" 物联网联动新模式能有效缩短严重创伤患者的开始救治时间、CT 检查时间、接受输血时间和抢救室滞留时间，提高抢救成功率，降低病死率，值得进一步推广。

目标检测

答案解析

单选题

1. 下列属于多发伤临床特点的是（　　）

    A. 不易发生误诊和漏诊　　　　B. 较少发生休克　　　　C. 创伤后全身反应较轻

    D. 低氧血症发生率较高　　　　E. 并发症较少

2. 多发伤伤员应首先抢救的情形是（　　）

    A. 开放性气胸　　　　　　　　B. 休克　　　　　　　　　C. 昏迷

    D. 上肢开放性骨折　　　　　　E. 下肢开放性骨折

3. 关于创伤的现场救护，下列描述正确的是（　　）

    A. 重点、全面了解伤情

    B. 首先心肺脑复苏

    C. 先固定四肢，再固定颈部

    D. 及时解除气道梗阻，保持气道通畅

E. 优先包扎头部、胸部，再包扎四肢

4. 患者，男性，出现胸腹部挤压伤，神志清，对答切题，呼吸急促，呼吸频率 30 次/分，血压 90/55mmHg，胸腹部有压痛，能按照指令动作。该患者的 CRAMS 评分为（　　）

  A. 4 分   B. 5 分   C. 6 分

  D. 7 分   E. 8 分

5. 患者，男性，胸部刺伤 2 小时，可见胸部开放性伤口，患者呼吸困难严重，首要的急救措施是

  A. 迅速封闭胸部伤口   B. 立即输血、输液   C. 气管插管给氧

  D. 胸腔闭式引流   E. 立即手术

6. 下列属于多发伤初级评估目的的是（　　）

  A. 明确诊断   B. 确认是否需要手术   C. 明确收治的科室

  D. 决定后续治疗方案   E. 判定处理伤员的优先次序

7. 下列不属于开放性创伤的是（　　）

  A. 擦伤   B. 切割伤   C. 火器伤

  D. 撕脱伤   E. 震荡伤

8. 创伤死亡的 3 个高峰中，受院前急救和医院急诊科救治影响较大的是（　　）

  A. 第一死亡高峰   B. 第二死亡高峰   C. 第三死亡高峰

  D. 第一、二死亡高峰   E. 第一、三死亡高峰

（罗倩倩）

书网融合……

本章小结   微课   题库

第十六章 休克患者的救护

📖 学习目标

知识要求：

1. 掌握 休克的概念、临床分期及表现；休克的急救处理和护理措施。

2. 熟悉 休克的病因分型和病情评估。

3. 了解 休克的发病机制及实验室检查。

技能要求：

1. 学会对休克患者病情进行护理评估。

2. 学会对休克患者实施整体护理。

素质要求：

1. 树立良好的医德医风，具有救死扶伤和敬业奉献的精神。

2. 培养学生沉着冷静、善于发现、分析解决问题的能力。

第一节 概 述 🖥微课

⇨ 案例引导

案例：患者，女性，30 岁，2 小时前不小心从自家屋顶跌落受伤，急诊入院。腹部明显膨隆，伴有疼痛。叩诊有移动性浊音，患者意识模糊，情绪烦躁，面色苍白，手脚冰凉；查体：血压 70/50mmHg，脉搏 110 次/分，呼吸急促，初步诊断为"腹部闭合性损伤"。

讨论：1. 患者出现了何种情况？

2. 如何采取紧急抢救措施？

一、休克的概念

休克是指机体受到各种强烈致病因素侵袭后，由于有效循环血量锐减，组织血流灌注广泛、持续、显著减少，导致细胞缺氧以及重要器官功能受损而引起的一种急危临床综合征。所谓有效循环血量，是指单位时间内通过心血管系统进行循环的血液量。维持有效循环血量主要依赖充足的血容量、有效的心排血量和良好的周围血管张力。它不包括储存于肝、脾、血窦及停滞于毛细血管中的血量。休克本身不是一个独立的疾病，而是由各种原因引起的一个共同的病理生理过程，发病急、进展快，未及时发现和救治，可发展成为不可逆性休克而威胁生命。

二、休克的分型

根据病因，休克分为以下类型。

1. 低血容量休克 又称失血性休克，指由于大量出血所引起的休克。如上消化道出血、肝脾破裂导致的大出血、宫外孕出血、大面积烧伤及手术原因引起的血液丢失等。一般在迅速失血超过全身血液总量的 15%～20% 时，即可出现休克症状。

2. 创伤性休克　由于遭受剧烈的暴力打击，引起重要脏器损伤、大出血、失液、剧烈疼痛、组织分解产物和坏死毒素的吸收而引起的休克。如交通事故、机械性损伤、坠落伤等造成的出血量过多引起休克。

3. 感染性休克　主要由微生物和毒素感染所造成，严重感染特别是革兰阴性菌感染常可引起感染性休克。如胆道化脓性感染、急性化脓性腹膜炎、泌尿系统感染及脓毒血症等，又叫内毒素性休克。感染性休克患者的血流动力学变化比较复杂，心排血量、血容量和外周血管阻力三方面都会受累，是外科较常见、病死率高的一类休克。

4. 心源性休克　指由于心脏功能极度减退，导致心输出显著减少并引起严重周围循环衰竭的一组临床综合征。多见于大面积心肌梗死、原发性或继发性心肌病、急性爆发性心肌炎及各种心脏病终末期表现等。

5. 过敏性休克　外界某些抗原性物质进入易致敏的机体后，通过免疫机制在短时间内触发的一种严重的全身性过敏反应，多突然发生且程度严重剧烈，若不及时处理，常可危及生命。引起过敏性休克的病因或诱因变化多端，以药物与生物制品常见。如昆虫刺伤、服用某些药品（特别是含青霉素类药品）是最常引发过敏性休克的原因；某些食物如蚕豆、海鲜、鸡蛋和牛奶等也会引起严重的过敏性反应。

6. 神经源性休克　由于严重创伤、剧烈疼痛、高位脊髓损伤或麻醉意外、药物等因素可抑制和阻断血管运动中枢发出信号，使周围血管扩张及阻力下降，血液淤积，回心血量减少所致。正常情况下，血管运动中枢不断发出的冲动沿传出的交感缩血管纤维到达全身小血管，使其维持着一定的紧张性。当血管运动中枢发生抑制或传出的交感缩血管纤维被阻断时，小血管因紧张性的丧失而发生扩张，导致外周血管阻力下降，大量血液滞留于微循环中，回心血量急剧减少，血压下降而引起。如氯丙嗪、地西泮（安定）、降血压药物（交感神经阻滞药和肾上腺受体拮抗药），可破坏循环反射功能而引起神经源性休克。但神经源性休克病生理变化和发生机制比较简单，预后较好，有时不用治疗即可自愈，有的则在应用缩血管药物后迅速好转。

三、休克的发病机制

按休克时血流动力学和微循环变化的规律，休克的过程分为 3 期。

1. 微循环收缩期　又称为缺血缺氧期。当机体有效循环血量锐减，动脉血压下降，组织灌注不足和细胞缺氧，刺激主动脉弓和颈动脉窦压力感受器，引起血管舒缩、交感 - 肾上腺髓质系统兴奋，引起大量儿茶酚胺释放及肾素 - 血管紧张素分泌增加等反应，使心跳加快，心排血量增加以维持循环稳定，并选择性地使外周和内脏小血管、微血管平滑肌收缩，使循环血量重新分布，以保证心、脑等重要器官的供血。由于毛细血管前括约肌强烈收缩，动静脉短路和直捷通路开放，微循环处于"少进少出"的低灌注状态，增加了回心血量。随着真毛细血管网内血量减少，压力降低，血管外液进入血管，可在一定程度上补充循环血量，故此期为休克代偿期。该期若及时处理，容易纠正休克。

2. 微循环扩张期　又称为淤血缺氧期。若休克继续发展，微循环将进一步因动静脉短路和直捷通路大量开放而使原有的组织灌注不足加重，流经毛细血管的血流量继续减少，细胞因严重缺氧而处于无氧代谢状态，大量酸性产物蓄积，使毛细血管前括约肌舒张；而后括约肌对缺氧耐受力强，处于相对收缩状态。微循环处于"多进少出"的再灌注状态，血液滞留于毛细血管，毛细血管网内静脉压升高致血浆外渗，血液浓缩，血黏稠度增加；回心血量进一步减少，血压下降，重要器官灌注不足，休克进入抑制期。

3. 微循环衰竭期 又称为弥散性血管内凝血（DIC）期。若休克病程继续发展，微循环内血液浓缩、黏稠度增加和酸性环境中血液的高凝状态，使红细胞与血小板容易发生凝集而在血管内形成微血栓，引起弥散性血管内凝血（disseminated intravascularcoagulation，DIC）。微循环处于"不进不出"的停滞状态，组织器官缺氧更加严重。同时或短期内出现两个或两个以上器官功能障碍，则形成多器官功能障碍综合征，此期为失代偿期。

第二节　病情评估

一、病史

评估导致休克的原因，如有无剧烈疼痛和发热、有无创伤、有无大面积烧伤或感染等引起的大失血、失液；患者发病或者是受伤后的救治情况等。

二、身体状况及临床分期

（一）身体状况

1. 神志和表情 反映中枢神经系统血流的灌注和缺氧状况。如休克早期患者表现为兴奋或者烦躁不安，激动焦虑；随着休克的加重，患者转为表情淡漠，意识模糊，反应迟钝甚至出现昏迷。

2. 生命体征

（1）脉搏　休克代偿期，周围血管收缩，心率加快，脉搏细速，在血压下降之前，是判断早期休克血压下降的可靠依据。临床常用脉率/收缩压（mmHg）计算休克指数，指数为 0.5 表示无休克；1.0 ～ 1.5 表示有休克；大于 2.0 为严重休克。

（2）血压　休克时患者收缩压常常小于 90mmHg 或脉压差小于 20mmHg，且增快、皮肤苍白。

（3）呼吸　呼吸急促、变浅且不规则。

（4）体温　大多数患者体温偏低或者体温不升，伴畏寒，若体温骤升至 40℃ 以上或骤降至 36℃ 以下，常提示病情危重。

3. 尿量 是观察毛细血管灌注情况的有效指标，提示肾脏血液灌注情况。尿量少往往是休克早期的表现，若尿量每小时少于 25ml，且尿比重增加，则说明血容量不足。若血压正常，尿量少且尿比重降低，则提示急性肾衰竭的可能。

4. 皮肤和肢端温度 患者皮肤和口唇黏膜苍白、发绀、四肢冰冷等。皮肤和肢端温度反映体表血液灌流的标志，如患者由冰凉转为温暖则提示休克好转。

（二）临床分期及表现

休克的临床表现根据发病的轻重缓急、采取措施的时间、急救方法，患者的后果可能不一样，但一般均经过休克代偿期和休克抑制期（表 16 - 1）。

表 16 - 1　休克的分期及临床表现

分期	程度	神志	皮肤黏膜		脉搏	血压	呼吸	尿量
			色泽	温度				
休克代偿期	轻度	神志清楚，精神紧张，伴有痛苦表情	开始苍白	正常或者发凉	小于 100 次/分，尚有力	收缩压正常或稍高，舒张压升高，脉压低于 30mmHg	增快	正常或略减少

续表

分期	程度	神志	皮肤黏膜		脉搏	血压	呼吸	尿量
			色泽	温度				
休克抑制期	中度	神志尚清楚，表情淡漠，反应迟钝	苍白或发绀	发冷	大于100次/分，尚有力	收缩压为90~70mmHg，脉压小	急促表浅	尿少
	重度	意识模糊、神志不清，甚至昏迷	苍白显著，肢端青紫	厥冷（肢端更明显）	快而细弱或摸不清	收缩压小于70mmHg或测不出	微弱或不规则	少尿或无尿

1. 休克代偿期　为轻度休克，患者神志清楚，精神紧张，兴奋或躁动不安；口渴。面色苍白，手足湿冷；脉搏和呼吸增快，尿量正常或减少；动脉血压变化不大，但脉压缩小；此时若得到正确的救治，休克可以很快得到纠正，若处理不当，休克将进入抑制期。

2. 休克抑制期　中度休克时患者神志尚清楚，表情淡漠，反应迟钝；皮肤苍白或发绀，湿冷；脉搏在100次/分以上，搏动较弱；收缩压下降为70~90mmHg，脉压小于20mmHg，呼吸急促而表浅，尿量减少。重度休克时，患者意识模糊，嗜睡，甚至昏迷；皮肤黏膜显著苍白，青紫或花斑状，肢端厥冷；脉搏很弱或摸不清，收缩压在70mmHg以下或测不到；呼吸微弱或不规则，尿量极少或无尿。

三、实验室检查

1. 血常规　白细胞计数和中性粒细胞比例增加常提示有感染；红细胞计数、血红蛋白值降低提示失血，反之则提示失液；血细胞比容增高反映血浆丢失。

2. 尿常规　尿比重增高常提示血液浓缩或容量不足；尿比重低而固定多为肾功能衰竭等。

3. 动脉血气分析　休克时，因缺氧或乏氧代谢，可出现pH和动脉血氧分压（PaO_2）降低，而动脉血二氧化碳分压（$PaCO_2$）明显升高。若PaO_2低于60mmHg，吸入纯氧后仍无改善，则提示急性呼吸窘迫综合征（ARDS）；$PaCO_2$超过45~50mmHg，常提示肺泡通气功能障碍。动脉血气分析有助于了解呼吸功能酸碱平衡动态。

4. 中心静脉压（CVP）　代表右心房或者胸腔段腔静脉内的压力，其变化可反映血容量和右心功能。正常值为5~12cmH_2O，CVP低于5cmH_2O提示血容量不足；高于15cmH_2O提示右心功能不全；高于20cmH_2O则提示充血性心力衰竭、肺水肿。

5. 血生化　包括肝、肾功能，血糖、血电解质等检查，可了解患者是否合并多器官功能衰竭，细胞缺氧及酸碱平衡失调的程度等。

6. 肺毛细血管楔压（PCWP）　应用Swan-Ganz漂浮导管测量，反映肺静脉、左心房、左心室功能状态。PCWP正常值为6~15mmHg，增高提示肺循环阻力增加，低于6mmHg提示血容量不足。

7. DIC检测　包括血小板、出凝血时间、纤维蛋白原、凝血酶原时间及其他凝血因子等多项指标。当出现以上5项检查中3项以上为异常，结合临床微血管栓塞症状和出血倾向，可诊断DIC。

四、心理-社会状况

休克患者发病急，病情变化快，在抢救过程中使用的监测治疗仪器多，患者及家属感到病情危重及面临死亡的威胁，出现不同程度的紧张、焦虑和恐惧。医护人员应及时了解引起患者及家属出现不良情绪的原因，并沟通解释，安抚情绪，帮助树立战胜疾病的信心。

第三节　急救与护理

一、急救处理

治疗休克的关键是尽早去除病因，迅速恢复有效循环血量，纠正微循环障碍，恢复组织灌注，增强心肌功能，抗感染，恢复人体正常代谢。

（一）一般紧急救护

1. 安置体位　休克患者采取中凹卧位，有助于增加回心血量、改善呼吸困难症状。但急救时可取平卧位。

2. 保持呼吸道通畅　松解患者衣扣，避免压迫气道；及时清除呼吸道异物或分泌物，保持气道通畅。早期以鼻导管或面罩给氧，增加动脉血氧含量，改善组织缺氧状态。严重呼吸困难者，可做气管插管或气管切开，人工呼吸机辅助呼吸，并严密观察病情变化。

3. 止血　对大出血的患者，立即采取措施控制出血，包括创伤处包扎，固定制动和控制大出血，如局部压迫或扎止血带等。必要时可使用抗休克裤，充气后对腹部与腿部加压，可促使血液回流，改善重要脏器的供血。同时可通过局部压迫作用，控制腹部和下肢出血。

⊕ **知识链接**

抗休克裤的使用

抗休克裤主要用于休克患者的初期急救，特别是失血性休克，通过充气压迫以达到止血的目的。将四肢及腹部下肢静脉内储存的血液转移到中心循环，增加回心血量，保证心、脑、肾等重要脏器的血液灌注。适用于腹部或双下肢的活动性出血、骨盆骨折或双下肢骨折固定及止痛。

抗休克裤一般由裤体、压力表、流量调节开关、气体管路、插头、充气软管和充气泵构成。使用时，将裤体平铺，各管路分开；松解尼龙扣，打开裤体平铺；将患者置于平铺的裤体之上，包裹患者下肢和腹部，扣牢；连接气体管路；充气，当压力至20～40mmHg后关闭调节开关；打开腹部调节开关，开始充气，充至20～40mmHg，关闭调节开关。需要注意：脑水肿、充血性心力衰竭、腹部损伤伴内脏外露、孕妇不能够使用。

4. 其他　注意为患者保暖；对意识不清或躁动不安的患者，应升起床栏防止坠床，必要时进行四肢束缚；尽量减少搬动，骨折处临时固定，必要时使用镇痛剂等。

（二）补充血量

补充血容量是纠正组织低灌注和缺氧的关键。故应迅速建立静脉通路，根据监测指标估算输液量及判断补液效果。输液的种类主要有晶体液和胶体液两种：晶体溶液分子量小，在血管内存留时间短，对维持细胞内外水分的相对平衡有重要作用，可有效纠正体液及电解质平衡失调；胶体溶液分子量大，其溶液在血管内存留时间较长，能有效维持血浆胶体渗透压，增加血容量，改善微循环，提升血压。因此，一般先快速输入扩容作用迅速的晶体液，再输入扩容作用持久的胶体液。研究发现：3.0%～7.5%的高渗盐溶液，在抗休克治疗中也有良好的扩容或减轻组织细胞肿胀的作用。

（三）积极治疗原发病

有效循环血量恢复后，及时治疗原发病。有的患者有时需要手术处理，则需要在抗休克的同时进行手术治疗，才能有效治疗休克。

（四）纠正酸碱平衡失调

休克患者由于组织缺氧，大多伴有酸中毒。在休克早期，由于过度换气，引起低碳酸血症及呼吸性碱中毒。碱中毒时血红蛋白氧离曲线左移，使氧不易从血红蛋白释出，加重组织缺氧。经过迅速扩容，组织灌注改善，轻度酸中毒即可得到缓解。而且扩容治疗时输入的平衡盐溶液，使一定量的碱性物质进入体内，所以休克早期轻度酸中毒，无须再应用碱性药物。严重休克、酸中毒明显、扩容治疗效果不佳时，常用5%的碳酸氢钠碱性药液纠正。

（五）治疗DIC，改善微循环

DIC是许多疾病发展过程中出现的一种严重的病理生理状态和并发症，是一种获得性出血性综合征。其特征是凝血功能亢进，微血管内广泛的微血栓形成，导致消耗性低凝和继发性纤溶亢进等病理变化。休克发展到DIC阶段，需要进行抗凝处理。通常用肝素治疗DIC，主要是阻止凝血活性和防止微血栓形成，但不能溶解已经形成的血栓。DIC晚期，纤维蛋白溶解系统亢进，可使用抗纤维蛋白溶解药，如氨基乙酸、氨甲苯酸等，抗血小板黏附和聚集的阿司匹林，双嘧达莫和低分子右旋糖酐等。

（六）应用血管活性药物

活血管药物主要包括血管收缩剂、血管扩张剂和强心剂。使用时应从低浓度、慢速度开始，根据血压测得值调整药物的浓度和速度，以防血压骤降或骤升造成不良后果。血管收缩剂使小动脉普遍处于收缩状态，虽可暂时升高血压，但会加重组织缺氧，应慎用。临床常用去甲肾上腺素、多巴胺和间羟胺等。血管扩张剂可以解除小动脉痉挛，关闭动静脉短路，改善微循环，但可使血管容量扩大，血容量相对不足而使血压下降，因此血管扩张剂应在补充血容量的基础上使用。常用血管扩张剂有阿托品、酚妥拉明等。若休克发展到一定程度并伴有不同程度心肌损害时，应用强心剂收缩心肌，减慢心率。常用强心苷类如去乙酰毛花苷（西地兰）等。

（七）皮质类固醇的应用

严重休克及感染性休克患者可使用皮质内固醇治疗，起到扩张血管、改善微循环、防止细胞内溶酶体破裂、增强心肌收缩力、增加心排血量、促进糖异生、减轻酸中毒等作用，一般主张大剂量静脉滴注，但不要超过1周。若长期使用，会对身体产生一些不良反应，所以不要盲目用药，应按照医生的治疗方法进行正确的治疗。

二、护理措施

（一）恢复有效循环血容量

1. 体位　为患者取去枕仰卧位或中凹卧位，中凹卧位是将患者头胸部抬高20°~30°，下肢抬高15°~20°，增加回心血量，改善重要器官血液供应；使膈肌下降，促进肺膨胀，有助于改善呼吸。

2. 建立静脉通路　尽快建立两条以上静脉通路，给予患者补液治疗。如周围血管不充盈或肥胖患者静脉穿刺困难时，应立即进行中心静脉置管，可同时监测中心静脉压（CVP）。

3. 合理补液　休克患者一般先快速输入晶体溶液，如0.9%氯化钠溶液、葡萄糖溶液等，以增加回心血量和心搏出量。后输入胶体溶液，如全血、血浆、血清蛋白等，以减少晶体溶液渗入血管外。根据血压及血流动力学监测情况调整输液速度。若血压及中心静脉压均低时，提示血容量不足，应快速大量补液；若血压低而中心静脉压升高，提示心功能不全或血容量超负荷，应减慢速度，限制补液量，并给予强心治疗，以防肺水肿及左心功能衰竭。

4. 抗休克裤的使用　充气后，在腹部与腿部加压，使血液回流入心脏，改善组织灌注，同时可以控制腹部和下肢出血，当休克纠正后由腹部开始缓慢放气，每 15 分钟量血压一次，若血压下降超过 5mmHg，应停止放气，并重新注气。

5. 记录出入量　补液时，尤其在抢救过程中应有专人准确记录输入液体的种类、数量、时间、速度等。并详细记录 24 小时出入液量，以作为后续治疗的依据。

6. 病情观察　严密监测生命体征及 CVP 变化。观察意识，皮肤黏膜色泽，肢端温度，瞳孔及尿量。休克好转的表现为患者从烦躁转为平静，从淡漠迟钝转为对答自如，口唇红润，肢体转暖，尿量大于 30ml/h。

（二）改善呼吸

1. 维持呼吸道畅通　昏迷患者头偏向一侧，或置入通气管，以免舌后坠，及时清除呼吸道分泌物。必要时，配合医生行气管插管或气管切开，尽早使用人工呼吸机辅助呼吸。

2. 氧气吸入　密切观察患者呼吸的频率、节律、深浅度及皮肤黏膜色泽的变化，动态监测血气分析，了解缺氧的程度及呼吸功能。可经鼻塞或鼻导管给氧，氧流量 6～8L/分，以提高静脉血氧浓度，改善缺氧症状。

（三）改善组织灌注

遵医嘱应用血管活性药物，应从低浓度、慢速度开始，每 5～10 分钟测一次血压，血压平稳后每 15～30 分钟监测一次，并按药物的浓度严格控制滴数，严防药液外渗。若注射部位出现红肿热痛，应立即更换注射部位，并用 0.5% 的普鲁卡因封闭，以免发生皮下组织坏死，血压平稳后逐渐降低药物浓度，减慢速度后撤除，以防突然停药引起不良反应。

（四）维持体温

1. 注意保暖　一般休克患者体温降低，应采取保暖措施。如加盖棉被、调节病室内温度，一般室内温度以 20℃左右为宜。忌用热水袋、电热毯进行体表加温，以防烫伤及皮肤血管扩张增加，局部组织耗氧量多而加重缺氧。

2. 降温　高热患者予以物理降温，必要时遵医嘱用药；及时更换被汗液浸湿的衣裤及床单等。

（五）预防感染

严格执行无菌技术，加强各种留置管的管理；遵医嘱合理使用抗生素；预防各种原因导致的肺部感染；注意观察各种创面和伤口，及时更换敷料，保持创面和伤口清洁；保持床单位的整洁和干燥。

（六）预防意外损伤

对于意识不清或昏迷躁动的患者，升起床栏，防止坠床；固定好输液的肢体，以免患者抓导致脱落；必要时，可使用宽绷带进行四肢的约束，但要做好沟通解释，以免伤害患者的自尊心。

（七）心理护理

对休克患者和家属给予心理支持，避免产生焦虑、恐惧和不安，护理人员应该沉着冷静，耐心解释患者及家属的疑问，取得支持与配合。

三、健康宣教

1. 安全意识　宣传加强自我保护，避免损伤或其他意外伤害。

2. 疾病知识　向患者及家属耐心解释各项治疗、护理的必要性及疾病的转归过程；讲解意外伤害后的初步处理和自救知识。

3. 康复指导　指导患者康复期注意休息和加强营养，若发生感染或高热时及时就诊。

答案解析

目标检测

单选题

1. 休克的发生主要是由于（　　）

　　A. 中枢神经系统在剧烈震荡与打击下由兴奋转为超限抑制

　　B. 血管运动中枢麻痹，小动脉扩张，血压下降

　　C. 交感 – 肾上腺髓质系统衰竭与麻痹

　　D. 血量减少，回心血量不足，心排血量减少

　　E. 重要生命器官低灌流和细胞功能代谢严重障碍

2. 抗休克的基本措施是（　　）

　　A. 吸氧　　　　　　　　　　　　　　B. 补充血容量

　　C. 应用血管性活性药物　　　　　　　D. 纠正酸中毒

　　E. 应用皮质激素

3. 中心静脉压的正常值是（　　）

　　A. 5～6cmH$_2$O　　　　　　　　　　B. 5～8cmH$_2$O

　　C. 5～12cmH$_2$O　　　　　　　　　 D. 6～12cmH$_2$O

　　E. 6～15cmH$_2$O

4. 休克缺血性缺氧期的心脑灌流量（　　）

　　A. 明显增加　　　　　　　　　　　　B. 明显减少

　　C. 无明显改变　　　　　　　　　　　D. 先减少后增加

　　E. 先增加后减少

5. 休克患者抢救时，尿量每小时至少应保持在（　　）

　　A. 70ml　　　　　　　　　　　　　　B. 60ml

　　C. 50ml　　　　　　　　　　　　　　D. 40ml

　　E. 30ml

6. 患者，男性，59 岁。冠心病、心绞痛 5 年。3 小时前发生心前区剧烈疼痛，服用硝酸甘油 3 片未缓解，急诊入院。心电图检查发现 ST 段弓背上抬，随后相应导联出现病理性 Q 波，血压 85/55mmHg，心率 108 次/分，律齐。入监护室观察治疗，经用药后疼痛缓解。2 小时后心电监测示血压 70/50mmHg，心率 118 次/分，患者烦躁不安、皮肤湿冷，此时最可能发生了（　　）

　　A. 脑出血　　　　　　　　　　　　　B. 室壁瘤破裂

　　C. 心源性休克　　　　　　　　　　　D. 心律失常

　　E. 心力衰竭

7. 患者，男性，55 岁，因"上消化道出血伴休克"入院，医嘱予以补液、止血治疗，下列表现中提示输血、输液速度可适当减慢的是（　　）

　　A. 脉搏 >120 次/分　　　　　　　　　B. 收缩压 >100mmHg

　　C. 血红蛋白 <80g/L　　　　　　　　 D. 尿量 <20ml/h

　　E. 呕吐物为暗红色

8. 休克型肺炎患者应用抗生素和补液治疗。提示患者病情好转、血容量已补足的体征不包括（　　）

    A. 口唇红润　　　　　　　　　　　　B. 肢端温暖

    C. 尿量 >30ml/h　　　　　　　　　　D. 收缩压 > 90mmHg

    E. 心率 120 次/分

9. 患者，女性，28 岁。停经 40 天，下腹隐痛 2 天，加重 1 天入院。查体：面色苍白，肢断湿冷，体温不升，脉搏 126 次/分，血压 70/50mmHg，此时最适宜的体位是（　　）

    A. 侧卧位　　　　　　　　　　　　　B. 俯卧位

    C. 中凹卧位　　　　　　　　　　　　D. 半坐卧位

    E. 去枕仰卧位

10. 患儿，女性，3 个月。母亲带其去儿童保健门诊接种百白破混合制剂，接种结束后，患儿出现烦躁不安、面色苍白、四肢湿冷、脉搏细速等症状。该患儿最可能发生了（　　）

    A. 低血钙　　　　　　　　　　　　　B. 过敏性休克

    C. 全身反应　　　　　　　　　　　　D. 全身感染

    E. 低血糖

（李　霞）

书网融合……

本章小结　　　　　　　　　微课　　　　　　　　　题库

第十七章　连续性血液净化技术的应用与护理

PPT

学习目标

知识要求：

1. 掌握　连续性血液净化技术的概念和适应证。

2. 熟悉　血液净化技术的基本原理；连续性血液净化技术的常见并发症和处理。

3. 了解　血液净化技术的发展简史。

技能要求：

能够针对连续性血液净化患者的护理问题进行常规处理。

素质要求：

具有血液透析护士的基本素质，对需要长期进行血液净化治疗的患者具有同理心。

案例引导

案例：患者，男性，40岁，因"持续中上腹疼痛2天，加重伴呼吸困难1天"入住ICU。查体：体温39.2℃，心率124次/分，呼吸34次/分，血压122/80mmHg，血氧饱和度95%。血常规示：白细胞16.24×10^9/L，血红蛋白178g/L，中性粒细胞百分比86.4%。肾功能示：血尿素氮10.2mmol/L，血肌酐432mmol/L。血脂示：总胆固醇9.22mmol/L，三酯甘油29.3mmol/L，血淀粉酶283U/L，脂肪酶2285U/L，近3日尿量均<200ml/d。

讨论：1. 该患者出现上述症状的原因是什么？

2. 对该患者应当采取哪些诊疗护理措施？

第一节　概　述

血液净化技术是指把患者的血液引出身体并通过净化装置，去除其中某些致病物质，达到净化血液，治疗疾病的目的，它是一系列技术的总称，而非单一模式，包含所有能连续清除溶质，支持脏器功能的各种血液净化技术。

1854年，苏格兰化学家Graham提出了透析的概念，他提出晶体物质通过半透膜弥散并开创了渗透学说，被称为"现代透析之父"。1913年，美国的John Abel等设计了第一台人工肾。1924年，德国的Georg Haas第一个将透析技术应用于人类。20世纪60年代，华盛顿Geor-grtown大学医院的George Schreiner医生开始为慢性肾功能衰竭患者提供长期的透析治疗。1967年，血液滤过（HF）应用于临床。1977年，连续性动静脉血液滤过（CAVH）应用于临床。1988年，高通量、高效透析器出现。1992年，连续性高通量透析（CHFD）、连续性高容量滤过（HVHF）出现。我国的血液透析技术发展相对起步较晚，1957年我国首次报道应用人工肾的临床试验。1958年，我国首次应用血液透析治疗急性肾衰竭，为我国开展血液透析治疗拉开了序幕。1973 年后，中国各大医院开始了维持性血液透析工作。1977 年，Kramer 创造了连续性动静脉血液滤过（CAVH）并在临床进行应用，这是血液净化技术一个具有历史性意义的转折点，它使血液净化从此拥有了"连续性"的概念。连续性血液净化（continuous blood purification，CBP）又称为连续性肾脏替代治疗（continuous renal replacement therapy，CRRT），是指一组体外血液净化的治疗技术，是所有连续、缓慢清除水分和溶质治疗方式的总称。其治疗时间≥24 小时，与普通间断透析相比，CBP 治疗时血流动力学更稳定。

一、血液净化技术的基本原理

应用血液净化技术的主要目的是清除血液中的有害物质。比较常用的方法有血液透析、血液滤过及血液透析滤过，还有一些特殊的方法，如免疫吸附、血液灌流等。清除溶质的主要方式有以下 3 种。

1. 弥散 根据膜两侧浓度差，溶质的跨膜运动与溶质大小成反比关系，溶质分子在不同浓度的溶液中分散趋于均匀的过程，跨膜弥散的过程称为透析，清除的主要是小分子毒素。

2. 对流 指溶质随溶液移动的方向通过半透膜，不受溶质分子量和浓度梯度差的影响，亦称超滤。跨膜的动力是膜两侧的压差，即溶质的牵引作用，它是血液滤过的基础，清除的主要是中、大分子物质。

3. 吸附 是将患者血液引入装有吸附剂的灌流器中。通过吸附剂的作用，清除外源性或内源性毒素及炎症介质等。

二、常见连续性血液净化技术

1. 连续性动静脉血液滤过（continuous arterio venous hemofiltration，CAVH） 是利用人体动静脉之间压力差，驱动血液直接通过一个小型高效能、低阻力的滤器。平均动脉压为 8.0 ～ 12.0kPa（60 ～ 90mmHg）时，其原理与血液滤过（HF）相似，在模仿肾小球的功能上比血液透析（HD）前进一步，又由于它是连续滤过，故比 HF 更接近肾小球滤过功能。

2. 连续性静 – 静脉血液滤过（continuous veno – venous hemofiltration，CVVH） 清除溶质的原理与连续性动静脉血液滤过相同，不同之处是采用中心静脉（股静脉、颈静脉及锁骨下静脉）留置单针双腔导管建立血管通路，应用血泵驱动进行体外血液循环。它克服了 CAVH 的一些缺点，且随着静脉留置单针双腔导管和新型持续治疗血泵的出现，它目前已取代 CAVH 成为标准的治疗模式（图 17 – 1）。

3. 连续性静 – 静脉血液透析（continuous veno – venous hemodialysis，CVVHD） 是为增加尿素及肌酐的清除率，通过使用相对低通量的透析器，不输入置换液而是沿血流相反方向输入透析液，依靠弥散的作用清除小分子的物质，在血液流动速度比较慢的时候，尿素和肌酐可以跨膜达到平衡，而清除率与透析液流量则呈直线的增加（图 17 – 2）。

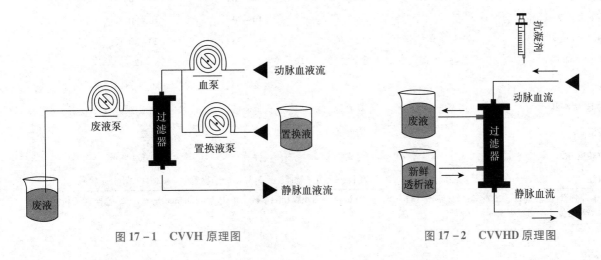

图 17 – 1 CVVH 原理图   图 17 – 2 CVVHD 原理图

4. 连续性静 – 静脉血液透析滤过（continuous veno – venous hemodiafiltration，**CVVHDF**）　采用静脉 – 静脉建立血管通路，其溶质转运主要依赖于弥散及少量对流。当透析液流量为 15ml/min（此量小于血流量）可使透析液中全部小分子溶质呈饱和状态，从而使血浆中的溶质经过弥散机制清除。当透析液流量增加至 50ml/min 左右时，则溶质的清除可进一步提高，超过此值清除率不再增加，因为在实际临床应用中，透析液流量很少超过 30ml/min（图 17 – 3）。

5. 缓慢持超滤（slow continuous ultrafiltration，**SCUF**）　是利用对流原理清除溶质和水分的一种特殊治疗方式，特点是不补充置换液，也不用透析液。与单纯超滤比较，SCUF 的超滤率较低，持续时间可视病情需要延长，对血流动力学影响较小，患者更容易耐受，适用于心血管功能状态不稳定而又需要超滤脱水的患者（图 17 – 4）。

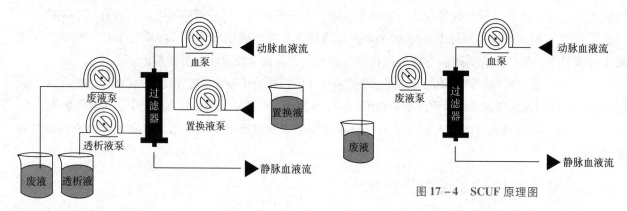

图 17 – 3　CVVHDF 原理图　　　　图 17 – 4　SCUF 原理图

6. 血浆置换（plasma exchange，**PE**）　是一种用来清除血液中大分子物质的血液净化疗法。其基本过程是将患者血液经血泵引出，经过血浆分离器，分离血浆和细胞成分，去除致病血浆或选择性地去除血浆中的某些致病因子，然后将细胞成分、净化后血浆及所需补充的置换液输回体内。

7. 其他　血液净化技术还有血液灌流、特异性血浆成分分离与连续性血浆滤过吸附等。

三、连续性血液净化技术常用的治疗模式比较

临床上应当根据疾病的严重程度以及不同的疾病原因采取相应的 CBP 治疗模式及设定参数。常用的 CBP 模式比较见表 17 – 1。

表 17 – 1　CBP 常用治疗模式比较

参数	SCUF	CWH	CVVHD	CWHDF
血流量（ml/min）	50～100	50～200	50～200	50～200
透析液流量（ml/min）	–	–	10～20	10～20
清除率（I>24h）		12～36	14～36	20～40
超滤率（ml/min）	2～5	8～25	2～4	8～12
中分子清除力	+	+ + +	+	+ + +
血滤器/透析器	高通量	高通量	低通量	高通量
置换液	无	需要	无	需要
溶质转运方式	无	对流	弥散	对流 + 弥散
有效性	清除液体	清除较大分子物质	清除小分子物质	清除中小分子物质

注：1. 高通量滤器（Lp>20）；低通量滤器（Lp<10）。Lp 即单位面积膜超滤系数，单位为 ml/h. mmHg. m²。2. 置换（透析）液速率和血流速率可根据实际情况调整。

第二节　连续性血液净化技术应用评估和要素准备

随着 CBP 的飞速发展，其治疗范围已不仅仅局限于肾脏替代治疗，近年来更成为各种急危重症的救治中最重要的治疗手段之一。

一、应用评估

（一）适应证

CBP 临床适应证主要包括两个方面：①肾脏疾病引起体内代谢产物的蓄积和失去对内环境（水、电解质、酸碱）的调控功能；②非肾脏疾病，主要是心、肺、肝、脑等重要器官功能发生障碍或感染等因素导致全身处于炎性状态。

1. 肾脏疾病

（1）急性肾损伤（AKI）　伴血流动力学不稳定和需要持续清除过多水或毒性物质，如 AKI 合并严重电解质紊乱、酸碱代谢失衡、心力衰竭、肺气肿、脑水肿、急性呼吸窘迫综合征、外科术后、严重感染等。

（2）慢性肾衰竭（CRF）　合并急性肺水肿、尿毒症脑病、心力衰竭、血流动力学不稳定等。

2. 非肾脏疾病

（1）全身炎症反应综合征（SIRS）和脓毒症（sepsis）　是机体的一种失控炎性反应，表现为一系列炎症介质的级联"瀑布样"释放，抗炎和促炎因子的不平衡导致免疫紊乱或免疫麻痹。CBP 可非选择性地清除炎症介质和内毒素，从而终止细胞因子的级联反应，避免炎症介质和内毒素对各脏器的继发损伤，达到改善患者预后目的。

（2）重症急性胰腺炎（SAP）　往往来势凶猛，病情发展快，容易合并 MODS，死亡率高。随着现代医学的发展，人们对 SAP 的发病机制有了更深入的认识，在治疗策略上也由首选外科手术治疗转变为综合治疗，CBP 就是其中一项重要的支持疗法。其治疗机制主要体现为：①维持内环境平衡，改善脏器功能；②重建机体免疫稳态；③显著降低胰腺炎时细菌转位和内毒素血症；④控制高分解代谢，配合营养支持治疗。

（3）多器官功能障碍综合征（MODS）　患者病死的主要原因大都是由对发病过程中炎症失控处理不足所致，CBP 可有效地清除循环中的炎性介质，阻断炎症的级联反应；通过血浆滤过吸附，可清除血液中的内毒素；通过清除间质的水分，改善微循环和细胞摄氧力，从而改善组织的氧利用率。

（4）急性呼吸窘迫综合征（ARDS）　机械通气是治疗 ARDS 的根本手段，但随着近年来 CBP 技术的不断发展，其可清除血管外肺水肿，纠正肺间质和肺泡性肺水肿，改善气体和组织供氧；调节水、电解质、酸碱平衡，稳定内环境，减轻高碳酸血症从而达到治疗 ARDS 的目的，同时低温置换液的输入，一方面可降低体温，改善感染患者的高热状态，另一方面可减少二氧化碳生成和患者的气体交换，减轻肺损伤。

（5）乳酸性酸中毒　是体内环境紊乱的严重状态，是严重休克的代谢标志。乳酸生成量代表器官的总缺氧量、低灌注和休克的严重程度，且与预后密切相关。其治疗机制主要有两个方面：①乳酸性酸中毒最根本的治疗是病因治疗，如纠正休克，清除炎症介质，改善微循环使组织缺氧状态得到纠正，而组织缺氧纠正后，乳酸生成会减少，并能够增加肝脏清除乳酸的能力；②CBP 直接清除体内过多的乳酸，直接减轻酸中毒，从而起到维持内环境稳定的作用。

（6）其他　如严重的水、电解质和酸碱平衡紊乱，顽固性心力衰竭，挤压综合征，药物和毒物中毒，肝功能不全，急性溶血等多种疾病的配合治疗。随着 CBP 技术的不断发展和研究的不断深入，CBP 将在危重症领域发挥更大的作用。

（二）禁忌证

连续性血液净化无绝对禁忌证，但存在以下情况时应当谨慎选择。

（1）无法建立合适的血管通路。

（2）严重的凝血功能障碍。

（3）严重的活动性出血，特别是颅内出血。

二、要素准备

（一）操作要素

1. 人员要求　应当由经过一定时间的系统培训，具备血液净化治疗相关资质的医生和护理人员来完成操作。

2. 设备物资要求

（1）血泵　在实施静脉 – 静脉血液滤过时，需要应用血泵作为血液流动的动力。

（2）滤器　CBP 中要求使用血流阻力小，对溶质和水通透性大，凝血概率小，生物相容性佳的滤器，如由聚砜膜、聚酰胺膜等合成膜制成。

（3）抗凝剂　目前临床常用的抗凝剂有普通肝素、低分子肝素和枸橼酸钠等。抗凝的两个主要目标：①减轻滤器的膜和血路对凝血系统的激活作用，长时间维持滤器和血路的有效性；②尽量减少全身出血的发生率，也就是说，应该将抗凝作用局限在体外循环的滤器和血路内。

（4）置换液　临床上可根据需要自行配置，调节钾离子和碱基浓度。目前国内已有商品化的成品置换液，可根据自身需要进行购置。另外，在血液滤过过程中置换液的补充可分为前稀释和后稀释两种方法。

（5）液体平衡管理系统　在患者进行血液滤过期间，通过对血滤机器的参数设置来实现对患者出量的控制，但应全面结合患者的所有出入量，以免造成患者出现血容量的异常波动。

（二）血管通路的建立

根据患者病情需要和 CBP 方式不同，建立专用血管通路，方法与 HD 血管通路相同，近年来临床上多采用在 B 超引导下进行颈静脉或股静脉穿刺留置双腔导管，应用血泵驱动血液体外循环，既保证了稳定的血流量，又避免了动静脉穿刺并发症的危险。

第三节　连续性血液净化技术的监测和护理

一、治疗监测

（一）CBP 机器的压力监测

临床应用的现代化 CBP 机器都具有完善的压力监测装置，通过这些压力的动态变化，反映体外循环的运行状况，CBP 治疗过程中监测以下压力值的变化是保证体外循环安全的重要方面。体外循环压力过高可能导致管路连接处崩开、脱落；监测到体外循环压力过低，如管路破裂、连接处崩开时，报警引起血泵停止，避免进一步失血。

1. 动脉压（PA）　为血泵前的压力，由血泵转动后抽吸产生，通常为负压。

2. 滤器前压（PBF）　　滤器前压是体外循环压力最高处，在血流量及 PV 不变的情况下，PBF 进行性升高，提示滤器凝血。

3. 静脉压（PV）　　为血液流回体内的压力，是反映静脉入口通畅与否的指标，一般为正值。

4. 废液压（PF）　　滤器凝血越严重或设定超滤率越大，负值越大。

5. 滤器压差（PFD）　　为 PBF 与 PV 之差，是计算压，压力高低与滤器阻力及血流量有关，血流量越大，PFD 越高。在血流不变的情况下，PFD 的变化反映了滤器的凝血情况。

6. 跨膜压（TMP）　　为计算值，以公式表示：$TMP = [(PBF + PV)/2] - PF$。反映滤器完成目前设定超滤率所需的压力。TMP 过大，既可能是滤器凝血，也有可能是设定的超滤率过大。

（二）其他重要监测

除了压力监测外，CBP 机器最重要的 3 个安全性监测，即空气监测、漏血监测及容量平衡监测。

1. 空气监测　　一般采用超声方法探测血液中的气泡。由于体外循环并非完全封闭，加之置换液在加热过程中产生气体，因而体外循环中本身存在较多空气，血液在回到体内时必须经空气捕获器消除空气，同时必须经过空气探测器，保证血液中不含空气才能回到体内。

2. 漏血监测　　滤器由多个空心纤维组成，只要有一根纤维破裂，血细胞即可持续进入超滤液中，导致机体失血。CBP 机器在超滤液回路上设置有探测器，可监测超滤液中的血细胞含量。探测器通过测定超滤液的透明度或颜色改变实现漏血监测。

3. 容量平衡监测　　自动容量平衡系统一般采用两级控制，即泵和精确的电子秤系统来控制容量平衡。

其他监测还包括温度监测和漏电保护装置。

二、患者护理

（一）血管通路的护理

在 CBP 治疗期间，应妥善固定血管通路，防止导管脱管。每次治疗结束后严格消毒接口处，用管腔容量的 100%～120% 的封管液对动、静脉管封管，根据患者出凝血时间的情况选择合适的肝素浓度。封管后用无菌敷料覆盖，妥善固定，防止扭曲、污染、漏血。严格无菌操作，如果导管穿刺部位出现局部发红、变硬、化脓应立即拔出，重新建立新的血管通路；随着留置时间延长，血管通路内血栓形成的风险也在大大增加，在操作过程中和平时未使用时应严密观察患者及血管通路的局部情况，预防血栓形成和脱落。

（二）体外循环的护理

体外循环设备必须有专人专管，定期检查、测试、调校，确保设备安全及处于完好备用状态。在使用过程中根据医嘱准确设定各种参数，熟练掌握机器的性能、参数、报警信息等，及时正确处理，保证体外循环的连续运转和治疗的顺利进行。

（三）抗凝剂的使用与护理观察

血液净化过程中，合理、充分的抗凝是保证血液净化治疗顺利进行的必要条件。临床上应根据患者的凝血功能，选择合适的抗凝方法和抗凝剂，护理人员应全面掌握抗凝剂的配制及使用方法，并在使用过程中进行全面监测，既保证抗凝充分，又避免出血或原有出血症状加重。

（四）生命体征监测

严密监测患者心率、血压变化情况，及早发现血流动力学不稳定的情况，及时通知医生进行处理。密切监测体温，对于高体温的患者可调低置换液温度，对于体温不升和正常的患者，在保证室温的前提下可适当调节机器的加温档将置换液温度调高。

三、并发症预防及处理

（一）技术并发症

1. 血管通路不畅通　是 CBP 治疗过程中最为常见的并发症，可导致体循环中血流量的下降。在治疗过程中严密监测循环压力，根据压力变化采取措施恢复正常的血管通路功能可以避免这一缺陷。

2. 管路连接不良　CBP 治疗进行过程中，体外循环的血流量高达 50～200ml/min，在血管通路中的任何部位发生了连接不良，或者体外循环管路的破损，都可立即危及患者生命，因此在整个治疗进行过程中应当全程将整个管道放置在可视范围，确保整个管路的密闭性和完好。

3. 空气栓塞　是十分严重的并发症，不能很好地预防和及时发现会导致患者的死亡，其主要是由吸气负压将气体吸入静脉系统形成的。目前临床上使用机器大都有特殊的监测和报警系统，可以很好地预防空气栓塞的发生。

4. 滤器凝血　原因见于 CBP 治疗持续时间比较长；低血流量、小剂量肝素或无肝素透析或滤过；体外循环管道内径的减小或扭曲等。前血泵的广泛应用使得此类并发症的发生大大减少。

（二）临床并发症

1. 出血　为 CBP 常见的并发症，主要与体外抗凝和留置静脉导管有关。对于体外抗凝，最佳状态是其抗凝最大限度地作用于整个体外循环中，对患者自身的循环无作用或作用很小。有严重出血倾向的患者，医生在进行中心静脉置管术前评估患者整体情况，穿刺的过程中尽量保证穿刺一次性成功，并在术前纠正凝血功能，减少出血的发生；此外，采取局部肝素化、前列环素、低分子肝素或枸橼酸及其他抗凝技术，也可以达到减少出血并发症的目的。

2. 血栓　在 CBP 的治疗过程中，动脉和静脉均有可能形成血栓，血栓的形成有时可影响血液灌注，严重者可能扩展至腔静脉，甚至脱落引起肺栓塞危及患者生命。目前临床常应用多普勒超声监测血管灌注，持续体外循环中静脉压力的监测来早期发现血栓，尽早采取措施进行处理。

3. 感染　与导管的留置时间过长、无菌操作技术不严格等有关，因此在护理操作时需高度谨慎，严格无菌技术，在血管导管的穿刺过程中就应最严格地遵循无菌操作原则，对静脉置管进行日常维护并加强局部皮肤的护理，除了医护人员日常对管路的维护外，应对有能力的患者及家属进行中心静脉导管的健康教育，做好局部卫生等自我护理。

⊕ **知识链接**

血液透析室的布局设置与感染控制 ⓔ 微课

血液透析室的建筑布局应当遵循环境卫生学和感染控制的原则，做到布局合理、分区明确、标识清楚，符合功能流程合理和洁污区域分开的基本要求。血液透析室应当分为辅助区域和工作区域。辅助区域包括工作人员更衣室、办公室等。工作区域包括透析治疗区、治疗室、水处理间、候诊区、接诊区、储存室、污物处理区；开展透析器复用的，应当设置复用间。血液透析室的工作区域应当达到以下要求：透析治疗区、治疗室等区域应当达到《医院消毒卫生标准》中规定Ⅲ类环境的要求。患者使用的床单、被套、枕套等物品应当一人一用一更换。患者进行血液透析治疗时应当严格限制非工作人员进入透析治疗区。血液透析室应设有隔离透析治疗间或者独立的隔离透析治疗区，配备专门治疗用品和相对固定的工作人员，用于对需要隔离的患者进行血液透析治疗。

4. 过敏反应　血液长时间与人工膜及塑料导管接触，可引起血膜反应、激活多种细胞因子和补体，引起过敏反应。使用与人体生物相容性好的生物膜可最大限度地减少此类并发症的发生。

5. 低体温　有文献报道，约有 50% 的 CBP 治疗患者出现低体温，与 CBP 治疗过程中体外循环和大量液体置换交换有关，可通过控制病房温度和加热置换液的温度来纠正。

目标检测

答案解析

一、单选题

1. 德国的 George Haas 第一个将透析技术用于人类，其时间是（　）

    A. 1922 年　　　　　　　B. 1923 年　　　　　　　C. 1924 年

    D. 1925 年　　　　　　　E. 2001 年

2. 对流是指（　）

    A. 溶质随机流动

    B. 溶液依靠浓度梯度差由低向高进行转运

    C. 溶质随溶液移动的方向通过半透膜

    D. 溶质随膜两侧的压力差进行转运

    E. 溶质随膜两侧的浓度差异自由转运

3. 弥散一般是清除血液中的（　）

    A. 小分子毒素　　　　　B. 中分子物质　　　　　C. 大分子物质

    D. 中大分子物质　　　　E. 内源性毒素

4. 与普通间断透析相比，连续性血液净化最大的特点是（　）

    A. 治疗时血流动力学稳定　　B. 可导致组织水肿　　　C. 可增加组织耐受力

    D. 可减少组织坏死　　　　　E. 可迅速纠正患者的内环境紊乱

5. 在患者进行血液滤过期间，哪项是技术并发症（　）

    A. 低体温　　　　　　　B. 休克　　　　　　　　C. 空气栓塞

    D. 出血　　　　　　　　E. 脑水肿

二、多选题

1. 血液净化的基本原理包括（　）

    A. 对流　　　　　　　　B. 弥散　　　　　　　　C. 交换

    D. 吸附　　　　　　　　E. 传递

2. 连续性血液净化治疗中的临床并发症包括（　）

    A. 出血　　　　　　　　B. 感染　　　　　　　　C. 血栓

    D. 休克　　　　　　　　E. 低体温

3. 连续性血液净化治疗的相对禁忌证是（　）

    A. 无法建立合适的血管通路

    B. 严重的凝血功能障碍

    C. 严重的活动性出血，特别是颅内出血

    D. 严重的心律失常

E. 严重的贫血

4. 进行 CRRT 患者常见的中心静脉导管置入部位有（　　）

　　A. 颈内静脉　　　　　　　B. 锁骨下静脉　　　　　　C. 肘正中静脉

　　D. 股静脉　　　　　　　　E. 动静脉瘘

5. CBP 对使用的过滤器要求为（　　）

　　A. 血流阻力小　　　　　　B. 对溶质和水通透性大　　　C. 凝血概率小

　　D. 生物相容性佳　　　　　E. 使用时间尽量长

三、简答题

1. 简述连续性血液净化技术的适应证。

2. 简述患者在接受连续性血液净化治疗过程中可能出现的临床并发症。

（余　汇）

书网融合……

本章小结

微课

题库

第十八章　灾难救护

PPT

学习目标

知识要求：

1. 掌握　灾难护理的定义；护士在灾难救援中的角色；伤员的检伤分类、安置与救护、转运护理；灾难伤员的心理干预；救援人员的心理干预；救援人员的应对与调控。

2. 熟悉　灾难应急救援；常见的灾难及救治；地震、火灾的现场救治；病毒性肺炎、甲型H1N1的现场救治与防控措施；灾后护理人员防疫。

3. 了解　护士在应急救援中的角色；灾难应急救援应具备的素质和能力；急性应激障碍、创伤后应激障碍的定义、病因和发病机制、临床表现和诊断依据；灾后防疫的主要危险因素。

技能要求：

1. 具备进行灾难医疗救援准备、救治及护理的能力。

2. 掌握灾后防疫的相关知识技能。

素质要求：

提高护士在灾难现场的应急救援能力，熟练应对灾难现场救援程序。

第一节　概　述 ⓔ 微课1

⇒ 案例引导

案例：人感染禽流感是由某种亚型禽流感病毒引起的一种急性呼吸道传染病，因其流行区域分布广、病死率高、社会影响大，长期以来是各国重点防控的传染病。禽流感病毒并不感染人类，但自 1997 年禽流感病毒 H5N1 亚型感染人类以来，相继有 H9N2、H7N7 等亚型感染人类的报道。人禽流感主要临床表现为高热、咳嗽和呼吸急促等，病情轻重不一，禽流感呈现全球范围内流行，是全球关注的公共卫生事件之一。

讨论：1. 人感染禽流感事件中，护理人员承担的角色是什么？

2. 应对人感染禽流感患者，护理人员如何实施救护？

灾难不仅阻碍了社会的发展与进步，更给世界各国人民造成生命财产的重大损失。面对灾难，护士在医疗救援队伍中主力军的作用日益凸显。2009 年，国际护士理事会和 WHO 果断认识到加快建设各级护士应灾能力的紧迫性，提出了灾难护理能力框架，明确指出灾难护理能力应包含四方面：增强预防能力、准备能力、反应能力及康复能力。

一、灾难的概念

WHO 定义：灾难（disaster）指任何能引起环境设施破坏、人员伤亡、经济严重损失、人的健康状况受到威胁和恶化社会卫生服务的事件，当破坏力超过所发生地区能承受的程度而不得不向其他地区寻求援助时，即为灾难。

二、灾难的特征及分类

1. 特征　灾难指所有对人类及其生存环境产生破坏性影响的事物总称，具有复杂性、破坏性、不确定性和社会性等特征，灾难事件的频发导致大规模伤亡、基础设施损坏及包括心理卫生在内的各类社会性恐慌问题，为经济发展带来严重不良影响。

2. 分类　灾难是对自然生态环境、人类社会物质及精神文明建设、人们生命财产等造成严重危害的各类事件。灾难总体上包括自然灾难和人为灾难两大类。其中，自然灾难包括地震、火山、泥石流、飓风、洪灾、山体滑坡、海啸、热带风暴、龙卷风、洪水、干旱、沙尘暴和传染病等；人为灾难包括火灾、爆炸、暴力事件、交通事故等人为导致的灾难。

三、灾难护理

1. 定义　灾难护理（disaster nursing）是一门综合性很强的实用型学科，与灾害学、救援医学、临床医学等关系密切，主要研究各种自然灾难、人为事故所造成的灾难损伤条件下，护理人员实施救援、疾病防护及卫生保障；预防教育、救治服务、康复期护理等问题。

2. 分期　灾难护理分为 3 个时期，第一阶段是灾难准备/预备期（preparedness/readiness），第二阶段为灾难反应/实施期（response/implementation），第三阶段为灾难恢复/重建/评价期（recovery/reconstruction/evaluation）。

3. 灾难护理的任务及组织管理

（1）任务　研究各类灾难致伤规律、事故救护预案的制定和实施、现场救护及灾难事故的现场抢救。

（2）组织管理　伤员的预检分诊管理、救援护士的合理安排、组织伤员输送、医院救治管理、灾后的组织管理、工作总结及心理救援。

4. 护士在灾难救援中各阶段的角色

（1）灾难准备阶段　开展备灾应灾护理培训，参与拟定备灾应灾计划、政策及宣传等。

（2）灾难发生阶段　现场对伤员进行伤情评估，对伤员进行预检分诊及护理救治；为伤员提供关心、关爱，受灾现场的公共卫生干预及安全的保障，做好伤员的协调与沟通管理；转运输送需要进一步救治的伤员。

（3）灾难重建阶段　对危重患者进行长期护理，为受灾人群及参与救援人员提供心理支持，开展传染病预防等工作。

第二节　灾难医疗救援

灾难医疗救援已成为世界各国政府及民众重点关注的领域，每一位护士都应具备应对灾难医疗救援最基本的知识和技能。美国护理应急准备教育联合会（NEPEC）提出，护士是灾难应急救援的重要部分。护理人员在灾难医疗救援中的作用非常重要，必须熟悉灾难护理相关知识且具备进行灾难医疗救援准备的胜任力。

一、灾难医疗救援的概念

灾难医疗救援指在灾难条件下实施医疗救援，借助临床医学理论和技术对伤员进行紧急救治、挽救生命、减轻伤残，以最大限度地减轻自然灾难或人为灾难对人类生命造成危害为目标的医学。此外，灾难医疗救援还包括灾区卫生防疫、心理康复、疾病防治、身体康复、心理救援等内容，为现场救援过程提供理论与实践指导。

二、灾难医疗救援的内涵

灾难医疗救援不同于传统急救医学，其内涵及救援内容范围更广，包括灾难伤员搜救、分类、转运及救治、移动医院的搭建与运作、灾区医疗机构重建和灾区防疫等。

主要分为3个方面：①面向群体性伤员，即主要救援对象是灾难或突发公共事件中的批量伤员，而非个别伤员的急救工作；②实施救援地点以院外为主，通常在灾难或其他公共事件的发生现场或邻近区域；③所需救援专业综合性要求较强，包括医疗、护理、心理、防疫等。

三、灾难医疗救援的准备

（一）基本要求

灾难应急医疗救援是一项系统的工程，涉及多部门的整体任务，在组织实施、队员素质、救援技能和装备配备等方面具有特殊的要求。

1. 组织实施方面　需要医疗救援的法律保障和制度建设的支持，高效的救援体系，高素质的救援人才，完善的救援应急预案，全民普及的紧急医疗救援知识。

2. 队员素质方面　医学救援队员必须具备以下基本素质：技术娴熟，诊治迅速；一专多能，知识全面；思想过硬，意志坚定；团结协作，无畏精神；服从命令，听从指挥。

3. 救援技能方面　主要包括医疗救援和普通救援，必须快速有效地消除各种危险对人类的伤害。

4. 救援装备方面　医疗救援应配备快速便捷、搭建简易、网络共享的通讯设备，机动性强、具备医护设施的运输设备，操作简单、性能稳定便于携带的医疗设备及其他相关医疗救援的保障装备。

（二）护士的应急训练

护士的应急训练分为三层：第一层是个人准备，包括身体素质、情感认同、技术技能、家庭支持等；第二层是临床技能训练，包括创伤救护技能、伤员分类和现场疏散，对伤员的评估、个人防护设备的使用等；第三层是团队训练，包括个人的操作能力、相关知识，团队核心领导和管理能力，单位整合协同的共同训练。

（三）护士应具备的素质和能力

1. 身体素质　护士良好的身体素质是参与灾难救援中完成救援任务和自救的重要保证。

2. 心理素质/自我心理调适　护士良好的心理素质对于灾难救援非常重要，应该具备适当的自我调适能力。另外，组织层面上的心理疏导也有助于护士的心理健康。

3. 现场救护/急救技能　护士现场救护或急救技能是必不可少的能力，包括创伤急救技术、心肺复苏、中毒抢救、急救药品的使用等，这些技能掌握的程度决定了护士参与灾难医疗救援工作的效果。

4. 传染病预防和控制/消毒隔离　灾难救援中，护士需完成消毒隔离及传染病预防和控制，必须掌握在灾区这种特殊环境下消毒隔离工作的实施方法。

5. 心理疏导　护士需要掌握灾区伤员的心理评估和心理疏导。

6. 常见病护理　护士需具备常见病护理的能力。

7. 危险环境识别和避险　对灾难现场周围环境的危险因素的正确识别，对如何避免危险等防灾知识的掌握，在地震等灾难类型的救灾过程中具有相当重要的意义。

8. 伤员分类 在参与灾难救援时，护士要按照伤情轻重缓急正确地对伤员进行分类。

9. 伤情评估 在没有辅助诊断的情况下，护士要准确快速地发现病情变化，对伤员的病情进行观察和判断，快速形成评估意见。

10. 物资管理 在灾难救援过程中，护士要对医疗物资实施有效管理和维护，为灾难救援提供重要保障。

11. 卫生宣教 灾难发生后，护士要对受灾地人群进行卫生宣教。

⊕ **知识链接**

人禽流感

人禽流感属正黏病毒（A）型流感病毒。甲型流感病毒呈多形性，常见形状为球形，有囊膜。病毒基因组为分节段单股负链 RNA，根据外膜血凝素（HA）和神经氨酸酶（NA）的不同，甲型流感目前已鉴定 16 个 H 亚型和 9 个 N 亚型。感染人禽流感病毒，患者呈急性起病，早期表现类似普通型流感，常在 1~5 天出现呼吸急促及明显的肺炎表现，重症发展迅速，进展为呼吸窘迫、呼吸衰竭等。流感暴发期间，护士需承担不同的角色，参与现场救治护理、心理干预、灾后防疫等工作。

第三节 灾难应对反应

医疗单位应针对灾难或突发公共卫生事件制定应急预案，明确应急处置机构、指挥体系及工作职责等。在灾难突发阶段，医疗救援人员在确保自身安全同时立即启动应急预案，成立现场救援组，与多部门协同合作参与应急救援处置。医疗救援人员需在灾难现场建立医疗救援区域以迅速接近伤员，评估其病情严重程度，及时、快速、准确地对伤员进行检伤分类和急救处置。护理人员在灾难现场要充分考虑伤员情感、生理、心理等社会和文化方面的必要需求，为伤员提供必要的照顾、管理和医疗护理等整体护理行动。其主要职责是为伤员进行现场评估、检伤分类、安置与救护、转运护理、灾难心理干预等应急处置工作。

一、伤员的检伤分类

（一）现场评估

1. 评估灾难 护理人员需评估灾难现场的规模，知晓伤员人数，伤情的严重程度等。

2. 评估伤员 护理人员需迅速准确地评估伤员病情，判断其严重程度，重点判断伤员有无反应能力。伤员病情按照 A~E 的顺序进行评估。

A：气道（airway），评估气道是否通畅。

B：呼吸（breathing），准确评估呼吸频率与节律，判断观察患者是否存在张力性气胸。

C：循环（circulation），准确评估伤员是否存在活动性出血，进行血压、脉搏监测。

D：失能（disability），评价患者的神经系统情况，如意识水平、瞳孔大小和对光反应、有无偏瘫或截瘫等。

E：暴露（expose），充分暴露伤员身体各部位，观察是否有重要的损伤。

（二）检伤分类的目的和原则

1. 检伤分类的目的 检伤的目的是分配急救优先权和确定需转运的伤员，它是分类救治的基础。

检伤分类可分为急救伤员分类（ED triage）、重症监护伤员分类（ICU）、突发事故伤员分类（multi - casulty triage）、战场伤员分类（battlefield triage）、大规模伤员分类（mass casualty triage）等。其中最后一种适用于灾难救援时伤员的分类，其目的为在有限医务人员与医疗资源（救援人员、仪器设备、药品等）的情况下，合理应用医疗救援资源，优先救治最有可能救治的伤员，挽救更多生命。

2. 检伤分类的原则

（1）优先救治病情危重有存活希望的伤员。

（2）分类时不在单个伤员身上停留过长时间。

（3）分类时只做简单的急救处置，稳定伤情，不过多消耗人力。

（4）对没有存活希望的伤员放弃救治。

（5）有明显感染征象的伤员要及时进行隔离。

（6）在转运过程中再次对伤员动态评估和分类。

需要注意的是，以上原则仅用于灾难或突发事件现场医疗救援资源不足，无法满足每个伤员的救治需求时，为最大限度地提高伤员存活率的情况。

（三）检伤分类的种类

1. 收容分类　是接收伤员的第一步，目的是对需要挽救的伤员高效识别，帮助伤员脱离危险，安排相应科室进行进一步的检查与治疗。

2. 救治分类　决定救治实施顺序的分类，首先将伤员按照病情轻、中、重进行评估，确定医疗救治措施，同时结合伤员数量及有限的医疗资料确定急救救治顺序。

3. 后送分类　根据伤员病情的紧迫性与耐受性、需采取的救护措施及可选择后送工具等综合因素，科学决定伤员的后送顺序、后送工具及目的地，确保伤员尽快转运到确定性医疗救治机构。

（四）常用检伤分类方法

1. 初级分类（primary triage）

（1）START（simple triage and rapid treatment）　即简单分类、精准救治。是灾难现场常用的分类方法，特别适用于灾难现场分类。根据精准判断伤员的呼吸、循环和意识状态，将伤员分为红、黄、绿和黑4组。红色组为立即处理组，必须在1小时内接受治疗；黄色组为延迟处理组，应在2小时内转运到医院；绿色组为轻伤组，能自行行走；黑色组为死亡组，应由医疗人员宣布。在分类过程中，医务人员仅为伤员提供必需的急救措施，如开放气道、止血等，每位伤员评估和处置的时间不超过30秒。详细评估流程见图18-1。

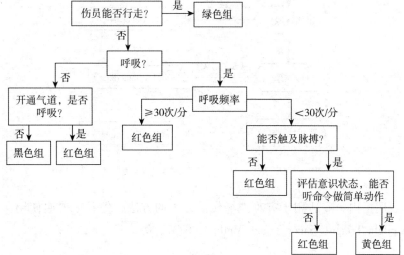

图 18 - 1　START 评估流程

（2）Jump START　是对 START 修正后用于灾难现场受伤儿童（1~8 岁）检伤分类的分组方法和分类依据，与 START 相似，但基于儿童的特殊生理特点，研究者对分类依据做了调整，包括：①对能行走的轻伤组伤员，强调再次分类；②对开通气道后仍无呼吸的患儿：要检查脉搏，如可触及脉搏，则立即予 5 次人工呼吸，并分到红色组；对于无自主呼吸者则分入黑色组；③呼吸频率 <15 次/分或 >45 次/分，判断为有呼吸的患儿，分入红色组；④使用 AVPU 量表来评估患儿的意识状态，即警觉（alert）、语言（verbal）、疼痛（pain）和无反应（unresponsive），根据患儿对 A、V 和 P 的反应或无反应来指导分组。详细操作流程见图 18 - 2。

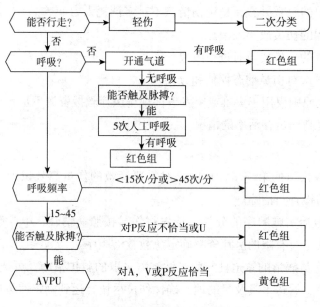

图 18 - 2　Jump START 分类流程

（3）Triage Sieve　在综合判断自行行走、气道开放、呼吸频率和脉搏的基础上，将伤员分为优先级 1（immediate）、优先级 2（urgent）、优先级 3（delayed）和无优先级（deceased）4 组。但要注意生理参数临界值与 START 不同，呼吸频率 <10 次/分或 >30 次/分为异常，脉率 >120 次/分为"优先级 1"。详细操作流程见图 18 - 3。

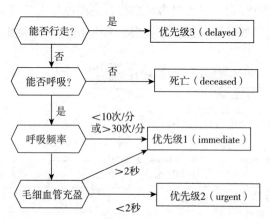

图 18 - 3　Triage Sieve 分类流程

此外，国外学者还提出一些适用于灾难现场伤员分类的方法，但并未普遍使用，如 Pediatric Triage Tape（PTT）、Care Flight Triage、Sacco Triage Method（STM）等。

2. 二次分类（secondary triage）

（1）SAVE Triage　SAVE 是"secondary assessment of victim endpoint"的缩写。重大灾难后条件有限、大量伤员被迫滞留在灾区且时间较长，可将伤员分为三类。一类：实施治疗也不太可能存活。二类：不用实施治疗都会存活。三类：实施治疗会存活、不治疗就会死亡。SAVE 一般配合 START 原则一起使用。

（2）Triage Sort　是一种基于修正的创伤评分法的生理评分，主要分类依据为 Glasgow 评分、呼吸频率和收缩压，详细评估流程见表 18-1。根据评分分值将伤员分为 4 级：①T1 级：评分 4~10 分；②T2级：评分 11 分；③T3 级：评分 12 分；④T4 级：评分 1~3 分。此外，死亡者为 0 分。此法通常与Triage Sieve 联合使用。

表 18-1　Triage Sort 评分表

项目	4 分	3 分	2 分	1 分	0 分
呼吸频率（次/分）	0~20	>29	6~9	1~5	0
收缩压（mmHg）	>90	75~90	50~74	1~49	0
Glasgow 评分	13~15	9~12	6~8	4~5	3

（五）检伤分类的标志

在灾难现场通常采用红、黄、绿（或蓝）、黑 4 色卡片或胶带表示伤员的分类。具体内容见第二章。

二、伤员的安置与救护

（一）伤员的安置

在灾难现场要实施分区管理，设立伤员集中、检伤分类区与治疗区。

1. 伤员集中区　灾后的伤员可安排到伤员集中区，即相对安全的区域，该区域通常离灾区有足够的距离以确保人员安全。可通过步行、轮椅、推床、担架等辅助设施将伤员运送至集中区。对长期受困的伤员避免"抬起就跑"，需在现场给予适当处置后移动。

2. 检伤分类区　灾后的伤员经伤情评估和分类的区域，即检伤分类区，分类后将伤员安置于治疗区。

3. 治疗区　治疗区一般设在比较安全的建筑物或帐篷内，当伤员人数较少时，治疗区可与检伤分类区合并。当人数较多，可独立设置治疗区，防止空间不够而互相干扰。当受灾人数众多时，可将治疗区划分为 4 个区域：Ⅰ类救护区插红旗显示，Ⅱ类黄色，Ⅲ类绿色，Ⅳ类黑色，可高效运用人力资源，提高抢救效率。

（二）伤员的现场救护

1. 现场救护的原则　先抢后救的原则，适用于危及生命的伤情；全面验伤、科学分类、分级救护的原则；连续性监护与医疗后送的原则；先重后轻、防治结合的原则；整体治疗的原则。

2. 现场救护的范围

（1）对呼吸、心搏骤停的伤员，要立即行心肺复苏。

（2）对昏迷伤员，要安置合适体位，保持呼吸道通畅，防窒息。

（3）对张力性气胸伤员，要用带有单向引流管的粗针头穿刺排气。

（4）对活动性出血的伤员，要采取有效止血措施。

（5）对有伤口的伤员要进行有效包扎，对疑有骨折的伤员要进行临时固定，对肠膨出、脑膨出的伤员要进行保护性包扎，对开放性气胸者要做封闭包扎。

（6）对休克或有休克先兆的伤员要进行抗休克治疗。

（7）对有明显疼痛的伤员，要给予止痛药。

（8）对大面积烧伤的伤员，要给予创面保护。

（9）对伤口污染严重者，要给予抗菌药物，防治感染。

（10）对中毒的伤员，要及时注射解毒药或给予排毒处理。

3. 现场救护的程序

（1）综合判断灾难现场伤员情况，协助医生对伤员的伤情或病情进行初步评估，迅速判断伤情或病情。

（2）立即实施开放气道、心肺复苏、止血、给氧、抗休克等急救措施，必要时现场实施紧急手术，尽可能地稳定伤情或病情。

（3）安抚稳定伤员情绪，减轻或消除强烈刺激对其造成的心理反应。

三、伤员的转运护理

伤员的转运护理指在现场环境恶劣、条件受限，不允许抢救大批伤员的情况下，伤员经过现场初步护理后，将伤员转送到相对安全的地方或医院，开展后续救治工作。因此，护士必须做好转送前的准备、转送中的护理和转送后的交接工作，以保障伤员的安全、减轻痛苦、预防和减少并发症、提高救治效果。

（一）转运前准备

1. 转运指征 具体内容见本教材第二章。

2. 暂缓转运指征 具体内容见本教材第二章。

3. 伤员转运前要求

（1）及时做好医疗处置，严格转送指征，确保转送途中伤员的生命安全。

（2）准备好转送工具和监护、急救设备及药品。

（3）转送前对每位伤员进行全面评估和处理，注意保护伤口。

（4）准确进行伤员情况登记和伤情标记，并准备好相关医疗文件。

（二）转送途中使用不同工具的护理要点

1. 担架转送伤员的护理

（1）安置合理体位 一般取平卧位。如有特殊伤情，可根据病情采取不同体位。

（2）加强安全护理 妥善系好固定带。行进过程中使担架平稳，防止颠簸。在上、下坡时，要使担架保持水平状态。注意防止伤员从担架上跌落。

（3）注意舒适护理 注意保暖、防雨、防暑。每2小时翻身一次。

（4）加强病情观察 应使伤员头部向后、足部在前，方便观察病情，若发现异常及时处理。

（5）移离担架的护理 先抬起伤员，再移到床上，切忌拖拉而造成皮肤擦伤。

2. 卫生车辆转送伤员的护理

（1）准备车辆和器材 对汽车或列车车厢统一编号，备好各种物资、器械、药材、护理用具和医疗文件等。

（2）伤员的准备 根据伤员有无晕车史等，遵医嘱给予止痛、止血、镇静、防晕车等药物。

（3）妥善安排登车 将出血、骨折、截瘫、昏迷等重伤员安排在下铺，每台车或每节车厢安排1～2名轻伤员，协助观察和照顾重伤员。

（4）安置合理体位 防坠床。

（5）加强病情观察　保证途中治疗。

（6）下车时的护理　安排危重伤员先下车，清点伤员总数，了解重伤员，做好交接。

3. 卫生船转送病员的护理

（1）防晕船　晕船者预先口服茶苯海明（乘晕宁）。

（2）防窒息　将昏迷、晕船呕吐者的头转向一侧，随时观察并清除呕吐物。

（3）妥善固定　使用固定带或简便器材将伤员固定于舱位上。

（4）保持自身平衡　妥善实施护理操作。

4. 空运伤员的护理

（1）合理摆放伤员的位置　大型运输机中伤员可横放两排，中间留出过道，休克者应头部朝向机尾。若为直升机，伤员应从上到下逐层安置担架，重伤员应安置在最下层。

（2）加强呼吸道护理　空中温度和湿度均较低，对气管切开者应用雾化器、加湿器等湿化空气，或定时给予气管内滴入等渗盐水。对使用气管插管者，应减少气囊中注入的空气量，或改用盐水充填，以免在高空中气囊过度膨胀压迫气管黏膜造成缺血性坏死。

（3）保护特殊伤情的护理　外伤致脑脊液漏者，由于气压低会导致漏出量增加，需多层无菌纱布保护，并及时更换敷料，预防逆行性感染。中等以上气胸或开放性气胸者，空运前要反复抽气，或做好胸腔闭式引流，使气体减少至最低限度。

四、灾难心理干预

灾难突发时，极易形成心理应激性障碍。应激相关障碍（stress – related disorder）是一组由心理、社会（环境）因素引起的异常心理反应而导致的精神障碍，也称为反应性精神障碍。灾后最常见的类型为急性应激障碍（acute stress disorder，ASD）和创伤后应激障碍（post – traumatic stress disorder，PTSD）。

（一）急性应激障碍

1. 定义　急性应激障碍（ASD），亦称急性应激反应，是一种因创伤性事件的强烈刺激引发的一过性精神障碍。本病可发生于任何年龄，在灾难幸存者中发生率可达 50%。多数患者在遭受刺激后数分钟或数小时出现精神症状。历时短暂，可在数小时、几天或 1 周内恢复，预后良好。如处理不当，可有 20% ~ 30% 的人转为创伤后应激障碍，长期痛苦，难以矫正。

2. 病因和发病机制　发病的直接原因是突如其来且超乎寻常的威胁生活的事件和灾难。由于个体易感性和应对能力不同，在其发生和表现的严重程度方面也会有所不同。

3. 临床表现和诊断标准　根据《中国精神障碍分类与诊断标准（第 3 版）》（CCMD – 3），急性应激障碍的诊断标准是以急剧、严重的精神打击作为直接原因，在受刺激后 1 小时内发病。临床表现为有强烈恐惧的精神运动性兴奋，行为有一定的盲目性；或者为精神运动性抑制，甚至木僵。如果应激源被消除，症状往往历时短暂，预后良好，完全缓解。

症状标准为以异乎寻常的、严重的精神刺激为原因，并至少有下列 1 项：①有强烈恐惧的精神运动性兴奋，行为有一定盲目性；②有情感迟钝的精神运动性抑制（如反应性木僵），可有轻度意识模糊。

（1）严重标准　社会功能严重损害。

（2）病程标准　在受到刺激后若干分钟至若干小时发病，病程短暂，一般持续数小时至 1 周，通常在 1 个月内缓解。

（3）排除标准　必须排除癔症、器质性精神障碍、非成瘾物质所致精神障碍及抑郁症。

（二）创伤后应激障碍

1. 定义 创伤后应激障碍（PTSD）是一种由异乎寻常的威胁性或灾难性心理创伤，导致延迟出现和长期持续的精神障碍。其因病程较长、社会功能明显受损而受到关注。

2. 病因和发病机制 经历创伤性应激事件是 PTSD 最直接的原因，但不是所有经历创伤性应激事件的人都会发生 PTSD，目前认为其发生与个体的一些心理易感因素有关。研究发现，PTSD 的发生与体内神经内分泌异常有关。

3. 临床表现和诊断标准 根据 CCMD－3 标准，PTSD 的主要诊断标准如下。

（1）症状标准 遭受异乎寻常的创伤性事件或处境（如天灾人祸）后出现。

1）病理性重现 反复出现创伤性体验，并至少有下列 1 项：①不由自主地回想受打击的经历；②反复出现有创伤性内容的噩梦；③反复发生错觉、幻觉；④反复发生触景生情的精神痛苦，如目睹死者遗物、旧地重游等情况下会感到异常痛苦和产生明显的心理反应，如心悸、出汗、面色苍白等。

2）持续的警觉性增高 至少有下列 1 项 ①入睡困难或睡眠不深；②易激惹；③集中注意力困难；④过分地担惊受怕。

3）对与刺激相似或有关情境的回避 至少有下列 2 项：①极力不想有关创伤经历的人与事；②避免参加引起痛苦回忆的活动或去引起痛苦回忆的地方；③不愿与人交往，对亲人变得冷淡；④兴趣爱好范围变窄，但对与创伤经历无关的某些活动仍有兴趣；⑤选择性遗忘；⑥对未来失去希望和信心。

（2）严重标准 社会功能受损。

（3）病程标准 精神障碍延迟发生（在遭受创伤后数日至数月后，罕见延迟半年以上才发生），符合症状标准至少已 3 个月。

（4）排除标准 排除情感性精神障碍、其他应激障碍、神经症、躯体形式障碍等。

（三）灾难伤员的心理干预

1. 灾难救援中的心理评估

（1）心理评估的目的 ①筛查：筛选出需要进行干预的高危人群。②判定：确定个体心理问题及严重程度，制定有针对性的干预措施。③追踪：在不同时间点上进行阶段性评估，了解前期干预的效果，并为下一阶段干预措施的制定调整提供依据。

（2）心理评估的原则 ①尊重：尊重评估对象，应征得评估对象的自愿知情同意，对评估对象无条件地接纳、关注和爱护。②保密：恪守职业道德，向评估对象承诺保密，不向无关人员透露。③针对性：目的要明确，事先明确评估问题。④综合性：综合运用访谈、观察和心理测验等评估方法，从多渠道收集信息，进行综合分析，从而做出可靠的诊断。⑤与干预相结合：保证在持续进行心理干预的前提下进行心理评估。

2. 心理评估的实施 根据灾难救援过程和幸存者应激反应特点，心理评估和干预的实施可分急性期和恢复期两个阶段。

（1）急性期评估 指灾难后约 1 个月。这个时期是幸存者完成生命救助，生活安全得到基本保证，但心理处于混乱、孤独绝望、产生各种应激反应的时期。急性期心理评估的主要内容：①全面收集信息，正确识别风险因素；②高危人群作为心理干预的重点筛查人群。

（2）恢复期评估 通常是灾难后 3 个月、6 个月、1 年和 2 年。这个时期的心理评估主要是在了解受灾人群整体心理健康状况的基础上，对 PTSD、适应障碍、抑郁、焦虑、恐惧等心理障碍进行评估诊断，并在不同时间点上进行阶段性随访评估，检验心理干预的效果，调整心理干预措施。

（四）灾难救援中伤员的心理干预

灾难后心理干预是以不干扰、为满足基本需要而进行的活动为前提，主要包括一般心理干预、对

ASD 和 PTSD 患者的干预。

1. 一般心理干预　旨在帮助身处灾难性事件中的各类人员，特别是灾难幸存者，减轻因灾难造成的痛苦，增强其适应性和应对能力，包括以下内容。

（1）接触与介入　通过首次接触建立咨询关系。

（2）确保安全感　确保干预场所的安全性。

（3）稳定情绪　安抚和引导情绪崩溃的幸存者，指导求助对象基本应对技巧。

（4）收集信息　旨在识别求助对象的需求与担忧，制定针对性的干预措施。需要收集的信息主要包括灾难经历的性质和严重程度，家庭成员或朋友的死亡情况，原有的身心疾病及救治情况，必要的社会支持系统，有无负面情绪、物质及药物滥用情况等。

（5）实际帮助　从最紧迫、最基本的需求着手，为求助对象提供帮助，把对物质和身体的需求放在首位。

（6）联系社会支持系统　帮助求助对象尽可能利用及时可用的社会支持资源。

（7）提供必要信息　告知目前灾难的性质与现状，救助行动的情况，可以获得的服务，灾后常见的应激反应，自助和照顾家人的应对方法等。

2. 急性应激障碍（ASD）的干预　应遵循以下原则：①正常化原则，强调在应激干预活动中的任何想法和感情都是正常的，尽管它们可能是痛苦的。②协同化原则，强调干预者和当事人双方的积极参与和协同。③个性化原则，强调心理干预应个体化。

常用的干预方法如下。

（1）认知干预　正确引导各类人员对事件本身或与事件境遇有关事实的客观认知。纠正认知中的非理性和自我否定，增强个体对自己生活中危机控制的能力。

（2）社会支持　包括物质上和心理上的支持，来自家庭、社区、干预者的自助群体等。其中家庭支持效果最为明显。干预者应正确评估当事人的家庭支持能力，并帮助其强化这些能力，以减少个体缺乏理性的恐惧。

（3）药物治疗　对急性期有明显紧张、焦虑、恐惧、抑郁反应和失眠、心悸、出汗等躯体症状的患者，适当使用药物可缓解症状，有助于心理干预的效果。但注意药物使用剂量要小，疗程要短。

3. 创伤后应激障碍（PTSD）的干预　通常由专业心理咨询师实施，帮助患者提高应对技巧和能力，发现和认识其应对资源，尽快摆脱应激状态，恢复心理和生理健康，避免不恰当的应对造成更大损害。干预点是帮助危机中的个体认识和矫正因创伤性事件引发的暂时认知、情绪和行为扭曲。重点是预防疾病和缓解症状，以心理环境干预为主，药物治疗为辅。常用的心理干预技术有认知技术、创伤稳定技术、认知暴露技术、应急接种训练、自我对话训练等。

（五）救援人员的心理干预

据报道，为地震灾民提供医疗和救助服务的救援人员中，9% 的人会出现与其受助者同样严重的心理应激症状，给救援行动及效率带来一定的影响。因此，要加强救援人员的心理疏导。

1. 救援人员的应激源

（1）救援环境与个体因素　存在着复杂的交互作用，个体因素在灾难后应激反应中起着重要的调节作用。其中正调节作用的变量有对变化的容忍、坚持、坚强个性等；负向调节作用的变量有低自尊、自我中心注意、A 型人格等。

（2）工作与组织因素　是引起工作应激的主要因素，又称为组织应激，可分为两类：一类与工作任务关联，如任务的简单或复杂、多样与单调及工作环境的物理条件等；另一类与角色特点关联，如角色冲突、角色模糊等。研究发现，救援者角色认知对工作应激有明显影响。

（3）社会因素　包括双重职业、技术变化、社会角色的变化、工作家庭冲突等。许多灾难救援人员会担心自己的亲友是否在灾难中受伤，而参与救援行动意味着他们和家人、朋友的分隔，这种情况往往令他们感到内疚。

2. 救援人员的应激反应及心理问题　常见应激反应，面对突如其来的灾难，救援人员出现应激反应是正常的，常见的反应有：①心理上的反应：如食欲下降、入睡困难、容易疲倦、脱水、噩梦、体重减轻等，有时伴有心悸、呼吸急促、手足发凉、发抖或麻木等。女性可有月经紊乱。②认知上的反应：表现有感觉迟钝或过敏，注意力难以集中，记忆力变差，操作失误增多，否认、自责、罪恶感、不幸感、无能为力感等。③情绪上的反应：常有害怕、恐惧、紧张、抑郁、悲观、麻木、焦虑等。④行为上的反应：表现有活动量改变、退缩、逃避，对人冷漠，重复性动作增多，注意力不集中，过度依赖他人等，个别有不自主的哭泣、骂人，喜欢独处，甚至自杀行为。⑤社会功能减退：表现为有意回避，不愿进行社会交往，不愿谈及剧烈场景，不想回想往事，工作效率下降等。严重者出现精神障碍。

（六）救援人员的应对与调控

救援人员在面对压力时应对的方式不同，产生的效果也不同。应对方式分为积极应对和消极应对，前者与人交谈、倾诉内心情绪、尽量看到事物好的一面，后者采用吸烟、喝酒、吃东西来缓解压力。在帮助救援人员应对应激时，应帮助其调控应对方式，以有效地应对压力，从而度过心理危机，预防应激相关障碍的发生。调控措施主要有以下几种。

1. 主控信念　帮助救援人员建立合理的认知，建立正向的暗示，即我所做的工作是一个告慰死者、慰藉生者的工作，这是一个正义和神圣的工作。这样当他们在救援工作中碰到遗体、伤者等情况时，恐惧和紧张程度就可能降低。

2. 小组晤谈　晤谈指对事件或活动的报告或描述，小组晤谈适用于较多救援人员的调控。互相沟通，畅谈体会，交流在救援中对自己影响较大的刺激性事件。每个人都尽量充分地表述出自己内心的感受。由专业心理学工作者进行正确的认知指导，帮助参与者形成正确的认知，引导他们正确认识灾难后害怕恐惧都是正常的反应，应正确认识它。

3. 应用社会支持　救援人员要增强自己的社会支持系统，与朋友、家人、同事多沟通，保持人际关系和谐，对缓解应激起到一定作用。必要时可寻求专业的心理援助。

第四节　常见灾难及救护

一、地震

（一）概述

地震是自然灾害中受灾面积最广、破坏性强、死伤人数多的地质灾害，给人类、社会带来巨大的损失。我国曾发生过唐山、汶川两次破坏性巨大的地震灾害，造成死亡人数在 20 万以上。地震可造成伤员出现头面部损伤、挤压综合征、内脏大出血、灾后心理应激障碍等。灾后伤员伤口经细菌入侵，极易造成感染而发生死亡。地震灾区的救护工作需多部门协同配合，方能提高医疗救护的治愈率，完成救灾任务。

（二）救护原则　e 微课 2

在保障救援护理人员前提下，现场采取"先近后远，先抢后救"原则。

（1）先救近处的人，再救远处的人。如果舍近求远，会错过救人良机。

（2）在地震救灾中，要抓住一切机会抢救生命，在基本查明人员情况后，应立即组织骨干力量，建立抢救小组，就近分区开展救援。一般群众以挖为主，医护人员以救为主，按抢救、急救、运送进行合理分工，提高抢救效率。

（3）先救命，后治伤。

（4）对开放性伤口给予包扎，骨折应予固定。

（5）脊柱骨折在地震中十分常见，运送脊柱受伤的伤员要用硬质担架，并将伤员固定在担架上。

（6）对需要进行医疗救护的伤员，必须检伤分类，分清轻重缓急，对危及生命的重伤员先进行抢救，在交通运输条件允许的情况下，实施分级医疗救护，以减轻灾区救护任务的压力。

（7）由于灾难的突发性，常对人的心理造成巨大创伤，因此在救援中体现人文关怀，积极开展心理支持工作。

（三）现场救护

（1）对埋在瓦砾中的幸存者，应先建立通风孔，以防窒息。

（2）挖出后应立即清除口鼻异物和压在伤者头面部、胸腹部的泥土。检查伤员，判断意识、呼吸和循环，保持呼吸道通畅。

（3）从缝隙中缓慢将伤员救出时，应保持脊柱呈中立位，以免伤及脊髓。

（4）救出伤员时，及时检查伤情，若神志不清、大出血等危重者优先救护。外伤、大出血给予包扎、止血，骨折固定，脊柱骨折正确搬运。

（5）因恐惧，原有心脏病、高血压可加重、复发，引起猝死，需特别关注此类伤员。

（6）对危重伤员的现场救护，呼吸、心跳停止者，在现场立即行心肺脑复苏；休克伤员取平卧位，对伴有颅脑、胸腹外伤者，要迅速转送至医疗单位；对严重开放性污染的创伤面，要除去泥土，用无菌敷料或干净物覆盖包扎。

二、火灾 ⓔ 微课3

（一）概述

在各类自然灾难中，火灾不受时间、空间限制，是一种发生频率较高的灾难。火灾既可因雷电、干旱等气候原因导致森林大火或建筑物失火，也可因生产、生活中不慎、战争、故意放火等人为因素。火灾可烧毁财物造成严重的经济损失，而且导致人死伤、残障和心理创伤。发生火灾时产生的剧毒气体，往往是导致死亡的主要原因。因此，救护人员应掌握火场烟雾的特点、火场烟雾中毒的表现、火灾的扑救措施、如何报警以及火灾的救护要点，以便及时、科学、有效地施救。

（二）救护原则

发生火灾后，要根据情况，因地制宜地开展救援。

1. 报警 不论何时何地，一旦发现火灾，立即向"119"报警。报警内容：起火单位、地址、燃烧部位、燃烧物质、起火原因、火势大小，进入火场路线以及联系人姓名、电话等。并派人到路口接应消防车进入火场。

2. 扑灭火灾 初起阶段火势较弱，范围较小，若及时采取有较措施，就能迅速将火扑灭。据统计，70%以上的火灾都是在场人员扑灭的。如果不"扑早"，后果不堪设想。对于远离消防队的地区，首先应号召群众自救，力争将火势扑灭于起始阶段。通常可使用灭火器、自来水或盆缸内的存水浇火，使燃烧物迅速冷却，达到熄灭的效果。

3. 撤离 发生火灾时若被大火围困，应想办法尽早撤离。起火后10~15分钟，一氧化碳已经超过人体接触的允许浓度，而空气中氧含量又迅速下降，火场温度已接近400℃左右，此时人在火场是相当危险的，逃生时间应在15分钟以内。撤离方法如下。

（1）匍匐前进、逃出门外　火初起，烟雾大，热气烟雾向上升，应弯腰低头或趴在地面匍匐前进，用湿口罩、毛巾捂住口鼻，逃出门外。若火势来自门外，开门前应先用手探查门的温度，如已发烫，不宜开门。

（2）浸湿外衣，冲下楼梯　楼梯已着火，火势尚不很猛烈时，披上浸湿的外衣、毛毯或棉被冲下楼梯。

（3）利用阳台或坚固的绳索下滑　也可将绳子或床单撕成条状连接起来，一端拴在门窗栏杆或暖气上，另一端甩向楼下，然后攀附向下滑。

（4）被迫跳楼时要缩小落差　若楼层不太高，被迫跳楼时，先扔下棉被、海绵床垫等物，以便缓冲，然后爬出窗外，手扶窗台向下滑，尽量缩小落差。

（三）现场救护

1. 迅速转移伤员　立即离开烟雾环境。将伤员置于安静通风凉爽处，解开衣领，适当保温。对于高浓度的硫化氢或一氧化碳污染区和严重的缺氧环境，必须立即通风。救护人员需佩戴供氧式防毒面具，对其他毒物也应采取有效的防护措施。

2. 立即抢救生命　保持呼吸道通畅，对呼吸、心搏骤停者实施心肺脑复苏。从以下方面判断是否有吸入烧伤：面部、颌部、胸部周围是否烧伤；鼻毛烧焦；口鼻周围有无烟尘痕迹。

3. 气体中毒的救治　应立即将伤员撤离现场，移至空气新鲜处，静卧休息。

4. 保护创面　迅速脱去或顺衣缝剪开伤员的衣服，摘除饰物，暴露创面。创面要用清洁的被单或衣服简单包扎，尽量不要弄破水疱，保护表皮，防止创面污染。严重烧伤者不需涂抹任何药粉、药水和药膏，以免给入院后的诊治造成困难。伤员口渴可饮淡盐水。

三、公共卫生事件

（一）病毒性肺炎

1. 概述　病毒性肺炎是由病毒引起的急性呼吸道传染病。临床上以发热、干咳、乏力为主要临床表现，部分患者表现为嗅觉、味觉减退或丧失、鼻塞、流涕、咽痛、结膜炎、肌痛和腹泻等症状。重症患者可出现呼吸困难和（或）低氧血症，甚至进展为急性呼吸窘迫综合征、脓毒症休克等。影像学检查显示双肺多呈磨玻璃影、浸润影，实验室检查发现外周血白细胞总数正常或减少，淋巴细胞计数减少等。某些病毒性肺炎毒性强、传播速度快，若防控不当，可能成为重大的公共卫生事件。

2. 流行病学特点

（1）传染源　主要是病毒感染的患者和无症状感染者，在潜伏期即有传染性，发病后5天内传染性较强。

（2）传播途径　经呼吸道飞沫和密切接触传播是主要的传播途径。接触病毒污染的物品也可造成感染。在相对封闭的环境中，长时间暴露于高浓度气溶胶情况下存在经气溶胶传播的可能。由于在粪便、尿液中可分离到病毒，应注意其环境污染造成接触传播或通过气溶胶经呼吸道传播。

（3）易感人群　人群普遍易感，以青壮年为主，婴幼儿和老年人最低。

3. 临床表现　潜伏期1~14天，多为3~7天。

（1）以发热、干咳、乏力为主要表现。部分患者以嗅觉、味觉减退等为首发症状，少数患者伴有鼻塞、流涕、咽痛、结膜炎、肌痛和腹泻等症状。

（2）重症患者多在发病1周后出现呼吸困难和（或）低氧血症，严重者可快速进展为急性呼吸窘迫综合征、脓毒症休克、难以纠正的代谢性酸中毒、凝血功能障碍及多器官功能衰竭等。

（3）极少数患者有中枢神经系统受累及肢端缺血性坏死等表现。重型、危重型患者病程中可为中低热，甚至无明显发热。

（4）轻型患者可表现为低热、轻微乏力、嗅觉及味觉障碍等，无肺炎表现。少数患者在感染病毒后可无明显临床症状。

（5）多数患者预后良好，少数患者病情危重，多见于老年人、有慢性基础疾病者、晚期妊娠和围产期女性、肥胖人群。

（6）儿童病例症状相对较轻，部分儿童及新生儿病例症状不典型，表现为呕吐、腹泻等消化道症状，或仅表现为反应差、呼吸急促。极少数儿童有多系统炎症综合征（MIS–C），出现类似川崎病或不典型川崎病表现、中毒性休克综合征或巨噬细胞活化综合征等，多发生于恢复期。主要表现为发热伴皮疹、非化脓性结膜炎、黏膜炎症、低血压或休克、凝血障碍、急性消化道症状等。一旦发生，病情可在短期内急剧恶化。

4. 治疗 根据患者病情确定治疗场所：①疑似及确诊患者应在具备有效隔离条件和防护条件的定点医院隔离治疗，疑似患者应单人单间隔离治疗，确诊患者可多人收治在同一病室。②危重型患者应尽早收入 ICU 治疗。

（1）一般治疗 ①卧床休息，加强支持治疗，保证充分能量摄入；注意水、电解质平衡，维持内环境稳定；密切监测生命体征、氧饱和度等。②根据病情监测血常规、尿常规、生化指标（肝酶、心肌酶、肾功能等）、凝血功能、动脉血气分析、胸部影像学等。有条件者可行细胞因子检测。③及时给予有效氧疗措施，包括鼻导管、面罩给氧和经鼻高流量氧疗。有条件可采用氢氧混合吸入气（H_2/O_2：66.6%/33.3%）治疗。④抗菌药物治疗：避免盲目或不恰当使用抗菌药物，尤其是联合使用广谱抗菌药物。

（2）抗病毒治疗 抗病毒药物相继开展了多项临床试验，虽然仍未发现经严格"随机、双盲、安慰剂对照研究"证明有效的抗病毒药物，但某些药物经临床观察研究显示可能具有一定的治疗作用。目前较为一致的意见为，具有潜在抗病毒作用的药物应在病程早期使用，建议重点应用于重症高危因素及重症倾向的患者。不推荐单独使用洛匹那韦和利巴韦林，不推荐使用羟氯喹或联合使用阿奇霉素。

（3）免疫治疗 ①康复者恢复期血浆：适用于病情进展较快、重症和危重型患者。②静脉注射人免疫球蛋白：可应急用于病情进展较快的普通型和重型患者。③托珠单抗：对于双肺广泛病变及重型患者，且实验室检测 IL–6 水平升高者，可试用。

（4）糖皮质激素治疗 对于氧合指标进行性恶化、影像学进展迅速、机体炎症反应过度激活的患者，酌情短期内（一般建议 3~5 天，不超过 10 天）使用糖皮质激素，建议剂量相当于甲泼尼龙每日 0.5~1mg/kg，应当注意较大剂量糖皮质激素由于免疫抑制作用，可能会延缓对病毒的清除。

（5）重型、危重型患者的治疗 ①治疗原则：在上述治疗的基础上，积极防治并发症，治疗基础疾病，预防继发感染，及时进行器官功能支持；②通过鼻导管或面罩吸氧、经鼻高流量氧疗或无创通气、有创机械通气、气道管理、体外膜肺氧合（ECMO）等进行呼吸支持；③循环支持；④抗凝治疗；⑤急性肾损伤和肾替代治疗；⑥血液净化治疗；⑦儿童多系统炎症综合征；⑧其他治疗措施可考虑血必净治疗。

（6）中医治疗 本病属于中医"疫"病范畴，病因为感受"疫戾"之气，各地可根据病情、当地气候特点以及不同体质等情况，对处在医学观察期、临床治疗期的患者进行辨证论治。

5. 预防与控制措施

（1）一般预防措施 保持良好的个人及环境卫生，均衡营养、适量运动、充足休息，避免过度疲劳。勤洗手、戴口罩、公筷制等卫生习惯和生活方式，打喷嚏或咳嗽时应掩住口鼻。保持室内通风良好，做好个人防护，出现呼吸道症状时及时到发热门诊就医。近期去过高风险地区或确诊、疑似患者有接触史的，应主动进行病毒核酸检测。

（2）疫苗接种　接种疫苗是预防病毒感染、降低发病率和重症率的有效手段，符合接种条件者均可接种。

（二）甲型 H1N1 流感

1. 概述　甲型 H1N1 流感是由甲型 H1N1 流感病毒引起的急性呼吸道传染病。人感染该病毒后出现发热、咳嗽、疲劳等食欲缺乏等症状，少数病例病情重，进展迅速，可出现肺炎、呼吸衰竭、多脏器功能损伤等并发症，严重者可导致死亡，自 2009 年 3 月以来甲型 H1N1 流感首先在墨西哥和美国流行，随之蔓延到全球各地，虽然疫情得到有效控制，但仍可能卷土重来再次引起暴发流行。

2. 流行病学特点

（1）传染源　甲型 H1N1 流感患者和隐性感染者是流感的主要传染源。虽然猪体内已发现甲型 H1N1 流感病毒，但目前尚无证据表明动物为传染源。

（2）传播途径　主要通过空气飞沫传播，也可通过口腔、鼻腔、眼睛等黏膜直接或间接接触传播。接触患者呼吸道分泌物、体液和污染病毒的物品也可能引起感染。另外，流感病毒也可通过气溶胶经呼吸道传播。

（3）人群易感性　人群普遍易感，以青壮年为主，婴幼儿和老年人最低。

3. 临床表现　甲型 H1N1 流感的临床表现与季节性流感和其他流感症状类似，为自限性传染病。主要包括发热（腋温≥37.5℃）、流涕、鼻塞、咽痛、咳嗽、头痛、肌痛、乏力、呕吐和（或）腹泻。少数病例病情进展迅速，可出现呼吸衰竭、多脏器功能不全或衰竭。但大多数症状预后良好，部分患者甚至不出现流感样症状而自行痊愈。重症和死亡病例多见于慢性病患者和孕妇。

4. 治疗

（1）一般治疗　注意休息，加强营养，多饮水。

（2）药物治疗　①抗病毒治疗：应及早应用抗病毒药物，发病初 48 小时（36 小时内最佳）是最佳治疗期，对奥司他韦敏感，但对金刚烷胺、金刚乙胺有抗药性。②抗生素及激素的应用：如继发细菌感染给予相应抗生素治疗。对病情严重者（如出现感染性休克、急性呼吸窘迫综合征等）可考虑给予小剂量糖皮质激素治疗。③对症支持治疗，发热 >38.5℃伴全身酸痛明显者，予以物理降温或使用解热镇痛药。咳嗽、咳痰者可给予镇咳祛痰药。腹泻者应注意补充液体及电解质。有心、肝、肾等器官功能损害者，应采取相应治疗措施。如出现低氧血症或呼吸衰竭的情况，应及时给予吸氧、无创机械通气或有创机械通气等治疗措施。

5. 预防与控制措施

（1）控制传染源和切断传播途径　开展疫情监测，严格执行疫情报告制度。对患者及疑似患者进行隔离，对患者所在单位、家庭等进行消毒。加强医院控制措施，建立健全工作规范，严格做好院内感染的预防工作。对甲型 H1N1 流感的预防应加强全民健康教育，提高广大群众自我防范意识，做好以下预防措施：多喝水，进食营养丰富的食物，做运动，保持身体健康及充足睡眠；避免与患者近距离接触；咳嗽和打喷嚏时应用手帕或纸巾遮挡口鼻，并将使用过的手帕和纸巾丢弃；接触沾染病毒的物体表面后，特别是在打喷嚏和咳嗽之后，应使用肥皂或含乙醇的洗手液认真洗手，经常开窗通风。

（2）保护易感人群　疫苗接种是防控流感的最有效手段，能有效减少由流感及并发症引起的发病和死亡。尽量少去人群密集的场所；对于合并心脏病、呼吸系统疾病及糖尿病且不适合进行疫苗接种的高频患者可予奥司他韦胶囊作为预防药物使用。

第五节 灾后防疫

护理人员作为灾害中现场救治人员，应掌握各种类灾后的卫生防疫能力至关重要。

一、灾后传染性疾病流行的主要危险因素

1. 水源污染 供水设施、污水排放设施的不同程度破坏，饮用水安全性降低，易造成肠道传染病的暴发和流行。

2. 媒介生物滋生 主要包括蚊虫、蝇类、鼠类大量滋生繁殖，灾区内人群暴露机会增多。

3. 居住环境卫生状况差 簇集聚居易于传染病的发生。

4. 食品污染 包括食品原料、生产过程、运输存储过程中的污染，援助食品的质量不能保证，常可导致较大范围的食物中毒事故和食源性疾病的暴发。

5. 人群转移过程 一方面使传染源转移到非流行区，另一方面使易感人群进入流行区，极易导致疾病的流行。

6. 灾区群众的营养状况差 免疫力下降，潜伏期感染的一些疾病易出现临床症状。

二、灾后常见传染性疾病

肠道感染包含霍乱、伤寒、痢疾、感染性腹泻、甲型肝炎、戊型肝炎。呼吸道感染包含流感、麻疹。自然疫源性疾病及虫媒传染病包含疟疾、血吸虫病、钩端螺旋体病、流行性乙型脑炎、肾综合征出血热。体表接触性疾病包含破伤风、气性坏疽。

三、灾后护理人员防疫

1. 对伤员进行合理的消毒工作 在灾难发生时，伤员身体受到一定程度的损伤，因此伤员的免疫力比在正常情况下低很多，护理人员为了保证伤员不受到第二次的感染伤害，就需要对伤员进行监督观察并进行最基本、最科学的消毒工作，特别需要加强关注伤员的受伤部位。

2. 对伤员临时病房进行消毒工作 护理人员不仅要对伤员进行身体上的消毒，还要对伤员临时居住的病房进行定期的消毒，并且需要对病房喷洒适量的驱虫剂，防止苍蝇、蚊虫进入，对病房地面以及空气进行定期消毒和卫生处理，防止病毒或者细菌的生长，保障伤员身体健康状况。

3. 对周围环境进行消毒工作 护理人员需要对灾区以及灾区周围环境进行定期消毒，需要注意的是，对容易滋生细菌及病毒的地方要加强消毒管理。对于地面坍塌、房屋废墟以及破坏严重的地方需要采用强力消毒剂进行消毒，因为这些地方可能存在死亡的小动物尸体等，为细菌、病菌的生长提供了生长环境。因此，对于这些地方要进行严格消毒，消毒后还要进行监督管理。

4. 建立隔离防疫区域 护理人员需要组织人员机构建立隔离防疫区，将健康人群和感染疫病的人群进行隔离，采用隔离治疗的手段，防止住在附近的居民与伤员患者之间出现交叉感染的现象。

目标检测

答案解析

一、单选题

1. 灾难必须具备的要素不包括（ ）

A. 自然破坏事件

B. 人为破坏事件

C. 本地可以应对

D. 规模和强度应超出受灾区的自身应对能力

E. 需要国内或国际的外部援助

2. 护士的创伤救护技能、伤员分类和现场疏散属于灾难医疗救援准备中的（　　）

A. 第一层　　　　B. 第二层　　　　C. 第三层　　　　D. 第四层　　　　E. 第五层

3. 关于灾难现场检伤分类标志的描述，错误的是（　　）

A. 常用红、黄、绿、黑4色标志　　　　　　B. 红色代表危重伤，应在1小时内转运

C. 黄色代表中重伤，应在6~12小时内转运　　D. 绿色代表轻伤，不需要转运

E. 黑色代表致命伤，不需要转运

4. 灾难现场救护的原则不包括（　　）

A. 先抢后救　　　B. 先重后轻　　　C. 分级救护　　　D. 即刻入院　　　E. 整体治疗

5. 灾难后心理干预不包括（　　）

A. 一般心理干预　　　　　　　　　　　　　B. 特殊心理干预

C. 急性应激障碍（ASD）干预　　　　　　　D. 创伤后应激障碍（PTSD）干预

二、多选题

1. 以下属于检伤分类的是（　　）

A. 急救伤员分类　　　　　　　　　　　　　B. ICU伤员分类

C. 突发事故伤员分类　　　　　　　　　　　D. 战场伤员分类

E. 大规模伤员分类

2. 关于START分类法的陈述，正确的是（　　）

A. 分类指标为呼吸、循环和意识状态　　　　B. 分为红、黄、绿、黑色4组

C. 呼吸的判断指标为有无呼吸和呼吸频率　　D. 循环的判断指标为毛细血管充盈时间

E. 意识的判断指标为听命令做简单动作

三、简答题

1. 常用检伤分类方法有哪些？

2. 伤员转运指征与暂缓转运指征有哪些？

3. 灾难救援中心理评估的目的和原则是什么？

（刘知音）

书网融合……

本章小结　　　　　微课1　　　　　微课2　　　　　微课3　　　　　题库

参考文献

［1］王芳．急救护理学［M］.3 版．北京：人民卫生出版社，2021.

［2］中国蛇伤救治专家共识专家组.2018 年中国蛇伤救治专家共识［J］.中国急救医学，2018，38（12）：1026－1034.

［3］陈琳，唐发娟，肖东琼，等.2019 年美国野外医学会实践指南——急性高原病的预防与治疗指南更新解读［J］.华西医学，2020，35（11）：1331－1337.

［4］张梦，张晓乐．家属 ICU 后综合征心理障碍表现及干预措施的研究进展［J］.中国护理管理，2019，19（02）：261－264.

［5］张波，桂莉．急危重症护理学［M］.4 版．北京：人民卫生出版社，2017.

［6］许健瑞，雷芬芳，李青．急诊护理学［M］.2 版．北京：北京大学医学出版社，2016.

［7］邓星奇，沈侃．重症医学在我国的发展历程［J］.医学综述，2021，27（22）：4369－4373.

［8］郭晓东，彭碧波，杨贵荣，等．重症医学的起源、发展及展望［J］.中华灾害救援医学，2015，3（06）：306－309.

［9］史铁英．临床急危重症救治手册系列急危重症护理救治手册［M］.郑州：河南科学技术出版社.2019.

［10］管向东，陈德昌，严静．中国重症医学［M］.3 版．北京：人民卫生出版社，2019.

［11］张俊涛，贾宇东，范亚楠，等．中医药防治髋关节置换术后下肢深静脉血栓的研究进展［J］.山东中医杂志，2020，39（397）：116－120.

［12］张华锋，赵佳，张允忠，等．"5G 云＋医疗"物联网联动新模式在严重创伤患者救治中的应用效果［J］.中华创伤杂志，2022，38（04）：359－364.

［13］闵晓松，王起越．外科护理［M］.北京：人民卫生出版社，2018.

［14］刘旭平．重症监护技术［M］.北京：人民卫生出版社，2021.